中国中医药教育史

（现代卷）

主　编　程海波

副主编　文　庠　赵　霞　孙　元

编　委（按姓氏笔画为序）

牛　浩　文　庠　孙　元　孙　苏

李友白　吴彩霞　张宏如　张洪雷

赵　霞　蒋龙魁　程海波

人民卫生出版社

·北京·

图书在版编目（CIP）数据

中国中医药教育史．现代卷 / 程海波主编．-- 北京：
人民卫生出版社，2024. 10. -- ISBN 978-7-117-37019
-6

Ⅰ. R2-4

中国国家版本馆 CIP 数据核字第 20246SL524 号

人卫智网	www.ipmph.com	医学教育、学术、考试、健康，购书智慧智能综合服务平台
人卫官网	www.pmph.com	人卫官方资讯发布平台

中国中医药教育史（现代卷）
Zhongguo Zhongyiyao Jiaoyushi（Xiandaijuan）

主　　编：程海波
出版发行：人民卫生出版社（中继线 010-59780011）
地　　址：北京市朝阳区潘家园南里 19 号
邮　　编：100021
E - mail：pmph @ pmph.com
购书热线：010-59787592　010-59787584　010-65264830
印　　刷：三河市宏达印刷有限公司
经　　销：新华书店
开　　本：787 × 1092　1/16　印张：27
字　　数：607 千字
版　　次：2024 年 10 月第 1 版
印　　次：2024 年 10 月第 1 次印刷
标准书号：ISBN 978-7-117-37019-6
定　　价：128.00 元

打击盗版举报电话：**010-59787491**　E-mail：**WQ @ pmph.com**
质量问题联系电话：**010-59787234**　E-mail：**zhiliang @ pmph.com**
数字融合服务电话：**4001118166**　E-mail：**zengzhi @ pmph.com**

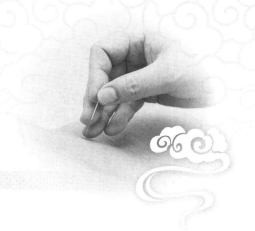

前言

　　经过本书编委会成员半年多高强度的工作，《中国中医药教育史（现代卷）》书稿终于要付梓面世了。大家感受到了收获的喜悦，同时也留下了一些遗憾。

　　俗话说"十年磨一剑"，我校启动中医药教育史研究工作由来已久。我校素有重视教育研究的传统，2013年6月，我校将"中医教育学"列为校级重点学科，研究方向以"中医教育史"与"校本研究"为重点，研究队伍以学校高等教育研究所、教务处等教学管理人员为主体，专业教师为补充。经过十年多努力，培养了一支既富有教学管理经验，又具有教育研究能力的队伍，也推出了一批具有创新性的研究成果。2024年10月，是中华人民共和国成立75周年华诞，也是我校建立70周年纪念日。为礼赞中华人民共和国的盛世华诞，致敬70多年来为中医药教育现代化而奋斗的前贤时彦，2023年10月，我校在启动校庆70周年筹备工作之时，将编修中医药教育史纳入了国庆、校庆献礼工程。

　　2024年1月3日，学校举行了《中国中医药教育史（现代卷）》启动会议及编委会第一次会议，副校长赵霞主持会议，校长程海波作了重要讲话。程海波指出了这项工作在迎接国庆75周年、校庆70周年的重要地位，以及在新中国中医药教育发展进程中的意义；对书稿编撰工作进行了整体部署并提出了具体要求；明确了学校保障措施。2月，在赵霞的组织协调下，该书获得人民卫生出版社立项。3月底，书稿完成初稿并进行了第一轮修订工作。4月14日，我校在扬州组织召开了中医药高等教育发展战略研讨会，与会专家对书稿进行了评审。根据专家意见，编委会对书稿框架、结构、内容经过了第二轮大修订。5月24日，学校再次组织了专家审定会议。根据专家意见，编委会对书稿进行了第三轮大修订。6月底，书稿交付出版社。

　　本书得以按期完成，既是学校高度重视、编委会成员共同努力的结果，更是评审专家们集体智慧的结晶，在此特别鸣谢参加本书稿两轮评审的专家们。

　　参加第一轮专家评审的专家有教育部高等学校中医学类专业教学指导委员会副主任委员、广州中医药大学原校长王省良教授；中药学类专业教学指导委员会主任委员，黑龙江中医药大学原校长匡海学教授；中药学类专业教学指导委员会副主任委员，江西中医药大学原党委书记刘红宁教授；浙江中医药大学原校长范永升教授；湖北中医药大学原校长吕文亮教授；中医学类专业教学指导委员会委员，甘肃中医药大学原校长李金田教授；中医学类专业教学指导委员会委员，陕西中医药大学原党委书记刘力教授；中药学类专业教学指导委员会副主任委员，安徽中医药大学原校长彭代银教授；中医学类专业教学指导委员会委员，辽宁中医药大学原党委书记石岩教授；天津中医药大学原副校长周桂桐教授；黑龙江中医药大学杨天仁教授；中医学类专业教学指导委员会副主任委员，南京中医药大学原校长吴勉华教授；南京中医药大学原副校长段金廒教授；中医学类专业教学指导委员会委员，南京中医药大学原副校长黄桂成教授。

参加第二轮专家评审的专家有江苏省高等教育学会会长，江苏省教育厅原副厅长，江苏第二师范学院原院长丁晓昌教授；《中医教育》杂志副主编，北京中医药大学原副校长乔旺忠教授；中国中医科学院特聘首席研究员、中国医史文献研究所原副所长朱建平研究员；中华医学会医史学分会第十七届候任主任委员，中华中医药学会医史文献分会第十六届副主任委员，广州中医药大学李剑教授；山东中医药大学首席专家，中医文献与文化研究院院长，原副校长王振国教授。

以上所有专家都是新中国中医药教育发展进程的亲历者、实践者和研究者，对关键环节和重要史实把握有序、轻重有度，这种具有"历史现场感"的指导，不仅给编者以信心，更赋予书稿以学术养料和基础支撑。

《中国中医药教育史（现代卷）》全书近50万字，共分八章，由程海波负责本书的策划、审定工作，赵霞负责撰写过程中的组织与协调工作，文庠负责全书结构、框架设计。各章节的撰写人员分工如下（按章节顺序）：绪论为文庠、孙元，第一章为蒋龙魁（其中第五节、第六节部分由孙元撰写），第二章为吴彩霞（魏翠妮、刘语涵参与编写），第三章为孙苏（倪菲菲、贾静参与编写），第四章为牛浩（孙雅楠、周婷、丁万坤参与编写），第五章为李友白；第六章为张洪雷（陈廷煊、高静参与编写），第七章为文庠，第八章为孙元。书稿除了纵向切段分工外，还对第二、三、四章中的部分内容进行了横向切片进行连续性梳理，分工如下：本科教育为牛浩，研究生教育为吴彩霞，民办院校及其他办学层次为孙元，实践教学与基地建设为李友白，教育教学改革与质量评价为孙苏，历史经验与启示为文庠。三轮大修订，由文庠负责文稿结构与内容的统编工作；由孙元负责书稿目录、格式等形式统编，以及全书大事记、参考文献的整理工作；牛浩、王晓雯承担了两轮专家评审大量的会务工作，本书编委会与出版社、学校其他部门的沟通协调工作和琐碎的事务性工作。最后由程海波、赵霞审定全稿。

在本书稿的研究撰写过程中，编委会成员深感责任的重大，大家充分地认识到：新中国中医药教育与新中国建设同步起航，在中国共产党的领导和推进下，中医药知识体系由传统医学经验转化为现代中医药知识体系，由传统师承制实现了院校教育模式，建立起完整的从大中专到本科教育、职业教育、研究生教育的中医药教育体系，突出了师承教育贯穿中医药教育全过程的特色。新中国中医药教育的现代化进程，不仅是中国式现代化的题中之义，而且成为中国式现代化一抹亮丽的色彩，为中国特色医疗卫生服务体系、为人类生命全周期的健康培养了大量的人才。

本书编写过程中也留下了一些遗憾。原书稿框架设计中，第九章是"现代中医药教育名家"。新中国中医药教育的发展，离不开一代代中医药教育者的耕耘与探索，有少数成名者，但更多的是默默无闻的人。选择典型名家进行书写，不仅是对其个人成就的总结，更是向他们背后所代表的一代人的致敬。然而，名家的选择问题对同时代的治史者而言是一个十分棘手的问题，为此，原书设计采用了"学术标准"加"教育行业影响力"叠加的方式进行遴选。一是院士（学部委员）加校长，符合这一条件的有承淡安、王永炎、张伯礼等三位先生；二是首届国医大师加校长，符合这一条件的有八位先生。然而，无论按什么标准遴选都难免挂一漏万，比如多次为中医药教育而奔走呼吁的任应秋、邓铁涛先生，一辈子献身中医药教育事业的陆莲舫、刘振民先生，他们为现代中医药教育发展作出的突出贡献，是无法用"标准"去衡量的。为此，在第一轮评审专家的建议下，本书将这一部分约 4 万字的书稿割舍了，也为后续者留下了广阔的研究空间。尽管这一部分内容未能在成书中呈现，但是更需要在此感谢负责这部分内容的张宏如，以及参与这部分内容撰写的孙雅楠和陈世钰。

由于本书口述史料的采集工作不足，加之我们总体能力与水平所限，本书还存在着诸多问题。不过，鉴于本书研究的首创性与原创性，资料收集的丰富性，逻辑架构的独特性，我们还是决定出版，向中华人民共和国成立 75 周年献礼！向南京中医药大学建校 70 周年致敬！期待有更多的人加入这一领域的研究，期待后续研究成果在此基础上更上一层楼。

基于本书内容的系统性和表述的可读性，它既可作为中医药教育类专业学习者的教材，中医药教育教学与研究者的参考书，中医药教育管理者手边的工具书；也可为初涉者了解新中国中医药教育发展过程，各专业设置的历史沿革，各专业的基本内涵等提供指导和参考。

最后，衷心感谢人民卫生出版社相关领导和编辑人员的指导与支持，感谢学校教务处、档案馆、学科建设办公室大力的支持和共同的努力。

编委会
2024 年 8 月

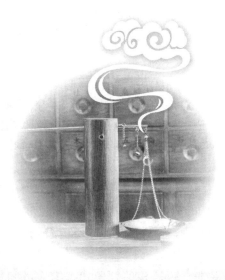

目录

第三章
中医药教育跨越式发展时期（1999—2011）

第五章
中医课程及教材体系建设 ···223

第六章
中医国际教育

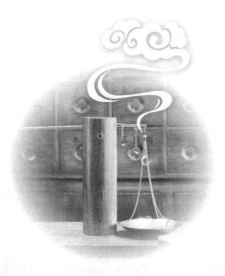

绪论：

中国式现代化语境下的现代中医药教育史

中国式现代化既是一个社会历史发展问题，也是一个话语体系重构问题。1840年当西方炮火轰开天朝大门之时，在不平等条约裹胁下蜂拥而至的不仅仅是带着血腥的商品和资本，还有强势西方文化话语。中医药教育作为一门典型的传统学科教育，历经几千年的历史演进，在近代西方文化的冲击下，展开了由师承教育向现代院校教育方式转型的自救。令人遗憾的是，民国期间尽管中医界以及支持中医发展的各界人士进行了诸多努力，甚至打通了进入国家教育体系的通道，但是始终没有一所中医学校能够步入国家教育体系。

新中国诞生后，党和国家高度重视中医发展，为充分动员中医这支卫生力量，培养与提高中医，1950年3月13日，北京中医进修学校正式开办，直属中央卫生部[①]。这是目前为止有资料可循的新中国成立后最早设立的中医药教育机构。尽管从理论上说，进修学校属于成人教育，但是它标志着中医药教育正式进入了国家卫生行政体制。1956年3月12日，成立于1954年10月的江苏省中医进修学校更名为江苏省中医学校[②]，表明中医药教育也已纳入国家教育行政体系。1956年9月，在周恩来总理的关心下，北京、上海、成都、广州、南京等地相继开始了高等中医院校的筹备工作。至此，从中专到本科的中医药教育体系初步形成。

栉风沐雨，现代中医药教育与新中国同频共振已历经70余载，史称"高等中医药教育摇篮"的南京中医药大学也即将迎来70周年华诞。当新时代中国特色社会主义的成功实践呼唤着中国式现代化话语体系自主建构时，回顾当代中医药教育在理想与现实、个体与社会、实践与理性间不断撞击的历史过程，为反击诘难，如社会上出现的"培养的中医人才中不中，西不西""几十年的高等中医院校教育没能培养出几名著名中医"等，对现代中医药教育史进行系统整理，探索其内在的发展规律，已成为时代所需，人民所求。

一、学术史回顾

对于现代中医药教育史的研究，目前学界研究尚不十分丰富。著名中医药教育史学者盛亦如在20世纪末曾言："中华人民共和国成立四十多年来，中医药教育的发展进入了一个新的历史时期，积累了丰富的经验，也经历了曲折和坎坷，又面临着众多重大的有待探讨的现实问题，但目前自觉地从中医现代教育史的角度对它加以研究总结，揭示中医药教育发展的规律，还很不充分。"[③]时至今日，现代中医药教育已经历了近七十年的发展，这一问题仍未能很好地解决。目前关于现代中医药教育史的研究，主要集中于以下几个方面。

一是集中于新中国中医药教育初创时期（1949—1965）中医药教育政策背景及政策

---

① 李剑. 历史与省思：中西医药与当代中国 [M] 北京：中国中医药出版社，2023：373
② 由崑. 江苏省中医学校概况 [J]. 中医杂志，1958（1）：72
③ 盛亦如. 中医教育史（近代）研究综述（1949-1994）[J]. 中医教育，1996（1）：18

实施的历史研究。新中国成立后，中医药教育经过了从进修培训、师带徒、"西学中"，到建立中、高等中医院校教育体系的历史过程。对这段历史的梳理广州中医药大学李剑教授所带团队的成果最为突出，南京中医药大学蒋龙魁的成果也比较集中。如，关于中医进修，赖立里的《其命维新——建国初期北京中医进修学校的中医科学化》（《齐鲁学刊》，2018 年第 5 期），毕小丽、李剑的《建国初期中医进修的历史成因及其影响》（《中华医史杂志》，2006 年第 1 期）等；关于中医师带徒，李剑、郭巧巧的《旧传统与新环境：新中国背景上的中医带徒弟探索（1956—1957 年）》（《中医文献杂志》，2023 年第 1 期），蒋龙魁的《新中国中医带徒弟政策的历史考察与思考——以师徒标准为中心》（《南京中医药大学学报（社会科学版）》，2022 年第 4 期），郭巧巧、李剑的《1963 年广东省中医学徒出师考试始末》（《光明中医》，2012 年 8 期）等；关于"西学中"，蒋龙魁的《"西医学习中医"65 周年的历史沿革探讨》（《中医教育》，2020 年第 5 期），王琼、张生的《新中国成立初期上海地区西医学习中医运动概览》（《中医文献杂志》，2018 年第 5 期）；关于院校教育体系的建立，李剑的《中医学院初创的史实钩沉——以广州中医学院为例》（《中医文献杂志》，2021 年第 4 期），蒋龙魁的《我国高等中医药教育诞生的历史背景探究》（《南京中医药大学学报（社会科学版）》，2020 年第 4 期）等。

二是对中医药教育某一领域进行较为系统的历史梳理。现代中医药教育经历了由传统的师承教育向现代院校教育的转型，为此中医知识由个体经验向科学化的知识体系转型是关键问题，而其载体即是教材体系、课程体系。关于教材建设：李友白等在《中医药高等教育一至四版统编教材的编写略探》（《中医教育》2017 年第 1 期）中，梳理了新中国成立以来一至四版中医学专业教材编写背景，简要分析了各版教材内容、体例及特色等情况；关于课程建设，李剑的《医药院校开设中医课程的历史考察——以〈健康报〉为中心》（《中医文献杂志》，2019 年第 5 期）分析了医学院校增设中医课程的源与流。在中医药教育领域最有特色的是师承教育、国际教育与民族医学教育。关于师承教育，孙越异等《新中国成立后的中医师承研究概况与分析》（《中医杂志》，2018 年第 8 期），移敏《中医师承教育路径和模式的创新研究》（南京中医药大学，2014 年硕士论文）；关于中医国际教育，陈廷煊的《我国中医药院校留学生教育研究（1956—2023）》（南京中医药大学，2023 年硕士学位论文），文庠等《国际中医药教材建设若干问题的思考》（《世界中医药》，2015 年第 5 期）；关于民族医学教育，闫慧茜的《中国民族医学高等教育发展史》（中国中医科学院，2017 年硕士学位论文）等。中医药教育思想史是对中医药教育发展规律的总结。盛亦如、吴云波主编的《中医教育思想史》（中国中医药出版社，2005 年版），总结了新中国成立以来的高等中医药教育思想、中等中医药教育思想、中医成人教育思想、西医学习中医药教育思想、中医对外教育的教育思想等内容，从不同角度对现代中医药教育思想进行了整体性梳理。

三是各中医药院校的校史研究。目前已形成著作的有《广州中医药大学校史（资料汇编）》（中国中医药出版社，2001 年版）、《天津中医药大学校史》（天津科学技术出版社，2008 年版）、《成都中医药大学校史（1956—2016）》（四川科学技术出版社，2016 年版）、

《湖北中医药大学校史（1958—2018）》（中国中医药出版社，2018 年版）、《浙江中医药大学校史（2009—2018）》（浙江中医药大学，2018 年版）、《福建中医药大学校史：2008—2018》（学苑出版社，2018 年版）、《长春中医药大学校史》（东北师范大学出版社，2018 年版）等等，主要为各中医药院校对自身办学历史与教育成就的研究与总结，这些个案为研究现代中医药教育史提供了丰富的个性素材。

四是涉及中医药教育史的热点问题研究。现代中医药教育发展史上的热点问题，是中医药教育研究领域的焦点问题，相关研究汗牛充栋，难以一一列举。以本书的编委会成员研究内容为例，除以上已提及的热点问题外，主要还有以下几类：一是党和国家领导人对中医药事业关心支持的研究，文庠《毛泽东对中国传统医药发展道路的探索》（《中国医学人文》，2018 年第 11 期），张洪雷《习近平关于中医药发展重要论述的时代价值》[《南京中医药大学学报（社会科学版）》，2020 年第 2 期]；二是关于中医药院校综合改革和创新发展的研究，程海波等《高等中医药院校教育综合改革问题及对策》（《医学争鸣》，2018 年第 6 期），牛浩等《新时代中医药高等教育创新发展的使命及路径》（《中医杂志》，2023 年第 8 期）；三是关于健康中国战略与中医药发展的研究，张宏如等《健康中国背景下中医药健康服务领域政策工具研究》[《河海大学学报（哲学社会科学版）》，2022 年第 1 期]，文庠《直面健康服务 把握中医药院校发展新机遇》（《中国高等教育》，2014 年第 Z2 期）；四是关于中医人才培养模式的相关研究，赵霞等《中医儿科学专业人才培养方案的探索与实践——以南京中医药大学为例》[《南京中医药大学学报（社会科学版）》，2022 年第 2 期]，文庠等《学生学习导向下的医学人才"精诚计划"实施》（《中国高等教育》，2014 年第 5 期），牛浩等《新医科背景下中国特色医学人才培养体系的构建与探索》（《时珍国医国药》，2021 年第 12 期）；五是关于学生发展的相关问题，孙荪《基于"以学生为中心"的高校学业指导体系探究》（《江苏高教》，2017 年第 1 期），孙荪《学校政策支持对本科生科研能力获得的影响研究——导师指导的中介作用》（《江苏高教》，2023 年第 2 期）；六是课程思政与中医文化认同等问题研究，孙荪等《高等中医药院校课程思政体系构建研究——以南京中医药大学为例》[《南京中医药大学学报（社会科学版）》，2018 年第 4 期]，张洪雷等《来华中医药留学生视域下中医药文化认同策略研究》（《经济研究导刊》，2021 年第 36 期）；七是关于农村、社区等基层中医服务人才培养问题的研究，吴彩霞等《农村和社区中医药卫生人才培养的调查与分析》（《中国中医药信息杂志》，2013 年第 1 期），文庠等《医学生服务社区农村意向的调查与思考》[《医学与哲学（人文社会医学版）》，2018 年第 9 期]；八是关于中医院校教学质量评价与评估相关研究，张宏如等《医学院校附属医院教学工作水平评估的思考》（《江苏高教》，2014 年第 2 期），吴彩霞等《基于生评与师评比较的视角：如何提高课堂教学质量》[《成都中医药大学学报（教育科学版）》，2014 年第 3 期]，等等。

整体来看，当前对现代中医药教育史的研究呈现出以下特征：第一，对现代中医药教育史的研究，整体尚处于起步阶段，对于新中国成立以来中医药教育的发展过程、主要特征、经验启示等基本内容仍缺少系统的总结与研究；第二，目前研究成果多聚焦于现代中医药教育史上的重大事件,对于现代中医药教育发展背后的多重历史动因及复杂的历史过程仍缺少深入的研究;第三,研究角度和对象多为中医政策,对于中医药教育主体,包括中医院校、教育家等对象,缺少必要关注,而校史囿于其学校本位,视角多局限于学校范围内,且不少著述内容类似资料汇编和工作总结,学理性并不十分深刻;第四,研究方法多采用中医学医史文献学科的范式,需进一步丰富多学科的研究视角,特别是采用历史学科的基本方法,保证研究成果的准确性和客观性。总而言之,上述研究成果为本书撰写提供了一定的前期基础和积极启示,但客观上仍蕴含着再研究的必要性。

二、全书的基本架构与核心概念的界定

本书名为《中国中医药教育史(现代卷)》,是古代卷、近代卷的延续。断代时间完全按照当下历史学科公认的时间分期,即古代卷(上古至清中叶1839年)、近代卷(晚清1840年至中华民国消亡1949年9月)、现代卷(1949年10月中华人民共和国成立至今)。之所以分卷书写,一方面,中医药教育与中医药学伴生伴长,长达几千年的历史厚重,非一本书所能承载;另一方面,也是最重要的考虑,是在长达几千年的历史变幻中,中医药教育面对的时代问题截然不同,考察对象也有很大差异。特别是当下,世界已经进入一个多元化的时代,中医药教育发展的参照系在不断变化,所遇到的各种变量也在不断增加,这为现代中国中医药教育史的研究带来更多空间的同时,也对研究者提出了更高的要求。

(一)全书的基本架构

本书共分为八章,第一至四章以时间为经,以区间内发生的与中医药教育相关的重大政策、突出事件为纬,全面梳理现代中医药教育艰难曲折、跌宕起伏的发展历程,展示其历史全貌,挖掘其内在规律;第五至八章以专题的方式,系统、深入地展现中医药教育具有特殊性或独特性的内容。

本书架构的设计,主要有以下五个方面的思考:一是着重从"整体性"上下功夫,从中国古代、近代、现代中医药教育一脉相承的发展中探寻中医药教育的内在规律;二是注重"全景性"展示,一方面挖掘中医专科、本科、研究生各个学历层次教育历史发展的脉络,另一方面对中医药教育最具有特色的师承教育进行整体梳理,论证现代师承教育发生、发展以及贯通中医药教育全程的历史进程;三是把握"关键性",中医药教育从传统学科向现代学科专业转型的关键是知识体系的重构与教材的编写,为此本书将此专列一章,对现代知识体系(课程体系)的建构与教材编写的历史过程进行了梳理与还原;四是强化"政治性",一方面民族医药学教育是中医药教育的有机组成部分,是现代中医药教育史上独具特色的篇章,另一方面中医学是我国具有自主知识产权的传统学科,中医国际教育不仅具有中医知识传播的功能,更肩负着中医文化传播的使命,为此这两部分内容都

进行了专章论述；五是从"复杂性"入手，从每一个时代面临的文化、制度、医学学术（技术），甚至社会对医学需求的不同点，去深掘中医药教育规律的个性特征。各章节重点内容如下。

第一章　现代中医药教育初创时期（1949—1976）。这一时期与新中国社会主义建设探索相一致，以"探索-曲折发展"为主线。1949—1954年，以中医进修西医知识为主，探索提高中医科学化水平的路径；1954年下半年到1956年上半年，以中医温课、西医学习中医为主，探索提高中医、培养中医的途径；1956年开始建构中等、高等中医药教育体系，探索中医学历教育模式，此外，将民间"师带徒"纳入国家体制，探索现代师承教育方式。在这一系列的探索过程中，遇到了诸多问题，走了不少弯路，特别是"文革"阶段，中医药教育损失巨大。但是，这一时期构建了大、中专中医药教育体系，形成了中医学历教育与师承教育"两条腿"走路模式，中医药教育的特色得以保留。

第二章　中医药教育恢复与改革发展时期（1977—1998）。这一时期，在党的政策教育指导下、在改革发展的春风推动下，中医药教育得以恢复发展，并逐步向高水平、特色化方向发展。特别是1982年在湖南衡阳召开的中医药工作会议，提出"高等中医药教育要充分按照中医药学的特点办学"的要求，这成为中医药发展史上的一次重要转折点。这一时期的主要特点：一是中医药教育事业得以恢复和快速发展。进一步完善了初、中、高三级教育体系；合理布局高等中医药教育机构，除青海、重庆外，中医院校或中医系几乎遍及全国各省、自治区、直辖市；建立了学位制度，开展了中医专业类研究生教育。二是随着教育体制改革的深入，中医药教育进行了多维创新性改革。试点临床医学博士专业学位研究生培养，进行了研究生分类培养。开展了七年制人才培养试点、第二学士学位教育、开办专科教育等改革措施，并取得初步成效。三是开展了中医药教育特色化、标准化发展的探索。如教学计划从指令性变为主导性计划，学校办学自主性不断提升；初步建立了国家级、局级、省级和校级四级学科管理体制，为各校特色发展奠定了基础；开展了中医药教育标准研究与办学水平评估的试点，着力提升办学质量与水平。

第三章　中医药教育跨越式发展时期（1999—2011）。这一时期是我国教育快速发展时期，中医药教育也随之进入跨越式发展时期。其主要特点：一是招生规模扩大。到2002年，我国高等教育正式步入大众化阶段，并向普及化阶段迅速迈进，随着各地新校区的建设，中医院校的本科、研究生和中等职业教育招生规模随之指数型增长。二是院校管理体制改革。院校体制形成了中央和省级政府两级管理、分工负责，以省级政府统筹为主的条块有机结合的新体制。高等中医药院校积极贯彻调整、共建、合作、合并方针，深化高校管理体制改革，加强区域内的医教研资源的合理配置和优化组合，创新中医药院校与综合性大学联合办学新机制。三是逐步从"外延式增长"向"内涵式发展"过渡。中医药教育在质量内涵发展方面，开展了本科教学质量工程建设、国家规范专业建设与中医药教育标准的建立、专业认证试点、本科教学水平评估等一系列提升内涵的举措。

第四章　新时代中医药教育内涵式发展时期（2012—今）。这一时期中医药教育发展的特点是"顶天、立地"。"顶天"的成效有：2017年公布的全国137所一流学科建设高校中，6所高等中医药院校入选。2019年4月，启动了"六卓越一拔尖"计划2.0，中医拔尖创新人才培养全面铺开。2015年教育部发布的《中医专业学位设置方案》，与临床医学学位区别开来，进一步明确了中医药教育的独特性。"立地"主要体现在：为提高基层中医人才质量，开展了农村订单定向中医类学生免费培养工作，完成了全国中等职业院校中医药类专业教学标准制订工作，开展了高等职业院校中医药类专业目录修订工作。突出教育立德树人的重要性，强化医教协同，实施了二轮本科教育教学工作水平评估，中医学专业认证持续推进。

第五章　中医课程及教材体系建设。由于传统中医学主要是个体式经验型的知识，如何按现代知识体系进行系统分类分化，是传统中医学转型发展面临的主要障碍，也是核心问题。显然，中医学教材表象是教学媒介，实质是中医知识体系的系统整理与分化问题，是中医药教育的基础性和核心性问题。为此，本章打破时间的分期，系统梳理了中医学课程体系和教材体系从无到有，并不断规范和完善的历史过程；全面呈现了以本科教材为主，研究生、大中专（中高职）、成人教育、留学生等中医专业教育各层次、各类型教材的基本状况；深入分析了中医专业教材建设以规划推动、以荣誉性引导的建设特征。

第六章　中医国际教育。中医学是我国具有完全自主知识产权的学科领域，国际教育不仅承载了教育的功能，而且负有政治与外交的使命。现代中医国际教育经历了起步、恢复调整和稳步发展三个历史阶段。从"引进来"，到当下"引进来"与"走出去"并举的方式开展中医国际教育，提升了中医药的全球吸引力和影响力，增强了中国文化软实力。本书系统总结现代中医国际教育的历史经验与教训，挖掘其多重潜力，为中医走向世界提供历史的借鉴。

第七章　中医师承教育与继续教育。师承教育是中医药教育最具独特性的教育方式，传统中医药教育即以师承教育方式为主，近代以来中医药教育为实现专业化和规模化，进行了从师承教育向院校教育模式转型的尝试，进入现代才完成了这一转型，并形成了中医药教育特有的现代教育模式，即：基本建成院校教育、毕业后教育、继续教育三阶段有机衔接，师承教育贯穿始终，符合中医药事业发展要求和学科特色的中医药人才培养体系。为此，系统梳理这一特有的教育模式形成过程，总结其历史经验教训，具有历史与现实的双重价值。中医继续教育肇始于进修教育；改革开放后，中医函授、夜校、自学考试等形式的成人教育蓬勃兴起；进入新世纪，中医继续教育实现了制度化，搭建了中医药人才终身培养体系。

第八章　民族医药学教育。民族医药学既是中医学的有机组成部分，又具有个性特征。"从各少数民族医学的个体上来看，同样犹如朵朵盛开鲜花，布满了民族聚居的祖国大地。各少数民族医学，不但在历史上为各个民族的生殖繁衍、卫生保健作出过重大贡献,同时还为中医学的丰富发展做出了许多卓有成效的成绩。"[1] 为此,系统梳理现代民族医药学教育的历史过程,不仅具有学术性,更具有政治性,并呈现中医药教育多元统一的鲜明个性。现代民族医药学教育已涉及 39 个,以蒙医药、藏医药为代表的民族医药学不仅建立起完整的专科、本科、研究生教育体系,而且国际教育也有了长足的发展。

(二)核心概念的界定

根据本书书名,本书的关键词涉及"现代""中国""中医药""中医药教育"。"现代"明确了研究时间,即 1949 年新中国诞生至今。"中国"明确了研究空间。"中医药",根据《中华人民共和国中医药法》的解读,中医药是包括汉族和少数民族医学在内的我国各民族医药的统称,是反映中华民族对生命、健康和疾病的认识,具有悠久历史传统和独特理论及技术方法的医学体系。[2] 据此,本书研究的"中医药教育"界定为:内容上包括一般意义上的中医药教育内容和民族医药教育内容;形式上包括院校教育和师承教育;层次上包括中专(中职)、大专(高职)、本科、研究生教育各学历层次。毕业后教育、继续教育(除师承教育外)不作为本研究的重点,在研究长学制、拔尖人才培养的过程中有所涉及。本书将以"中医药教育"为研究对象,以历史事实为依据,从把握现代中医药教育生成时间逻辑与中国现代化进程空间逻辑的互动关系入手,着重现代中医药教育发展历程及规律的探索,而非纠结于具体的"中医药教育问题"研究。

三、近代中医药教育艰难的自我拯救

现代中医药教育是立于近代中医药教育的基础之上的,也可以说是近代中医药教育加速度转型的延续。为此,厘清近代中医药教育历史过程是研究现代中医药教育史的背景与前提。

(一)晚清时期(1840—1911)

如前所述,近代中医药教育实践是在西方话语情境下展开的。"科学"西医与传统中医面对面的对撞,促进了晚清中医药教育的嬗变。文艺复兴以来,西方医学已由经验医学向实验医学逐步转变。明末清初,大批来华的传教士引入了西医的观念与技术。至清末民初,中国医事系统已经悄然发生了重大变化,西医的知识技术、西医教育、西医医院,已成为中国医事系统中的主体部分。在当时社会"中学为体、西学为用"的主流文化背景下,1885 年,陈虬(字志三)于浙江省瑞安县开办的利济学堂,成为中医传统师承教育向近代学校教育转型的雏形。[3]1901 年,陈日新(字铭三)受命在江西开办的京师大学堂

---

① 李经纬.中医史[M].海口:海南出版社,2022:410
② 《中华人民共和国中医药法》总则第二条对"中医药"进行了解释,本书根据这一法条,对"中医药"进行了解读。
③ 文库.新旧递嬗:陈虬与近代新式中医学校的雏形[J].中医药文化,2023(1):64-74

医学堂分部，进行了高等中医专业教育的尝试，可惜它与晚清"新政"一样，都夭折于襁褓之中。

（二）北京政府时期（1912—1928）

1912 年元旦中华民国建立。同年 11 月 22 日，在北京政府颁布的完全西化的《医学专门学校规程令》中，将中医学排斥在学制之外，史称"民元教育系统'漏列'中医案"。因此，拉开了近代中医界一轮又一轮争取教育合法权的抗争。为了自救，中医人自筹资金，陆续开办了一批中医学校。其中最为著名的学校：一是上海中医专门学校，成立于 1917 年，由名医丁甘仁、夏应堂、谢观等人在上海发起开办，以"昌明绝学，保存国粹，融汇中西"为办学宗旨。二是广东中医药专门学校，成立于 1924 年 9 月，首任校长卢乃潼提出的办学目标是习中医以存中药，由中医以通西医，保存国粹，维护土货，以养成医学之人才。他们不约而同地将沟通中西、保存国粹写在办学方针中，并体现在课程体系、教材体系、实践教学等方面，为中医从师承教育方式向院校教育方式转型做了诸多大胆的尝试。

（三）南京政府早期（1927—1937）

1926 年国民革命军发起对北洋军阀的讨伐，史称北伐战争，中医界以极大热情期待着新的政权，"我们的国医还要请求国民政府强有力的扶植，才能事半而功倍咧"[①]。然而，1927 年 4 月成立的南京国民政府，召开的卫生部第一届中央卫生委员会会议就通过了"规定旧医登记案"，给中医打了深深的"旧医"烙印。引发了从中西医界、知识界再到政府内部，一场关于中医的混战。值得关注的是，在这场混战中，每个角色出场都是以"歇斯底里"的方式出现，直接将医学学术问题上升到民族存亡问题。西医说："旧医一日不除，民众思想一日不变，新医事业一日不上，卫生行政事业一日不能进展。为民族进化计，为民生改善计，不可不采取断然措施废除旧医。"[②] 中医说：废止中医就是摧残国粹学术，就是帝国主义的奴才。并打出了"提倡中医，以防文化侵略"[③]的口号。"规定旧医登记案"，再一次拷问中医及中医药教育何去何从？经过中医界、政界等各方合力，1931 年 3 月 17 日中央国医馆成立，它定性为全国性中医药学术机构，陈立夫任理事长，焦易堂任馆长。尽管它没有行政权，但是由于其首任理事长、馆长有很强的"官方"背景，因此，中央国医馆实际承担了中医管理的职能。在其主导下，先后制订中医学术标准大纲，统一病名，编审教材，在各省成立国医分馆，举办国医医院、国医传习所等工作，对中医学科体系的梳理、中医医院与中医药教育的发展都做了大量工作。特别是在社会各界的共同努力下，国民政府于 1936 年 1 月公布了《中医条例》，为中医药教育合法化开辟了道路。这一时期，全国最有影响的中医类学校是承淡安 1937 年 2 月在江苏无锡开办的中国针灸医学专门学

① 杨志一.国民革命与国医［J］.医界春秋，1927（10）：1-2

② 祖述宪.余云岫中医研究与批判［M］.合肥：安徽大学出版社，2006：217

③ 李经纬，中医史［M］.海口：海南出版社，2022：438

校，其由 1929 年创办的中国针灸学研究社更名而成，在近十年的办学过程中，摸索出近代针灸学专业教学模式、课程体系与教材体系，培养了 3 000 多名针灸人才。[①]

（四）全面抗日战争时期（1937—1945）

1937 年 7 月全国抗战爆发后，人不分南北，医不分中西，全力以赴为抗战服务。在这一阶段中央国医馆承担起组织全国中医界参与抗战的工作，同时对中医药教育主要做了三个方面的工作：一是中医学校合法化问题；二是教材问题；三是训练人才。在中央国医馆推进下，1937 年 3 月 10 日，卫生署中医委员会成立。中医委员会为国民政府中医管理最高机构，它的成立标志着中医被纳入政府行政管理体制，其为中医药教育的重大的贡献是确定了"中医专科学校暂行科目表"。中医科目表的公布，标志了中医学校正式进入了国家教育体系，为中医药教育的发展奠定了合法性基础。抗战时期，由于战时对医药需求的加剧，国民政府放宽了中医政策，为此，这时期尽管民生艰难，民办中医学校却有一定的发展。其分布呈现区域性集中的特点。一是以重庆为中心的，四川、江西、广西、香港等后方区域；二是以上海孤岛为中心[②]；三是京津冀地区。不过，由于处于战时，以上所有的学校规模均不大，办学条件也较差，所以都未能实现加入学系的突破。

（五）南京政府晚期（1946—1949）

抗战后的中国百废待兴，中医界也不甘落人之后。1945 年 2 月，新中华医药学会在重庆成立，其将人才之培养、技术之革新作为达成中医学术革新的基本步骤。中医委员会主任委员陈郁，提出了中西医学教育整合的主张，以求解决"西医在朝，中医在野"的老问题。这一时期形成的"中西医育统一"[③]的设想，对新中国成立后的"中西医结合"，以及将西医学内容纳入中医课程体系有较大的影响。当中医药教育再现蓬勃发展之势时，国民政府教育部却按照 1930 年 8 月 23 日颁布的《订立私立大学、专科学校奖励与取缔办法》一刀砍下去，先后取缔了以中国医学院、上海中医学院、上海中国医学院等 3 所中医学校为首的一批中医学校。尽管教育部这一举措并非只针对中医学校，但是教育部不顾实际情况，一刀切的做法，将专科以上的中医学校几乎全面撤销，给予中医药教育以重创。

综上，近代以来在西方强势文化的影响下，在传统国家向现代国家的激剧转型期，当传统中医学术面临生死存亡之际，中医药教育成为中医界自救的方舟。在社会各界有识人士的帮助下，中医界陆续开办了一批中医学校，对传统中医学学术进行了初步整理与分化，进行了教材体系、课程体系探索，培养了一批中医人才，为新中国中医药教育的发展打下了一定的基础。近代中医药教育历史实践表明，中医药教育学作为一个传统学科要立

---

① 陆翔.名人名医与中医［M］.中国中医药出版社，2016：129
② 文库.从〈复兴中医〉视角看时逸人孤岛时期的中医药教育［J］.中华医学教育杂志，2014（6）：953-957
③ 陈郁.完成民主政治与改进中国医药［J］.新中华医药月刊，1945（1）：4

于现代学科之林，仅靠自身努力和社会的帮助是远远不够的，需要强有力的国家力量的扶持。

四、新民主主义革命时期革命根据地的中医药教育实践

与民国政府"规制"中医药教育的政策相反，1921 年 7 月中国共产党成立后，在新民主主义革命的实践中能够实事求是地对待中医，在中医知识传承方面进行了一定的探索，为新中国中医药教育积累了丰富的经验。早在 1927 年大革命失败后，中国共产党开始独立地领导革命战争。由于主客观多种因素的作用与影响，中国共产党在探索中创造性地开辟了"农村包围城市，武装夺取政权"的革命道路。处于农村艰苦的战争环境中，中医药作为基层常见的医药卫生资源，得到中国共产党的高度重视。从土地革命战争到新中国成立，中国共产党在各个历史时期始终秉持运用中医药、发展中医药的态度，充分挖掘中医药的医学价值。而中医药教育也在中国共产党开展军事卫生工作、推动根据地医疗卫生建设的进程中，开办起来[①]。既往对新中国成立以来的中医药教育史研究，学者们多关注于民国时期中医药教育对现代中医药教育的影响。但值得思考的是，中国共产党作为新中国的缔造者和执政党，其治国理政施行的许多政策，往往能在革命时期追溯其源头，发现其端倪。民国时期的中医药教育，固然为新中国的中医药教育事业提供了重要的基础与经验；但新中国的中医药教育，尤其是早期的中医药教育事业，更多仍是延续了新民主主义革命阶段中国共产党对待中医药的态度和立场。故而梳理新民主主义革命时期根据地的中医药教育工作，对于认识现代中医药教育事业，具有十分重要的意义。

（一）土地革命时期（1927—1937）

自井冈山革命根据地时期开始，中国共产党和红军就开展中医药工作，这是中国共产党建立与发展中医药事业的起点。开展中医药工作的实践催生出建立中医药教育的必要性，如井冈山小井红军医院，"在医院党组织的领导下，医务人员下定决心攻下缺药'难关'。开始他们不懂得如何采制中草药，就向当地老农请教，向土郎中（农村的中医）学习。……从群众中学习和总结了许多治疗伤病的有效药方"。[②]茅坪红军医院"经常组织医务人员和附近的群众上山采草药，把附近的山头都爬遍了。采药时，由懂的人采个标本，然后大家照样子采"。[③]虽然此时中医药教育只是简单地教授中医的一些具体知识与技术，

①　孙元，王小丁.井冈山革命斗争时期红军的中医药事业述论［J］.军事历史研究，2020（4）：58-67
②　张泰城，刘家桂.井冈山革命根据地经济建设史［M］.南昌：江西人民出版社，2007：136
③　井冈山革命根据地党史资料征集编研写作小组，井冈山革命博物馆.井冈山革命根据地下册［M］.北京：中共党史出版社，1987：572

并未有体系、成规模地开办中医院校教育，但是却为学习传播中医知识，突显中医药的实效性，提供了知识基础。1931 年，中央红色医务学校在长汀成立，学校除讲授一般医药常识，还设有中医课程。学校自编有《中医方剂讲义》，以及《常用药名一览》等中药学教材。[①] 对于红军的医疗卫生事业而言，药品工作最为急缺与紧要，而中药在医疗活动中又确具疗效，因此中药学知识最先进入中国共产党领导下的教育体系之中，开设了讲授中药学知识的课程。中国共产党建立中医药教育的初始阶段，主要是开展中药学教育，但是也出现了针对中医理论与技术的课程。1933 年夏，红四方面军总医院将医护人员训练班扩建为红色卫生学校，其中开设中医班，共 40 名学员，学习期限为 8 个月。中医班开设有药性概论、伤寒浅注、六经定法、温病条辨、金匮要略、脉诀归正、时方妙用、妇科要旨等专业课，学员多是一些初步学过中医的青年或乡村医生。[②] 红四方面军的中医药教育，既具有稳定的学制及专业学习内容，同时开设了各类关于中医基础理论的课程，已具有一定的中医院校教育的雏形。

（二）全面抗日战争和解放战争时期（1937—1949）

这一时期，为解决根据地人民及人民军队的医疗卫生难题，中国共产党做了大量中医药改进工作。[③] 中国共产党对中医药教育的探索也进一步完善，如中共中央所在的陕甘宁边区，中医药教育从三个方面展开，并形成了一定规模。一是继续教育，依托边区国医研究会、保健药社、中西医药研究会等团体和机构，面向边区中医群体开设训练班。如边区中西医药研究会开设训练班，招收"25 岁以上，40 岁以下，身体健康，略具医药经验，粗通文理的医生及有中等学识的男女"，时长为一年半，名额共计50 名，课程包括技术类课程，如生理、病理、诊断、治疗、药性、方解、炮制；工作方针类课程，如卫生医药政策，卫生医药运动，环境、妇婴及个人等卫生。二是院校教育，如延安大学医学系设有中医班，开设有药物学（中药本草）、诊断学（脉搏、听诊）、治疗学（治病、处方）、生理卫生学、消毒学等课程。[④] 三是师承教育，其中最为典型的是边区白求恩国际和平医院院长鲁之俊向名医任作田学习针灸，在一个月内，用针灸方法医治病人即达八十余名，其中二十余系多年宿病。从上述内容来看，中医药教育是中国共产党领导下的医疗卫生事业和教育事业的重要组成部分，并从多个方面得到推动。

回顾民主革命时期中国共产党的中医药教育实践，可以发现，早期的中医药教育实践的简易性、实用性特征较强，主要围绕革命战争需要，集中于具体中医药知识的传授；至抗日战争时期，由于有了相对稳定的环境，中医药教育不仅进入院校教育中，并且师承等

---

① 福建省卫生展览会龙岩专区分馆.党一贯重视祖国医学——长汀县发现一批中医史料 [J]，福建中医药，1959（3）：封底

② 董纯才.中国革命根据地教育史第 1 卷 [M].北京：教育科学出版社，1991：329

③ 孙元，文庠.略论抗战时期陕甘宁边区的中医药改进工作 [J].自然辩证法研究，2023（9）：120-126

④ 王贤.峥嵘岁月：西北政法大学校史资料辑录 [M].西安：陕西人民出版社，2016：24

传统形式仍得到沿用，中医药教育的形式和内容趋于丰富化和体系化。这一阶段中医药教育的政策与经验，均在新中国的中医药教育实践中得以体现。因此，中医药教育在新中国成立后得到极大发展的一大因素，源自新民主主义革命时期中国共产党推进中医药教育发展所取得的丰富成果与成功经验。

第一章

现代中医药教育初创时期
（1949—1976）

新中国成立后，由于帝国主义的封锁和长期的战乱，中国的医疗卫生条件非常落后，疾病丛生，疫病流行，为了发展卫生事业、提高人民健康水平，中国共产党赓续了革命战争年代团结并依靠中医的优良传统。在新中国成立前夕由军委卫生部召开的全国卫生行政会议[①]上，已经明确了要继续执行党在民主革命时期确立的"中西医合作"方针。随后，在1950年8月召开的第一届全国卫生会议上，更是将这一方针进一步凝练为"团结中西医"，并被列为新中国三大卫生工作方针之一。

然而，由于当时有的卫生行政部门领导对党的中医政策理解上存在偏差，"团结中西医"的卫生工作方针并没有得到正确的贯彻。在中医药教育领域，以提高中医科学化水平为目的开展的中医进修工作，最初实际上采取的是用西医知识改造中医的方式，不仅严重地打击了中医界的自信，也对中医学的继承发展造成了负面的影响，加上当时卫生行政部门颁布的一系列脱离实际的中医法规，中医学又一次面临险境。1953年1月，中共中央开展的"新三反"运动开始后，党中央及时发现了卫生行政部门在贯彻党的中医政策上的错误做法，迅速采取有力措施予以纠正。中医政策转折后，卫生行政部门在深刻认识自身错误的基础上，不仅立即着手将中医进修工作转到以中医知识传授为主的正确道路上，而且为了进一步纠正西医在思想上对中医存在的偏见，还开展了轰轰烈烈的西医学习中医运动，党的"团结中西医"的卫生工作方针终于得到了正确的落实。

在这一时期，中医药教育重点采取的是"两条腿"走路的模式，一是沿用传统师承教育的模式。1956年2月，为解决医疗卫生人员严重不足的问题，在全国范围开展了中医"师带徒"运动[②]，并将中医师承教育培养的人才纳入国家医疗卫生体系；二是建构中医院校教育体系。1950年3月13日，北京中医进修学校正式开办，直属中央卫生部。[③]这是新中国成立后最早设立的中医药教育机构，尽管从理论上说，进修学校属于成人教育，教学内容也以教授西医学知识为主，但是其培养目标是培养中医人才，为此它标志着建构新中国中医院校教育体系的起步。1954年10月20日《人民日报》发表《贯彻对待中医的正确政策》社论，与此同时，10月15日江苏省中医进修学校成立，开办的中医进修班，一改以往中医进修学校以传授西医知识为主，而是以系统学习中医理论为主，培养中医、提高中医，已成为当时中医药教育的主旋律。以中医进修学校为基础，各省陆续开办的第一批中医学校，是中医学历教育的开端。从1956年9月新中国第一批高等中医院校建立，至1960年全国各地已建成23所中医院校。至此，中医药教育从中专、大专到本科的多层次院校教育体系雏形已基本形成。同时，为了促进中西医之间的交流与交融，提高中医科学水平，培养更多的符合人民需要的合格中医人才，党和政府还推动了医药院校开设中医

---

① 1949年9月，即新中国成立前夕，军委卫生部组织召开了全国卫生行政会议，贺诚时任军委卫生部部长，讨论了全国第一届卫生会议的筹备工作。新中国成立后，新组建的中央卫生部组织召开了第一届全国卫生会议，李德全时任中央卫生部部长，贺诚任中央卫生部副部长。因这两次会议时间相隔太近，会议名称、内容相似，贺诚的任职又交叉，易产生误解，故进一步说明。

② "师带徒"是中医教育的特色与优势，本书将在第七章进行专门论述。

③ 李剑.历史与省思：中西医药与当代中国［M］.北京：中国中医药出版社，2023：373

药课程、西医学习中医、中医温课等系列非学历中医药教育实践工作。

　　党的中医政策正确贯彻后，中医药教育事业有了较大的发展，但在实施过程中却遇到诸多困难。由于缺乏办学经验，不论是以中医知识传授为主的中医进修工作，还是西医学习中医运动，不论是医药院校开设中医药课程，还是高等中医药教育初创时期，各种类型的中医药教育模式无一例外都在师资和教材上遇到了较为严重的困难，部分学校甚至陷入了停顿状态。为了打破这一僵局，中医药教育界在党和政府的带领下开始了艰辛的探索，一大批中医名家投身中医药教育事业，逐步从浩如烟海的中医学典籍中提取出了符合现代要求的中医药教育表达形式，初步构建了中医自主知识体系，编写出了适应多种教育模式的中医教材[①]，培养出了符合现代教育标准的合格中医师资，为中国中医药教育事业的健康发展奠定了坚实的基础，在这一过程中，南京中医学院及其前身——江苏省中医进修学校在第一套中医教材编写以及第一批中医师资培养和输送上作出了重要的贡献。

　　现代中医药教育初创时期，中医药教育是在曲折中不断探索。1958年"大跃进"的浮夸风对中医药教育产生了一定的影响；1962年以"五老上书"为标志，中医界再一次对中医人才培养进行了全面的反思；1966—1976年是"文化大革命"时期，中医药教育事业受"内乱"的影响与冲击，遭受了巨大损失。但是，"作为政治运动的'文化大革命'与'文化大革命'历史时期是有区别的。"[②]站在历史唯物主义的立场上认识这一历史阶段的中医药教育事业，可以看到："赤脚医生"带动了中医技能培训在基层的广泛推广，"针灸热"带动了中医药教育国际化水平的提高。

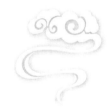

第一节　新中国成立初期"团结中西医"卫生工作方针与中医进修

一、"团结中西医"卫生工作方针产生的历史背景

　　中国共产党对中医学遗产历来有着正确的认识，有着长期团结中西医的优良传统。在革命战争时期的艰难条件下，受制于医疗物资的极度匮乏，党及其领导的革命力量依据实际情况采取了"中西医并用"的策略。1928年11月，毛泽东在其给中共中央的报告

---

① 中医自主知识体系与教材体系探索是新中国中医教育的根基，为此本书将在第五章作专门论述。
② 本书编写组.中国共产党简史［M］.北京：人民出版社、中共党史出版社.2021：207

中就提到医疗设施位于山区，治疗手段涵盖中西医，医疗人员和药物十分匮乏的情况[①]。1940年1月9日，毛泽东在陕甘宁边区文化协会代表大会上发表了《新民主主义的政治与新民主主义的文化》演讲，即《新民主主义论》。在演讲中，他分析了中医作为封建社会长期积累下来的产物，既有其宝贵精华，也存在糟粕的情况。毛泽东主张，在保留中医药精华的同时，应批判地去除其糟粕，并进一步吸收西方科学的先进成果，对中医进行科学化研究，以推动其发展。在这一思想指导下，陕甘宁边区政府提出了"中医科学化"与"西医中国化"的倡议，并于1940年6月在延安举办了第一次国医代表大会，深入探讨了如何改进中医药以促进边区卫生事业的发展。会议提出，建立中医研究会，强调需要加强中西医之间的合作与交流，实现共同进步。1941年10月，边区政府又召开了第二次国医代表会议，集中讨论了"国医科学化"和"中西医融合，共同开展医药工作"的议题[②]。

在1944年5月24日的延安大学开学典礼上，毛泽东首次公开提出了"中西医合作"的口号。他强调："不管是中医还是西医，作用都是要治好病。……能把娃娃养大，把生病的人治好，中医我们奖励，西医我们也奖励。我们提出这样的口号：这两种医生要合作。"[③]紧接着，1944年10月30日，在延安举行的陕甘宁边区文教工作者会议上，毛泽东再次发表讲话，指出："陕甘宁边区现在婴儿死亡率高至百分之六十，成人死亡率高至千分之三十。……在这种情形下仅仅依靠少数机关部队的西医是不可能的。为机关部队服务是很重要，西医比中医是更科学，但西医如在这种情形下，不关心人民，不为边区人民训练更多的西医，不联合和帮助改造边区的一千个中医和旧式的兽医，就是实际上帮助巫神，帮助边区人畜的死亡。所以新形式与旧形式的统一战线是完全必要的。"[④]毛泽东的讲话，正式确立了战争年代党的"中西医合作"的方针，该方针随后成为解放区乃至新中国卫生工作的重要指导原则，对党在卫生领域的政策制定产生了深远影响。

二、第一届全国卫生会议与"团结中西医"卫生工作方针的正式确立

新中国成立前夕，军委卫生部召开了全国卫生行政会议。1949年9月，毛泽东在会见全国卫生行政会议代表时指出："你们都是西医，西医数量甚少，只有把大量中医力量发挥出来，才能担负起全国人民的卫生保健任务。今后要团结全国中医，要帮助中医提高

① 毛泽东.毛泽东选集（第一卷）[M].北京：人民出版社.1991：55
② 朱鸿召.延安"中西医合作"运动始末.[J].档案春秋，2021：22-26
③ 中共中央文献研究室.毛泽东文集（第3卷）[M].北京：人民出版社，1996：149
④ 中共中央文献研究室.毛泽东选集（第3卷）[M].北京：人民出版社，1991：1012

技术。"① 在毛泽东的倡导下，随后举行的第一届全国卫生会议在筹备阶段即成功延续并强调了党在民主革命时期形成的"中西医合作"方针。大会筹备阶段收到各地的提案大都聚焦于如何准确实施该方针，一些地区建议将"团结中医"视为实施全国公共卫生策略的重要内容，提出"动员所有医药卫生资源，包括教育和改造中医在内的各类医药卫生人员，以发挥每个人的潜力，服务于社会"。一些地区建议"对于中医，应采取团结和改造的策略，利用其深入民间的优势，推广农村卫生，并批判性地吸收其临床经验及对中药的研究，以丰富新医学的内容"。还有地区建议将"团结、改造中医"作为构建全国医药卫生工作方针的一部分。另有建议强调"应对中医采取团结、利用、逐步改造的策略"②。

在第一届全国卫生会议筹备期间，新中国的医疗卫生政策实际上已经明确了"团结、改造中医"的工作内容③。此外，为深入了解全国中医的实际状况，并为即将召开的第一届全国卫生会议奠定坚实的基础，卫生部特别强调，在执行具体任务时，需紧密结合"团结改造中医"的思想，并根据各地实际情况提出中医工作的具体提案。在《第一届全国卫生会议筹委会为征求对今后卫生医药建设的意见及提案之参考提纲》中对此作了具体要求，如："你们对团结、改造、管理各种医药卫生工作者，有何经验及意见""你区对团结改造中医有何经验及意见都要据实呈报"。遵循筹委会的指示，在会议筹备期间各行政区开始对中医的工作情况进行了深入的调查研究。

尽管"团结、改造中医"的方针在第一届全国卫生会议筹备期间就已经被普遍接受，但对于如何实施这一方针，在医疗界内部仍旧存在着讨论和争议。这些讨论和争议主要聚焦于两个核心问题：是否应当团结中医，以及如何对中医进行改造。大多数地区的报告对团结中医持肯定态度，然而，部分地区仍然因认为"中医缺乏科学性"而持有排斥态度。在第一届全国卫生会议第五次筹委扩大会议上，针对这种情况，卫生部主要负责人对其进行了批评，指出："关于团结中医的问题，要从政策上、当前客观现实进行考虑，至今还有些地区在谈论中医不科学。事实上中医是有不科学的部分已无需争论，问题在于当前有中医存在，广大农村的疾病又多是中医治疗，如果为广大人民利益着想，如何团结改造中医为人民服务与如何补充其科学知识更好的工作。"

在第一届全国卫生会议筹备期间，对于如何实施"改造中医"的措施，各地意见存在分歧。部分地区提倡借助现代医学知识来改进中医实践，例如，华东分会在其《关于团结与改造中医的提案》中建议成立中医进修学校，旨在通过教授现代医学的基础和预防知识，以及特定的专业技能，使中医人员转化为掌握科学医疗知识的卫生工作者。提案建议的课程内容主要是西医内容，包括基础的解剖学、生理学、微生物学、病理学概论、诊断学、公共卫生基础、紧急医疗救护和消毒、传染病学及药理学等，西医课程占总学时的三

---

① 冯彩章，李葆定.贺诚传［M］.北京：中国人民解放军出版社，1984：148
② 第一届全国卫生会议筹委会秘书处.第一届全国卫生会议筹备工作资料汇编（第四集）.1950：88-92
③ 中央人民政府卫生部、军委卫生部联合指示.为要求各级卫生机关行政大力完成卫生会议筹备工作［N］.健康报，1950-5-11（4）

分之二①。另一部分地区则主张从内部改进中医学术本身，河南省卫生厅提出应精选古代医学著作中的精华，编纂成各科的标准教材，以此促进中医学术的发展；同时，建议将中医纳入各级卫生行政管理体系中，促进其在公共卫生保健工作中的改进和应用，并提议由中央统筹建立涵盖中央至地方各级的中医组织，以便于学术交流和研究②。还有一部分地区则持有限制甚至消除中医的立场，例如常州市中医协进会建议阻止旧式中医的继续传承，禁止私下师徒传授中医知识；华东分会山东支会则认为不应对新的中医进行额外培训③。

关于中医问题的争论延续到了第一届全国卫生会议上，如何有效开展参会代表的思想引导工作成为筹备工作的一项重要内容。由于大会邀请了余云岫作为特别代表出席，这导致了中医界代表的普遍不满。因中医代表的强烈抵制，余云岫未能如期加入中医组，而是被分配至特设的"公私关系组"④。为了加强中西医团结的理念，会议期间卫生部又专门举行了西医代表座谈会，向与会西医代表深入阐释团结中医的重要性和紧迫性，通过有效的思想教育活动，绝大多数西医代表转变了立场，余云岫本人也公开表达了对中医的新看法，并承诺未来将致力于推进中西医的团结及支持中医向科学化发展的道路⑤。

卫生部同样举办了中医代表座谈会以强调中西医合作的重要性。在座谈中，解放军总后勤部副部长兼卫生部部长、中央卫生部副部长贺诚强调，历史上中西医之间的分歧主要由之前的政府政策所引起，现阶段应在共同的目标指引下实现团结，不仅中医需要进行改造，西医亦需更新其实践，以促进双方更好的团结合作。"我们要求中西医团结得更好，只有提高，才能团结。批评与自我批评，也是很重要的。"对于余云岫参与讨论的争议，贺诚认为不应持有偏狭的态度，"我们应该请他也来参加我们的讨论会，以便使我们的意见一致起来，共同为人民健康事业而努力"。在卫生部主要负责人的引导下，会议营造了一个展示中西医团结的良好氛围。两次座谈会的成功举办，象征着与会的中西医代表在中西医团结问题上形成了一致看法，余云岫为了表示对大会决议的支持，特别撰写了《团结》一文，标志着会议中有关"团结中西医"方针争论的结束⑥。

大会期间，毛泽东为大会题词："团结新老中西各部分医药工作人员，组成巩固的统一战线，为开展伟大的人民卫生工作而奋斗！"⑦在大会总结报告中，中央卫生部副部长贺诚强调："中医、西医团结合作，在保障中国人民健康的问题上，是具有决定意义的。只要我们每个人都紧紧把握住一条总的原则，这一总的原则便是：中西医团结起来，抱定预防为主的方针，为工农兵服务。"贺诚的讲话体现了国家层面对"团结中西医"方针的坚定支持。在大会闭幕后不久，1950 年 9 月 6 日，中央人民政府政务院通过了中央卫生部部长李德全提交的《关于全国卫生会议的报告》，正式将"团结中西医"列为新中国卫生

---

① 中华人民共和国卫生部办公厅. 中医问题资料（第一辑）［M］.1955：56-59

② 第一届全国卫生会议筹委会秘书处. 第一届全国卫生会议筹备工作资料汇编（第五集）.1950：22-23

③ 第一届全国卫生会议筹委会秘书处. 第一届全国卫生会议筹备工作资料汇编（第四集）.1950：6

④ 赵洪钧. 近代中西医论争史［M］.北京：学苑出版社，2012：284

⑤ 专家茶话会简记一是团结的会议，胜利的会议［N］.健康报，1950-8-17（8）

⑥ 赵洪钧. 近代中西医论争史［M］.北京：学苑出版社，2012：288

⑦ 中共中央文献研究室. 建国以来毛泽东文稿（第 1 卷）［M］.北京：中央文献出版社，1987：493

工作三大方针之一^①。这一卫生工作方针的确立，对我国中医药事业的发展，对新生的人民政权在现代教育体制下开展中医药教育工作提供了明确的指引，给予了坚强的保障。

三、"中医科学化"背景下的中医进修工作

（一）"中医科学化"政策的缘起和确立

中医科学化的概念最早可以追溯到清末民初的"中西医汇通"思想，随着西学东渐的不断深入，西方医学开始逐步传入中国，以朱沛文、唐宗海、恽铁樵等为代表的一批有识之士敏锐察觉到两种医学体系的共通之处，提出了洋为中用的"中西医汇通"思想。这种思想提倡中西医相互融通，把西医的先进技术引入中医，进而阐释中医的理论体系和科学价值。20 世纪 30 年代，五四运动后"科学"话语深入人心，西医学的传播日益广泛，而作为中国传统文化载体的中医学的社会认同度却不断下降，处于"失语"状态。为谋求中医的生存与发展，以陆渊雷、施今墨等为代表的中医界人士开始反思中医自身存在的问题，或主动或被动地提出了"中医科学化"的口号，其核心思想延续了之前"中西医汇通"思想的主要内容，提倡中西医之间相互补充，用西医的科学方法对中医药的原理进行诠释。

在革命战争年代，受制于现代医疗资源的短缺，中国共产党很早就形成了团结中医、依靠中医的优良传统，并且提出要改造中医，提高中医科学化水平。1941 年，毛泽东在陕甘宁边区人民政府第 63 次会议决议中强调了加强中医药研究的重要性，指出目标是逐步使中医药的有效成分科学化^②。1944 年，在边区文教工作大会上，毛泽东再次提出，应当借助现代科学知识对中医药进行整理和提升，以实现互补和进步。这些论述为党科学地认识中医、提高中医奠定了基础。

新中国成立前夜，毛泽东在参加中央军委卫生部召开的首届全国卫生行政大会时明确对解放军总后勤部副部长兼卫生部部长贺诚提出了要帮助中医提高技术的要求^③。新中国成立后，新成立的中央卫生部着手全面落实具体工作，于 1950 年 3 月 13 日在北京创办了全国首家中医进修学校——北京中医进修学校。为明确中医进修工作的负责主体，1950 年 5 月 30 日中央卫生部又成立了北京中医学会。该学会成立大会上的首要议题便是探讨中医的科学化途径，时任中央卫生部部长李德全明确表示中医应随着科学进步而更新，副部长贺诚则阐述了中医科学化的必要性和实施方案，并强调了其组织执行的重要性^④。可见在第一届全国卫生大会正式确立"中医科学化"政策之前，"中医科学化"的具体实践工作已经得到了有效实施。

---

① 赵洪钧.近代中西医论争史［M］.北京：学苑出版社，2012：288
② 李经纬.中国革命战争时期中医工作史略［J］.中医杂志，1986（08）：52-56
③ 冯彩章、李葆定.贺诚传［M］.北京：解放军出版社，1984：148
④ 北京中医学会成立大会纪事［J］.北京中医杂志，1951（1）1：15

第一届全国卫生会议确立了"团结中西医"的卫生工作方针，在这一方针指引下，大会前后反复强调的"中医科学化"政策成为当时贯彻"团结中西医"卫生工作方针的具体举措。

大会期间，国家副主席朱德及卫生部领导李德全、贺诚、傅连暲等均在其讲话中谈及中医科学化的重要性，中央卫生部医政处提出了具体的"中医科学化"政策提案。大会对"中医科学化"政策的含义和范畴进行了深入总结。朱德强调，中医科学化意味着采用科学方法来改进中医，强调中医学习现代医学知识如生理、解剖学的必要性[①]。卫生部部长李德全则详细阐述了中医科学化的含义，包括学习医学科学基础知识，与科学家合作研究中药、针灸及古代临床经验，推动其科学化，并提出通过建立中医进修学校、中西医联合会等机构培训中医，并编写医学基础知识书籍为中医服务[②]。副部长贺诚在总结报告中也明确了实现"中医科学化"的路径，包括设立中医进修学校和中医中药研究所，旨在通过科学分析和研究中医的经验和中国药物，为新中国的医学贡献力量。李德全和贺诚关于"中医科学化"的讲话在政策实施层面有具体的措施，明确指出举办中医进修学校是落实"中医科学化"政策的主要举措之一，之后"中医科学化"政策的具体落实直接催生了全国范围中医进修工作的开展。

（二）"中医科学化"背景下的中医进修工作

1. 时代对开展中医进修工作的迫切需要　新中国成立后，在"中医科学化"政策背景下开展的中医进修工作，除了有党要延续革命战争年代"中西医并用""用科学知识提高中医"的政治背景之外，还和当时国内严峻的卫生及防疫形势以及西医数量的短缺有着直接的关联。

新中国成立初期，各种烈性传染病、地方病和寄生虫病流行，如天花、鼠疫、霍乱、猩红热、伤寒副伤寒、斑疹伤寒、回归热、疟疾、血吸虫病、痢疾、流行性脑脊髓膜炎等。全国人口的发病数每年累计有 14 000 万人之多，病死率高达 30% 以上[③]，孕妇死亡率为 1 500/10 万，婴儿死亡率高达 20%[④]，"中国人民每年死亡五百多万人，有一万万人口断断续续地害着各种轻重不同的病。每年死亡的人口中就有四百万人未得到正规的医药帮助，有八千万人未得到正规的治疗。"[⑤]在严峻的卫生形势下，抗美援朝战争期间，新中国还面临着反细菌战的巨大压力，随着志愿军在朝鲜战场上的胜利，1952 年 1 月 28 日美军在朝鲜撒布细菌并于 1952 年 2 月 29 日至 3 月 5 日连续侵犯中国领空，散布带有细菌、病毒的昆虫，对我国发动细菌战争[⑥]。

---

① 朱德. 朱副主席在第一届全国卫生会议上的讲话［J］. 东北卫生，1950（6）：385—386

② 李德全. 中央人民政府卫生部李部长在第一届全国卫生会议上的报告［J］. 东北卫生，1950（6）：387

③ 朱庆生，殷大奎，彭玉等. 中国健康教育五十年［M］. 北京：北京大学医学出版社. 2003：1

④ 蔡景峰，李庆华，张冰烷. 中国医学通史·现代卷［M］. 北京：人民卫生出版社. 2000：1

⑤ 贺诚. 中西医团结与中医的进修问题：五月三十日政务院卫生部副部长贺诚在北京中医学会成立时的讲词［N］. 人民日报，1950-6-13

⑥ 新华月报社. 中华人民共和国大事记（1949—2004）（上）［M］. 北京：人民出版社，2004：57

　　另外医疗工作者方面也存在着严重的问题。首先，西医人数严重不足。其次，中医从业人员的整体素质较低。1951年，著名中医任应秋对川东地区的万县、江津等5个文化条件相对较好的县进行了调查统计，发现受过高等教育的中医仅占1%，有普通中级文化程度的占20%，通过师承学习并略懂一些文字的占25%，仅通过实践获得经验且基本文盲的占30%，只识别一些草药名称但不识字的占8%[①]。面对如此严峻的形势，新生的人民政权需要迅速培养一支掌握现代基本医疗及防疫知识的卫生工作队伍，对数量庞大的中医进行科学化改造成为一种必然的选择。

　　2. 不断规范并以西医知识为主的中医进修工作　第一届全国卫生行政会议召开后，1950年3月13日，北京中医进修学校正式开办，直属中央卫生部。以北京中医进修学校为样板，各地广泛开展了中医进修工作，至1951年年末，在"中医科学化"政策推动下，全国已建立了17所中医进修学校和101个中医进修班。[②]然而，中医进修工作在快速推进过程中也暴露出诸多问题。1951年12月，卫生部发布《关于组织中医进修学校及进修班的规定》的通知，指出存在的主要问题包括：缺乏统一的课程标准；部分学校的设备和教学内容不匹配；学习时间长短不一，短至三个月，长则达到十八个月，甚至有的训练班仅几周时间。这些问题直接影响了中医进修教育的质量和效果。工作标准的不统一显然不利于中医进修工作的正常开展，为了规范中医进修学校及进修班的组织及课程标准，卫生部特别在《关于组织中医进修学校及进修班的规定》中提出了具体要求，规定将中医进修学校定位为正式的教育机构，其学制固定为一年；而中医进修班则被界定为民办公助性质的短期培训项目，一般学制为半年，视具体情况，也可设置为三个月的短期专修班。在教学内容方面，中医进修学校的课程着重于预防医学、基础医学、临床医学及社会科学的讲授，而中医进修班则主要集中于基础医学、临床医学和社会科学的教学。[③]这些规定与同年5月发布的《关于医药界的团结互助学习的决定》所强调的中医进修工作需要"授以基本的科学医学知识和政治知识，如基础医学、预防医学、社会科学等"相互呼应，标志着中医进修工作体系标准化、系统化的初步形成。[④]

　　最初的中医进修工作，课程内容主要集中在西医知识的讲授上，无论是1951年5月实施的《关于医药界的团结互助学习的决定》，还是同年12月发布的《关于组织中医进修学校及进修班的规定》，都明确将西医学科作为中医进修的核心课程。根据《关于组织中医进修学校及进修班的规定》，中医进修教育的课程设计包括7门基础医学课程（解剖学、生理学、病理学、医学史、药理学、细菌学、寄生虫学）、2门预防医学课程（公共卫生、传染病学）、5门临床诊疗技术课程（内科、外科、急救学、针灸疗法、组织疗法）及3门社会科学课程（社会发展简史、新民主主义论、时事报告）。在17门主要课程中，仅有1门与中医直接相关。同时，该规定再次强调了"为人民服务"思想的重要性、贯彻"预

①　任应秋.我对中医进修教育几点不成熟的意见［J］.北京中医.1954（3）：10
②　卫生部.中医工作文件汇编（1949—1983年）［M］.内部发行，1985：23
③　卫生部.中医工作文件汇编（1949—1983年）［M］.内部发行，1985：23
④　中央人民政府卫生部.卫生法令汇编（第一辑）［M］.1951：58-60

防为主"方针的必要性，并特别指出要重点讲授预防医学[1]。作为最早成立并具有代表性的中医进修机构，北京中医进修学校成为初期中医进修工作的标杆和模板，在其 12 个月的课程设置中，22 门主要课程中只安排了《简要针灸正骨术》和《中医学术研究》两门中医相关课程[2]。到 1955 年，全国共有 20 所中医进修学校和 143 个中医进修班。如 1952年 9 月 15 日，西北局卫生部成立了"西北中医进修学校"，委任中医师成友仁同志任校长。1953 年移交陕西卫生厅，改名为"陕西省中医进修学校"。[3] 广东省中医进修学校建于 1952 年 12 月，广东省卫生厅宣传科长叶文秋兼任校长。[4] 再如 1950 年成都解放后，地方政府将原四川国医学校改组为成都中医进修班[5] 等。

但是初始阶段以西医知识讲授为主的办学方式也在一定程度上动摇了中医从业者的自信心，降低了社会青年学习中医的兴趣。同时，由于卫生行政部门主要负责人对党的中医政策理解存在偏差，卫生部在此阶段发布的一系列政策被认为与党的中医政策相违背，带有一定的排斥中医倾向。例如，1951 年颁布的《中医师暂行条例》《中医师暂行条例实施细则》，以及 1952 年颁布的《医师、中医师、牙医师、药师考试暂行办法》等，对中医从业者提出了过于严苛且不现实的要求。此外，吃中药费用不予报销、中华医学会未吸纳中医参与、中药产销缺乏有效管理等问题进一步加剧了中医界的不满，甚至引发了中医后继乏人的担忧。四川的资深中医李仲愚在给彭真的信中提到，"师徒授受之途久绝。因师徒授受，其子虽受师业，而非正式学校毕业，政府不准予行医；国家举办西医院校占多，中医院校占少，每年招生数字大为悬殊，故西医日多，中医日少。"[6] 有中医公开表示"中医都老了，十年就可以断种"[7]。这些问题的累积，给新中国初期中医进修工作的正常开展带来了严峻的挑战。

四、贯彻落实党的中医政策与中医进修工作的调整

（一）中医政策的重要转折

在 1953 年"新三反"运动期间，毛泽东及党中央及时发现了卫生行政部门在落实党的中医政策过程中出现的偏差。同年 11 月，毛泽东在中央政治局会议上讨论卫生工作时强调了中医对中国乃至世界的重要贡献，他指出在当时西医资源稀缺的情况下，广大人民特别是农民更多地依赖中医治疗。他提出必须加强对中医的团结和争取工作，并指明这方面的工作开展得还不够，强调必须全面且正确地认识中医，推动其改造[8]。是年年底召开的

---

① 卫生部. 中医工作文件汇编（1949—1983 年）[M]. 内部发行，1985：22-26
② 朱颜. 中医进修与中医学术研究 [J]. 北京中医，1954，3（3）：5-6
③ 郭谦亨. 中医教育实践录 [M]. 西安：陕西人民教育出版社，1994：260
④ 刘小斌、陈凯佳. 岭南医学史下 [M]. 广州：广东科技出版社，2014：26
⑤ 马跃荣、梁繁荣. 成都中医药大学校史（1956—2016）[M]. 成都：四川科技出版社，2016：1
⑥ 孙隆椿. 毛泽东卫生思想研究论丛（上）[M]. 北京：人民卫生出版社，1998：468
⑦ 卫生部. 中医工作文件汇编（1949—1983 年）[M]. 内部发行，1985：46
⑧ 当代中国卫生事业大事记（1949 年—1990 年）[M]. 北京：人民卫生出版社，1993：39

第三届全国卫生行政会议上，卫生行政部门对之前在贯彻党的中医政策中出现的偏差进行了深刻反思，提出了改正的系列措施。

1954年7月，毛泽东对中医工作发表了重要指示，强调中医对中国人民做出了巨大贡献。他指出，尽管中医是宝贵的祖国医学遗产，但多年来却未得到应有的发扬，反而遭受轻视和排斥。他批评了中央关于"团结中西医"的指示未能得到有效执行，中西医的真正团结问题尚未解决，并明确指出这是一个错误，必须得到解决。毛泽东特别强调，要首先从思想上改变各级卫生行政部门的认识[①]。在他的亲自推动下，《人民日报》等官方媒体对卫生部门歧视中医的行为进行了批评，中央和中央文委党组也对卫生部门的错误做法进行了严厉批评[②]。此后，重视中医、发展中医成为政治上的绝对正确，不仅中医进修工作开始以中医知识为主，西医也需要学习中医，全国医药院校陆续普遍开设了中医药课程。为了彻底纠正以往对中医的歧视政策，1956年11月27日，卫生部发布通令废除了《中医师暂行条例》等一系列具有排斥中医倾向的政策。[③]这些具体政策的陆续出台，标志着继思想层面和政治层面之后，制度层面限制和歧视中医的现象已经全部得到了纠正。

（二）中医进修内容回归中医

在党的中医政策得到正确执行后，中医进修工作迅速向以中医为主要内容的方向转变。1954年7月3日，卫生部党组在提交的《关于加强中医工作的请示报告》中，一方面肯定了过去四年中全国对旧医进行的进修教育成果，指出这不仅对成立联合诊所有所帮助，而且在促进新旧医学结合方面发挥了桥梁作用。另一方面，报告明确指出，之前中医进修课程中西医内容占主导的做法是错误的，并强调了修正这一做法的必要性。报告依据全国第三届卫生行政会议精神，提出了增加中医课程并组织交流经验的措施，新的课程草案已经准备就绪并发往各进修学校进行试行。关于中医进修的学制，报告建议将其分为三种类型：一是在进修学校进行为期一年的学习；二是参加为期半年的进修班；三是通过函授方式进行为期一年半的学习。[④]

1954年10月26日，中央文委党组《关于改进中医工作问题给中央的报告》中，明确指出了中医政策未能得到有效落实的七个方面，特别是在中医进修学校的部分，报告承认之前的中医进修工作主要集中在教授一些简单的新诊疗技术上，片面地鼓励中医学习西医，实际上起了逐渐消灭中医的作用。报告要求中医进修学校真正担负起提升中医业务水平的责任，课程设置应以中医科目为主，辅以必要的基础科学知识如生理卫生、传染病学和流行病学，同时也包括适量的政治课程[⑤]。早在1954年初，江苏省委书记柯庆施及时捕捉着中医政策转向的动态，在他的支持下，3月时任江苏省统战部副部长的

---

① 当代中国卫生事业大事记（1949年—1990年）[M].北京：人民卫生出版社，1993：44
② 卫生部.中医工作文件汇编（1949—1983年）[M].内部发行，1985：42-43
③ 卫生部.中医工作文件汇编（1949—1983年）[M].内部发行，1985：102-103
④ 卫生部.中医工作文件汇编（1949—1983年）[M].内部发行，1985：33
⑤ 卫生部.中医工作文件汇编（1949—1983年）[M].内部发行，1985：46-50

吕炳奎^①以江苏省委统战部和省卫生厅的名义召开了江苏省第一次中医代表大会。是年秋，吕炳奎调任江苏省卫生厅厅长，10月15日建立了江苏省中医进修学校，从办学最关键的中医师资培养和教材建设入手，为后续中医教育在全国范围内的全面铺开，奠定了重要基础。^②

与此同时，官方媒体也开始对中医进修工作进行宣传引导。1955年1月7日，《健康报》的社论《目前中医工作的主要任务》强调了改善中医进修工作的重要性。社论指出，中医进修学校的使命应是传承并提升中医医疗技术，基于继承中国传统医学的同时，吸收现代科学知识以提高业务水平。社论批评了将"科学化"误解为"西医化"，导致完全讲授西医课程，从而造成理论与实践脱节的问题。强调中医进修课程应主要围绕中医各科，辅以必要的生理卫生、传染病学、流行病学及基础科学知识^③。

在卫生部门和官方媒体的积极推动倡导下，全国的中医进修工作不仅获得了进一步的发展，而且其教学重心逐渐转向以中医知识的传授为主。1956年3月7日，卫生部在向中央报告的《关于改进中医工作的报告》中提到，自1955年起，全国的20所中医进修学校和143个中医进修班已经改变了过去几乎不教授中医课程或中医课程较少的状况，中医课程的比重已经达到了平均的40%至60%。报告还指出，接下来将着重研究中医进修班在教学方针、教材编制、师资力量以及学制、学员条件、教学方法等方面的问题，以进一步提高中医进修工作的质量和效果^④。

以此为标志，中医进修工作讲授内容的争论已经得到彻底的解决，卫生部关切的重点已经转为如何真正在中医进修工作中传授好中医知识，如何提升人才培养质量上。

第二节　西医学习中医政策的出台背景与实施过程

一、西医学习中医政策出台的历史背景

1954年开始的西医学习中医运动，是由毛泽东亲自号召、亲自组织，全国卫生系统积极响应并有序开展的一项旨在消除中西医之间隔阂、研究并提高中医学术水平的行业内

---

① 吕炳奎（1914—2003），嘉定人，师从嘉定名医汪志仁学习中医。抗日战争爆发后，组织抗日队伍，加入中国共产党。
② 李剑. 历史与省思：中西医药与当代中国［M］. 北京：中国中医药出版社，2023：380-381
③ 目前中医工作的主要任务［J］. 中医杂志，1955（03）：1-3
④ 卫生部. 中医工作文件汇编（1949—1983年）［M］. 内部发行，1985：79-80

运动。

党和政府之所以开展西医学习中医运动，关键动因是 1954 年之前卫生行政部门没有正确贯彻中华人民共和国成立初期确定的"团结中西医"的卫生工作方针，没有正确落实在这一方针指引下制定的党的中医政策，导致中华人民共和国成立初期我国中医药事业的发展严重受挫，自民国时期起就饱受欺凌的中医学再一次徘徊在了存亡的边缘。之后在"新三反"运动中，党中央敏锐地发现了卫生行政部门在落实党的中医政策上的偏差，及时采取措施予以纠正，为了推动中医与西医之间的相互了解和深度融合，党和政府一方面在中医进修工作中采用以中医内容为主的讲授方式，另一方面，采取多种措施广泛发动西医对中医学开展学习和研究。西医学习中医政策就是在这样的背景下出台并逐步完善的。

（一）党的中医政策未得到正确落实的动因分析

造成中华人民共和国成立初期卫生行政部门没有正确落实党的中医政策的原因是多方面的，主要包含以下几个因素。

1. 西学东渐以来社会精英对中国传统文化的批判有"矫枉过正"的倾向　近代以来，随着西方科技文化的传入，中国社会经历了深刻的变革与思想觉醒。面对列强的侵略和国内的贫困落后，一批有识之士开始积极引入西方的先进科技和社会制度，希望通过学习西方来改变中国的现状。从戊戌变法、辛亥革命到新文化运动，社会精英逐步形成了一个共识：中国之所以落后，根本原因在于文化的落后。在这样的观念下，儒学、汉字、中医等成为被批判的对象。特别是以"民主"和"科学"为核心价值的新文化运动，在强烈反对封建和迷信的基础上，对那些未能融入西方科学体系的传统文化和知识，包括深植于中国几千年文化土壤中的中医，都被视为封建、落后、愚昧的代表，加以反对，甚至消灭。这种激进的文化观念和价值取向，使得中医及其承载的深厚文化遗产，在一段时间内遭遇了前所未有的挑战和质疑。

2. 民国时期主张废除中医的思潮依然有相当大的市场　民国时期，中医存废之争达到了空前激烈的程度，论争双方都试图利用国家力量来达成自己的目标，使得争议不仅在学术层面上展开，而且升级到了政治层面，中医问题成为党派间政治斗争的一种手段。在这场争论中，最为人熟知且最具代表性的人物是余云岫，新中国成立后的第一届全国卫生会议上，余云岫作为卫生界的知名人士受邀参会。在会上，他提出的"改造旧医实施步骤草案"在很大程度上沿袭了民国时期他提出的废止中医的提案，这份草案不仅得以通过，还引发了一系列类似的提案。其实，早在筹备第一届全国卫生会议期间，一些地区也提出过限制乃至消灭中医的提案，如常州市中医协进会建议禁止传统中医的师徒传授方式，以阻止旧式中医的再次产生[1]；华东分会山东支会的提案中甚至认为新的中医不应再接受训练[2]。

3. 卫生行政部门主要领导对待中医存在思想错误　尽管党一直倡导中医与西医之间

①　第一届全国卫生会议筹委会秘书处.第一届全国卫生会议筹备工作资料汇编（第五集）.1950：43
②　第一届全国卫生会议筹委会秘书处.第一届全国卫生会议筹备工作资料汇编（第四集）.1950：6

的团结合作，但一些卫生行政部门的负责同志却对党的中医政策存在功利性的误解，他们认为中医虽然在短期内可以被利用，但长远看来应逐步淘汰。这一时期，贺诚和王斌的观点在卫生部高级干部中具有一定代表性。

在 1950 年举行的第一届全国卫生会议上，贺诚提出西医的科学理论和方法对中医的发展至关重要[1]，表明他将"中医科学化"的政策等同于中医的西化。在第二届全国卫生工作会议上，贺诚再次强调中医虽有其价值，但其存在的时日应有限制，认为中医最终将被西医所替代[2]。王斌[3]的立场更加极端。1950 年，他在《东北卫生》杂志上发表的文章中认为，尽管中医在农村占据主导地位，但若从科学标准衡量，中医并不合格，仅能在精神上提供慰藉。他误解了"团结中西医"的政策，认为目前未能废止中医仅因为不能为群众提供充足的西医服务，提出当前应对中医进行团结与改造，但同时应禁止中医招收学徒[4]。

（二）开展西医学习中医就是解决问题的最好办法

毛泽东和党中央对于卫生行政部门在中医问题上的错误理解有着清醒的认识。1954年春节期间，毛泽东在座谈会上明确指出，长期以来，祖国的医学遗产不仅未能得到充分发扬，反而遭受轻视和排斥。他强调，中央有关团结中西医的指示并未得到有效执行，中西医间的团结问题尚未得到解决，这种状况是错误的，必须被改正。毛泽东要求，首先要从思想上进行改变，首先各级卫生行政部门思想上要改变[5]。

1954 年 6 月 5 日，毛泽东在与北京医院院长周泽昭的谈话中首次提出了西医学习中医的倡议，他建议选派 100 至 200 名医科大学或医学院的毕业生跟随有经验的中医师学习他们的临床经验[6]。同年，毛泽东进一步指示要成立中医研究机构，选拔优秀的中医进行研究，并派遣优秀的西医去学习中医，以此促进中西医之间的交流和融合。到了 7 月，毛泽东进一步明确指出，今后最重要的任务是让西医学习中医，而不是中医学习西医[7]，反映出党和政府推动中西医团结，尊重和发展中医事业的坚定立场。

遵循毛泽东的指示，1954 年 10 月 20 日，《人民日报》刊发了《贯彻对待中医的正确政策》的社论，强调要纠正卫生行政部门轻视祖国医学遗产、忽略中医药对中国人民健康作用的错误认识，明确提出要通过组织西医学习中医来解决问题[8]。随后，10 月 29 日，《健康报》发表了卫生部副部长傅连暲的讲话《关键问题在于西医学习中医》，再次强调改正

---

① 贺诚.在第一届全国卫生会议上的总结报告［N］.人民日报，1950-10-23（3）

② 吕嘉戈.挽救中医—中医遭遇的制度和资本阴谋［M］.南宁：广西师范大学出版社，2000：90-91

③ 王斌（1909—1992），四川兴文人，毕业于成都医学专科学校，1933 年参加红军。新中国成立后，任东北人民政府卫生部部长，后调任中央卫生部任副部长。

④ 吕嘉戈.挽救中医—中医遭遇的制度和资本阴谋［M］.南宁：广西师范大学出版社，2000：128

⑤ 当代中国卫生事业大事记（1949 年—1990 年）［M］.北京：人民卫生出版社，1993：44

⑥ 毛主席对卫生工作的指示［M］.新疆：新疆军区生产建设兵团卫生防病指挥部，1968：83-88

⑦ 梁峻.中国中医研究院院史（1955—1995 年）［M］.北京：中医古籍出版社，1995：4

⑧ 贯彻对待中医的正确政策［N］.人民日报，1954-10-20（1）

卫生行政部门对中医的歧视观念，重点在于开展西医学习中医[1]。到了1954年11月23日，中共中央转发了中央文委党组关于改进中医工作的报告，进一步强调了组织西医学习中医的重要性，并且将其列为当时卫生工作最重要的一项任务[2]。

在毛泽东的直接倡导与推动下，加上卫生行政部门和官方媒体的广泛宣传，西医学习中医不仅成为纠正卫生行政部门歧视中医的有效手段，也成为贯彻"团结中西医"卫生工作方针、正确执行党的中医政策的关键环节。

二、西医学习中医的初步探索

（一）西医学习中医的最初阶段——深入学习党的中医政策

在1953年召开的第三届全国卫生行政会议上，卫生部对之前在落实党的中医政策中的失误进行了深刻的反思，决定从多方面强化中医工作，优先任务是消除卫生系统内对中医的歧视态度，启动全国范围内的团结中西医的政策教育活动[3]。到了1954年11月，卫生部进一步加强对中医工作的领导，将原本归属于医政处的中医科升级为中医司，并任命被誉为"中医司令"的江苏省卫生厅厅长吕炳奎为司长。同年12月23日，卫生部开始在全系统大力宣传和推广党的中医政策，要求各级卫生机构认真学习毛泽东关于中医工作的指示精神。同年12月31日，《健康报》发表《认真进行中医政策的学习》社论[4]。自1955年起，党的中医政策学习在全国卫生系统如火如荼展开。为了配合这股热潮，从1955年8月开始，卫生部和《人民日报》对时任卫生部主要负责人的王斌、贺诚歧视中医的错误观念进行了多轮严厉的批评。

通过这一系列的专项教育和批评活动，有效遏制了卫生系统内部之前存在的歧视和轻视中医的现象，为那个时期"西医学习中医"工作在学理层面的深入推进提供了坚实的思想和政策基础。

（二）西医学习中医模式的探索——从讲座到脱产学习

在全面推动卫生系统学习和执行党的中医政策的背景下，卫生部同步开始筹备和推进在中医学理层面开展西医学习中医工作。面对这项创新工作，当时的卫生行政部门还缺乏成熟的经验。1954年7月3日，卫生部在提交给中央的《关于加强中医工作的请示报告》中提到，尚未拟定具体有效的措施来激励西医从业者深入学习和研究中医[5]。

1954年10月26日，中央文委党组向中央提交的《关于改进中医工作问题的报告》

① 傅连暲.关键问题在于西医学习中医［N］.健康报，1954-10-29（1）
② 卫生部.中医工作文件汇编（1949—1983年）［M］.内部发行，1985：42
③ 曹东义.中医群英战SARS［M］.北京：中医古籍出版社，2006，1：72
④ 认真进行中医政策的学习［N］.健康报，1954-12-31（1）
⑤ 卫生部.中医工作文件汇编（1949—1983年）［M］.内部发行，1985：30

以及中共中央于同年 11 月 23 日对该报告的批示，均强调了当前的重点任务是鼓励和组织掌握现代科学知识的西医学习中医。报告指出，这一工作的目的是整理和挖掘祖国医学的宝藏，并促进中医与西医之间的合作[①]。根据中央精神，卫生部迅速行动，很快在第二年的工作计划中将组织西医学习中医列为重点工作之一。

通过这系列动作，不仅在卫生系统内部有效遏制了对中医的歧视和轻视现象，还为西医学习中医工作的学理探讨和实践探索奠定了坚实基础。

1. 起始于讲座的探索　在中央批准《关于改进中医工作问题的报告》之前，卫生部就已经开始了西医学习中医的探索尝试。1954 年 10 月 29 日，中华医学总会便组织了一系列以"如何读中医书"为主题的讲座，旨在通过资深中医的直接教授，向西医学习者介绍如何学习中医的方法和技巧。这一尝试虽然富有探索性，但还未能形成广泛推广的模式和规范。

在中央对《关于改进中医工作问题的报告》作出批示后，卫生部进一步探索和丰富了西医学习中医的组织形式。1955 年 7 月 13 日，中华医学会举办了更为系统的"祖国医学讲座"，并在此过程中积累了宝贵经验。到了 1955 年 8 月，中华医学总会基于此前讲座的成功，决定将"祖国医学讲座"作为典范，鼓励其下属各分会在条件允许的情况下，组织西医系统地学习中医书籍，并力求此类学习活动能常态化和制度化。

同年 11 月 4 日，《光明日报》发表了《积极推动西医学习中医》的社论，再一次对全国范围的西医学习中医工作进行了动员和部署。随后，1955 年 12 月 2 日，中央卫生部副部长兼中华医学会会长傅连暲发出了《积极领导和组织西医学习中医》的号召[②]，呼吁各地分会积极组织以中医为主题的学习和讲座活动。这些努力促进了"西医学习中医"的讲座在全国范围内的迅速展开，开创了中西医交流与学习的新局面。

2. 有组织地系统学习　经过一年多的实践和探索，卫生部意识到仅仅依靠讲座形式开展西医学习中医工作虽然具有一定的灵活性，但在确保学习效果方面还存在局限。为了更好地响应毛泽东的号召，执行党的中医政策，卫生部开始有计划地开设专门的西医学习中医研究班。这些研究班不仅覆盖了在职学习，还包括了全脱产形式，为西医学习中医在全国范围内推广奠定了坚实基础。

1955 年 12 月，卫生部组织的首批西医学习中医在职研究班正式开班，学制三年[③]。同年 12 月 19 日，全国第一届西医离职学习中医研究班与中国中医研究院的成立庆典同时举行[④]。在不断探索和总结前期实践的基础上，卫生部为西医学习中医制定了"系统学习、全面掌握、整理提高"的总方针[⑤]，为西医学习中医的具体实施提供了明确的规范，确立了这一模式的基本形态。

---

① 王致谱，蔡景峰.中国中医药 50 年［M］.福州：福建科学技术出版社，1999：10
② 傅连暲.积极领导和组织西医学习中医［N］.健康报，1955-12-2（2）
③ 北京首批在职西医学习中医研究班开学［N］.健康报，1955-12-9（1）
④ 梁峻.中国中医研究院院史（1955—1995 年）［M］.北京：中医古籍出版社，1995：7
⑤ 梁峻.中国中医研究院院史（1955—1995 年）［M］.北京：中医古籍出版社，1995：22

三、西医学习中医模式的确立与推广

为配合全国范围开展的西医学习中医工作，同时改善广大中医的实际工作环境，人民政府废除了一系列阻碍中医发展的条例和法规。1955年2月3日，卫生部正式取消了对中医处方权的限制[1]。到了1956年8月，国务院特别通知全国新闻媒体和各级政府，禁止公开场合将中医称作旧医，从而确保中医得到应有的尊重[2]。同年11月27日，卫生部发布《卫生部关于废除"中医师暂行条例"的通令》，并在12月13日同日三次发出通令，废除了一系列限制中医发展的法规[3]。

在各项有力政策的推动下，卫生部门对前期西医学习中医模式的探索进行了系统地总结。1956年初，卫生部向党中央报告了西医学习中医的探索实践情况，并在2月20日向中央提交了《关于改进中医工作的报告》，该报告特别强调了"西医学习中医"工作的重要性，并随即被转发至全国卫生系统。此举标志着西医学习中医工作成为全国各级卫生行政部门有领导、有组织、有步骤推进的一项重点工作，并迅速在全国范围内展开。

得益于全国第一届西医离职学习中医研究班的成功经验，卫生部随后在上海、广州、天津、武汉、成都等地举办了六个离职西医学习中医班，共计299人参加[4]。这一系列举措有力地促进了西医学习中医工作的深入开展。

四、"大跃进"时期与西医学习中医的高潮

在1958年5月中共第八次全国代表大会第二次会议上，1956年的"反冒进"行为受到了批评，大会宣告我国已经步入了一个快速发展的新时代，并形象地描述为"一天抵过往二十年"[5]。这一时期，也就是"大跃进"时期的开始，对当时正在全国范围内推行的"西医学习中医"活动产生了深远影响。到了1958年9月25日，中医司负责人吕炳奎代表卫生部党组向中央提交了一份报告，汇报了"西医学中医"离职班的成效与经验[6]。紧接着在10月11日，毛泽东发表了著名的"一零一一"批示，明确指出中国医药学是伟大的宝库，必须努力挖掘并加以提高[7]。这一批示在"大跃进"的特殊背景下，将"西医学中医"推向了全国性的群众运动阶段。

为了贯彻毛泽东的批示、在中医药领域掀起"大跃进"的高潮，1958年11月，卫生

① 梁峻.中国中医研究院院史（1955—1995年）[M].北京：中医古籍出版社，1995：4
② 王致谱，蔡景峰.中国中医药50年[M].福州：福建科学技术出版社，1999：446
③ 卫生部.中医工作文件汇编（1949—1983年）[M].内部发行，1985：102-103
④ 卫生部总结中医研究班教学工作 事实说明西医学习中医收获很大[J].中医杂志，1957（10）：507-508
⑤ 张模超，郑志廷，费迅.中央八大二次会议与社会主义建设总路线的提出.中华人民共和国史纲[M].重庆：重庆大学出版社，1997：146-148
⑥ 卫生部.中医工作文件汇编（1949—1983年）[M].内部发行，1985：114
⑦ 卫生部.中医工作文件汇编（1949—1983年）[M].内部发行，1985：113

部在河北省保定市召开了第一届全国中医中药会议。在会议上，卫生部副部长徐运北发表了重要讲话，强调会议的使命是要推动"大跃进"在中医药系统掀起高潮，明确要求把西医学习中医的群众运动作为各级卫生系统今后工作中的头等大事来抓[①]。

值得一提的是，在西医学习中医运动中，面对广大西医工作者学习中医理论特别是中医典籍时遇到巨大困难的实际情况，江苏省中医学校专门为西医学习中医和高等中医药院校编写了《中医学概论》《中药学概论》两本教材，极大地方便了广大"西医学习中医"人员，有力地推动了西医学习中医运动的顺利开展。

1958年11月28日《人民日报》发表社论《大力开展西医学习中医运动》，从讲政治的高度强调积极组织西医学习中医是当前一项严重的政治任务，进一步将西医学习中医运动推向了高潮[②]。这项工作很快演变成了一场全国性的群众运动，截至1959年10月，全国已建立了30个以第一届全国离职西医学习中医研究班为范本的学习班，招收学员多达1 200多名者。到1960年4月，全国的西医离职学习中医班数量增至37个，学员人数超过2 300人，而在职学习中医的西医达到了约36 000名，大多数高等及中级医药院校已经开设了中医药学课程[③]。

1962年1月11日至2月7日，中央在北京召开的七千人大会上对"大跃进"期间的经验教训进行了初步总结，并通过批评和自我批评让"大跃进"时期的狂热情绪有所降温。同年10月，卫生部总结了"西医学习中医"运动的实践经验，并于10月12日向中央报送了《关于改进祖国医学遗产的研究和继承工作的意见》，这份报告反思了"大跃进"期间的"西医学习中医"群众运动，强调了追求教学质量和将具备较高现代医学水平且从事临床工作的西医作为学习主体的重要性[④]，标志着西医学习中医的工作已从广泛的群众运动逐渐回归到了更为理性和有序的正常轨道上。

五、西医学习中医与中医温课

1954年开始实施的西医学习中医工作，是为了正确落实党的中医政策，促进中西医之间，特别是西医对中医的理解和认识。由于之前卫生行政部门在落实党的中医政策上存在偏差，遭到了党中央和毛泽东的严厉批评，为了迅速在纠正错误上让中央看到实际行动，卫生行政部门立即对"西医学习中医"这一"解决问题的最好办法"开始着手落实，由于准备不够充分且缺乏经验，西医学习中医工作最初的开展在师资选配和教材编写上遇到了一系列的困难，造成了一定的负面影响。

西医学习中医工作遇到的困难主要表现在当时中医教育界自身能力水平不足上，1957年1月，已调任卫生部中医司首任司长的吕炳奎为《中医杂志》撰写了题为《中医界必须

---

① 卫生部. 中医工作文件汇编（1949—1983年）[M]. 内部发行，1985：119
② 大力开展西医学习中医运动 [N]. 人民日报，1958-11-28（1）
③ 卫生部. 中医工作文件汇编（1949—1983年）[M]. 内部发行，1985：172
④ 卫生部. 中医工作文件汇编（1949—1983年）[M]. 内部发行，1985：187

重视温课学习》的文章，指出当时中医界普遍存在学术水平低下、缺乏系统中医理论指导、学术上有偏见和宗派的现象，导致学术上认识不一致，说法不统一，各执己见、互相抵触，甚至互相排斥，以致在开展西医学习中医工作的教学过程中，矛盾百出，使西医学员费解，甚至怀疑中医是否有理论，严重影响了西医学习中医工作的开展。因此吕炳奎在文中强调要重视中医温课学习[1]。同样在1957年1月，秦伯未在谈及当时竟然有学术浅薄的中医公然发表否定五行的文章时倍感痛心，明确指出如果要想把所有的经验传承下去，把完整的中医学术教给后继者，那么开展中医温课就是当时开展中医工作的先决条件[2]。

开展中医温课工作的直接诱因是中医界因自身能力素养不足而难以承担卫生部重点推进的西医学习中医的教学工作。除此之外，当时中医界自身能力不足还体现在多个方面。从1953年年底党的中医政策得到正确落实到1957年初，期间卫生部同步推进了多种中医教育模式的实践工作，首先是要求全国范围内的中医进修工作要以中医内容为主，接着卫生部在全国医药类院校中大力推进中医药课程的开设；1956年开始为了迅速培养大量急需的中医人才启动了中医师带徒工作，1956年下半年又开办了首批高等中医院校。这些中医教育的具体实践无一例外地在组建合格师资队伍和挑选适宜教材上遇到了重重困难。这些困难是由于在组织实施上缺乏经验，或者急于求成而造成的，但根本症结还在于当时中医教育界自身素养不高、力量屡弱，在"怎么教"和"教什么"上缺乏成熟的思考和可行的操作方案。为了扭转这一不利局面，尽快满足西医学习中医工作对中医教育界自身素养提升的急迫需要，卫生部随即启动了全国范围的中医温课工作。

1957年初吕炳奎针对中医自身素养不足为《中医杂志》撰文号召中医开展温课之后，各地随即开展了中医温课的实践探索，如江西医学院附属中医实验院就报告其1957年9月就已组织中医进行温课，温课的教学内容包括《黄帝内经》《难经》《神农本草经》《伤寒论》《金匮要略》五种，预计通过一年时间完成学习；授课方式以自学为主，结合集体讨论，还建立了领导小组为中医温课提供保障[3]。

1958年3月，卫生部正式发布了组织中医温课的通知[4]，要求各地卫生行政部门有计划地组织中医开展温课，制订符合当地实际的中医温课计划。各地积极予以贯彻落实，如江苏在1958年4月召开中医工作跃进会，会议向全省中医工作者提出倡议，要认真开展中医温课，举办民办中医业余进修班[5]。

随着全国范围中医温课工作的深入推进，中医温课的内容也逐步发生变化。如1960年4月，江西省中医药研究所报告其中医温课已经开始以临床为中心，进行系统、全面、深入地学习和研究经络学说，每周请针灸医生作一次中心发言和辅导，还借助经络测定仪

① 新中国中医事业奠基人 - 吕炳奎从医六十年文集［M］.北京：华夏出版社.1993：94-96

② 秦伯未.谦斋医学文稿［M］.北京：中国中医药出版社，2014：22-23

③ 刘思明.江西医学院附属中医实验院组织中医进行温课［J］.江西中医药，1957（10）：66

④ 佚名.提高医疗质量研究祖国医学各地积极组织中医温课［N］.健康报，1958-07-21（6）

⑤ 江苏省中医工作跃进会议全体同志向全省中医工作者的倡议书［J］.江苏中医，1958（03）：2

开展经络实质的探讨[①]。

中医温课工作既是西医学习中医工作的重要保障，也是中医界提升自身素质的内生需要，从 1957 年开始，伴随着西医学习中医工作的开展而持续实施，1963 年初，吕炳奎在《中医杂志》撰文要求中医界认清自己的责任时，强调中医温课是完成西医学习中医教学工作、培养新生中医力量、总结临床经验等任务的重要基础[②]，1964 年初，《江苏中医》在新年社论中强调为了提高中医从业者业务水平，可以适当地组织开展温课进修[③]。

中医温课工作对中医教育界最明显的改变体现在了中医师资和中医教材上。到 20 世纪 60 年代中期，各地中医学院、中医学校、西医学习中医班以及医学院校，已不再为合格的中医师资头疼，在这期间完成的中医一版、二版教材的编修，结束了 20 世纪上半叶关于中医理论的大部分争论[④]。

第三节　中医高等院校教育体系的创建与江苏的贡献

一、中医高等院校教育创立的历史背景

（一）新中国与旧中国教育体系的决裂

1949 年 9 月 29 日，中国人民政治协商会议通过了《中国人民政治协商会议共同纲领》（以下简称《纲领》），在其中的"文化教育政策"一章中指出："人民政府应有计划有步骤地改革旧的教育制度、教育内容和教学法。"[⑤]《纲领》明确指出新中国的教育体系应与旧中国区分开来，要从制度、内容、方法三个方面入手，与旧中国的教育体系彻底划清界限。同年 12 月召开的第一次全国教育工作会议以及随后召开的第一次全国高等教育会议中，进一步明确了新中国高等教育改革的路线、方针、政策，指出了"新教育与旧教育乃是两种不同社会经济的反映，它们的区别乃是半封建半殖民地教育的性质和新民主主义教育性

---

① 洪广祥.江西省中医药研究所中医进行温课［J］.江西中医药，1960（04）：50
② 吕炳奎.中医界必须认清自己的责任［J］.中医杂志，1963（01）：1-3
③ 认真贯彻党的中医政策积极做好中医工作［J］.江苏中医，1964（01）：21
④ 李剑.历史与省思：中西医药与当代中国［M］.北京：中国中医药出版社，2023：396
⑤ 中共中央文献研究室.建国以来重要文献选编：第一册［M］.北京：中央文献出版社，1992：11

质的区别，是不能有一点含混的""对旧教育的内容、制度和方法，是必须改革的"①。表明了新中国教育体系要和旧中国教育体系彻底决裂的坚定决心。

（二）新中国医学教育体系及医学教育管理体系的形成

1. 新中国三级医学教育体系　针对新中国成立初期，我国医药卫生人员十分缺乏，医学教育体系又不完善的情况，1950 年 8 月第一届全国卫生会议提出了医学教育实行高、中、初三级制，以发展中级医学教育为主，中级医学教育以培养医士为主的方针。② 所谓三级医学教育制度，中央卫生部部长李德全在这次会议上的报告中指出："初级医学教育，实际上是常识教育，招收高小毕业程度的人员，给以 3~6 个月的基本训练，使之能在农村中担任一般的卫生宣传、简单急救和基本的防疫工作，如种痘、报告疫情、农村环境卫生管理等，以建立全国卫生的基层工作。中级医学教育，包括医助、护士、助产士和各种卫生技术员等，招收初中毕业程度的人员，给以一年到二年的训练，使之成为医师的直接助手。发展中级医学教育是目前医学教育工作中的重点。全国各医学院校、各个规模比较大的医院都应该附设中级医务学校，培养医助、护士、助产士和其他卫生技术人员，中医如果愿意进中级医务学校学习，只要他们有一定的科学水平，也欢迎他们参加。高级医学教育，是培养具有系统理论知识的专科医师及药学人才，能于毕业后独立担任专科治疗工作、公共卫生的指导与设计工作及药物的制造与分析。"③ 三级医学教育体系的构想，实质上为中医教育体系的建立奠定了基础。按照这一思路，新中国成立初期的中医进修学校相当于中级医务学校，即培养最紧缺的医士，服务基层卫生。

2. 中医教育管理体系的形成　新中国成立后，面对一穷二白的局面，为加快各行各业专业人才的培养，国家实行了行业主管部门与教育部共同管理的体制。1949 年 11 月 1 日，中央卫生部正式成立，内设办公厅、卫生计划检查局、保健防疫局、医政局、妇幼卫生局、卫生宣传处等机构。其中，医政局下设医政处、药政处和卫生教育处。医政处由中医科、医政科、机关卫生科组成。④ 当时医政局医学教育处，负责医学教育的具体业务管理，教育部则负责教育上带共性的方针、政策、规划及规章制度的制订（如学籍管理）和统一安排的工作（如招生工作）等。1953 年卫生部医政局的医学教育处升格为医学教育管理的专门机构——医学教育司。为此，自解放初到"文化大革命"前，医学教育一直是教育部主要进行宏观管理，业务工作以卫生部管理为主。⑤ 而中医教育的管理具有一定特殊性，新中国成立初期，卫生部医政局医政处下设的中医科负责协助中医教育事宜。为了加强对中医药工作的领导，1954 年 10 月 26 日，中央文委党组在关于改进中医工作问题给中央

① 王金香.论第一次全国高等教育会议的历史功绩［J］.教育史研究，1999（04）：29-32
② 朱潮，张慰丰.新中国医学教育史［M］.北京：北京医科大学中国协和医科大学联合出版社，1990：25
③ 武衡.东北区科学技术发展史资料 5 解放战争时期和建国初期医药卫生卷［M］.北京：中国学术出版社，1988：28-29
④ 环球中医药编辑部.新中国 60 年中医药大事记［J］.环球中医药，2009（6）：476-477
⑤ 朱潮，张慰丰.新中国医学教育史［M］.北京：北京医科大学出版社，1990：2

的报告中提出：中央卫生部应设立中医司，由一位副部长分工管理此项工作。省市卫生厅局亦应有专人管理中医工作，中央卫生部应将有关中医工作方面的经费预算、干部分配、工作计划等列入今后卫生工作的年度计划中去，以切实保证中医工作的加强和改进。[1] 之后，卫生部正式成立中医司，下设办公室、中医科技处、中医医疗处、中医教育处、中西医结合处。至此，形成了中医教育管理由卫生部中医司中医教育处与教育部相关职能部门协调管理的体制。

（三）中医事业后继乏人问题突出

新中国成立初期，由于卫生行政部门在执行党的中医政策时出现严重的偏差。1951年5月，中央卫生部公布了《中医师暂行条例》和《中医师暂行条例细则》，其中有关中医师和临时中医师的资质标准过于苛刻，且严重脱离实际；1952年10月，中央卫生部公布了《医师、中医师、牙医师、药师考试暂行办法》，考试内容上西医比重过高，严重脱离实际，四门必试科目中有三门是西医课程，导致通过率极低。以上三个政策以及卫生行政部门其他一些对中医歧视性的做法，导致了十分严重的后果。到了1953年底，全国总共有92个大中城市和165个县的中医进行了登记和审查，审查结果仅有10 400余人符合要求。其中，由中央卫生部直接负责领导的华北区68个县，有90%以上的中医被认定为不符合要求；山西运城专区有18个县，其中没有一个合格中医[2]。江西省卫生厅1950年和1951年先后两次进行了全省的中医师登记审查和换发执照工作，总登记人数为8 728人，其中被承认为正式中医师的仅有424人，被审定作为临时中医师的仅有3 648人，其余实际上已经被取消了行医资格[3]。到1953年年底，经卫生部核发证件的中医只有16 181人，仅占全国中医总数的3%[4]。1953年全国在十六个大城市举行中医师的资格考试，政府卫生部门在同年四月份首先以天津市作试点组织考试，然后再向全国推行。天津市发给准考证的中医共有564人，通过考试者只有55人，考试合格率不到10%[5]。此外，吃中药不报销，中医无法进入大医院工作，中华医学会不接收中医会员，分配给开业中医和联合诊所过多的防疫任务而没有相对应的报酬等等现象，直接致使广大中医从业者人人自危，无人愿意跟师学习，中医已经到了后继无人的危急地步。

（四）中医进修工作为中医高等院校的诞生作出了准备

中医进修工作是新中国团结中医、提高中医的一项具体举措，也是中医院校教育的开端，中医类院校大都是由中医进修学校发展形成的。根据现有资料交叉比对，全国范围内有据可查的在1956年9月前成立且独立办学的中等中医学校屈指可数，但高等中医教

①　卫生部.中医工作文件汇编（1949—1983年）[M].内部发行，1985：53
②　任小风.批判贺诚同志在对待中医的政策上的错误[N].健康报.1955-12-23
③　李洪河.毛泽东关于发展中医药的思想和实践[J].党的文献，2008（05）：49-53
④　谢阳谷.北京百年中医[M].北京：化学工业出版社，2007：340
⑤　黄永秋.建国初期西医学习中医运动的研究（1955—1959）[D].广州中医药大学，2006

育在 1956 年 9 月前实际上已事实存在，例如成立于 1954 年 10 月的江苏省中医进修学校，1956 年 3 月更名为江苏省中医学校，由于当时社会承认一部分中医进修学校毕业学员拥有大专学历[①]，因此可以判断，新中国高等中医教育与中等中医教育的历史几乎同步。1956 年 9 月，我国建立了北京、上海、广州、成都四所中医高等院校，中医从中专到本科的院校教育体系基本形成。不过，在中医高等院校办学之初，普遍在教材和师资上遇到了困难，甚至一度影响了正常教学秩序，在党和政府的领导下，已有数年办学积淀的中医进修工作积极参与到了解决我国高等中医教育初创时期困难的行列之中。经过不懈地探索，从 1957 年开始，中医进修工作培养出了中国高等中医教育的第一批合格师资[②]，编写出了第一套完整的中医教材[③]，在这一过程中，以江苏省中医进修学校为代表的中医进修教育机构为缓解我国高等中医药教育初创时期的困难作出了重要的贡献。

二、中医高等院校教育创立的经过与存在的困难

（一）首批开办四所中医学院

1956 年 2 月，卫生部向党中央作出《关于改进中医工作的报告》，周恩来总理在听取完汇报后做出了我国高等中医药教育史上著名的指示，他对时任卫生部副部长的徐运北和郭子化说："光带徒是不够的，还得办中医学院，先在东西南北各办一所"[④]。为了贯彻周总理的指示，1956 年 3 月 20 日，卫生部在《1955 年卫生工作基本总结及 1956 年的工作方针任务》中明确要求在北京、上海、广州、成都各建一所中医学院。1956 年 8 月 6 日，国务院发布国二办周字第（19）号文，批准在北京、上海、广州和成都成立我国第一批中医学院，明确学院性质属于普通高等本科院校[⑤]。

（二）中医学院建设初期面临的困难

由于时间紧迫并且准备不够充分，1956 年首批成立的四所中医学院面临着诸多挑战，特别是在合适的中医教材和师资方面遭遇了不小的困难。一开始这些学院依靠自编教材进行教学，但由于缺乏统一标准，导致教材质量参差不齐，严重影响了教育质量[⑥]。例如，北京中医学院的首批教材就是在极短时间内由张志纯、方鸣谦、栾志江、刘渡舟等教师紧急编写完成的[⑦]。而针对参考书籍，学生普遍反映难以找到合适的资料，尤其是对《黄帝内

①　南京中医药大学. 辉煌历程［M］. 北京：中国中医药出版社.2014：4
②　南京中医药大学. 辉煌历程：南京中医药大学大事记（1954—2014）［M］. 北京：中国中医药出版社，2014：7-10
③　徐维忠. 江苏省中医学校编好全部中医教材 针灸教材已交江苏人民出版社出版［N］. 健康报，1957-10-01（1）
④　朱潮，张慰丰编著. 新中国医学教育史［M］. 北京医科大学、中国协和医科大学联合出版社，1990：450
⑤　张殿璞. 周恩来总理与中医药教育的发展［J］. 北京中医药大学学报，1998（06）：6-8
⑥　国家中医药管理局.《忆郭子化》［M］. 北京：中共党史出版社，1991：151
⑦　杨农. 第一批学习中医的大学生［N］. 健康报，1956-09-11（4）

经》等经典文献的深入学习材料更是寥寥无几[1]。

1956 年 12 月 27 日，《中央宣传部关于中医工作的报告》中特别指出，新成立的中医学院在教材、师资等方面存在的问题尚未得到有效解决，北京中医学院尚未拥有一位符合教授资格的专职教师，其他如学校管理、教学设施、设备及校舍等迫切需要解决的问题也一直悬而未决。这导致教学活动无法正常开展，引起了学校师生的广泛不满[2]。1957 年 2 月 21 日，刘少奇、邓小平召集卫生部党组的徐运北、郭子化等人详细了解中医事业的发展情况。在会上，刘少奇强调了加快四所中医学院整改的重要性，特别提出教材问题需优先解决[3]。

中医学院初创时期遇到的困难动摇了部分中医学院的办学信心，这一问题引起了党和政府的高度关注，在周恩来总理的亲自协调下，卫生部下定决心将中医学院建设好[4]。随后，卫生部于 1957 年 7 月从江苏省中医学校抽调部分师资及毕业生前往北京、河北中医学院任教，加上 1957 年底江苏省中医学校已经编写好全部中医教材，中医学院初创时期的困境才得以初步缓解。

（三）其他中医药教育类型遭遇的挑战

1. 中医进修工作转段后的实践难题　早在中医政策转折之前，中医进修的课程安排主要以西医知识为核心。1954 年 7 月，卫生部向中共中央提交的《关于加强中医工作的请示报告》中，提出中医进修要增加中医课程内容，并组织专业交流，已有的新课程经过实验与调整，准备下发给各进修学校实施[5]。这标志着全国的中医进修教育进入了以强化中医知识为主导的新阶段。

可是各地中医进修学校在具体落实中医进修以中医为主方面很快遇到了难题，主要集中在“教什么、谁来教”上。之前中医进修工作的主要内容是学习西医学知识，虽然条件艰苦，并且在教材和师资上也困难重重，但好在有较为成熟的西医教材为蓝本，并且在卫生部门的支持下，可以得到当地西医院校师资和西医从业者的有力支持，总体还是能维持的。可是中医进修工作转到以中医内容为主以后，“教什么”迅速成为一大难题，中医方面要具体教授什么内容，各地中医进修学校甚至缺乏成熟的思考，由于中医文献浩如烟海，中医典籍文字艰涩难懂，中医流派众多、莫衷一是，如何从中提炼出适合中医进修工作教授的内容，成为一个现实的难题。各地中医进修学校大多只能结合自身实际，自行探索，自编教材，结果导致教材差异较大，不成体系，且质量参差不齐。“谁来教”同样是严峻的考验，虽然各地中医进修学校汇聚了一批中医名家，但正规课堂授课模式和之前中医人才培养普遍采取的师徒相授模式有着本质的区别，真正能走上讲台且懂得教学规律

---

① 赵增午. 多出版一些指导学习中医的小册子［N］. 健康报，1957-02-08（3）
② 卫生部. 中医工作文件汇编（1949—1983 年）［M］. 内部发行，1985：110
③ 当代中国卫生事业大事记（1949 年—1990 年）［M］. 北京：人民卫生出版社，1993：72
④ 朱潮，张慰丰. 新中国医学教育史［M］. 北京：北京医科大学中国协和医科大学联合出版社，1990：46
⑤ 卫生部. 中医工作文件汇编（1949—1983 年）［M］. 内部发行，1985：33

的中医师屈指可数。1956 年 3 月 7 日，卫生部向中央上报的《关于改进中医工作的报告》既肯定了中医进修工作取得的成就，也指出需要解决的问题主要集中在中医进修班的教学方针、教材、师资、学制、学员条件及教学方法等方面[①]。中医政策转折已经两年，全国范围内的中医进修工作在"教什么、谁来教"问题上仍未找到有效解决办法，卫生部需要在国家层面进行深入研究以解决这一问题。这些困难直到 1957 年江苏省中医学校完成全部中医教材编写后才得到根本解决[②]。

2. 西医学习中医过程中的资源挑战　在正确落实党的中医政策的实践过程中，西医学习中医工作被卫生部视为一项关键举措予以优先推进。1955 年末至 1956 年初，卫生部在北京、广州、上海、武汉、成都、天津 6 大城市陆续开设了 6 个西医离职学习中医班，这些班级以中医研究院主办的班为标杆。为确保教学质量，中医研究院从全国范围内选拔了 30 名资深中医专家担任教师。然而，这批备受期待的名老中医面对医学院校的毕业生时，由于普遍缺少系统讲授中医理论的经验，导致教学方法杂乱无章，呈现出诸多问题[③]。6 个班共计 303 名学员，开班之后，除了面临合格师资的缺失外，教材建设的需求也显得迫切[④]。起初，卫生部建议先从学习《黄帝内经》《伤寒论》《金匮要略》《神农本草经》等经典开始，但这一做法的实际教学成效并不理想[⑤]。这 6 个由卫生部重点推进的离职学习班所遇到的问题，反映出各地开办的类似班级面临的挑战更为严峻，有些在职西医学习中医班最初情况虽然看起来顺利，但学习《内经知要》后便出现了崩溃迹象，一些班级从最初的一二百人缩减至仅剩老师，还有的虽继续学习，但参与者的热情和信心已大大降低[⑥]。

西医学习中医工作的推进初期，面对的主要挑战集中在师资和教材上。卫生部在报给中央的材料中坦承，对于这一新兴任务的复杂性估计不足，事先准备工作不够充分。特别是在教学安排上，存在严重的师资短缺，大部分教学工作依赖于兼职教师，导致某些课程的教师数量达到十几人，缺乏统一的教学计划和协调，结果是教学内容自相矛盾，缺乏连贯性。此外，因中医资料难以讲解，教材编纂经验不足，以及组织教学经验欠缺，导致教材和教学大纲难以及时编制出版，教学计划未能有效执行，教师在授课过程中意见不一，造成学员困惑不解[⑦][⑧]。这一系列问题促使卫生部迅速成立了中医教材编辑委员会，各地也开始着手编写适合西医学习中医的教材，但与新阶段中医进修工作情况类似，西医学习中医工作在教材上遇到的难题直到 1957 年江苏省中医学校编写好全部中医教材后才得以解决[⑨]，而更适合西医学习中医的《中医学概论》《中药学概论》则要等到南京中医学院 1958 年秋出版。

---

① 卫生部.中医工作文件汇编（1949—1983 年）［M］.内部发行，1985：79-80
② 徐维忠.江苏省中医学校编好全部中医教材 针灸教材已交江苏人民出版社出版［N］.健康报,1957-10-01（1）
③ 卫生部.中医工作文件汇编（1949—1983 年）［M］.内部发行，1985：105
④ 李剑.历史与省思：中西医药与当代中国［M］.北京：中国中医药出版社，2023：418
⑤ 佚名.改进中医中药工作［N］.人民日报，1957-07-08（6）
⑥ 社论.坚持学下去［N］.健康报，1957-04-05（1）
⑦ 佚名.中央卫生部党组关于西医学中医离职班情况成绩和经验向中央的报告［J］.江苏中医,1958（10）：3-4
⑧ 北京市西医学习中医委员会组织在职西医学习中医的初步经验［N］.健康报，1956-05-18（2）
⑨ 徐维忠.江苏省中医学校编好全部中医教材 针灸教材已交江苏人民出版社出版［N］.健康报,1957-10-01（1）

　　3. 中医课程在西医院校的整合困境　在中医政策发生重要转折之后，党和政府对西医学习中医的重视程度显著提升。1954年7月30日举行的全国高等医学教育会议明确传达了毛泽东对加强中医教育的指导思想，明确提出了逐步在医药高等院校中增开中医药相关课程的要求[①]。随着1954年全国高等教育体系的调整完毕，医药高等院校从最初的44所减少到32所，但同时招生数量大幅上升，1954年在校生数量就达到了1949年以前总招生量的37.3%[②]。面对众多医药类大学生对中医药学习的需求，教材和合格师资成为迫切需要解决的难题。尽管各医药院校开设中医课程旨在让学生对中医有基础了解，对师资水准的要求并不是很高，但能够承担此类课程讲授的教师依旧十分缺乏，适宜教材的缺乏更是使得在医药类院校中开设中医药课程的政策难以得到有效实施。

　　截至1956年4月，距离全国高等医学教育会议提出增设中医药课程要求已近两年，全国能够实际开展此类课程的医药院校不足10所，且多数教材由授课老师自行编写[③]。造成这一问题的主要原因仍然集中在师资培养和教材编制上。同年，卫生部在更新医学院校教育计划时，特别增加了中医药学科，以期从制度上推动更多医药院校开设中医药课程。然而，面对实际操作中的困难，教材和师资的不足依然是阻碍政策落实的关键因素。

　　1958年1月17日，卫生部发布新的通知，指导全国各高等医药院校逐步引入中医药课程[④]。通知明确指出：自1956年调整医学院校教学计划以来，尽管曾计划增加中医药相关课程，但由于教学资源及教材等方面的限制，具体执行上遇到了不少难题，导致仅少数医药院校能够开展这类课程。卫生部建议，各院校应根据实际情况，安排60至100学时的中医药课程；要求在1960年之前，所有未开设此类课程的医药院校都应逐步引入；对那些尚未开设中医药课程的学院，建议开设涵盖中医政策和基础知识的专题讲座[⑤]。在江苏省中医学校完成的全套中医教材和卫生部之前委托该校编写的《中医学概论》初稿的基础上，卫生部相信能有效缓解医药院校开设中医药课程的困境。随着"大跃进"的推进，1958年8月11日，卫生部再次强调各医药院校应增设中医药课程，特别是那些未开设此类课程的学院，争取在1958年暑假之后能够开展，明确规定教学内容以南京中医学院编写的《中医学概论》和《中药学概论》为主[⑥]。

三、中医高等院校教育初创期的江苏贡献

（一）中医主体地位的坚持与创新

　　1953年底，第三届全国卫生行政会议深刻反思了之前没有正确落实党的中医政策的

---

①　当代中国卫生事业大事记（1949年—1990年）[M].北京：人民卫生出版社，1993：44

②　朱潮，张慰丰.新中国医学教育史[M].北京：北京医科大学中国协和医科大学联合出版社，1990：9

③　认真贯彻政策 积极创造条件 四川武汉等医学院开设中医课[N].健康报，1958-04-22（3）

④　当代中国卫生事业大事记（1949年—1990年）[M].北京：人民卫生出版社，1993：81

⑤　佚名.卫生部发出通知 高等医药学院增设中医药课程[N].健康报，1958-01-24（1）

⑥　佚名.中华人民共和国卫生部关于在医药院校开设中医药课程的通知[N].健康报，1958-06-21（2）

错误行为，同年年底毛泽东在中央政治局会议上再次对正确贯彻党的中医政策作出了明确的指示。时任江苏省委书记柯庆施在从北京返回南京后，深感中医政策正确落实的重要性，于是在1954年除夕组织了一次重要的非正式聚会，邀请了包括后来成为卫生部中医司首任司长、并被誉为"中医司令"的吕炳奎在内的数十位专家到家中过年，期间就第三届全国卫生行政会议和中央政治局会议对中医政策的讨论进行了深入交流，并最终指定由吕炳奎在江苏负责创办一所中医院和中医学校[1]。

1954年10月15日，江苏省中医进修学校成立，成立伊始便遵循了以中医课程为主的办学理念，和之前全国其他地方举办的中医进修学校形成了鲜明的对比。国医大师张灿玾先生回忆："入校初始，由崑副校长向学员强调中医是宝库，需要挖掘。这一番话让当时的学员耳目一新，因为许多年来，干中医的人，始终感到一种压抑，总是戴着一顶不科学的帽子为人民服务，由校长的话让大家喜出望外，觉得工作得到了肯定，非常高兴。"[2]由于吕炳奎将工作重点放在教材编写和师资培养上，之后江苏省中医进修学校成为全国最早的中医师资培训基地[3]。

1954年12月，江苏省人民政府卫生厅拟定的《江苏省中医进修学校实施计划（草案）》中规定学制为一年，授课内容与之前的中医进修以西医知识为主有很大的不同，前期以基础医学学习为主，并授以伤寒论、金匮要略、黄帝内经等中医课程，后期以中医、中药学学习为主，以中药方剂为中心，分别配合医史、针灸、内科、妇科、儿科、中医治疗等课程[4]。为了进一步确保中医教学的主体地位，据著名针灸学家肖少卿先生回忆，当时实际负责江苏省中医进修学校工作的副校长由崑甚至拍板停开西医课程，以便让学员首先学完中医课程[5]。

正是由于在办学之初就对中医主体地位秉持坚持与创新的态度，江苏省中医学校才能在中医政策转折后全国范围的中医进修艰苦摸索中脱颖而出，率先在中医教材和中医师资上缓解中医高等院校教育的困难。

（二）"三兵教学法"的实施与《中医学概论》的诞生

在党中医政策转折后，全国各地急需大量合格的中医师资以支持中医进修、西医学习中医以及医药院校开设中医药课程，江苏省中医学校将中医师资的培养上升为与教材编写同样重要的地位。

在1956年正式更名为江苏省中医学校并开始招收中医师资班和针灸师资班之前，学校早期的中医和针灸进修班已经特别注重提升学员的授课技能。在由崑副校长的积极倡导下，学校创新性地引入了人民解放军中"官教兵、兵教兵、兵教官"的互动教学模式，激

---

① 新中国中医事业奠基人：吕炳奎从医六十年文集［M］.北京：华夏出版社.1993：5-6
② 南京中医药大学.难忘岁月［M］.北京：中国中医药出版社.2014：42
③ 李剑.历史与省思：中西医药与当代中国［M］.北京：中国中医药出版社，2023：403
④ 南京中医药大学.辉煌历程［M］.北京：中国中医药出版社.2014：1-2
⑤ 南京中医药大学.难忘岁月［M］.北京：中国中医药出版社.2014：14

励学员走上讲台，通过师生互动、共同编写教材的方式，形成了"三兵教学法"。1958年8月，南京中医学院成立。同年11月19日，卫生部在河北保定召开的第一届全国中医中药会议上，南京中医学院王贤珪副院长在《我院中医教学工作的体会》报告中，将这一教学法进一步总结为"交替教学法"，该教学法从学员中挑选和培养出师资力量，形成13个教研组，进行师生、学员间的互动教学。在这种模式下，学员既是学习者也是授课者，通过课后讨论和争鸣，进行知识的整理和提升，实现教与学的循环，以达到不断进步的目的①。

"三兵教学法""交替教学法"是在当时历史条件下中医教育教学方法探索的产物。据学员夏治平回忆："交替教学法"下针灸组开展的大讨论，实际是毫不客气的大辩论，有时几乎天天晚上要吵，什么话都敢讲，总是要把某个问题弄个明白，争论得最积极的人便是由老院长②。该教学法的实施，集聚了师生的智慧，取得了良好成效。从1955年到1957年，江苏省中医学校已编写包括素问、灵枢、伤寒论、金匮要略、温病学、本草学、方剂学、诊断学、针灸学、内科学、外科学、妇科学等在内的全部中医教材，有效缓解了当时全国中医教育工作中教材短缺的局面。1958年江苏中医学校更名南京中医学院后，以前期教材编写为基础，完成了具有划时代意义的中医教材——《中医学概论》，当时的发行量达百万册。

（三）第一批中医师资的培养与输送

早在1954年江苏省中医进修学校成立之初，即致力于针灸、中医进修工作。1956年3月，江苏省中医进修学校更名为江苏省中医学校后，按照国家、省卫生行政部门的要求，将中医师资培养作为工作重点。5月，该校发布了《江苏省中医学校医科师资班教育计划纲要（草案）》③。并于9月发布了《针灸师资班教学工作计划》，同年9月19日举办了第一期医科师资班和第二期针灸师资班的开学典礼，共有126名学员④。江苏省中医学校首任校长承淡安先生是我国著名针灸学家，该校在成立初期即大力发展针灸教育及师资培养，仅在1956年就完成了3 000人次的针灸巡回教学，针灸师资班的成立也早于医科师资班⑤。

1956年4月，江苏省中医学校第一期中医进修班学员结业。由于该期学员专业基础好，在学期间参与了教材编写工作，为此结业后留校任教者达32人之多，这些学员迅速成为江苏省中医学校的教学骨干。1957年，卫生部抽调该校支援北京中医学院建设的7个教研组的8位正副组长中，有7人毕业于该校第一期中医进修班⑥。1957年11月，受卫生部委托，江苏省中医学校举办了旨在培养中医教学人才的全国第一期教学研究班，吸引了来自八个省、市的49名学员。当月，该校即制订了《第一期教学研究班教学工作计划》，

---

① 王贤珪. 我院中医教学工作的体会［N］. 健康报，1958-12-10（4）

② 南京中医药大学. 难忘岁月［M］. 北京：中国中医药出版社. 2014：30-31

③ 南京中医药大学. 辉煌历程［M］. 北京：中国中医药出版社. 2014：4-5

④ 南京中医药大学. 辉煌历程［M］. 北京：中国中医药出版社. 2014：5

⑤ 南京中医药大学. 辉煌历程［M］. 北京：中国中医药出版社. 2014：5

⑥ 南京中医药大学. 辉煌历程［M］. 北京：中国中医药出版社. 2014：4

并为后续每一期的教学研究班都设立了专门的教学计划。教学计划及任课教学名单[①]，详见表 1-3-1。

表 1-3-1 教学研究班教学计划

序号	课程名称	第1学期课时	第2学期课时	重点内容	任课教师
1	医史	36	40	划分时代讲授中国医药发展、重点人物发明等	法锡麟
2	黄帝内经	107	111	重点介绍黄帝内经理论体系	孟景春
3	伤寒论	44	98	阐发伤寒论六经证治	宋立人
4	金匮要略	60	64	阐发古人对内科杂病的辨证治疗	曹种苓
5	温病学	68	72	重点介绍明清温病学说	孟澍江
6	诊断学	64	64	讲授四诊八纲的诊断方法和重点内科疾患	丁光迪
7	本草学	54	54	应用药物的性味、主治、形态、炮制、贮藏等	施仲安、黄雅镕等
8	方剂学	60	64	处方规律和古今成方运用	周筱斋
9	针灸学	96	96	针术、灸术、孔穴处方治疗、经络学说临床经验	李春熙、李洪奎等
	合计	589	663		

到了 1957 年 12 月，卫生部再次向江苏省中医学校发出通知，计划于 1958 年举办第二期教学研究班，计划招收学员 120 名[②]。1958 年初，卫生部发布《通知选派中医师资参加江苏省中医学校师资班学习》[（58）卫中医字第 20 号]，通知下达到上海、山东、安徽、浙江、福建、湖北、湖南、江西、广东、广西、贵州、云南等十二省、市卫生厅、局。[③] 5 月的第二期开班，实际招收来自 13 个省市中医学院、中医进修学校及公立医疗机构的 76 名学员[④]。

1960 年 2 月 11 日，卫生部委托南京中医学院举办的全国第二期温病专修班开学，学习期限为三个月，共招收来自全国 21 个省市的 42 名学员；同一天，南京中医学院也应江苏省卫生厅的委托，启动了为期一年的第二期师资班，招收共计 19 名学员，他们分别来自省内的 16 个市县[⑤]。需要指出的是，在这一时期，北京、上海、广州、成都等中医学院也承担了卫生部委托的师资培训任务，但回顾从 1955 年开始至 1960 年这六年间，南京无疑成为当时中国中医师资培养的重要基地。

随着中医政策的转折，全国各地急需大批合格的中医师资。在这一背景下，江苏省中

---

① 南京中医药大学档案馆馆藏。
② 南京中医药大学.辉煌历程［M］.北京：中国中医药出版社.2014：8
③ 原文件见南京中医药大学档案馆馆藏。
④ 南京中医药大学.辉煌历程［M］.北京：中国中医药出版社.2014：10
⑤ 南京中医药大学.辉煌历程［M］.北京：中国中医药出版社.2014：20

医学校不只是为江苏，而且为全国培育了众多合格的中医师资，主动响应国家的召唤，向新中国的高等中医药教育系统输送了大批师资。

1957 年，面对中医学院和中医学校师资匮乏的办学难题，根据周恩来总理"南京支持北京"的指示，卫生部中医司司长吕炳奎于 7 月来到江苏省中医学校，抽调包括温病、方剂、金匮、中药、诊断、针灸、内经在内的 7 个教研组的董建华、王绵之、印会河、颜正华、汪幼人、程莘农、王玉川、杨甲三等 8 位正副组长前往北京中医学院任教，安排该校医科师资班的学员刘弼臣、王子瑜等 7 人前往北京中医学院任教，安排医科师资班的学员汪朋梅、王满城、陈孟恒、王少华、夏锦堂、陈伯英、王少仙、王光升、王体仁、岳伟德、宋少安、卜昭昆、江鸿琪、钱德深、吴鹏、马平、宋学儒、张志坚等 18 人至保定中医学校任教，总数 33 人[1]。紧接着，1958 年 7 月，卫生部再次选派该校 24 名学员前往北京中医学院任教[2]。1958 年 11 月，卫生部在保定举行全国中医中药工作会议，南京中医学院分享了其办学经验，卫生部副部长徐运北在会议报告中特别感谢南京中医学院为全国各省提供师资支持，并向北京、河北中医学院输送了大量教师[3]。在江苏省中医学校更名为南京中医学院之前，已有 57 名教师被卫生部调派支援北京、河北两地的中医学院建设。此后，南京中医学院的校友在全国各地中医药教育领域辛勤耕耘，2009 年评出的首批 30 位国医大师中，就有 10 位是该校的校友，占总人数的三分之一。

（四）首套中医教材的编纂与意义

中医政策转折后，多种中医教育模式在发展中遇到的困难，归根结底是因为在当时条件下中医教育界无法明确回答中医教育要"教什么"这个时代命题，因此编写合格教材成为当时诸多困难和矛盾的核心所在。

最早开始教材编写工作的是中医研究院，因为西医学习中医工作对合格中医教材的迫切需求，1956 年 3 月 21 日，中医研究院设立了中医教材编纂委员会，在确定编辑的教材有，将《内经知要》《伤寒论》《金匮要略》《神农本草经》译成现代汉语，同时编写《内科学》《外科学》《针灸学》《中国医学史》等教材[4]。紧接着，1956 年 7 月 23 日，江苏省中医教材编纂委员会正式成立，由江苏省卫生厅厅长吕炳奎担任主任，江苏省中医院院长叶橘泉和江苏省中医学校校长承淡安分别担任副主任[5]。由此开始，新中国中医药教育发展初期南北两个教材编辑中心正式成立，南京更成为日后中医教材修编中心和中医师资培训的重要基地[6]。

由于江苏省中医学校建校伊始便坚持中医教学主体地位，紧抓师资和教材两条主线，加上该校创造性提出的"交替教学法"的成功实践，到 1957 年 9 月，该校已编写出全部

---

① 南京中医药大学.辉煌历程［M］.北京：中国中医药出版社.2014：7
② 南京中医药大学.辉煌历程［M］.北京：中国中医药出版社.2014：10
③ 南京中医药大学.辉煌历程［M］.北京：中国中医药出版社.2014：12
④ 佚名.中医研究院制定编辑中医教材的计划［N］.健康报，1956-03-30（1）
⑤ 张继泽.江苏中医编辑委员会正式成立［J］.江苏中医，1956（1）：10
⑥ 李剑.历史与省思：中西医药与当代中国［M］.北京：中国中医药出版社，2023：419

中医教材，这套完整中医教材的成功编写，彻底解除了中医政策转折后全国范围内中医进修、西医学习中医以及医药院校开设中医药课程和首批中医学院初创期在教材方面的燃眉之急①。随后，江苏省中医学校继续推进教材编写工作，到1958年10月，经过三年的教学实践，该校在报告中称已编写好的教材包括15个类别近50种书籍，这些主要教材大多经过三次或更多次的修订，其中7个类别9种书籍已经出版，另有4个类别4种书籍即将出版②。又经过一年的努力，到1959年10月，南京中医学院编制的教材种类统计表显示，该校共编写教材16个类别共84种，其中22种已成功出版③（据考证实为23种，还有1959年2月出版的《内经辑要》），详见表1-3-2。

表1-3-2　1959年南京中医学院教材种类统计表

序号	教材名称	出版时间
1	《中医学概论》	1958年8月
2	《黄帝内经素问语译》	1958年11月
3	《内经辑要》	1959年2月
4	《伤寒释义》	1958年5月
5	《伤寒译释》	1958年12月
6	《金匮释义》	1958年4月
7	《温病学新编》	1958年4月
8	《中医诊断学》	1958年8月
9	《中药学概论》	1958年9月
10	《中药学》	1959年3月
11	《江苏中药名实考》	1959年4月
12	《中药手册》	1957年7月
13	《简明内科学》	1959年4月
14	《简明中医外科学》	1958年12月
15	《简明妇科学》	1959年3月
16	《针灸学》	1957年10月
17	《简明针灸学》	1959年3月
18	《针灸入门》	1959年4月
19	《内经教学参考资料》	1959年2月
20	《伤寒教学参考资料》	1959年1月
21	《温病教学参考资料》	1959年3月
22	《中医护病学》	1958年11月

　　需要特别指出的是，在1958年前后，南京中医学院不仅完成了中国现代中医药教育

① 徐维忠.江苏省中医学校已编好全部中医教材 针灸教材已交付江苏人民出版社出版［N］.健康报，1957-10-01（1）
② 南京中医药大学.辉煌历程［M］.北京：中国中医药出版社.2014：12
③ 南京中医药大学.辉煌历程［M］.北京：中国中医药出版社.2014：18

史上首套 15 门分科教材的编写，还创造性地编写了《中医学概论》《中药学概论》《中医护病学》三门教材。《中医学概论》的重要意义在下一节单独阐述。《中药学概论》不仅贯穿了中医学的理论体系，还在中医学理论体系指导下从实用出发在各论中重点介绍了 210 种中药。《中药学概论》较之前中药学习的范本——李时珍的《本草纲目》、汪昂的《本草备要》以及吴仪洛的《本草从新》在理论体系的完整性、知识的实用性上有了巨大的进步，是当时较好的一本中药学习参考书[①]。而《中医护病学》则是南京中医学院附属医院在全国率先编写出的中医护理学专用教材，在"大跃进"的特殊年代，南京中医学院附属医院苦战 7 个昼夜，提前 3 天完成了 30 余万字的初稿和 30 余项中医护理常规。该书广泛参考了古代中医护理文献和民间传统的护理知识，结合了该院四年来在中医护士教学与中医护理实践中的经验，集合了江育仁、邱茂良、邹云翔、周仲瑛、徐景藩等现代中医人耳熟能详的一大批中医人参与编写工作，贯穿了中医学"医护合一"的优良传统，是我国第一部中医护理学教材[②]。

至此，南京中医学院已经用实际行动践行了建校之初坚持中医主体地位，紧抓师资和教材两条主线的办学目的与办学宗旨，中医各科教材的成书也帮助新办的中医学院建立起正常的教学工作秩序。该校通过培养师资稳固了中医高等教育的根基，总结并传播了中医教学的南京风格[③]。

（五）《中医学概论》的创新与影响

《中医学概论》是一本在我国中医药教育史上具有划时代意义的教材，《中医学概论》包括之后被誉为"姊妹花"的《中药学概论》，不仅是南京中医学院教材编写历史上承前启后的重大事件，也是我国中医药教育事业逐步走向正轨的重要见证，初步构建了新中国背景下中医学理论体系的根基，是传统中医理论体系重构基本完成的一个重要标志[④]。《中医学概论》是由时任卫生部中医司司长吕炳奎在 1956 年为配合全国范围的"西学中"运动而倡导编辑的，而吕炳奎之所以能把如此重要的任务交给江苏，除了他曾担任过江苏省卫生厅厅长、熟悉江苏中医药教育实际情况外，更是与江苏省中医学校在中医教材编写方面的成功经验密不可分。卫生部在 1956 年秋季正式下达编写指令，江苏省中医学校随即动员各教研组通过集体创作的方式，采用试教和修订的方法，于 1957 年初完成初稿，并在南京市中医学徒班进行试教，经过修正和补充，进一步在南京医学院和江苏省卫生干部学校两处试教并进行修改，出版前又做了一次重大修订和补充[⑤]。

1958 年 10 月 1 日，《健康报》头版刊发了《中医学概论》正式出版的消息，称之为"在整理中医理论上发射出的第一颗卫星"[⑥]；紧接着，《中医杂志》发表评论指出，该书的

① 谢宗万. 推荐一本目前较好的中药学习参考书——中药学概论［J］. 中国药学杂志，1958（12）：558-559
② 刘振海，陆莲舫. 江苏省中医院干劲冲天 苦战七昼夜编著一部中医护病学［J］. 江苏中医，1958（07）：48
③ 李剑. 历史与省思：中西医药与当代中国［M］. 北京：中国中医药出版社，2023：417
④ 李剑. 历史与省思：中西医药与当代中国［M］. 北京：中国中医药出版社，2023：430-431
⑤ 南京中医学院. 中医学概论：序言［M］. 北京：人民卫生出版社.1958：1
⑥ 佚名. 乘卫星 架火箭 卫生工作似闪电：一年来我国卫生事业辉煌成就［N］. 健康报，1958-10-01（1）

出版基本上解决了西医学习中医、医学院校增设中医课程以及中医温课、中医带徒弟的教材困难问题[①]。

《中医学概论》出版后，迅速成为全国各地"西医学习中医"培训班和高等中等医药院校中医课程的教材[②]，在 1960 年 6 月举行的全国文教群英大会上，南京中医学院因编写《中医学概论》等 68 种教材"风行全国，受到读者的普遍欢迎，有力地配合了开展西医学习中医的群众运动"而受到大会表彰[③]。

1958 年《中医学概论》正式出版后，为配合全国西医学习中医的群众性运动，南京中医学院专门组织了《中医学概论》讲师团，1959 年 4 月，学院总结讲师团工作时指出："担负着院外 17 个单位共 22 个班，2 365 名学员的教学任务，听课对象大多是医学院的教学人员、医院的临床医师，也有部分卫生行政领导干部和护理人员，授课学时一般 80 学时左右。"[④] 为了便于全国范围的教学工作，该校还制订了《中医学概论》教学进度计划供有关单位学习参考[⑤]。《中医学概论》从首版到第二版的一年之中，发行量已达 68 万余册，在当时出版的中医药类图书中首屈一指[⑥]。

四、"五所老校"的来历与中医高等教育体系的初步形成

在我国中医高等教育界，一直有"五所老校"的提法，特指北京中医学院、上海中医学院、广州中医学院、成都中医学院和稍后成立的南京中医学院。"五所老校"有什么来历？ 2004 年南京中医药大学建校五十周年之际，陆莲舫老先生为此专门写了《老五院之由来》一文。[⑦]1962 年 7 月北京中医学院秦伯未、于道济、陈慎吾、任应秋、李重人五位老先生给卫生部党组的《对修订中医学院教学计划的几点意见》（即著名的"五老上书"）中也有清晰的记载[⑧]。即，南京中医学院尽管在 1958 年 3 月才更名为中医学院，与最早成立的四所院校相比晚了近两年，"而中央卫生部却把南京中医学院列入首批成立的院校，成为五所老校之一，是有着历史的缘由"[⑨]。相关史料也支持这种说法。

1958 年全国"大跃进"开始后，中医药教育事业也"大跃进"，中医学院和中医学校的数量显著增加，从最初的 4 所中医学院和 7 所中医学校增至 15 所中医学院和 23 所中医

---

① 评论.祝《中医学概论》出版［J］.中医杂志，1958（10）：720
② 李剑.历史与省思：中西医药与当代中国［M］.北京：中国中医药出版社，2023：429
③ 本报记者.教育革命春满园［N］.健康报，1960-06-11（4）
④ 南京中医药大学.辉煌历程［M］.北京：中国中医药出版社.2014：14
⑤ 佚名.南京组织西医学习中医 中医学院组成校外教学组支援教学［N］.健康报，1958-11-12（1）
⑥ 本报讯.《中医学概论》和《中药学概论》修订本出版［N］.健康报，1959-12-02（4）
⑦ 吉文辉、张端珣.山高水长：南京中医药大学五十华诞纪念文集［M］.香港医药出版社，2004：47-49
⑧ 任应秋.任应秋论医集［M］.北京：人民卫生出版社，1984：3-6
⑨ 陆莲舫.老五院之由来［C］.吉文辉、张端珣.山高水长：南京中医药大学五十华诞纪念文集［M］.香港医药出版社 2004：47

专科学校[①]。在这 15 所中医学院中，卫生部对北京、上海、广州、成都、南京这五所学院采取了重点管理的措施，确保这些院校在业务开展和政策执行上保持一致。即使在 1962 年教育系统进行大规模精简，高等院校数量计划减少 40% 的背景下，卫生部计划保留的也是这五所院校，不过由于时任卫生部中医司司长吕炳奎的不懈坚持，在周恩来总理的亲自关心下，原本计划裁撤的其他 18 所院校最终也得以保留[②]。

卫生部对这五所重点管理的中医院校的具体管理措施体现在以下几个方面。一是统编教材。1959 年 6 月 8 日，卫生部召集直接管理的北京、上海、南京、广州、成都五所中医院校在南京召开中医教材编写座谈会；同年 9 月 21 日，卫生部将《卫生部关于编写中医学院中医课程教学大纲和教材的意见》定向发送给了北京、上海、广州、成都、南京五所中医学院[③]，"五所老校"承担了中医学专业统编"一版"教材的主编任务，详情见本书第五章。二是发文范围反复重点提示"五所老校"。从组织召开中医学校座谈会，到教学大纲、教材的编写工作，再到教师职称定级问题，卫生部在下达的相关文件中均将"五所老校"单独列出，详见表 1-3-3。

表 1-3-3　中央卫生部文件一览表

序号	发文时间	文件名	文件号	发文范围
1	1958 年 4 月 16 日	通知选派中医师资参加江苏省中医学校师资班学习	（58）卫中医字第 20 号	上海、山东、安徽、浙江、福建、湖北、湖南、江西、广东、广西、贵州、云南十二个省、市卫生厅、局
2	1959 年 5 月 22 日	签发全国中医学院座谈会简报	（59）卫教崔字第 84 号	全国各省、市卫生厅、局；北京、上海、南京、广州、成都中医学院
3	1959 年 9 月 21 日	关于编写中医学院中医课程教学大纲和教材的意见	（59）卫教崔字第 273 号	北京、上海、广州、成都、南京中医学院
4	1960 年 6 月 27 日	关于中医教师的定职问题	（60）卫干张字第 256 号	广东省卫生厅、广州中医学院；抄送：上海卫生局、上海中医学院、北京中医学院、江苏省卫生厅、南京中医学院、四川卫生厅、成都中医学院
5	1960 年 8 月 19 日	为催报中医教师职务名称确定的意见	（60）卫干字第 396 号	上海市卫生局、江苏、四川省卫生厅人事处、上海、南京、成都中医学院
6	1961 年 8 月 12 日	卫生部关于中医学院教学计划的安排意见		各省（市）卫生厅、局、北京、上海、南京、广州、成都中医学院
7	1962 年 2 月 10 日	关于总结中医学院的办学经验问题	（62）卫教字第 44 号	北京、上海、南京、广州、成都中医学院

资料来源：南京中医药大学档案馆；中医药教育法规全书。

以"五所老校"为"塔尖"，至 1966 年全国已建成高等中医药院校 20 所、中等中医

[①]　佚名.乘卫星 架火箭 卫生工作似闪电 一年来我国卫生事业辉煌成就［N］.健康报，1958-10-01（1）
[②]　新中国中医事业奠基人：吕炳奎从医六十年文集［M］.北京：华夏出版社.1993：9
[③]　卫生部.中医工作文件汇编（1949—1983 年）［M］.内部发行，1985：163

药学校 10 所，分布全国各省、市、自治区。至此，中医药高等教育体系的已基本形成。
截至 1966 年，全国高等中医院校基本情况详见表 1-3-4、全国中等中医药学校基本情况详
见表 1-3-5[①②]。

表 1-3-4　1966 年全国高等中医院校基本情况

序号	院校名称	成立时间	地址	专业
1	北京中医学院	1956 年 9 月	北京市	中医、中药
2	辽宁中医学院	1958 年 8 月	沈阳市	中医医疗
3	长春中医学院	1958 年 10 月	长春市	中医、中药
4	黑龙江中医学院	1959 年 9 月	哈尔滨市	中医
5	上海中医学院	1956 年 9 月	上海市	中医
6	南京中医学院	1958 年	南京市	中医、中药
7	浙江中医学院	1959 年 9 月	杭州市	中医
8	安徽中医学院	1959 年	合肥市	中医
9	福建中医学院	1958 年 8 月	福州市	医疗
10	江西中医学院	1959 年 5 月	南昌市	中医
11	山东中医学院	1958 年 9 月	济南市	中医
12	河南中医学院	1958 年 9 月	郑州市	中医、中药
13	湖北中医学院	1959 年 2 月	武汉市	中医
14	湖南中医学院	1960 年 6 月	长沙市	中医医疗
15	广州中医学院	1956 年 9 月	广州市	中医
16	广西中医学院	1964 年 9 月	南宁市	医疗、中药
17	成都中医学院	1956 年 9 月	成都市	中医、中药
18	贵阳中医学院	1965 年	贵阳市	中医
19	云南中医学院	1960 年 9 月	昆明市	中医
20	陕西中医学院	1958 年	咸阳市	中医

表 1-3-5　1966 年全国中等中医药学校基本情况

（1983 年统计数据）

序号	学校名称	成立时间	地址	专业
1	天津市中药学校	1959 年 6 月	天津市	中药、中药制药
2	山西省中医学校	1955 年 6 月	太原市	中医大专班、中医士、药剂士、检验士

---

① 上海中医学院.中医年鉴（1983）［Z］.北京：人民卫生出版社，1984：478-488

② 所列学校官方网站查询结果

续表

序号	学校名称	成立时间	地址	专业
3	安徽省芜湖中医学校	1960 年 1 月	芜湖市	中医、中药、针灸、推拿
4	山东省中医药学校	1958 年 10 月	莱阳县	中医士、中药士
5	四川省中药学校	1958 年 9 月	峨眉县	中药
6	重庆中医学校	1951 年 7 月	重庆市	中医、中药
7	成都中医学校	1959 年 1 月	成都市	中医士、中药士
8	四川省绵阳中医学校	1960 年 9 月	三台县	中医士、中药士
9	四川省达县中医学校	1966 年 5 月	达县	中医士
10	甘肃省中医学校	1953 年 9 月	兰州市	中医

　　除以上两表所列学校之外，浙江医科大学、内蒙古医学院、贵阳医学院等一批西医院校也开办了中医专业。这一时期，各个中医学院以办中医专业为主，如广州中医学院，从 1956年到 1966 年，只设中医专业，培养全日制毕业生 996 人[1]；1959 年，成都中医学院在全国首创中药本科专业，并招收学生 60 人，学制四年[2]。在这十年间各个学校专业集中在中医、中药两个专业。如 1960 年，成都中医学院新建四年制针灸专业，先后招收两届学生共 42 人后，1962年针灸专业停办，学生转入中医医疗专业学习。[3] 除培养全日制学生外，各个中医学院还开办了进修班、函授班、卫校、夜大等，培养了大量中医药人才，服务于新中国医疗卫生事业。

第四节　"五老上书"与中医院校教育的调整

一、"五老上书"的历史背景

（一）"大跃进"与"调整、巩固、充实、提高"八字方针

　　1958 年"大跃进"开始后，教育战线也发动了称之为"教育大革命"的群众运动，

---

①　马定科.广州中医药大学校史资料汇编［M］.北京：中国中医药出版社，2001：4
②　马跃荣、梁繁荣.成都中医药大学校史（1956—2016）［M］.成都：四川科学技术出版社，2016：11
③　马跃荣、梁繁荣.成都中医药大学校史（1956—2016）［M］.成都：四川科学技术出版社，2016：12

中医学院师生和全国其他高校一样开始停课"闹革命"并参加各种群众运动，在"教育和生产劳动相结合"的口号下，中医学院的学生开始参加工农业体力劳动，有的学校甚至停课一年下乡锻炼。某医学院 1961 年应届毕业班，"在五年的学习过程中，只有一半的时间在校学习，其中有一半以上的时间边学习边搞运动。另有一半时间不在校学习，除放假 3 个月以外，停课下放劳动和除害灭病工作约一年半，停课搞政治运动约四个半月。"① 在这样的历史背景下，1956 年入学的第一届中医大学生实际投入学习的时间显然严重不足。

　　这些生产劳动和政治活动严重挤占了中医学院学生的学习时间，影响了教学秩序，导致教学质量普遍下降。1961 年 1 月，中央及时纠正偏差，提出了"调整、巩固、充实、提高"的国民经济总方针，随后教育工作开始贯彻这一方针，同年颁布的《高教六十条》彻底纠正了之前的做法，强调高校以教学为主，必须加强学生的"三基"训练②。为了贯彻《高教六十条》精神，彻底扭转中医学院学生真正投入学习时间不足的问题，1961 年 8 月，卫生部在《关于修订中医学院教学计划的几项原则规定》颁布两年之际，根据中央"调整、巩固、充实、提高"的国民经济总方针，结合了解到的情况，以及全国卫生厅局长会议期间部分医学院校校长座谈会上收集的意见，颁布了《卫生部关于中医学院教学计划的安排意见》（以下简称《意见》）。《意见》一方面肯定了几年来中医学院的办学成果，另一方面重点对 1959 年颁布的《关于修订中医学院教学计划的几项原则规定》作了部分的调整，明确规定中医学院学生每年的劳动时间为 4~6 周，政治教育时间约占教学计划总学时数的 10%③，对之前过分强调学生参加劳动和接受政治教育提出了合理的纠正。《意见》虽然彻底扭转了之前过分强调学生参加生产劳动和政治活动的不合理要求，但此时第一届中医学院的大学生投入学习时间不足的问题已经实际延续了近三年，约占学制的一半时间，当时他们已经结束了文化课程的讲授，在临床开展实习工作，且再有一年就面临毕业，在学习时间不足这一主要影响因素的作用下，结合中医学院初创时期在人才培养方案以及师资和教材建设上的不足，第一届中医大学生的培养质量已然堪忧。

（二）中医学院教学计划、教学大纲与教材的修订

　　在 1956 年，随着首批四所中医学院的正式成立，卫生部起草了《中医学院教学计划（修正草案）》，并将其下发给这四所学院作为执行参考。考虑到高等中医药教育属于一种新的尝试和探索，对培养目标、教学方法、课程安排以及中西医课程的比重等问题，各校以及社会各界存在不同看法和讨论。因此卫生部基于这些学院在实际工作中的反馈，不断对教学计划进行调整和完善。经过一段时间的磨合和调整，正式的《中医学院试行教学计划》直到 1958 年 1 月才发布④。

①　中华人民共和国卫生部医学教育司.医学教育资料汇编（第 3 辑）［M］.北京：卫生部医学教育司自印本，1961：24-28
②　朱潮，张慰丰.新中国医学教育史［M］.北京：北京医科大学中国协和医科大学联合出版社，1990：79-85
③　卫生部.中医工作文件汇编（1949—1983 年）［M］.内部发行，1985：186
④　本报讯.卫生部发布中医学院试行教学计划［N］.健康报，1958-01-17（4）

发布首版中医学院教学计划后，为确保其在高等中医人才培养上的指导作用得到充分发挥，卫生部通过不同途径加强了对该教学计划的强调和推广。1958年11月，在全国中医中药工作会议上，卫生部副部长徐运北专门就中医学院人才培养工作发表了讲话，徐运北明确提出了中医学院人才培养工作面临的主要问题是关于培养方针任务的统一认识问题，即应该培养纯粹的中医还是同时兼顾中西医的医生。他明确指出，中医学院的宗旨是培养中医人才而非中西医结合的医生，为后续全国统一的中医学院教学规范文件的制定确定了基调。徐运北在报告中也特别强调了中医学院中医课程与西医课程之间的关系及西医课程设立的主要目的，即中医课程应作为主要学习内容，而西医基础课程的引入仅为了提供一些基础知识，并不意味着强调中西医教学并重。同时，他还提出中医学院的教学应贴近中医传统教学特点，紧密结合临床实践，并可以采取带徒弟的方式进行。徐运北的这一讲话有效地贴合了中医高等人才培养的实际规律，代表了卫生部按照党的中医政策指引，培养国家急需的高级中医人才的坚定态度，推动了中医学院教学工作的进一步规范化[①]。

1959年4月，卫生部召集北京、上海、南京、广州、成都五所直管中医学院在成都举行座谈会，重点讨论中医课程教学大纲和教材编写问题。紧接着在6月，卫生部在南京又召开了一次中医教材编写座谈会，对五所中医学院提交的教学大纲和教材编写提纲进行深入的讨论和修订。到了同年9月，卫生部向这五所学院正式下发了《关于编写中医学院中医课程教学大纲和教材的意见》，该意见明确了教学大纲和教材编写的总体要求、主要项目及对包括医古文在内的15门中医课程讲义编写的基本要求。

《意见》对各门中医课程讲义的编写工作提出了明确的要求，包括目的要求、编写内容及注意事项三个方面，但仍然保留了一定的灵活性，主要界定了内容范围，而对于具体的课时数、教学重点等关键问题未给出明确指导。例如，《黄帝内经》讲义的编写要求分为绪言、上篇（导论，包括阴阳五行和五运六气的讨论）和下篇（本论，涵盖人与自然、脏象、经络、病机等主题），并强调在阐述时可适当引用其他经典文献以支持论证。《伤寒论》讲义则侧重于系统地归纳六经证治、八纲八法等，强调重点整理和发挥，同时结合实际经验进行阐述，并在方剂应用上仅作扼要说明[②]。

在关注中医学院教学内容和教材编纂的同时，卫生部进一步规范了全国中医学院的教学计划。1959年7月，卫生部颁布《关于修订中医学院教学计划的几项原则规定》，明确了中医学院以培养高级中医师为主要目标的办学理念。根据这些规定，中医学院的教学应主要侧重中医课程，中医与西医课程的比例应适当控制在七比三，而中医课程与普通基础课程加上西医课程的比例则更倾向于六比四。同时，教学计划的安排也应遵循"先中医后西医"的顺序[③]。

这一系列规定为全国中医学院的教学计划修订和课程设置提供了明确的指导原则，同时也全面响应了徐运北副部长在1958年全国中医中药工作会议上对高等中医教育定位的

---

① 卫生部.中医工作文件汇编（1949—1983年）[M].内部发行，1985：128
② 卫生部.中医工作文件汇编（1949—1983年）[M].内部发行，1985：163-172
③ 盛亦如，吴云波.中医教育思想史[M].北京：中国中医药出版社，2005：405

阐述。卫生部在 1959 年颁布的《关于编写中医学院中医课程教学大纲和教材的意见》及《关于修订中医学院教学计划的几项原则规定》，为中医学院明确了人才培养的方向，对中西医课程比例的设定、教材与教学大纲的编写等方面提供了明确且重要的指导意见。这些措施对我国高等中医教育经过三年的探索与遇到的困难进行了系统的总结，并提出了改进和提升的具体建议。然而，由于受限于当时的时代条件，这些规定虽然在总体上提供了指导原则，但在具体实施层面仍缺乏详细的操作指南。

二、"五老上书"的经过及相关内容

1962 年，第一批开办的四所中医学院的第一届中医大学生即将毕业，为了系统总结六年来高等中医教育人才培养工作，2 月 10 日，卫生部印发了《关于总结中医学院的办学经验问题的通知》，要求各校对六年来的主要成绩、经验及存在的主要问题进行总结，并在此基础上进一步研究今后中医学院的教学工作[1]。各中医学院纷纷结合自身人才培养工作实际向卫生部提交总结报告。在这一过程中，1962 年 7 月，北京中医学院秦伯未、于道济、陈慎吾、任应秋、李重人五位老先生给卫生部党组提交了一份名为《对修订中医学院教学计划的几点意见》的报告，详细分析了当时首届中医大学生培养质量上存在的问题，并提出了针对性的改正意见，引起了中医教育界的广泛共鸣，对之后高等中医教育人才培养方案修订工作产生了积极深远的影响，史称"五老上书"。

"五老上书"的主要观点全部体现在《对修订中医学院教学计划的几点意见》（以下简称《意见》）中，《意见》由"五老"中最年轻的任应秋先生执笔，全文 3 900 余字，由六个部分组成[2]。

在《意见》的开头部分，首先明确指出北京中医学院首批即将毕业的中医大学生存在的问题，包括对经典文献的熟悉程度不足，对方剂和药物的掌握不够全面，特别是在阅读中医古籍和运用理法方药进行疾病诊治方面存在明显困难，归纳原因为基础功不扎实。具体表现在进行毕业实习和撰写毕业论文过程中，这批学生感到自己的知识储备不足，主动要求补课，并指出需要加强的具体内容，如《黄帝内经》的某些篇章原文讲解等。

《意见》针对上述问题，提出了从五个方面全面提升中医人才培养质量的措施。

首先，结合传统的中医师承经验，这批学生在中医学习上时间过短、古文基础薄弱是导致培养质量不高的主要原因，认为三年多的学习时间使学生难以掌握中医学的知识，并指出在教学方法上忽视了传统教学中的一些优势，例如要求学生背诵和指导阅读的方法，导致学生未能打好扎实的基本功。

《意见》进一步探讨了中医与西医课程的比例问题，指出中医教育中应加入一定量的西医基础课程，目的在于培养具有现代自然科学基础和医学知识的中医师，为其未来的医

---

① 南京中医药大学.辉煌历程［M］.北京：中国中医药出版社.2014：29
② 任应秋.任应秋论医集［M］.北京：人民军医出版社，2008.01：3-6

学科学研究奠定基础。然而，强调在加入西医课程的同时，必须确保中医学习不受影响，批评以往中西医课程比例为 1∶1 的做法既未能深入学习西医，也影响了中医学习的效果。《意见》建议中医学习时间安排应该为四年半，剩余一年半用于学习通识及西医课程，以确保中医内容得到充分学习。同时，建议在中医学院的培养目标中，将"具有现代医学基础知识"修改为"具有一般的现代医学基础知识"，增加"一般"二字以凸显中医课程的主导地位。

在讨论中医教学内容时，《意见》从提高教学质量的角度出发，主张应大量增加中医基础课的课时，并以《内经讲义》为例，推荐在显著增加经典中医课程的课时数之后，继续使用现有教材并及时编写补充教材，采取讲义和补充教材相结合的方法。

关于学习方法，《意见》强调仅依靠课堂讲授是不够的，增加课堂讲授时间也不是最佳方法，提倡在课堂讲授与指导自主阅读并重的基础上，鼓励学生采取高声朗诵的学习方式。对于阅读材料的选择，《意见》建议，除了 15 门基础课程讲义外，原文补充教材也是适宜阅读的内容。在阅读策略上，提出应将阅读分为精读和泛读两种，指出只有在精读基础上才能有效进行泛读，强调精读是掌握古代医学文献阅读能力的基础，而泛读有助于拓宽知识视野。

在提升学生古文阅读能力方面，《意见》指出现行医古文选课程未能有效提高学生对古代文献的阅读水平，原因在于该课程课时数过少、选材范围受限，并且缺乏对精读和背诵的要求，导致没有达成教学目标。为解决这一问题，《意见》建议对医古文选课程内容进行大幅度扩充，建议选取约百篇通用古文和六十篇专业医古文，同时应包含音韵训练和常用词汇、音义等基础知识的学习，以此增强学生的古文阅读能力，确保他们能够熟练掌握并运用相关知识。

三、中医院校教育的反思与调整

（一）卫生部对高等中医人才培养方案的反思

"五老上书"的意见和建议代表了当时高等中医药教育界比较一致的看法，"五老上书"的内容以及各地反馈的对中医人才培养质量的意见和建议引起了卫生部的高度重视。在 1962 年 9 月 17 日至 28 日，卫生部召开的中医学院教学工作座谈会上，来自全国九所中医学院和中医研究院的 21 位代表齐聚一堂，其中包括各院的领导以及 10 位资深中医专家。此次会议的核心议题是总结近年来的办学经验和挑战，特别是针对普遍存在的学生中医基础不扎实、古籍阅读能力弱、重要基本知识背诵不足、方剂和药物运用不灵活等问题进行了深入讨论。这些问题的提出，以及"五老上书"中的建议，显著影响了卫生部对中医药教育的后续调整和改进措施。

会议针对反映出的问题并结合"五老上书"的内容，对中医学院的教学计划进行了相应调整，包括对中西医课程内容比例、总学时和周学时进行了优化。会议认为学生应在四年半的时间内（包括一年的毕业实习）主要学习中医相关课程，其余一年半则安排学习政治、体育、古文以及现代医学等课程。为了加强学生的基本医学训练，会议决定增加中医课时。此外，课程设置上也做了重要调整，新增了"金匮要略"，并将医经（《黄帝内经》《难经》）、伤寒论、金匮要略、药物、方剂和诊断六大中医科目定为重点学习内容，以确保学生能有足够的时间深入学习这些核心课程[①]。通过调整，卫生部希望能够解决中医学院教学过程中存在的培养质量不佳的问题。

结合座谈会成果，卫生部在1962年12月5日发布了《关于中医学院教学工作的几个问题和执行1962年修订的六年制中医专业教学计划的通知》（以下简称《通知》）。《通知》除了对中医学院的办学成就给予肯定外，也承认了人才培养质量存在的问题，几乎原封不动地采纳了"五老上书"的主要内容。《通知》指出，学生的"基本功"不够扎实的主要表现包括：古文水平差，难以阅读古代医籍；对中医基本理论及药物、方剂的掌握不够熟练和牢固；在运用中医理论进行辨证论治时缺乏熟练性和灵活性。这些问题将直接影响学生毕业后的业务提升以及他们继承和发展中医学遗产的能力。《通知》分析了问题产生的原因，认为主要是卫生部及中医学院在办学经验上存在不足，包括培养目标的不明确、教学计划的安排不合理，以及缺乏确保学生学好中医、打好基础的有效措施。同时，《通知》也间接承认了学生参与政治活动、生产劳动以及除害灭病等活动过多对教学质量造成了一定的负面影响[②]。

（二）卫生部对高等中医人才培养方案的进一步调整

卫生部除了对高等中医人才培养工作中存在的问题和产生的原因进行反思外，还在《通知》中从培养目标、教学计划、课程设置、基本功训练、招生规模等方面对如何提高中医人才培养质量作出了明确的调整意见。

在《通知》中，卫生部遵循了"五老上书"中关于中医大学生学习现代医学知识的要求，强调中医学院的教学重点应放在中医学习上，同时也应包含现代医学的基础知识学习，但对现代医学知识的掌握程度和学习时间应有所限制，目的是让学生掌握一些基本的现代医学理论，包括解剖、生理、病理、微生物学以及常见疾病的知识，而不是追求高度掌握。

对于毕业生的能力定位，《通知》采取了实事求是的态度，强调毕业生应系统掌握中医的基本理论和基本诊疗技能，能够运用中医方法处理常见疾病，并为其未来的学习和提高奠定坚实基础。《通知》明确指出不应期望中医大学生毕业后即刻成为中医专家，也不应期待他们同时精通中西医，或毕业后立即能以现代科学方法在中医领域开展研究。

在教学计划调整方面，《通知》承认之前中医专业的学习时间偏短，决定增加中医学习的时间。这一调整和"五老上书"的内容完全一致，计划将中医学习时间调整为等同于

---

①　佚名. 总结交流经验 调整教学内容 卫生部召开中医学院教学工作座谈会［N］. 健康报，1962-10-13（1）

②　卫生部. 中医工作文件汇编（1949—1983年）［M］. 内部发行，1985：196-209

四年半的时长（包括一年的毕业实习），而现代医学的一般知识学习时间则减少到不足一个学年（约九百学时），另外还有约六百学时用于学习政治理论、体育和古文。

此外，《通知》还根据"五老上书"的建议，决定减少中医学院的总学时数和周学时数，尤其是在学习中医期间的周学时数，以便学生有更多时间进行自学、阅读和背诵中医经典。中医课程的周学时数计划为每周二十四学时，而西医课和基础课的周学时数则与西医学院持平，平均每周二十八学时，从而在不包含最后一年毕业实习的情况下，控制中医学院的总学时数在五千以内。

《通知》在课程设置方面提出了几个关键点，以精简中医学院的课程体系。首先，强调了课程门类不应过多，并且特别将"金匮要略"确定为独立课程，以突出其在中医学习中的重要性。西医课程仍然包括解剖、生理、病理、微生物等基础科目，并适当增加内外科常见疾病的基本临床知识，同时取消了卫生学和保健组织学等课程。普通课程方面，只保留了政治理论课、体育课和古文课，取消了物理学和生物学，同时将与医学关系密切的化学内容融入医用化学中讲授。通过这些调整，必修课程从原来的三十二门减少到二十六门。

在强化学生"基本功"的训练上，《通知》提出了全面且具体的要求，包括提升学生古文水平，加强中医基础理论和基本技能的学习与训练，强化临床教学的领导，制订教学大纲，认真进行师资培养工作，以及制定各项规章制度。关于中医和西医课程的安排顺序，《通知》未做硬性规定，而是强调在保证学好中医、提高教学质量的基础上，允许各中医学院根据实际情况自主安排课程顺序。

在《通知》中，卫生部对中医学院的招生规模做出了明确的规定，强调基于中医教育的特点以及当前的办学经验、师资力量、实习基地等条件的限制，中医学院的规模应保持适度，建议每年招生人数控制在四十至五十名之间。对于设有中医系的西医学院，则建议每年招生三十名左右。同时，《通知》附带下发了《六年制中医专业教学计划》，要求从1962年起，最迟不超过1963年入学的新生开始执行。

对于新教学计划的实施，卫生部作出了具体且严格的要求：①学习中医的时间定为四年半，包括一年的毕业实习。学习普通课程与西医课程的时间则定为一年半，学校不得擅自做出调整。②课程门数不应增加，以保持教学内容的精简和专注。③总学时数应控制在5 000学时以内，包括集中教学和实习时间，以确保教学计划的紧凑和高效。④周学时安排上，中医课程每周应安排24学时，而西医课程与普通基础课则平均每周安排28学时。另外，对于中西医课程的顺序、授课与实习的时间分配、讨论及集体辅导的时间安排，以及中西医课程各科之间学时数的调整，也都有明确指导。其中，每门课程的学时数调整幅度一般应在规定总时数的5%左右，最高不超过10%[①]。

新的教学计划印发后，各地中医学院积极贯彻落实，1963年1月，南京中医学院以卫生部召开的中医学院教学工作座谈会精神和所制订的指导性教计划为依据，并结合学院

---

① 卫生部.中医工作文件汇编（1949—1983年）[M].内部发行，1985：196-202

的教学经验修订了教学计划，具体原则有三点：①学好中医为主的课程；②必须打好基础（包括理论和临床两个方面）；③必须多临床学习、早临床学习。[①]同年8月，该学院总结1962—1963学年教学工作时指出："本学年的教学工作在贯彻八字方针及《高等学校暂行工作条例（草案）》的基础上，具体贯彻了中央中医教学工作座谈会的精神，修订并执行新的教学计划，修订学则，加强对学生的严格管理，充分发挥了教师的主导作用，使教学质量有所提高，教学秩序亦趋稳定。"[②]

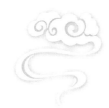

第五节　"文化大革命"时期与中医药教育的曲折发展

一、中医药教育遭到严重破坏

从1966年至1976年，我国进入"文化大革命"时期，党、国家和各族人民遭到新中国成立以来时间最长、范围最广、损失最大的挫折，留下了极其惨痛的教训。1966年5月，中央政治局扩大会议通过"五一六通知"。8月，党的八届十一中全会通过《中国共产党中央委员会关于无产阶级文化大革命的决定》。这两次会议的召开，标志着"文化大革命"的全面发动。此后，大、中学校的学生率先起来"造修正主义的反"，在短时间内红卫兵运动迅猛兴起，到处揪斗学校领导和教师，冲击党政机关。从1967年1月起，"文化大革命"进入"全面夺权"阶段，很快发展为"打倒一切"以至"全面内战"的严重局面。在混乱态势下，各中医院校被动地卷入"内乱"的洪流中，党政领导体系趋于瘫痪，正常教学科研活动几近停止，我国中医药教育事业遭受了不可估量的损失。

（一）办学秩序处于混乱状态

在"文化大革命"全面展开后，各中医院校受到政治运动的强烈冲击，《欢呼北大的一张大字报》《横扫一切牛鬼蛇神》等文章在各所校园内引发轩然大波，"批判""横扫""打倒"的浪潮波及各中医院校，整个中医药教育体系处于无组织、无法律、无约束状态之中。一些中医院校出现红卫兵等组织，到处抄家、揪斗、搞游街示众、"抢黑材

---

① 南京中医药大学.辉煌历程［M］.北京：中国中医药出版社.2014：32
② 南京中医药大学.辉煌历程［M］.北京：中国中医药出版社.2014：35

料"、"抢档案"。在"批判资产阶级反动路线"和"造反有理"口号的冲击下，开始了群众性"革命大串联"。校内群众组织互相对立，在"砸烂旧党委"等口号的冲击下，学校各级党组织处于瘫痪状态，无法开展正常工作。[①] 大批知识分子被扣上"黑帮""走资派""反动学术权威""反革命修正主义分子"等一顶顶政治帽子，被抄家、游街、戴高帽、关"牛棚"，甚至私设刑堂、辱骂毒打。[②] 不仅精神和肉体上受到极大的摧残，有的甚至被迫害致死。有的中医院校派性斗争不断，以至上升为残酷的武斗，造成人员无谓的牺牲。大多数中医院校的财产设施遭受惨重的损失，在破除"四旧"（即所谓"旧思想、旧文化、旧风俗、旧习惯"）的过程中，无数中医药文化典籍、器具文物被付之一炬。如长春中医学院，医史陈列馆中许多珍贵医史文物丢失，至今下落不明；中药标本室里一些珍贵标本被损坏；针灸模型室中，国内少有的、在当时是一流水平的"针灸玻璃人"等教具被损坏；诊断示教室被撤销，大量教学仪器被毁。[③]

（二）人才培养工作基本停滞

人才培养是学校的基础职能之一，但是"文革"期间的非正常状态，使中医药教育未能发挥应有的人才培养作用，甚至连基本的招生就业工作都难以正常进行。1966 年 6 月，由于"文革"的发动，中共中央、国务院发出《关于改革高等学校招生考试办法的通知》，其中称："为了使高等学校和高中有足够的时间彻底搞好文化大革命，1966 年高等学校招收新生的工作推迟半年进行。"《通知》还表示："高等学校招生，是关系到培养无产阶级革命事业接班人的重大问题，是一项严肃的政治任务。解放以来，高等学校招生考试办法，虽然不断地有所改进，但是基本上没有跳出资产阶级考试制度的框框，不利于贯彻执行党中央和毛主席提出的教育方针，不利于更多地吸收工农兵革命青年进入高等学校。这种招生办法，必须彻底改革。"原有的招生考试制度遭到废止，此后，中医院校的招生和就业工作处于停滞，1966 年"文革"开始后，中医院校基本上停止招生。如长春中医学院从 1966 至 1971 届毕业生均在学校"停课闹革命"，开展对所谓"资产阶级教育路线"的全面批判，直至 1970 年才基本完成 1971 届以前的毕业生分配工作。[④] 再如中等专科教育领域，宁夏中医学校自"文革"开始后便停止招生，直至学校撤并也未曾恢复。[⑤] 高校招生工作的停滞长达 5 年之久，致使我国中医事业出现了严重的人才断层现象。

① 湖北中医学院编志办公室.湖北中医学院院史［M］.武汉：武汉出版社.1989：38

② 杨天仁.黑龙江中医药大学校史：上册［M］.北京：中国中医药出版社.2014：18

③ 《长春中医学院院史》编辑委员会.长春中医学院院史（1958—1985）［M］.长春：东北师范大学出版社.1988：68

④ 《长春中医学院院史》编辑委员会.长春中医学院院史（1958—1985）［M］.长春：东北师范大学出版社.1988：75

⑤ 宁夏卫生志编纂委员会.宁夏卫生志［M］.银川：宁夏人民出版社.1998：699

二、革命委员会体制建立及中医院校的合并

（一）革命委员会体制的建立

"文革"初期的混乱局面并没有实现"天下大治"的目标，相反给整个社会带来了巨大创伤。毛泽东起初设想"文化大革命"进行三个月至半年就收尾。但是，这场运动如狂烈的脱缰之马，难以控制，他不得不采取一些强力措施。[1]1967年1月，中共中央、国务院、中央军委、中央文革小组发出《关于人民解放军坚决支持革命左派的决定》，提出由人民解放军"支左"，派出"毛泽东思想宣传队"进驻地方各单位。在1967至1968年，工宣队、军宣队相继进驻各中医院校，成立了学院革命委员会（以下简称革委会），主持学校的各项工作。革委会的成立，一定程度上结束了"文革"之后的无政府状态，承担起组织学校日常工作和管理的责任，对于恢复学校的正常教学、科研、医疗秩序起到了一些作用。但是，革委会是在"全面夺权"基础上建立起来的，其建立过程又是各造反组织争权夺利的过程。革委会体制的弊端及其成分的严重不纯，加之它在各项工作中执行"左"的方针政策，给中医药教育事业仍造成了很大损失。如上海中医学院在1968年7月至8月，市革委会小分队、工宣队、军宣队进驻后，学校实行工、军、革三位一体的领导体制，对稳定政治局势起到一定作用，但继续推行极"左"路线，搞所谓清理阶级队伍、清查"5·16"分子、"一打三反"（打击阶级敌人，反贪污、反盗窃、反投机倒把）的同时，举办"抗大式学习班"，将所有中层以上干部都进行隔离审查。[2]因此，革委会体制的建立，虽然使混乱表面上得以控制，但并不能从根本上解决"文革"对中医药教育事业造成的伤害。

（二）中医院校的合并潮

随着革委会体制建立，各中医院校取得了相对稳定的局面，又面临着学校合并、迁址等挑战。在"文革"时期，中医院校与西医院校的合并是这一阶段中医药教育的一大特征。合并形式主要有两种：第一种为中、西医院校合并为新医院校；第二种为将中医院校并入西医院校。据统计，"文革"时期合并的中医院校如下表所示。

表1-5-1　"文革"期间中医院校合并情况一览表

序号	中医院校名	并校后名称	合并时间
1	江西中医学院	江西医科大学	1969年5月
2	福建中医学院	福建医科大学	1970年1月
3	南京中医学院	江苏新医学院	1970年5月

① 本书编写组.中华人民共和国简史［M］.北京：人民出版社、当代中国出版社，2021：115
② 上海中医药大学校志编纂委员会.上海中医药大学志［M］.上海：上海中医药大学出版社.1997：72-73

续表

序号	中医院校名	并校后名称	合并时间
4	天津中医学院	河北新医大学	1970 年 6 月
5	长春中医学院	吉林医科大学	1970 年 6 月
6	浙江中医学院	浙江医科大学	1970 年
7	安徽中医学院	安徽医学院	1970 年
8	山东中医学院	山东医学院	1971 年 2 月

中、西医院校的合并，其出发点源于对实现中西医结合的思考，体现出再造新医学的尝试。自近代以来，我国医学有中医和西医两种医学体系，新中国成立后，如何根据国情探索我国的医学道路，实现中西医结合和"创立中国统一的新医药学"，作为学术问题，应当允许人们进行讨论。但在"文革"时期，一度把"创造中国统一的新医药学"提到不适当的高度，把这一口号作为我国医学发展的唯一正确方向，在理论与实践层面均产生了极大问题。为了加速实现中西医结合，在教育领域的措施就是实行中、西医院校的合并。但事实上，中、西医院校的合并，取消了中西医学各自的长处，在中西医之间出现了某些人为的矛盾与隔阂，破坏了中西医的团结合作。总之，中西医学院校的合并，来回折腾，物质丢损，人才流失，元气大伤，给中西医结合工作带来了某些消极影响。[①]以"文革"时期的教材工作为例，中医学第三版统编教材于 1974 年 10 月至 1977 年 9 月编写，为了符合当时提倡的中西医结合的方针，中医高等教育的课程体系有了大幅调整，三版教材较前两版教材进行了较大改革，将中医课程与西医相关课程进行整合，并在教材编写时省去"中医"二字，如"中医内科学"改为"内科学"、"中医外科学"改为"外科学"、"中医妇产科学"改为"妇产科学"等。[②]如此简单将中西医学科知识合二为一，并未能考虑中西医学理论体系与知识的特殊性，实现真正的中西医结合，实际上是对于中医药教育的极大干扰。

三、面向基层开展中医药教育

在"文革"时期，"六二六指示"对于中医药教育产生了重大影响。"六二六指示"是指 1965 年 6 月 26 日，毛泽东在同身边医务人员谈话时说道："卫生部的工作，只给全国人口的百分之十五服务，这百分之十五中主要还是老爷。而百分之八十五的人口在农村，广大农民得不到医疗，一无医，二无药。……医学教育要改革，根本用不着读那么多年。华佗读的是几年制？明朝李时珍读的是几年制？医学教育用不着收什么高中生、初中生，高小毕业生学三年就够了，主要是在实践中提高。这样的医生放到农村去，就算本事

---

① 朱潮，张慰丰.新中国医学教育史［M］.北京：北京医科大学、中国协和医科大学联合出版社.1990：145-147
② 李友白，朱亮，步达，等.中医药高等教育一至四版统编教材略探［J］.中医教育，2017（01）：76

不大，总比骗人的医生和巫医要好，而且农村也养得起。"[1] 在当时的历史环境中，毛泽东提出这一论断，具有其现实出发点：占我国人口大多数的农民，并不能充分地享有医疗资源。因此要"把医疗卫生工作的重点放到农村去"，针对基层的流行病、常见病，着重满足人民基本的医疗卫生需求。毛泽东所提出的这条卫生路线，符合了医疗卫生事业的发展需要，在历史维度与世界维度上均具有一定的原创性。[2] 对此，卫生部表示："当前卫生部门的首要任务是：坚决执行中央和主席的指示，切实把医药卫生工作的重点放到农村，坚决依靠党、依靠群众，实行领导、卫生人员和群众三结合，采取革命的措施，尽快地把我国农村卫生的落后面逐步改变过来。"[3] 而在医学教育领域，卫生部也作出了一定调整，如缩短学制开设三年制班级；面向农村培养医生；将医务人员下放至农村等。但是在"文革"期间，从"左"的方面去理解与执行"六二六指示"，不顾教育与中医学科的内在规律，只是片面地强调要面向基层办学，对于中医药教育也带来了负面影响。

（一）招收工农兵学员

1970 年 6 月，中共中央批准《北京大学、清华大学关于招生（试点）的请示报告》，高等学校开始招生复课。文件规定高等学校废除招生考试制度，"实行群众推荐，领导批准和学校复审相结合的办法"，各中医院校的招生工作一定程度上得到恢复。但是通过推荐入学的工农兵学员之前来自机关、工厂、部队、学校、农村等不同单位，学习基础及文化水平不一，学员年龄差距较大，对待学习中医的态度与掌握知识的程度也不尽相同，因此生源质量参差不齐。再加之中医教学形式与内容的大幅改动，以及政治运动的冲击，不少工农兵学员并不能达到能够掌握和运用中医的培养目标。

（二）由长学制改为短学制

在各中医院校简单推行短学制，试图通过缩短学制培育大批医务人才充实到基层。作为各院校主要教育对象的工农兵学员班学制多缩短为三年，此外还开办有一些短学制的培训班。如长春中医学院，三年内学习科目为西医学基础（包括解剖学、生理学、病理学、组织胚胎学、药理学等），学习时间为一年，中医基础学、中药学、方剂学及临床各科，时间为一年半，最后半年为临床实习。[4] 云南中医学院因学制缩短，教学计划及课程设置相应更动，学时减少，实习半年。所开课程有：政治课、医史、医古文、中医基础、中药学、方剂学、黄帝内经、伤寒论、金匮要略、温病学、各家学说、西医内科学、西医外科学、解剖学、生理学、病理学、药理学、中医内科学、中医妇科学、中医儿科学、中医外

---

① 中共中央文献研究室.毛泽东年谱（1949—1976）：第 5 卷［M］.北京：中央文献出版社.2013：505
② 李玲.医疗卫生改革的问题与出路：毛泽东"六二六指示"的崭新探索［J］.现代哲学，2015（05）：36
③ 中央档案馆、中共中央文献研究室编.中共中央文件选集（1949 年 10 月—1966 年 5 月）［M］.北京：人民出版社.2013：229-230
④ 《长春中医学院院史》编辑委员会.长春中医学院院史（1958—1985）［M］.长春：东北师范大学出版社，1988：79

科学、针灸学、五官科学等。[①] 如此缩短学制，教学内容十分简略，客观上也难以使学生建立扎实的知识储备，降低了人才培养质量。

（三）推行"朝阳农学院经验"

1974 年 12 月下旬，国务院科教组、农林部和辽宁省委联合召开了"学习辽宁朝阳农学院教育革命经验现场会"。会上肯定了朝阳农学院坚持在农村办学、分散办学，越办越大、越大越向下、社来社去、毕业当农民的所谓经验，要求各部门和各级各类学校都要"学朝农、找差距、迈大步，让朝农经验尽快在本地区、本单位生根、开花、结果"。在中医药教育领域又刮起了一股学"朝农"的风潮，各中医院校一味突出"开门办学""分散办学"，强调"一根针、一把草、一双手"。"开门办学""分散办学"要求师生到基层一线，在为贫下中农服务中学习医学知识。但在实际中出现了各种问题，如湖北中医学院1971 级学员分赴十多个点，边实践边上课半年，1973 级学员曾三次下乡到 6 个县进行教学。[②] 黑龙江中医学院开门办学点分布在省内 50 多地，由于办学点过于分散，学院无法组织教学，授课计划难以落实。[③] 虽然"开门办学""分散办学"使师生贴近基层，也在实践中学习了一些知识，但是其实质是"以干代学"，破坏了教学课程体系的内在联系，削弱了基础课的教学和基本能力培养。同时，一些院校搬到缺医少药的乡村，包括一些医疗设备、资源刻意地搬迁到基层，也造成了医疗资源的浪费，难以像城市般形成集聚效应。

第六节 现代中医药教育初创时期的历史经验与教训

一、现代中医药教育初创时期的历史经验

（一）中医院校教育模式得以确立

纵观我国近代到新中国成立之前的中医药教育历史，中医院校教育始终未能实质性融入国家教育体系之中，中医传承工作主要依靠民间师徒相授以及少量的民办中医学校培

---

① 张德厚.云南中医学院院史［M］.昆明：云南科技出版社，1989：33
② 湖北中医学院编志办公室.湖北中医学院史［M］.武汉：武汉出版社，1989：47
③ 杨天仁.黑龙江中医药大学校史·上册［M］.北京：中国中医药出版社，2014：31-32

养，人才质量参差不齐，中医学术传承困难重重。新中国成立后，在"团结中西医"卫生工作方针的指引下，新生的人民政权第一次将中医院校教育正式纳入了国家教育体系。

最早开展的中医进修工作开启了新中国中医院校教育的大门，1951年12月，卫生部发布的《关于组织中医进修学校及进修班的规定》中已经明确将中医进修学校定位为正式的教育机构，其学制固定为一年[①]，并且中医进修学校毕业生的学历也得到了社会的广泛承认，如江苏省中医学校毕业学员都承认大学专科学历[②]。同一时期中等中医药教育事业也迅速发展，截至1965年，全国有中医学校11所，累计培养中医学徒近6万人[③]。

中医院校教育的主体是高等中医药教育，1956年首批四所高等中医院校建立，随后高等中医药教育进入了快速发展时期。1958年4月，时任中央宣传部部长的陆定一在全国教育工作会议上针对毛泽东关于"十五年普及教育"的指示提出了"十五年普及高等教育"的想法[④]。同年9月的《中共中央、国务院关于教育工作的指示》要求"应大力发展中等教育和高等教育，争取在15年时间内，基本上做到全国青年和成年，凡是有条件的和自愿的，都可以受到高等教育"，达到普及高等教育的目的[⑤]。由此，"十五年普及高等教育"政策以中央文件的形式正式出台，致使全国各地大兴创办大学之风，教育战线掀起了大办学校的高潮。到1960年，全国高等医药院校由1957年的37所猛增到204所，其中，中医院校从1956年的4所增加到23所[⑥]。1961年1月中央制定"调整、巩固、充实、提高"国民经济总方针后，1962年开始对高等医学教育事业进行调整，中医院校最初也在调整之列，计划只保留"五所老校"，其余全部下马，到1963年，高等医药院校只保留了85所。而在时任卫生部中医司司长吕炳奎的反复争取下，23所中医院校最初竟然全部得到了保留，后因河南省和河北省的坚持，最终保留了21所。[⑦]到1965年，全国中医学院有21家，在校生规模超过1万人[⑧]，从1956年至1966年十年间，中医学院累计为国家培养了7 100名中医师、中药师，还培养了2 046名西医学习中医的高级医生[⑨]。

（二）师带徒与非学历中医药教育得到发展

除了院校教育之外，1956年到1966年的十年间，为了迅速培养出足够数量的基层中医工作者，党和政府还首次从国家层面大力倡导了中医师带徒工作。中医师带徒工作不同于以往民间的师承，他承载了国家的意志，借鉴了现代医学教育的理念，在没有先验经验参考的情况下，各级卫生行政部门和广大中医师徒经过艰辛的探索，在培养规模、培养目

① 卫生部.中医工作文件汇编（1949—1983年）[M].内部发行，1985：23
② 南京中医药大学.辉煌历程[M].北京：中国中医药出版社.2014：4
③ 《中国卫生年鉴》编辑委员会.中国卫生年鉴（1983）[Z].北京：人民卫生出版社，1984：141
④ 何东昌.中华人民共和国重要教育文献（1949—1975）[Z].海口：海南出版社，1998：824-825
⑤ 何东昌.中华人民共和国重要教育文献（1949—1975）[Z].海口：海南出版社，1998：860-861
⑥ 朱潮，张慰丰.新中国医学教育史[M].北京：北京医科大学中国协和医科大学联合出版社，1990：84
⑦ 新中国中医事业奠基人-吕炳奎从医六十年文集[M].北京：华夏出版社.1993：9-10
⑧ 《中国卫生年鉴》编辑委员会.中国卫生年鉴（1983）[Z].北京：人民卫生出版社，1984：71
⑨ 《中国卫生年鉴》编辑委员会.中国卫生年鉴（1983）[Z].北京：人民卫生出版社，1984：144

标、入学资格、师资标准、出师考核，以及合理使用等诸多方面逐渐走向成熟，为当代中医师承模式的继承和发展做出了贡献。

在中医药教育初创时期，国家还大力推进了多种类型的非学历中医药教育，一方面面向西医开展中医药教育，1954年倡导的西医学习中医工作，不仅促进了中西医之间的交流与了解，鞭策了中医界努力提升自身素养，扭转了当时部分西医思想中存在的歧视中医的错误认识，也极大地推动了用现代科技研究中医药的工作进程，培养出了一批"中西医汇通"的高级医疗卫生工作者，催生了"中西医结合"学科以及包括"青蒿素"在内的一大批科研硕果，为服务人类健康做出了巨大的贡献；同一时期通过在医药院校中开设中医药课程，为中医学的普及和中西医之间的交流交融作好了铺垫。另一方面，面向中医自身开展教育，针对在西医学习中医等工作中暴露出的当时中医界自身能力素养不足的缺陷，国家在全国范围内开展了中医温课工作，通过强有力的组织实施，在较短的时间内迅速提升了存量中医工作者的业务水平。

（三）中医药教育内涵建设显著提升

在这一时期，以高等中医药教育为代表的中医药教育内涵建设得到了显著提升。首先是中医学院教学计划的不断完善。1956年首批四所中医院校建立后，卫生部随即起草了《中医学院教学计划（修正草案）》，经过近两年的修订，1958年1月发布了正式的《中医学院试行教学计划》[1]；1959年7月，卫生部颁布了《关于修订中医学院教学计划的几项原则规定》；之后随着全国范围对"大跃进"的反思，1961年8月卫生部再次颁布了《卫生部关于中医学院教学计划的安排意见》，对中医大学生参加劳动和政治活动的时间进行了限制；随着首批中医大学生临近毕业，卫生部对几年来全国中医高等教育进行了系统反思，结合著名的"五老上书"内容，于1962年12月5日发布了《关于中医学院教学工作的几个问题和执行1962年修订的六年制中医专业教学计划的通知》，进一步明确了中医学院人才培养目标、中西医课程比例并对中医学院整体教学计划做出了进一步的优化设置，强调中医学习时间的重要性，突出了中医大学生基本功训练的重要意义，标志着我国中医高等教育进入了初步成熟阶段。

其次是中医教材建设。在中医药教育初创时期，教材上存在的短板给包括高等中医药教育在内的诸多中医药教育实践的顺利开展造成了困扰。1956年3月，为了应对西医学习中医在教材上的困难，中医研究院中医教材编辑委员会成立[2]，1956年7月，江苏省中医编辑委员会正式成立[3]，同年秋天，卫生部将编写专供西医学习中医使用的《中医学概论》的编写任务交给了江苏省中医学校。

1958年起，在卫生部的有力领导下，北京、上海、南京、广州、成都五所中医院校协作编写了第一套中医学院统编教材，到1962年2月陆续出版完成，史称"一版教材"；

---

① 本报讯.卫生部发布中医学院试行教学计划［N］.健康报，1958-01-17（4）
② 佚名.中医研究院制定编辑中医教材的计划［N］.健康报，1956-03-30（1）
③ 张继泽.江苏中医编辑委员会正式成立［J］.江苏中医，1956（1）：10

1963 年 5 月起，卫生部连续召开了两次中医学院教材修订会议，对 18 种"一版教材"进行了修订，史称"二版教材"，"二版教材"对一些模糊的理论问题进行了明确，且教材之间前后呼应，系统完整，理论联系实际，便于理解掌握。[①]

（四）提高了基层"赤脚医生"的中医技能

赤脚医生是特定历史时期中，为解决农村医疗卫生资源匮乏而诞生的特殊产物，具有鲜明的时代烙印。周恩来总理曾指出，为农村培养的医生要综合的，要又会中医又会西医，既能医又懂药。[②] 为了培育赤脚医生，各级卫生部门及中医院校纷纷举办赤脚医生培训班，学制较短，培育大批赤脚医生。如江西中医学院先后举办了学制两年的农村赤脚医生中医函授班，共培养学员 13 596 人。[③] 大规模地培育赤脚医生，对于完善基层卫生网，推广中医药疗法，起到了一定的积极作用。此外，各中医院校还编写赤脚医生培训教材，普及医疗卫生知识。1969 年，由上海中医学院、浙江中医学院等集体编著的《赤脚医生手册》出版，立刻风靡全国，各地赤脚医生几乎人手一册。该书以问题为中心，图文并茂，无所不有，简单易行，清晰明了。[④] 整体来看，因赤脚医生的医疗方法不少是运用简便廉验的中医药手段，故而赤脚医生的培育与中医药教育密不可分，中医药教育也为我国的农村医疗卫生事业作出了重要贡献。

二、现代中医药教育初创时期的历史教训

（一）中医药教育要服务并服从党和国家事业发展需要

新中国成立后，中央制定了"团结中西医"的卫生工作方针，国家急需大批合格的中医人才以满足人民迫切的医疗卫生需要，然而由于卫生行政部门没有正确理解党的中医政策，导致最初开展的中医进修工作并没有以提高中医自身学术水平为重心，这种偏离党和国家事业发展需要的做法，不仅没有达到培养人民需要的合格中医人才的目的，也对中医药教育事业自身发展造成了负面的影响，甚至一度造成中医后继乏人的严峻局面。

（二）中医药教育要遵循自身规律

中医人才培养有其自身规律，中医药教育初创时期遇到的诸多困难中，相当一部分是因为没有遵循中医人才培养规律而产生的。如在中医师带徒工作中，最初制订的培养规模数字过于理想化，经过具体实施中的多次修正后，最终实际培养规模与最初制订的目标相比差距甚远；同时初始的中医师带徒工作为了吸引更多师徒参与，对中医师资和学徒的标

① 邓铁涛. 祝全国中医学院教材第二版出版 继承发扬祖国医学的重大成就 [J]. 广东医学，1964（1）：1-2
② 张殿璞. 周恩来总理与中医药教育的发展 [J]. 北京中医药大学学报，1998（06）：6-8
③ 张希仁. 江西高等学校简史 [M]. 南昌：江西省教育志编纂委员会.1988：115
④ 国家卫生健康委干部培训中心. 百年卫生 红色传承 [M]. 北京：中国人口出版社.2021：28

准都设定得过于宽泛，在实际操作中产生了不少的问题；首批四所中医院校建立后，由于缺乏办学经验，卫生部最初制订的教学计划在短短几年时间内经过多轮修订，主要争论内容集中在培养目标上以中医为主还是中西医并重，中医院校开设西医课程的目的和中西医课程之间的分配比例问题等等。再如1958年"大跃进"开始后，中医药教育界也开始了"教育大跃进"，各种政治运动、生产劳动挤占了大量的学习时间，导致1961年秋季学期前，1956年入学的第一届中医大学生实际能投入学习的时间极为有限，严重影响了中医人才的培养质量。又如"文革"时期片面强调面向基层，缩短学制，减少理论教学，使学生难以打下扎实的中医基础。这些违反中医药教育自身规律的现象，迟滞了中医药教育成熟的进程。

（三）中医药教育需要师资和教材双轮驱动

党的中医政策转折后，中医药教育转入以中医内容为主阶段，然而各地在正确贯彻党的中医政策上却遇到了瓶颈，主要体现在缺乏合格的中医师资和适宜的中医教材两个方面。

造成这一局面的原因是多方面的，既包括时间仓促这一因素，但更直接的原因还是中医药教育界自身没有做好充足的准备。新中国成立前，中医学术传承的主体是师徒相授，仅有少量的民办中医学校，虽经多次努力，还是没有建立全国统一且受到认可的中医教材体系。新中国成立初期，由于卫生行政部门没有正确理解党的中医政策，导致中医进修工作基本以西医知识讲授为主，中医进修工作缺乏对传授中医知识的成熟思考。师资的情况也与教材类似，由于新中国成立前缺乏中医院校教育的充分实践，适宜走上讲台的合格中医师资数量极少，临床经验丰富的中医缺乏课堂讲授的方法和技巧，无法满足当时多种类型中医药教育实践工作的开展需要。教材和师资的匮乏成为中医药教育初创时期最大的困扰。

第二章

中医药教育恢复与改革发展时期（1977—1998）

"文革"时期，中医药教育走了一段曲折的道路，遭到了严重破坏。1982年在湖南衡阳召开的中医药工作会议，提出"高等中医教育要充分按照中医药学的特点办学"的要求，成为中医药教育发展史上的一次重要转折点。这一时期，伴随着我国改革开放的大潮，中医药教育得以恢复，并逐步向高层次、特色化方向改革发展：一是优化布局中医高等教育机构，除重庆外，中医院校或中医系几乎遍及全国各省、自治区、直辖市；二是建立了学位制度，创造性开启了研究生教育，并进行了临床医学专业研究生分类培养的试点改革；三是启动系列创新性教育改革，包括七年制人才培养试点工作、临床医学博士专业学位研究生培养试点工作、开办第二学士教育、专科教育等；四是开展了中医药教育标准研究与办学水平评估的试点，着力提升办学质量，引导中医药教育向特色化方向发展。

高等中医药院校的恢复、重建是这一时期最具典型性的办学成果。截至1998年，全国已有28所高等中医院校，23个综合院校和西医院校设置了中医系，已有7所中医学院升级更名为中医药大学，建立了3所民族医学院。为农村培养高级中医药人才，开启高等专科教育，到1997年，有28所高等中医院校和14所高等医学院（综合院所）开办高等中医药专科教育，共设置35个专业。

本科和研究生专业目录不断修订，突出了高等教育要不断适应社会发展的时代要求。中医学本科专业和研究生专业目录的调整，每一次都是对社会经济发展和医药健康发展需求的回应。这一时期，国家教育主管部门分别三次修订了本科和研究生专业目录，其中1997年版本的《授予博士、硕士学位和培养研究生的学科、专业目录》和1998年版本的《普通高等学校本科专业目录》，在指导高校办学避免专业划分过细，引导高等学校拓宽专业口径，提高办学水平和人才培养质量方面起到积极作用，奠定了现代本科和研究生办学专业目录的基本框架和原则。

学位制度的建立和研究生教育的起步发展是这一时期的创举。1978年，中国中医研究院率先在北京举办了中医研究生班，标志着中医药研究生教育的起步。这一时期，中医药教育不仅建立起研究生培养体系，而且不断改革探索，试点学术型、专业型研究生分类培养；试点在职人员申请硕士、博士学位工作；试点七年制长学制人才培养，等等。1995年，国务院学位委员会批准了北京、南京、上海、成都等6所中医药大学及中国中医研究院建立第一批中医药博士后科研流动站。至此，更高层次的中医药人才培养模式逐步建立起来。[1]

---

[1] 壮丽70年·党领导中医药发展历程⑧：破解人才难题，重教育人传承中医薪火（natcm.gov.cn），2019-06-14

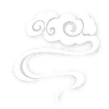

第一节 改革开放时期国家教育方针与中医药教育政策背景

一、改革开放时期的国家教育方针

1977—1998 年，我国教育进入以改革开放为特征的全面恢复与改革发展时期。1982 年 9 月，党的十二大首次将教育确定为今后社会主义现代化建设的重点之一。这一时期，我国在经济体制改革推动下，在中国现代化的纲领引领下，党和国家相继出台一系列重大教育政策。

（一）教育体制改革全面铺开

"文化大革命"结束之后，特别是 1978 年 12 月召开的十一届三中全会，党在思想、政治、组织等领域的全面拨乱反正，把全党工作重点转到社会主义现代化建设上，揭开了我国社会主义改革开放的序幕。然而，面对我国对外开放、对内搞活，经济体制改革全面展开的新形势，面对世界范围的新技术革命正在兴起的形势，我国教育事业的落后和教育体制的弊端极为突出。党的十二届三中全会关于经济体制改革的决定确立了人才对经济发展的重要作用，并强调教育对人才培养的重要性。在此背景下，1985 年 5 月 27 日《中共中央关于教育体制改革的决定》出台，在高等教育领域，明确要求改革高等学校的招生计划和毕业生分配制度，扩大高等学校办学自主权。在中等教育领域，则明确要求调整中等教育结构，把发展中等职业教育放在我国教育发展的重要位置。在组织上，成立国家教育委员会，统筹整个教育事业的发展与改革。

（二）教育现代化纲领的提出

邓小平同志说过，实现四个现代化，科学技术是关键，基础在教育。教育应该"面向现代化、面向世界、面向未来，为 90 年代以至下世纪初叶我国经济和社会的发展，大规模地准备新的能够坚持社会主义方向的各级各类合格人才"。进入 20 世纪 90 年代，随着我国改革开放和现代化建设事业进入了新阶段，"我国教育在总体上还比较落后，不能适应加快改革开放和现代化建设的需要"[1] 的矛盾进一步突出。1992 年 10 月，党的十四大，明确提出"必须把教育摆在优先发展的战略地位，努力提高全民族的思想道德和科学文化

---

[1] 教育部. 中国教育改革和发展纲要［C］. 中国教育（www.edu.cn），2010-07-19

水平，这是实现我国现代化的根本大计"。①1993年2月13日，中共中央、国务院发布《中国教育改革和发展纲要》，是这一时期教育发展纲领性文件，提出了到20世纪末我国教育发展的总目标和各级各类教育发展的具体目标，提出了实现教育现代化的宏伟目标。涉及中医药教育全局性的工作，主要体现在三个方面：一是进一步深化了教育教学体制改革，主要解决了条块关系问题，中央与地方关系问题，政府与学校关系问题；二是提出重点建设一批重点大学、重点学科，实施"211工程"；三是将职业技术教育上升到工业化和生产社会化、现代化的重要支柱的地位。②

1995年3月18日第八届全国人民代表大会第三次会议通过《中华人民共和国教育法》，标志着中国教育工作全面进入了依法治教的新阶段，对我国教育事业的改革与发展产生了重大而深远的影响。

二、中医药的发展与中医药教育改革的政策背景

1977—1998年，中医药写入宪法、国家中医药管理局成立为中医药教育的发展提供了法律和组织保障。

国家教委、国家中医药管理局为深入贯彻教育改革精神，推进中医药教育发展，于1997年印发《关于中医药教育改革和发展的若干意见》。《意见》提出：今后15年中医药教育改革和发展的主要目标是，中医药教育规模适宜、结构合理、质量和效益明显提高；各类中医药人才的培养数量和中医药队伍的素质基本满足中医药事业发展的需要；建立起适应国情和社会需要、面向21世纪的中医药教育体系基本框架，为实现中医药教育的现代化奠定基础。

认真总结高等中医药院校办学经验，办好现有高等中医药院校，不断深化改革，加强内涵建设，改善办学条件；进一步建设完善中医药学科和课程体系；根据不同地区的经济社会发展水平，合理调整专业和层次结构，增强培养人才的社会适应性。

中医药职业教育重点是为农村基层和中药产业培养实用型中医药人才。中等中医药专业教育要根据社会需求，调整专业结构，加速乡村医生和中药技术人员、技术工人的培养和培训；积极推行以专业岗位技术、技能训练为主的培养模式的改革，进一步办出特色；试办中医药高等职业教育，培养高级实用型人才。

（一）中医药写入宪法与"中西医并重"方针的形成

1978年8月25日，卫生部党组在深入调研的基础上，形成《关于认真贯彻党的中医政策，解决中医队伍后继乏人问题的报告》，总结了新中国成立以来中医事业的实践

---

① 党的十四大和建立社会主义市场经济体制改革目标的确立［C］中青在线—中国青年报（cyol.com）2009-11-17

② 教育部. 中国教育改革和发展纲要［C］. 中国教育（www.edu.cn），2010-07-19

经验，提出"不解决中医队伍后继乏人的问题，就谈不上继承发扬祖国医药学遗产"[①]，并提交中共中央。9月24日，中共中央转发了该文件，并在批示中指出："中国医药学是一个伟大的宝库，坚持走中西医相结合的道路，创造中国统一的新医学新药学，是伟大领袖毛主席为我们制定的发展我国医学科学技术的正确道路。在社会主义革命和社会主义建设新的发展时期，在发展西医队伍的同时，必须大力加强发展中医中药事业，特别是要为中医创造良好的发展与提高的物质条件，抓紧解决中医队伍后继乏人的问题。"[②]

1982年12月，《中华人民共和国宪法》由第五届全国人民代表大会第五次会议审议通过，第21条规定"发展现代医药和我国传统医药"，明确了中医药的法律地位，为中医药发展提供了根本法律依据。

1985年，随着国家经济体制改革的全面铺开，中共中央书记处作出《关于卫生工作的决定》。针对中医的地位问题，提出：根据宪法"发展现代医药和我国传统医药"的规定，要把中医和西医摆在同等重要的地位。1990年，国务院在讨论制定国民经济和社会发展十年规划及第八个五年计划纲要时，要求各部委提出各自领域的基本方针及发展建议。当时成立不久的国家中医药管理局文件起草小组，提出将新中国成立后一直坚持的"团结中西医"卫生方针，修改为"中西医并重"。不过，同年12月，中共中央发布的《中共中央关于制定国民经济和社会发展十年规划和"八五"计划的建议》中，有关中西医关系确定为"中西医协调发展"。1991年4月9日，第七届全国人民代表大会第四次会议通过了《中华人民共和国国民经济和社会发展十年规划和第八个五年计划纲要》，明确了新时期的卫生方针是："预防为主、依靠科技进步、动员全社会参与、中西医并重、为人民健康服务"。[③]"中西医并重"卫生方针的提出，为中医药教育事业的发展奠定了良好的基础。

（二）中医药行政管理体制的改革

随着中医法律地位的提高，加强中医工作、提高管理的效能的要求呼声不断加大。在此背景下，1984年9月，国务院批准卫生部中医司根据工作需要调整为设医疗处、教育处、科技处、中西医结合处和办公室，[④]加强了对中医药教育管理。1986年1月4日，国务院常务会议研究中医中药实行统一管理的问题。7月20日，国务院发布《国务院关于成立国家中医管理局的通知》，明确国家中医管理局是国务院直属机构，由卫生部代管；明确其主要任务是管理中医事业和中医人才培养等工作，继承发扬中医学，为建设具有我国特色的社会主义卫生事业，提高我国人民的健康水平服务。同年12月20日，国家中医管理

---

① 关于认真贯彻党的中医政策，解决中医队伍后继乏人问题的报告［G］.中医工作文件汇编（1949—1983）.卫生部中医司

② 中央转发中共卫生部党组《关于认真贯彻党的中医政策，解决中医队伍后继乏人问题的报告》的批语.［G］.中医工作文件汇编（1949—1983）.卫生部中医司

③ 国家发展和改革委员会 https://www.ndrc.gov.cn/fggz/fzzlgh/gjfzgh/200709/P020191029595681819982.pdf，2007-8-31

④ 上海中医学院.中医年鉴（1985）［M］.北京：人民卫生出版社，1986：529-530

局正式成立，这是中央从行政管理的层面进一步尊重中医的独立性和发展中医特色的标志。1988 年 5 月，在多方呼吁下，国务院常务会议决定成立国家中医药管理局，原来由国家医药管理局负责的中药管理职能归入国家中医药管理局。国家中医药管理局的成立和运行，实现了中医中药管理的一体化发展，是国家管理体制改革的深化与完善，有利于中医与中药的高度协调配合、同步发展，符合中医药学自身发展规律。

（三）"县县建中医医院"目标的实现

为了尽快扭转农村中医中药事业萎缩的严重局面，1986 年，国家中医管理局在大量调研的基础上拟定了《关于加强县级中医医院建设的意见》，确立了到 1990 年每个县建一所中医医院或民族医医院的总目标。在此政策引导下，1986 年与 1981 年相比，全国县级中医医院由 581 所发展到 1 346 所。1987 年继续认真抓"县县建中医医院"的工作，总共新建了县中医医院 148 所。1986 年底，已有江苏、黑龙江、吉林、辽宁四个省实现"县县有中医医院"；1987 年，又有湖南、湖北、江西三个省实现了县县有中医医疗机构；1988 年，广东、上海、浙江、四川四省又实现了"县县建中医医院"，累计已有 11 省实现了此目标。这一目标的实现对农村中医药人才的需求大量增加，促进了中医药职业教育体系的完善和发展。

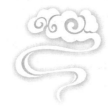

第二节 "衡阳会议"与高等中医药院校的恢复发展

一、"衡阳会议"与高等中医药院校恢复发展的历史背景

"文革"期间，高等中医药教育受到严重摧残，全国 21 所中医学院被撤并 10 所，未遭撤并的也是元气大伤。粉碎"四人帮"后，特别是党的十一届三中全会以来，中医院校逐渐恢复和发展。1978 年 8 月 25 日，卫生部党组在深入调研的基础上，形成《关于认真贯彻党的中医政策，解决中医队伍后继乏人问题的报告》，并提交中共中央。报告总结了新中国成立以来中医事业的实践经验，提出"没有建立中医学院的省、市、自治区，应积极创造条件，争取在 1980 年前后建立起来；对于北京、上海、南京、广州、成都、辽宁、山东、陕西八所中医学院，应当有计划地重点加强；全国各地的中医学院努力扩大招生数量，争取在 1980 年前后使每个中医学院的在校学生平均达到 1 000 人左右，重点中医学

院在校学生 1 500 人左右 [①]。"1978 年党中央批发了 56 号文件，重申了党的中医药教育政策。1980 年 9 月，卫生部、教育部印发了《关于加强高等中医教育工作的意见》的文件，对高等中医院校的任务和培养目标、布局和发展规模、专业设置等问题作了具体规定。

1982 年 4 月 16 日至 22 日，全国中医医院和高等中医教育工作会议在湖南省衡阳市举行。这是新中国成立以来，第一次由国家卫生部组织召开的全国性中医药工作会议，史称"衡阳会议"。会议以继承发扬中医药学、推动中医药事业发展为宗旨，坚持贯彻落实好党的各项中医药政策，进一步统一思想、澄清认识，明确中医药在我国卫生事业中的地位和作用。会上，对关系到中医药事业发展的中医医院建设、高等中医药教育等重大问题进行了研究和讨论，强调要尊重中医的特色，在继承的基础上发展中医。提出加强中医医院建设、提高高等中医院校办学质量和大力培养中医药人才等一系列加快中医药发展的举措，进一步强调了中医机构要保持和发扬中医药特色的发展思路。时任卫生部部长崔月犁发表了题为《我们要在中医事业上有所作为》的重要讲话——"中医西化就像剧院外边挂的牌子是梅兰芳，里面唱的调子是朱逢博"，中医药振兴发展的号角全面吹响。

会议重点指出了两方面的重要问题：一是提出了当前中医是卫生事业的短线，必须在人力、物力、财力等方面，认真加强这条短线；二是强调了保持和发扬中医特色是发展中医事业的根本方向。同时，重视对中国传统医学的传承和中医队伍的培养、提高。这是发展中医事业的两个根本问题，因为不把中医机构建立起来，中医的医疗、教学、科研就没有基地；有了中医机构，不保持和发扬中医特色，也就失去了发展中医事业的意义。

衡阳会议的胜利召开，回答了当时社会持续已久的争论和质疑。会议形成并通过了《关于加强中医医院整顿和建设的意见》《全国中医医院工作条例（试行）》和《努力提高教育质量，切实办好中医学院》等 3 个文件。明确提出了"突出中医药特色，发挥中医药优势，发展中医药事业"的根本指导方针，确立了中医、西医、中西医结合三支力量都要大力发展、长期并存的基本思路。进一步强调中医机构要保持和发扬中医药特色的发展思路，提出了加强中医医院建设、提高高等中医院校办学质量和大力培养中医药人才等一系列加快中医药发展的举措，为中国中医事业的发展奠定了基础，为中医医院和中医药院校的发展指明了方向。"衡阳会议"之后开启了中医复兴的新里程，迎来了中医药事业迅猛发展的"黄金四十年"，具有里程碑的意义，成为中医药发展史上的一次重要转折点。

衡阳会议后，广大中医药教育者欢欣鼓舞，孟景春先生说："衡阳中医工作会议，为中医事业拨正了航向，指明了前途。"[②] 任应秋先生说，衡阳会议"如春风夏雨适当其时，中医事业振兴有望""我与广大同道一样，感到心情振奋，深受鼓舞"[③]。

衡阳会议后，中医药教育事业蓬勃发展。1982 年，教育部和卫生部联合发出了《关于加强针灸教育，培养针灸人才意见》的通知，提出"有条件的中医学院，经批准，可以建立针灸学专业，或者办针灸学院。学制五年，培养具有较深中医基础理论和诊疗技术的

---

① 关于认真贯彻党的中医政策，解决中医队伍后继乏人问题的报告［G］.中医工作文件汇编
② 孟景春.孟景春医集［M］.长沙：湖南科学技术出版社，2012，101
③ 王永炎，鲁兆麟，任廷革.任应秋医学全集 卷10［M］.北京：中国中医药出版社，2015，5465

针灸医师。"[1]随后在南京又召开了中医教学计划座谈会，并成立了全国高等中医药院校中医教材编审委员会，创办了《中医教育》杂志。在北京召开了部分有关省、区民族医药座谈会，讨论拟定了加强民族医药的意见。上海中医学院接受国家委托向世界各国公开招生，开设为期3个月的学习班和为期14天的针灸讲习班[2]。云南省中医研究所为美国旧金山市美洲中医学院的学员和医生11人举办了中医进修班，增进中美两国人民的友谊，促进医学科学技术的交流。[3]

二、高等中医药院校的恢复与发展

（一）高等中医药院校迅速恢复与发展

1978年以来，在党的路线、方针、政策的指引下，高等中医学院经历迅速恢复整顿后，进入快速发展的轨道。"衡阳会议"后，中医学院调整和改变了只办中医系的单一局面，1983年23所中医学院已有中药系17个、针灸系8个、骨伤系1个、按摩系1个，在校生达25 237人[4]。1984年，全国高等中医院校发展到23所，筹建北京针灸学院和山西中医学院，10所高等医药院校设置了中医和中药专业，在校学生达到26 698人[5]。1985年，高等中医院校发展到26所，河南省民间集资办了张仲景国医大学，11所高等医药院校的中医、中药专业不断巩固和提高，高等中医药教育招生6 999人[6]，在校学生达到28 450人。

根据1986年全国卫生厅局长会议精神和中医人才缺乏的现状，中医事业"七五"发展规划关于人才培养的战略任务为：坚持改革的精神，着手办好现有院校，适当发展新校，加强重点院校建设，发展短缺专业，推动中医教育事业有计划地稳步向前发展。1986年，高等中医院校发展到27所，专门培养高级针灸和骨伤人才的北京针灸学院开始招生。1988年，卫生部开展了中医药教育情况的调研，提出了加快中医药人才培养和发展中医教育的意见措施。同年，在郑州召开了全国中医教育工作会议，制定了《1988—2000年中医教育事业发展战略规划》，提出"到本世纪末高等中医教育，毕业本科生八万人，专科生二万人，'八五''九五'期间，平均在校生达二千人"[7]。这对于促进中医药教育事业长期稳定地发展，具有重要的指导作用。1997年，国家中医药管理局与国家教委联合召开了"全国中医药教育工作座谈会"。会议全面总结了中医药高等教育40年办学经验和教训，研讨了"九五"期间及至2010年中医药教育的改革和发展，通过了《进一步加强中医药教育工作的意见》，明确中医药教育之后的工作思路、发展战略、目标任务。

---

① 上海中医学院.中医年鉴（1983）[M].北京：人民卫生出版社，1984：421
② 上海中医学院.中医年鉴（1983）[M].北京：人民卫生出版社，1984：439
③ 上海中医学院.中医年鉴（1983）[M].北京：人民卫生出版社，1984：460
④ 上海中医学院.中医年鉴（1983）[M].北京：人民卫生出版社，1984：414
⑤ 上海中医学院.中医年鉴（1983）[M].北京：人民卫生出版社，1986：46
⑥ 上海中医学院.中医年鉴（1986）[M].北京：人民卫生出版社，1987：445
⑦ 《中国中医药年鉴》编辑委员会.中国中医药年鉴（1989年）[M].北京：人民卫生出版社，1990：84-85

　　1989 年，山西中医学院、西藏藏医学院和新疆维医专科学校正式成立，全国高等中医院校发展到 28 所、高等民族医学院校 3 所，高等医药院校和综合大学设置中医、中药和中药制药专业的已有 15 所，招生人数 7 340 人，在校学生达到 32 925 人。1998 年，高等中医药院校 25 所（河北中医学院 1995 年并入河北医科大学，新疆中医学院 1998 年并入新疆医科大学张仲景国医大学 1993 年并入南阳理工学院），高等民族医学院校 3 所；高等西医院校设立中医药系 23 所，招生人数 11 565 人，在校学生达到 43 046 人（表 2-2-1）。高等中医药学校创建与更名情况具体见表 2-2-2。

表 2-2-1　高等中医药学校和高等医药院校中医系（或专业）情况

年份	高等中医药学校 / 所	高等医药院校中医系（或专业）/ 个	在校学生数 / 人	招生数 / 人	毕业数 / 人
1965	21		10 155		
1975	17		13 538		
1980	23	5	20 442		
1983	24		25 237		
1984	24	10	26 698	6 311	5 494
1985	26	11	28 450	6 999	5 081
1986	27	11	28 954	6 688	4 819
1987	28	11	31 329	6 823	5 585
1988	28	11	32 339	6 987	6 817
1989	31	15	32 925	7 340	7 254
1990	31	17	34 048	7 893	7 427
1991	31	15	35 190	8 548	8 255
1992	30	15	35 451	9 247	7 354
1993	30	17	39 643	11 250	7 881
1994	30	23	42 302	10 936	7 925
1995	30	13	42 931	10 678	9 798
1996	29	22	43 408	11 230	10 536
1997	29	22	445 18	11 632	10 364
1998	28	23	43 046	11 565	8 971

　　备注：1. 本表格以《中医年鉴》《中国中医药年鉴》中"资料"或"机构"章节所列"中医药院校"和"在校生"数据为统计口径。和相关年份年鉴正文中描述数据会有少许出入，如 1983 年《中医年鉴》414 页描述当年在校生为 20 442，1985 年《中医年鉴》468 页描述当年在校生为 25 282 人。

　　2. 经笔者核实，1989 年，西藏藏医学院和新疆维医专科学校刚成立，年鉴统计数据显示为 29 所，未包含这两所新成立院校，故 1989 年的高等中医药院校的数目为 31 所，而非《中医年鉴》统计的 29 所。张仲景国医大学 1990 年开始不招生，在校生 1992 年毕业，1993 年并入南阳理工学院，所以高等中医药院校数从 1992 年开始变为 30 所。1995 年河北中医学院并入河北医科大学，故 1996 年的高等中医药院校的数目应为 29 所，而非《中医年鉴》统计总数中的 30 所；1997 年的数据与 1996 年数据相同；1998 年新疆中医学院并入新疆医科大学，故 1998 年的高等中医药院校的数目为 28 所，而非《中医年鉴》统计的 29 所。

表 2-2-2　高等中医药学校创建与更名情况

序号	学院名称	创建时间	更名时间	大学名称	备注
1	北京中医学院	1956 年	1993 年	北京中医药大学	1996 年入选国家"211 工程"重点建设大学
2	上海中医学院	1956 年	1993 年	上海中医药大学	
3	广州中医学院	1956 年	1995 年	广州中医药大学	
4	成都中医学院	1956 年	1995 年	成都中医药大学	
5	南京中医学院	1954 年	1995 年	南京中医药大学	前身为江苏省中医药进修学校
6	山东中医学院	1958 年	1996 年	山东中医药大学	
7	天津中医学院	1958 年	2006 年	天津中医药大学	
8	长春中医学院	1958 年	2006 年	长春中医药大学	
9	辽宁中医学院	1958 年	2006 年	辽宁中医药大学	
10	福建中医学院	1958 年	2010 年	福建中医药大学	
11	河南中医学院	1958 年	2016 年	河南中医药大学	
12	黑龙江中医学院	1959 年	1996 年	黑龙江中医药大学	
13	浙江中医学院	1959 年	2006 年	浙江中医药大学	
14	湖北中医学院	1959 年	2006 年	湖北中医药大学	
15	安徽中医学院	1959 年	2013 年	安徽中医药大学	
16	江西中医学院	1959 年	2013 年	江西中医药大学	
17	陕西中医学院	1959 年	2015 年	陕西中医药大学	
18	湖南中医学院	1960 年	2006 年	湖南中医药大学	
19	云南中医学院	1960 年	2018 年	云南中医药大学	
20	广西中医学院	1964 年	2012 年	广西中医药大学	
21	贵阳中医学院	1965 年	2018 年	贵州中医药大学	
22	甘肃中医学院	1978 年	2015 年	甘肃中医药大学	
23	北京联合大学中医药学院	1978 年	2002 年	首都医科大学中医药学院	
24	河北中医学院	1983 年	2023 年	河北中医药大学	1995 年并入河北医科大学
25	新疆中医学院	1985 年	1998 年	新疆医科大学	
26	北京针灸学院	1986 年	1987 年	北京针灸骨伤学院	2000 年并入北京中医药大学
27	山西中医学院	1989 年	2017 年	山西中医药大学	
28	内蒙古蒙医学院	1987 年	2000 年	内蒙古民族大学	民族医学院
29	西藏大学藏医学院	1989 年	2018 年	西藏藏医药大学	
30	新疆维医专科学校	1989 年			
31	重庆中医药学院	2022 年			

　　备注：1. 广西中医学院和江西中医学院创建时间存在年鉴数据不一致的情况说明：广西中医药大学，该校网站和1983 年《中医年鉴》显示创建时间均为 1964 年，而 1984—1986 年《中医年鉴》显示创建时间为 1963 年；江西中医大学，该校网站及 1983、1986 年《中医年鉴》显示创建时间为 1959 年，而 1984 年、1985 年年鉴显示创建时间为 1958 年。基于此种情况，笔者采用的创建时间为《中医年鉴》最早出现的时间，即 1983 年《中医年鉴》所示时间。

　　2. 本数据来源于《中医年鉴》《中国中医药年鉴》及各高等中医药院所官方网站。为了保持数据一致性和连贯性，高校改名的时间不在本章所属历史时间范围的也进行了统计，特此说明。

（二）高等中医药院所从数量提升、规模扩大到内涵发展的转变

1. 提升办学层次，探索人才培养新模式　在中医药院所数量与规模提升的基础之上，为进一步适应社会发展需要，各高校开启了加快内涵建设，探索人才培养新模式的试点工作。具体表现为：第一，1993 年北京、上海中医学院被批准更名为中医药大学，结束了中医药教育无大学的历史，标志着我国中医药教育事业有了新的发展[1]。1995—1996 年，广州、南京、成都、黑龙江、山东 5 所中医学院相继更名为中医药大学。第二，北京中医药大学开始尝试联合办学。1994 年北京中医药大学与对外经济贸易大学、北京化工学院、北京服装学院、中国金融学院开展了地域性与专业性相结合的联合办学模式。第三，国家中医药管理局与广东省人民政府签署共建广州中医学院的协议书，共同建设广州中医学院，开启"校府"共建新模式。

2. 深化教育改革，增强主动适应能力　中医药教育进入 20 世纪 90 年代后，继续贯彻"治理整顿、深化改革"的方针，强化宏观管理机制，深化教育改革，增强主动适应能力。1991 年，高等中医药教育开启综合改革试点工作，国家中医药管理局确定上海和成都中医学院为全国高等中医药教育综合改革的试点院校。上海中医学院的综合改革试点工作是开展以主动适应社会需求，加强实践能力为核心的教学改革；成都中医学院的改革重点放在如何为农村培养应用型人才，满足农村对高层次中医药人才的需求，调整层次结构，加速中医药高层次人才和短缺专业人才的培养。自 1991 年秋季，在北京、上海、广州中医学院试办七年制中医学专业，以缩短教育年限，加快人才培养速度；1992 年在北京、广州、上海三所中医学院中医学专业试办第二学士学位教育；上海中医药大学从 1993 年开始对本科学生试行学分制；浙江、福建、广西等中医学院调整专业结构，适应社会需求；为改革高等中医药教育中医专业招生与就业制度，1998 年国家中医药管理局与教育部召开了部分高等中医药院校开设农村中医专业研讨会，共同确定黑龙江、山东、河南、浙江、江西、贵阳、甘肃等七所高等中医药院校于 1998 年开办农村中医专业。

3. 发挥示范引领作用，加强重点学科建设　重点学科是国家根据发展战略与重大需求，择优确定并重点建设的培养创新人才、开展科学研究的重要基地，在高等教育学科体系中居于骨干和引领地位。为了适应社会经济建设对高级中医药专门人才的需求，发挥骨干院校和学科专业的示范和辐射作用，1987 年国家教委发布了《关于做好评选高等学校重点学科申报工作的通知》，通知要求重点学科的门类要比较齐全，科类结构比例和布局应力求合理。1989 年底，国家教委正式发布高等学校医学重点学科点名单，共计 53 个学科点，含中医药重点学科点 6 个，并制定了重点学科的建设规划和评审办法。经过 2 年建设，第一批重点学科建设工作取得进展，重点学科建设促进了学校工作，提高了教学、科研水平，发挥了引领示范作用（表 2-2-3）[2]。1997 年 5 月在贵阳召开了中医药学科建设研

① 《中国中医药年鉴》编辑委员会.中国中医药年鉴（1996 年）[M].北京：中国中医药出版社，1996：47
② 《中国中医药年鉴》编辑委员会.中国中医药年鉴（1997 年）[M].北京：中国中医药出版社，1997：109

讨会，会上通报了重点学科建设工作进展。与此同时，各省、自治区、直辖市教育行政部门评选、批准了一批省级中医药重点学科，各高等中医药院校也自选若干学科进行重点建设，至此形成了三级重点学科建设体系。

1996—1998 年，国家中医药管理局对在建的国家重点学科点进行了抽查评估。在重点学科建设的基础之上，国家教委以"211 工程"建设为龙头，加强重点学科建设，1996 年北京中医药大学入选国家"211 工程"重点建设大学。

表 2-2-3　国家教育委员会国家重点学科点名单（1989 年版）

序号	重点学科点名称	所属中医院校
1	中医内科学	北京中医学院
2	中医内科学	广州中医学院
3	中医妇科学	黑龙江中医学院
4	中医外科学	上海中医学院
5	针灸学	南京中医学院
6	中药学	成都中医学院

（三）民办高等中医药教育的起步

改革开放以后，我国改变了单一的公有制经济模式，个体经济被视为公有制经济的必要补充。在教育领域，也出现了政府与社会力量共同办学的多元化办学格局，民办高等教育开始兴起。在 20 世纪 80 年代，出现了一批民办高校，拉开了我国民办高等教育发展的序幕。值得注意的是，在中医药教育领域，也出现了以张仲景国医大学为代表的民办中医院校。进入 20 世纪 90 年代后，随着我国民办教育整体规模的扩大，越来越多的民办中医药教育机构开始出现。

1984 年 11 月，张仲景国医大学开始筹办。1985 年 2 月正式成立，9 月正式开学，首届招生 380 人，生源遍及除台湾、西藏外的全国各省、自治区、直辖市。该校是社会集资创办的全日制高等学校，以继承和发扬中国医圣张仲景的医学思想，培养高级中医人才为宗旨。学校设中医一个专业，办有专修班、专科班和少年班。专修班学制 3 年，招收中医士以下在职人员，学习大学本科课程，突出中医经典和仲景学说，培养临床实用型和理论研究中医人才。专科班学制 3 年，招收高中毕业生，为社会培养临床实用型人才。少年班属普通本科，学制 6 年，招收文史优良的初中毕业和中医世家子弟，以利早出人才。[1]

1993 年张仲景国医大学并入南阳理工学院。办学 8 年间，学校不仅培养了一批中医药人才，并且在海外具有良好声誉，有来自日本及东南亚等国的 300 余名留学生到学校进行学术交流，研究仲景学说。国内中医界 200 多位知名专家担任学校客座教授。[2]更为重

---

① 南阳地区地方史志编纂委员会.南阳地方志：下册［M］.郑州：河南人民出版社，1994：29
② 唐祖宣.我为中医五十年［M］.北京：中医古籍出版社，2009：301

要的是，张仲景国医大学开启了我国民办中医药教育的历程，是以社会力量为主体创办中医药教育作出的有益尝试。

（四）高等中医专科教育的恢复发展

在我国的高等教育体系之中，专科教育是必不可少的组成部分，是培育应用型技术人才的重要途径。我国中医药专科教育早在1958年便已起步，但整体规模较小，分布较少，专业也较为单一，仅有中医一个专业。高等中医药教育内部结构比例不够恰当，专科人才供需矛盾突出，严重影响到基层医疗卫生工作的开展，推动中医专科教育建设成为中医药教育恢复发展的一项重要任务。1982年4月，教育部、卫生部在江苏镇江召开高等医学专科教育座谈会。会上对高等医学专科教育的开展情况进行了讨论，认为应着重解决两个突出问题：一是修业年限短，学习时间不足；二是办学条件普遍较差。对此应做到切实加强对各医学专科学校的领导，在人、财、物等方面给予支持，使各校有条件逐步提高教学质量。[①] 此次会议的召开，明确了医学专科教育发展的一些基本原则，有力推动了中医专科教育的发展。

随着中医药教育改革不断深入和中医药事业发展新形势的要求，高等中医药专科教育发展较快。据统计，"1987年全国有20所高等中医院校和5所高等医学院校开办中医药大专教育，一所民办公助的中医专科学校，共设置13种专业33专业点，在校的专科生3 300多人"[②]。大多数专科毕业生在农村和基层医药保健工作中发挥了重要作用。但是，中医药专科教育比较薄弱，不能满足社会实际需要。"在校的专科生的比例只占高等中医教育在校本、专科学生的10.7%，约占高等医药在校专科学生的9.7%，1987年还没有一所国家办的中医药专科学校。"[③]

为加快发展高等中医药专科教育，卫生部1987年在北京医科大学召开了关于发展医学专科教育的论证会，向国家教委报送《发展医学专科教育的论证报告》，提出把发展医学专科教育作为农村培养较高层次的医学专门人才、提高农村医疗保健水平的战略措施[④]。

为了进一步推动高等中医药专科教育事业持续、稳定、健康的发展，国家中医药管理局印发《关于发展高等中医药专科教育的意见》（〔89〕国医教字第105号），该意见从办学方向、办学形式、办学特点等方面对高等中医药专科教育发展提出了具体的思路。《1988—2000年中医教育事业发展战略规划》提出"加强高等专科教育，全国要新建中医药专科学校7至10所；现有中医学院要有计划地举办专科教育，或采取办分院以及与地方联合办学等形式，积极为农村、基层培养多种类型的中医药专科人才。"[⑤] 明确高等中医

①　辽宁省高等教育局，沈阳师范学院教育科研所.高等教育文件选编（1977.11-1982.6）［M］.沈阳：辽宁省高等教育局，1982：56-59
②　《中国中医药年鉴》编辑委员会.中国中医药年鉴（1990年）［M］.北京：人民卫生出版社，1991：59
③　《中国中医药年鉴》编辑委员会.中国中医药年鉴（1990年）［M］.北京：人民卫生出版社，1991：59
④　《国家中医药局管理局教育司.中医药教育法规全书［M］.长春：吉林科学技术出版社，1998：794
⑤　《中国中医药年鉴》编辑委员会.中国中医药年鉴（1989年）［M］.北京：人民卫生出版社，1990：85

药专科教育的发展方向与发展规模。

为持续推动高等专科教育持续、稳定、健康发展,1990年11月27日至12月1日,国家教委在广州召开全国普通高等专科教育工作座谈会,基于两年多广泛深入的调研,讨论确定《关于加强普通高等专科教育工作的意见》,并于1991年1月印发实施。该《意见》根据我国社会主义现代化建设事业的需要和当前教育现状,对于我国普通高等专科教育提出了具体工作方针和措施政策,是今后一段时期内我国普通高等专科教育的指导性文件。

《意见》中明确指出,普通高等专科教育是在普通高中教育基础上进行的专业教育,主要培养高等应用型专门人才。普通高等医药专科的毕业生主要去县乡、厂矿等基层医疗卫生机构,从事常见病、多发病的预防、医疗和初级保健工作,其基本修业年限定为三年。

1990年,国家教委高教司关于印发《普通高等学校设置医药专科专业的原则规定》《制定高等医药专科专业教学计划的原则和基本要求》《普通高等学校医药专科基本专业目录》和《普通高等学校医药专科专业基本规范》等指导性教学文件,加强普通高等学校医药专科专业的设置和医药专门人才培养的规范。

在以上方针政策的指引下,高等专科教育发展势头良好。到1997年,有28所高等中医院校和14所高等医学院校(综合院所)开办高等中医药专科教育,有邯郸医学高等专科学校、大同医学专科学院、长春医学高等专科学校、井冈山医学高等专科学校、恩施医学高等专科学校5所专门的高等医学专科学院开设中医药专科教育。共设置35个中医药专业,在校的专科生达到10 800多人[1]。

(五)中医药多种教育形式并存局面的形成

这一时期,中医学院在办好全日制教育的同时,各地卫生、教育部门还积极发展夜大学和函授教育。夜大学和函授院校都要经教育部批准,招生纳入国家教育事业计划,毕业后承认其学历并有相应待遇。1983年,中医学院办夜大学的有8所,其中卫生部所属的2所,地方所属的6所。学制4至5年。培养目标、教学计划与本科基本相同,夜大学在校生有2 010人。中医函授教育是培养中医的传统方法,投资少,见效快,1983年有17所中医学院经教育部审定同意设立了函授部。有10所中医学院已经招生,其中卫生部所属的1所,地方所属的9所,在校函授学员11 000多人。江西和辽宁中医学院函授中专班学员已毕业5 926人。1983年3月14日至17日,卫生部中医司在武汉召开了中医函授教育工作座谈会。有12所院校的代表参加了会议,会议总结和交流了中医函授教育的经验,研究了进一步办好中医函授教育的有关问题,强调要加强教学管理,多种形式教学,特别要办好高等中医函授教育,提高教育质量,培养合格中医人才。

1985年3月,国家教委高等教育自学考试委员会和卫生部印发了《五省(市)高等教育中医专业自学考试座谈会纪要》,会议商定在四川、辽宁、北京、天津、上海五省、

---

[1] 《中国中医药年鉴》编辑委员会.中国中医药年鉴(1999年)[M].北京:中国中医药出版社,1999:561—588

市进行高等教育中医专业自学考试试点，取得经验后，再逐步推广。学历层次定位专科和本科。

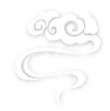

第三节　高等教育中医药本科专业设置的规范化建设

专业目录是高等教育工作的基本指导性文件之一。它规定专业划分、名称及所属门类，反映培养人才业务规格和工作方向，是设置调整专业、实施人才培养、授予学位、安排招生、指导毕业生就业、进行教育统计、信息处理和人才需求预测等工作的重要依据。

新中国成立后，我国高等中医药教育在初创阶段的中医学院仅设有中医专业。至1963 年，经国务院批准，由国家计委、教育部共同修订的《高等学校通用专业目录》中，已列有中医学、中药学本科专业。

1978 年后，我国高等教育工作的根本指导思想是从中国实际出发，走自己的道路，努力为社会主义现代化建设服务，逐步建立具有中国特色的社会主义高等教育体系。高等院校医药本科专业设置逐渐按医药卫生事业发展的人才需要而增加。到 1986 年初，全国高等院校设置的医药本科专业数已明显增多，但仍不能充分适应社会发展需要，部分专业存在以下主要问题：一是专业划分不够恰当；二是专业名称不尽科学；三是专业方向不够明确；四是专业布点不甚合理。

针对以上问题，有必要全面修订我国高等学校本科专业目录，以适应社会主义建设时期对高级医药专业人才培养的需要。由此开始了我国改革开放之后的三次本科专业目录的大规模修订。

一、本科专业目录的第一次修订（1987 年版）

1986 年 3 月，国家教委开始部署全国高等学校医药本科专业目录修订工作。这是继1963 年之后全国范围内的第一次本科专业目录修订。修订工作分为调查论证和修改审定两个阶段。按照当时专业设置情况，由国家教委统一领导，根据八类专业不同的业务对口部门，分别委托卫生部、国家医药管理局和国家中医管理局负责具体组织实施八个科类专业，含基础医学类、预防医学类、临床医学类、中医学类、口腔医学类、法医学类、药学类和应用文理工科类等的目录修订工作。其中中医学类专业委托国家中医管理局组织。

1986 年 4 月，卫生部中医司印发《关于修订中医本科专业目录的通知》，组织上海、北京、广州、成都、南京等 5 所中医学院成立中医类本科专业目录修订工作组，进行调研论证并起草目录修订草案。

1987 年 5 月下旬，由国家教委主持，卫生部、国家医药管理局和国家中医管理局组织在杭州召开了全国普通高等学校医药本科专业目录审定会。根据业务部门和有关专家的意见，在专业目录的审议稿中增补了中医外科学专业。

经过一年多的调查研究、科学论证和审议修订，1987 年 8 月，国家教委发布实施《全国普通高等学校医药本科专业目录》。修订后的目录共有 9 类，47 种正式专业，另外单列的 10 种试办专业。其中列入中医学类的专业有中医学、中医养生康复学、中医五官科学、针灸学、推拿学、中医骨伤科学、蒙医学、藏医学 8 个；并试办中医基础医学、中医文献学、中医外科学专业 3 个。中药学相关专业列入药学类专业，设中药学、中药制药、中药鉴定 3 个专业。同时提出了全国中医学院专业设置和布点的建议。

这一次医药本科专业目录的全面修订，以行业主管部门和学科逻辑相结合的方式使整体内容更加充实，结构更加完善，为建立具有中国特色的社会主义高等医药教育体系及在专业结构方面奠定较好的基础。在中医类专业设置方面，相较之前增加了中医基础医学、中医文献学、中医养生康复学、中医外科学、中医五官科学专业，使我国中医学的专业结构进一步健全。

二、本科专业目录的第二次修订（1993 年版）

国家教委分科类先后公布实施的前一版各科类专业目录一定程度上拓宽了专业口径，增强了适应性，对加强专业设置管理、提高办学水平起到了积极作用。但是，由于认识和管理体制等方面的客观原因，以下问题未能较好解决：专业划分过细、范围过窄，专业名称不尽科学、统一，专业门类重复设置，本科专业门类与学位授予门类不一致等。同时，随着社会主义现代化建设事业的发展，国家有关部门和高等学校也需要统一研究部分应用性专业设置问题。为了进一步解决以上存在的问题，及早制订一个体系完整、规范统一、科学合理的本科专业目录，自 1989 年起，国家教委开始着手进行了新一轮专业目录修订工作。

本次修订工作历时四年多。期间，国家教委同时完成全国普通高等学校本科专业设置清理审核等工作，强调要从根本上改变和杜绝本科专业管理工作中存在的各行其是的现象，同时要加强专业设置审批、招生和毕业生分配工作的统一性。

在中央和地方各部门及有关高等学校的积极配合和共同努力下，依靠国内专家、学者进行了大量的调查研究和充分的科学论证工作，本次修订工作以适应当下经济、科技和社会发展需要的原则，科学性原则，符合高等教育发展规律原则，和拓宽专业、增强适应性的原则，通过分科类论证审订和总体优化的过程，最终于 1993 年 7 月 16 日由国家教委正式印发《普通高等学校本科专业目录》。

修订后的专业目录更加突出以学科为分类框架，其学科门类与国务院学位委员会、国家教委联合颁布的《授予博士、硕士学位和培养研究生的学科、专业目录》的学科门类基本保持一致，分设包括医学在内的十大门类，下设二级类 71 个，504 种专业，比修订前的专业数减少了 167 种。医学门类下设中医学、药学等二级类 9 个，37 种专业。中医学类设中医学、中医五官科学、中医骨伤科学、中医外科学、中医文献学、针灸学、推拿学、蒙医学、藏医学 9 个专业；中药学相关专业设置在医学和工学两个门类下，医学门类的药学类中设有中药学、中药鉴定、中药药理学、中药资源 4 个专业，工学门类化学与制药类中设有中药制药专业。

较前一版变化：第一，试办专业列入正式专业，但设定为需要适当控制设点的专业。第二，中医学类撤销了中医养生康复学和试办的中医基础医学两个专业；中药学增设中药药理、中药资源专业，中药制药专业由原医学门类归至工学门类。

这一次修订工作进一步拓宽了专业口径和业务范围，调整归并了一批专业，充实扩大了专业内涵。同时考虑社会对专业人才的需要和部分门类、专业的办学现状，保留了部分专业范围较窄的专业，增设了少数应用性专业。专业种数经本次修订后有较大幅度减少。

三、本科专业目录的第三次修订（1998 年版）

1978 年之后，本科专业目录经过以上两次大规模的调整和修订，全国普通高等学校设置的本科专业已达 624 种，其中目录内专业 504 种。但是，由于历史和现实的各方面原因，专业划分过细，专业范围过窄，有的名称欠科学、规范，门类之间专业重复设置等问题，尚未从根本上得到解决。

随着我国社会主义市场经济体制的建立和完善，现代社会、经济、科技、文化的发展和世界高等教育的发展，对我国高等教育人才培养提出了更高的要求，调整和改革作为人才培养模式重要标志和内容的专业设置已成为 20 世纪末我国高等教育改革的一项十分迫切而重要的任务。因此，为适应新世纪高等教育改革和发展的需要，有必要再一次全面修订我国普通高等学校本科专业目录。

1997 年 4 月，国家教委启动改革开放以来第三次本科专业目录修订工作，历时一年多，1998 年 7 月，教育部颁布《普通高等学校本科专业目录》。该目录为教育部依据《关于进行普通高等学校本科专业目录修订工作的通知》确定的指导思想及总体部署，按照科学、规范、拓宽的工作原则，在 1993 年原国家教委颁布的《普通高等学校本科专业目录》及原设目录外专业的基础上，经过高等教育面向 21 世纪教学内容和课程体系改革计划立项研究、分科类进行专家调查论证、总体优化配置、反复征求意见，并经普通高等学校本科专业目录专家审定会审议后最终确定。

与原目录相比，学科门类从 10 个增加到了 11 个，"管理学"从"经济学"中独立门户，成为新增设的"管理学门类"。修订后专业类为 71 个，专业种数由 504 种调减到 249 种，比修订前的专业数减少了 255 种，调减幅度为 50.6%。

医学门类下设中医学、药学、护理学等二级类 8 个，共 16 种专业。其中，中医学类中含中医学、针灸推拿学、蒙医学、藏医学 4 种专业；药学类下设中药学专业。

较前一版本相比，第一，原中医学、中医五官科学、中医骨伤科学、中医外科学、中医养生康复学、中医文献学转设为中医学；原针灸学、推拿学，合并为针灸推拿学；原中药学、中药鉴定、中药药理学、中药资源、中药制药的部分，转设为中药学专业。（表2-3-1、表2-3-2）

表2-3-1　本科专业目录修订版次情况

版次	颁布时间	文件名称	颁布主体	专业数		
				学科门类	学科专业类	专业种数
1	1987年8月	全国普通高等学校本科专业目录（工科、农科、林科、医药、理科、文科、政法、财经、艺术、师范、体育11类）	国家教委	11	77	702
2	1993年7月	《普通高等学校本科专业目录》	国家教委	10	71	504
3	1998年7月	《普通高等学校本科专业目录》	教育部	11	71	249

表2-3-2　本科专业目录各版次专业设置情况

版次	1987年版	1993年版	1998年版
颁布时间	1987年8月	1993年7月	1998年7月
学科门类	医学	10 医学 08 工学	10 医学
专业类和专业编号、名称	**五、中医学类专业** 0501 中医学 0502 中医养生康复学 0503 中医五官科学 0506 中医骨伤科学 试03 中医外科学 试02 中医文献学 0504 针灸学 0505 推拿学 0507 蒙医学 0508 藏医学 **十、试办专业** 试01 中医基础医学	1005 中医学类 100501 中医学 100502 中医五官科学 100503 中医骨伤科学 100504* 中医外科学 100505* 中医文献学 100506 针灸学 100507 推拿学 100509 蒙医学 100510 藏医学	1005 中医学类 100501 中医学 100502 针灸推拿学 100503 蒙医学 100504 藏医学
	七、药学类专业 0709 中药学 0710 中药制药 0711 中药鉴定	1008 药学类 100806 中药学 100807 中药鉴定 100808 中药药理学 100809 中药资源 **0812 化学与制药类** 081213 中药制药	1008 药学类 100802 中药学

备注：1. 试03 中医外科学、试02 中医文献学属于试办专业类，为方便统计对比，位置移动到中医学类下统计。
　　　2. 1993年版中标注"*"为本版本新开办专业。

从以上本科专业目录修订的历程来看，每一轮的修订都在专业划分过细、专业范围狭窄、专业内涵不清等问题上逐步改进，每一次的专业目录修订都呈现出对之前专业数量快速增长的抑制作用；修订的分类原则由"行业主导"逐步向"学科主导"方向转变。随着 1998 年《普通高等学校本科专业目录》的颁布实施，彻底改变了过去过分强调"行业与专业对口"的本科教育观念，确立了知识、能力、素质全面发展的人才观，确立了以学科内涵进行分类的逻辑，对引导高等学校拓宽专业口径，增强适应性，加强专业建设和管理，提高办学水平和人才培养质量，发挥了积极作用。

第四节　中医高等教育的改革发展

一、全国首次高等中医教育研讨会召开

"衡阳会议"后，为加快中医药教育事业的改革发展，1987 年 6 月全国首次高等中医教育研讨会在广州召开，来自全国 26 所中医学院、5 所高等医学院校的院长、校长、教学管理干部、专家教授、教育研究工作者、教师和研究生等 102 名代表，共聚一堂，交流中医药教育研究的成果和经验，商讨改革大计。国家中医管理局教育司、国家教委高教二司和广东省、广州市的领导及有关厅局的负责同志出席会议并讲话。研讨会以"深化中医教育改革，提高教育质量"为中心议题，采取大会发言和小组讨论，开会研讨和现场参观相结合的多种形式进行。

会议认为，三十年来，创办高等中医教育是成功的，为国家培养了近 8 万名高级中医药人才，他们大多成为中医事业的骨干力量，具有中国特色的高等中医教育已初步建立。会议从教师队伍、学生素质、管理体制、临床教学等方面，分析了影响本科教育质量的主要问题。并从如何深化教育改革、提高教育质量，发展学校之间和学校与医院之间多种形式的横向联合办学，加强教学基地建设，以及建立质量检查评估制度等方面，提出了一系列改革措施，得到了代表们一致赞同。会议确定下一次研讨会的议题是后期临床教学问题。

为了加强中医药教育的学术研究，研讨会提出成立全国中医教育学会的倡议，并委托北京等五所中医学院筹办，国家教委和中国高等教育学会于 12 月初批准成立中国高等教育协会中医教育分会，并成立了筹备小组。1989 年 4 月，"全国中医药高等教育研究会"成立，对进一步加强中医药高等教育理论和应用研究，促进高等中医药教育研究的学术交流和教育改革具有重要意义。

二、中医专业第二学士学位教育试点工作

为适应"四化"建设的需要,国家急需尽快培养一批知识面宽、跨学科的高层次专门人才。1984年以来,少数高等院校试办了第二学士学位班。从初步实践和社会反映来看,采取第二学士学位的方式,有计划地培养某些应用学科的高层次专门人才,与培养研究生方式相辅相成,更能匹配"四化"建设的实际需要。因此,中医药第二学士学位教育,是宽口径、跨学科、培养高级专门人才的探索和实践。

为了顺利推进该项工作,国家教委、国家计委、财政部于1987年6月6日发布《高等学校培养第二学士学位生的试行办法》,对高校第二学士学位培养相关问题作出规定。明确指出,第二学士学位在层次上属于大学本科后教育,与培养研究生一样,同是培养高层次专门人才的一种途径。限在部分办学历史较久、师资力量较强、教学科研水平较高的本科院校中试行。根据当前包含医药在内的十个学科门类,已修完一个学科门类中的某个本科专业课程,准予毕业并获得学士学位,再攻读另一个学科门类中的某个本科专业,完成教学计划规定的各项要求,成绩合格准予毕业的,可授予第二学士学位。第二学士学位的专业原则上是学校现设专业、具有学士学位授予权的本科专业,如设置新专业应履行专业审批手续。修业年限一般为两年。

1992年3月,国家教委发布《关于开办中医学专业第二学士学位的批复》,同意在北京、广州和上海3所中医学院中率先开办中医专业的第二学士学位。其中,上海中医学院面向全国招生。

中医专业第二学士学位的招生对象和教学组织按西医班、理工科班和文科班分类进行。西医班主要以大学基础医学、预防医学、临床医学、口腔医学类本科专业毕业并获得学士学位的,具有一定医疗实践经验的在职人员为主;文科班、理工科班主要以文科、理工科本科相关专业毕业并获得学士学位的应届毕业生为主。招生考试科目必须体现与中医学专业直接相关的课程。修业年限西医班为二年,文科班、理工科班为三年。

推进发展中医第二学士学位教育是适应我国中医事业发展的重要举措,一定程度解决我国中医事业发展对跨学科研究中医的高层次专门人才的急切需求,促进中医学术发展和医疗水平的提高,有利于深化中医药教育改革。

三、试办七年制中医学专业

为促进高等中医教学改革,进一步完善我国高等医学教育的学制,主动适应中医药事业改革和发展的需要,中医学人才培养改革在探索中。1990年11月13日—15日在上海召开"试办七年制高等中医教育论证会",根据中医药高层次人才的需求情况,对高等中医院校开办七年制中医教育的必要性、可行性、办学条件、专业基本规范及教学计划制

定原则和基本要求进行了论证，并讨论修改了《试办院校基本条件》《七年制中医学专业基本规范》《制定七年制高等中医教育专业教学计划的原则和基本要求》等有关指导性教学文件。国家教委决定自 1991 年秋季，开始在上海、北京、广州三所中医学院试办七年制高等中医教育，培养理论基础和实践能力达到硕士水平的高级中医专门人才。三所学校分别与复旦大学、南开大学、中山大学联合培养，自 1991 年开始招收七年制中医学专业硕士研究生，招生名额分别为，上海中医学院 25 人、北京中医学院 20 人、广州中医学院20 人。

1991 年 8 月，为充分做好试办七年制高等中医教育的准备工作，确保教学工作的顺利进行，国家教委高等教育司与国家中医药管理局人事教育司在北京联合召开了"试办七年制高等中医教育准备工作汇报会"，会议提出严格管理是七年制高等中医教育培养质量的保证。各校要着手起草主要课程的基本要求，确保教学质量和便于教学检查。《七年制中医学专业基本规范》（试行）和《制定七年制高等中医教育专业教学计划的原则和基本要求》发布，成为指导七年制办学的指导性文件。

七年制中医学专业的教学计划，由三校按照国家教委颁发的《制订七年制高等医学教育专业教学计划的原则和基本要求》的精神及《七年制中医学专业基本规范》（试行）自行制订。《基本规范》中说明了该专业的主干学科为基础医学和中医学，提出为保证学生具备过硬的自然科学基础理论，各校在制订教学计划时要注意加强数学、物理学和化学等课程的教学。

七年制中医学专业用七年时间完成五年制本科和两年制硕士研究生的教育任务，相较于读完五年本科，工作两年后再读三年硕士研究生，缩短了高级中医人才的培养周期。为确保教育质量，第五年对学生进行一次全面考核，考核合格者方可进入下一阶段学习。

在前期试行基础上，1996 年 2 月，国家中医药管理局印发《关于成都、南京中医药大学申请试办七年制中医专业意见的报告》，认为两校已具备了试办中医学专业七年制教育的办学条件。这是继北京、上海和广州三所中医学院之后第二批中医院校试办中医专业七年制教育。国家中医药管理局指出，南京中医药大学作为建校最早的高等中医院校，办学经验丰富，专业设置和教育层次都较齐全，学科建设与办学条件较好，已初步形成试办中医学专业七年制教育的思路，并且已与重点综合性大学南京大学签署了联合办学的协议。所以再增加两所条件较好的高等中医药院校试办中医学专业七年制教育，通过扩大试点范围，有利于更好地探索高等中医药院校与综合大学联合办学、培养高层次复合型中医药人才的经验。

发展中医药教育事业的进程中试办七年制教育，特别是与重点综合大学联合办学，在提高学生的总体素质、优化学生的知识结构、提高办学效益等方面，取得了明显的优势，尤其是文理基础知识渗透到相关中医学课程中，有利于提高中医学生的逻辑思维能力、科研素质、动手能力及外语水平，是一条培养高层次复合型中医药人才的新途径。

四、高等中医药教育综合改革试点工作

1991 年，为使高等中医药教育主动适应社会需求，培养急需的临床应用型人才，国家中医药管理局确定上海和成都中医学院为全国高等中医药教育综合改革的试点院校。

上海中医学院的综合改革试点工作是开展以主动适应社会需求，加强实践能力培养为核心的改革，与此同时进行校长负责制和人事、工资等管理制度的改革。其主要方式是建立社会参与教育，教育主动适应社会需要的开放型办学管理机制。实行导师制，开展通、专才相结合，建立起培养临床应用型人才的新模式。在教学内容、教材、课程设置方面的相应改革措施均是与培养临床应用型人才相配套，逐步摸索建立新的中医课程体系。

成都中医学院的改革重点放在如何为农村培养应用型人才方面，其主要内容是从改革招生制度入手，招收有实践经验的中医药从业人员，通过改革旧的教学模式，吸取师承教育长处，采用导师制，定向培养，使学生早临床、多临床。通过理论—实践—理论—再实践的方法，在招生、培养、分配等各个环节上，始终围绕为农村培养应用型人才这个中心进行相应改革。

以上两所学校改革的共同点是增强高等中医药教育的社会适应性。上海属城市型，成都则以面向农村为主，这样两种典型改革试点取得初步经验后，则可在全国加以推广，从而带动中医药教育改革的深化与发展。

五、开办面向农村的中医专业

为贯彻落实《中国教育改革和发展纲要》和《中共中央、国务院关于卫生改革与发展的决定》，进一步适应我国当前农村经济和社会发展的实际需要，加强农村卫生工作，解决农村缺医少药的局面，满足广大农村对中医药人才的迫切需求，国家中医药管理局科技教育司在教育部（原国家教委高校学生司、高等教育司）的大力支持下，确定从 1998 年秋季开始在部分高等中医药院校开设农村中医专业（专科），为农村培养合格的中医药人才。1998 年 1 月，国家中医药管理局科技教育司和国家教委高校学生司联合在浙江省温州市召开部分高等中医药院校开办农村中医专业专门论证会议，会后确定黑龙江、山东中医药大学和河南、江西、浙江、贵阳、甘肃中医学院为试点单位，开办农村中医专业（专科）。[①]

六、中医临床教学改革与基地建设

临床教学伴随着中医院校教育而产生，"早临床，多临床，反复临床"一直是中医临床教学的理念，教学基地建设是临床教学的关键。进入改革开放后，顺应医学教育发展需

---

① 陈梦生.七所中医药院校首次开办农村中医专业.中国卫生年鉴［M］.北京：人民卫生出版社，1999：150-151

求，临床实践教学改革需求迫切。鉴于当时的临床教学较为薄弱，教学基地数量不足、质量不高，为保证和提高临床教学质量，国家高度重视医学院校临床教学基地建设。为了使高等医学院校附属医院更好地执行《全国医院工作条例试行草案》，根据附属医院工作的特点和提高工作质量的需要，卫生部于 1979 年 9 月 10 日颁发了《高等医学院校附属医院补充工作条例（试行草案）》。该试行草案提出了高校附属医院的主要建设任务、管理机制体制、人员编制管理、教学工作地位、教学任务等方面的具体要求。[1]

此后，卫生部又于 1980 年 6 月 30 日发布了《关于整顿和发展高等医学院校临床教学基地问题的意见》。该意见指出了附属医院是临床教学的重要基地，要求地方卫生行政部门要积极解决高等医学院校没有附属医院、教学医院及实习医院的问题，明确了教学医院、实习医院的建设要求与定位，提出了高校与临床教学基地要在师资、教学资源、临床、科研等多方面开展协作挂钩，互相学习，共同提高。[2]

至 1985 年，全国各中医院校基本建立起了 1~2 所附属医院，个别院校还建有附属的专科医院或附属门诊部。[3] 1985 年部分中医学院附属医疗机构一览见表 2-4-1。

表 2-4-1　1985 年部分中医学院附属医疗机构一览表

中医药院校	附属医疗机构
北京中医学院	北京中医学院第一附属医院
天津中医学院	天津中医学院第一附属医院、第二附属医院
河北中医学院	河北中医学院附属医院
辽宁中医学院	辽宁中医学院附属医院
长春中医学院	长春中医学院附属医院
黑龙江中医学院	黑龙江中医学院附属医院
上海中医学院	上海中医学院附属曙光医院、岳阳医院、龙华医院
南京中医学院	南京中医学院附属医院
浙江中医学院	浙江中医学院附属医院、附属门诊部
安徽中医学院	安徽中医学院附属医院、针灸医院
福建中医学院	福建中医学院附属人民医院、附属二院
江西中医学院	江西中医学院附属中医院
山东中医学院	山东中医学院附属中医院
河南中医学院	河南中医学院附属医院
湖北中医学院	湖北中医学院附属医院
湖南中医学院	湖南中医学院第一附属医院、第二附属医院
广州中医学院	广州中医学院附属医院、附属广东省中医院

①　国家中医药管理局科教司.中医药教育法规全书［M］.长春：吉林科学技术出版社.1998：490-491
②　国家中医药管理局科教司.中医药教育法规全书［M］.长春：吉林科学技术出版社.1998：503-505
③　上海中医学院.中医年鉴（1985）［M］.北京：人民卫生出版社.1986：640-661

续表

中医药院校	附属医疗机构
广西中医学院	广西中医学院第一附属医院、第二附属医院
成都中医学院	成都中医学院附属医院
贵阳中医学院	贵阳中医学院第一附属医院、第二附属医院
云南中医学院	云南中医学院附属医院、门诊部
陕西中医学院	陕西中医学院附属医院
甘肃中医学院	甘肃中医学院附属门诊部

为建设并管理好各种临床教学基地，1992 年 11 月 15 日国家教育委员会发布了《普通高等医学教育临床教学基地管理暂行规定》（教高〔1992〕8 号）。该规定将临床教学基地分附属医院、教学医院和实习医院三种类型。分别对附属医院、教学医院和实习医院三种类型的临床教学基地的定位、承担教学任务种类、应具备的基本条件、工作要求、管理与建设等方面进行了具体规定。

七、高等中医药教育改革的持续深入

1995 年，为进一步贯彻当年全国中医药工作厅局长会议精神，适应社会主义市场经济与中医药事业发展需要，进一步深化中医药教育改革，国家中医药管理局科教司于 1995 年 3 月 14 日至 17 日在成都召开了全国高等中医药教育改革座谈会。会议围绕高等中医药教育现状、成绩和存在问题，高等中医药教育应当如何主动适应社会主义经济建设及中医药事业新形势需要，进一步深化改革以及国家中医药行业主管部门应考虑的关键工作等问题展开了深入讨论，并提出了一些建设性意见和改革思路。会议还就中药教改方案制订及试点工作做了初步安排[1]。

1996 年，为筹备召开全国中医药教育工作座谈会，国家中医药管理局科教司组织长期从事中医药教育管理工作的老专家和部分中医药院校管理干部，分三个调查小组，于 1996 年 4 月 14 日至 5 月 15 日相继分赴山东、江西、上海、湖北、广西、贵州、四川、甘肃、河北、天津、吉林等十一个省、市开展调研工作。本次调研派出的三个组，共计召开各类人员座谈会 44 次，同时对中医专业本科毕业生的业务技能向用人单位进行了问卷调查，接受调查的总人数近 600 人[2]。本次调查的主要内容是了解各地中医药教育的基本情况，对中医药高等教育 40 年的评价，征求对"九五"期间中医药教育改革和发展思路的意见，并对当前中医药教育存在的主要问题进行了专项调查。根据调查结果，对中医药高教 40 年所取得的成就有一个正确评价，也梳理了当时中医药教育所存在的主要问题，为形成"九五"期间至 2010 年中医药教育改革的思路，打下良好的基础。

---

① 《中国中医药年鉴》编辑委员会.中国中医药年鉴 1996〔M〕.北京：中国中医药出版社，1996：110
② 《中国中医药年鉴》编辑委员会.中国中医药年鉴 1997〔M〕.北京：中国中医药出版社，1997：165

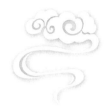

第五节　中医研究生教育的起步与发展

　　1975 年 1 月，在第四届全国人民代表大会第一次会议上，周恩来在《政府工作报告》中重申了在第三届全国人民代表大会第一次会议《政府工作报告》中提出的分两步走、全面实现四个现代化的战略：我国国民经济的发展，可以按两步来设想，第一步，用十五年时间，即在 1980 年以前，建成一个独立的比较完整的工业体系和国民经济体系；第二步，在本世纪内，全面实现农业、工业、国防和科学技术的现代化，使我国国民经济走在世界的前列。

　　为实现这一目标，建设现代化的社会主义强国，加速培养水平较高、数量较多的科学研究人员和高等学校师资，恢复和健全研究生培养制度就是一项根本措施。于是，1978 年 8 月召开研究生培养工作会议，讨论审议了系列研究生工作文件，开启了我国高等教育培养研究生的时代。

一、中医研究生教育起步发展的背景

　　1978 年 9 月 9 日，《高等学校培养研究生工作暂行条例（修订草案）》发布，其中提出："高等学校，特别是重点高等学校，应该把培养研究生作为一项重要任务，根据国家需要和学校的条件，积极招收研究生。"同日，还发布了《关于高等学校制订理工农医各专业研究生培养方案的几项规定（修改草案）的通知》《关于高等学校研究生马列主义理论课的规定（修改草案）》《高等学校研究生外国语学习和考试的规定（修改草案）》《关于高等学校研究生学籍处理问题的几项暂行规定（修改草案）》，对研究生培养的基本规范要求、课程设置、学籍管理等做了具体的要求和规定。

　　我国高等中医药教育也正是在这个背景下，开启研究生培养工作。中医研究生的培养旨在为中医医疗、教学和科研领域培养高级专门人才。"这是中医教育事业的一个创举，也是造就一代名中医的重要措施之一。"[1] 随着改革开放后中医药事业的发展，中医千百年来的理论和医疗实践，亟待培养一大批高层次中医药专门人才进行挖掘、整理和研究；老中医的丰富学术理论和临床经验，亟待一大批中医药专门人才继承发扬；中医药如何利用现代科学技术加速发展，走向世界，亟待一大批多学科渗透的高层次中医药人才进行研究。为此，"发展中医研究生教育，培养一大批高层次中医药专门人才，对提高中医药队伍的人才素质，改善中医队伍的群体结构和层次结构，继承和发展中医药学，振兴中医事

---

①　上海中医学院主编.中医年鉴（1983）［M］.北京：人民卫生出版社，1984：449

业，发扬中医药学的优势，迎接世界新技术革命的挑战，均具有深远的战略意义。"[1]

二、学位授予制度的设立与研究生学位授予工作的规范化

（一）设立学位授予制度

为促进我国科学专门人才的成长，促进各门学科学术水平的提高和教育、科学事业的发展，适应社会主义现代化建设的需要，国务院研究制定了《中华人民共和国学位条例》，并于 1980 年 2 月 12 日经第五届全国人民代表大会常务委员会第十三次会议审议通过。《中华人民共和国学位条例》将学位分为学士、硕士、博士三级，哲学、经济学、法学、教育学、文学、历史学、理学、工学、农学、医学 10 个门类，对每一级的授予条件、授予程序、授予机构管理等作出详细的规定，对学位评定委员会的组成和工作内容作了具体的要求。国务院学位委员会制定《中华人民共和国学位条例暂行实施办法》，1981 年 5 月 20 日经国务院批准后实行，对各级学位具体要求和程序做了更详细的要求和规定。以上文件内容构建了我国学位授予制度的基本雏形，为学位授予制度的确立和相关工作提供了原则遵循和指导。

（二）规范第一次硕士学位授予工作

之后，又在 1981 年—1982 年期间发布规范组织第一次学位授予工作。1981 年 11 月 24 日，国务院学位委员会发布《关于做好应届毕业研究生授予硕士学位工作的通知》，明确了坚持标准、保证质量的工作要求，并要求各单位要建立学位评定委员会。12 月 22 日，国务院学位委员会发布《关于无权授予学位的学科、专业应届毕业研究生申请硕士学位的问题通知》，对有毕业生但无授予权单位，由本单位出面，向本地区和本系统的专业对口的学位授予单位推荐申请，个别解决不了的，可以跨地区、跨系统申请。1982 年 3 月 10 日，《国务院学位委员会关于做好应届毕业研究生授予硕士学位工作的补充通知》发布，对特殊时期的特殊情况进行个性化管理和规范。在总结第一次授予工作经验基础上，国务院学位委员会于 1982 年 9 月 22 日发布《关于进一步做好硕士学位授予工作的通知》，对第一批研究生学位授予工作的细节和要求进一步明确和规范，并提出"业经学位评定委员会批准授予硕士学位的人员中，若发现有新问题或者有争议的，应进行调查研究和重新评议，对不符合标准的，应撤销其硕士学位资格"。至此，第一次硕士学位授予工作全部结束。

---

① 王玉润.发展中医研究生教育 培养高层次中医药专门人才.中医年鉴（1985 年）[M].北京：人民卫生出版社，1986：30-31

（三）启动规范博士研究生的培养及学位授予工作

基于我国经济社会发展对高层次人才的迫切要求，招收培养博士研究生是我国教育事业的大事。对于立足国内，培养社会主义建设所需要的各行各业的高级科学专门人才，逐步解决学术领导力量青黄不接、后继乏人等问题，具有迫切性和重要性。如果按照常规手段，从应届毕业硕士中招收博士研究生，虽然可以保证生源，但也存在招收的博士研究生实践经验不足，不利于广开才路，无法择优而培的缺点。为解决这一问题。1982年7月17日，教育部印发《关于招收攻读博士学位研究生的暂行规定》（〔82〕教高二字032号），对博士研究生的培养目标、招生审核程序、报考条件、考核方式等做了基本规范和要求，并确定博士研究生可以有计划、有步骤地根据需要以脱产和在职两种方式培养。这是我国博士研究生招生的起步。

按照培养计划第一批博士研究生应于1984年或者1985年毕业。因此，1984年7月31日，国务院学位委员会发出《关于做好博士研究生学位授予工作的通知》，指出博士学位的授予工作由各学位授予单位的学位评定委员会负责审核和批准。要求授予博士学位必须坚持政治标准和学术标准，各学位授予单位应严格按照国务院批准的有权授予博士学位的学科、专业和有关规定授予博士学位。这是我国第一个，也是唯一一个关于博士学位授予工作的文件，一直沿用至今。

（四）开启研究生教育和学位制度研究工作

1983年7月，国务院学位委员会、教育部组织在北京召开研究生教育和学位制度研究座谈会。1983年12月10日，下发《关于开展研究生教育和学位制度研究工作的通知》，正式启动了研究生教育和学位制度专项研究工作，根据时间紧迫性，启动了当前13个需要研究的课题和近期8个需要研究的课题，希望通过研究，认真总结我国研究生教育和学位工作实际经验，注意探索和研究国外研究生教育和学位制度的特点和经验教训，逐步建设具有中国特色的社会主义研究生教育和学位制度。1987年5月，国家教委研究生司、国务院学位委员会办公室组织了"七五"研究生教育和学位制度重点研究专项课题。

三、研究生学科、专业目录与中医研究生专业的设置

研究生学科、专业目录是国家进行研究生学位授权审核与学科专业管理，学位授予单位开展学位授予与人才培养工作的基本依据，适用于硕士博士学位授予、招生培养，学科专业建设和教育统计、就业指导服务等各项工作。研究生学科、专业目录分三级设置，即学科门类、一级学科和二级学科。自1978年我国开启研究生教育后，此阶段先后实行过三版研究生学科专业目录，其中1997年版本的《授予博士、硕士学位和培养研究生的学科、专业目录》一直施行至2011年。

（一）高等学校和科研机构授予博士和硕士学位的专业目录（试行草案）

1981 年，高等学校和科研机构迎来第一届研究生毕业生，并组织了第一批学位授权申报。为了做好学位授权审核工作，国家教委汇总了各部委拟订的学科专业目录，在学习国外学科专业目录基础上，拟定《高等学校和科研机构授予博士和硕士学位的专业目录（草案）》。

国务院学位委员会学科评议组第一次会议在讨论修改后形成《高等学校和科研机构授予博士和硕士学位的专业目录（草案）》（征求意见稿），并决定从 1982 年起，研究生按此专业目录进行招生和人才培养。

1982 年 12 月，召开国务院学位委员会学科评议组召集人会议，会上对"征求意见稿"再次进行修订，形成《高等学校和科研机构授予博士和硕士学位的专业目录（试行草案）》（简称"试行草案"）。

国务院学位委员会 1983 年 3 月 15 日召开第四次会议，会议同意"试行草案"正式试行并公布。"试行草案"共有 10 个学科门类、62 个一级学科、638 个二级学科。

中国人民解放军学位领导小组提出，增加军事学相关专业授予博士和硕士学位的学科专业目录。1985 年 2 月 26 日，国务院学位委员会第六次会议审议通过，进一步完善了《高等学校和科研机构授予博士和硕士学位的专业目录（试行草案）》的学科和专业设置，共有 11 个学科门类、64 个一级学科、647 个二级学科。

（二）授予博士、硕士学位和培养研究生的学科、专业目录

1986 年 10 月 14 日，国务院学位委员会、国家教委发布《关于做好修订＜授予博士和硕士学位的学科、专业目录（试行草案）＞》工作的通知，正式启动了专业目录第一次修订工作。

本次修订按一级学科分工，由国务院学位委员会和国家教育委员会委托部分高校承担修订和调整工作，并组织编写各学科专业简介。其中，中医学一级学科由北京中医学院牵头，王玉川任组长，由华西医科大学、第三军医大学、上海中医学院、南京中医学院、广州中医学院、成都中医学院作为参加单位；中西医结合一级学科由上海第二医科大学牵头，柴本甫任组长，天津医学院、上海医科大学作为参加单位。

国务院学位委员会办公室在汇总并征求学科评议组召集人意见基础上，形成《授予博士与硕士学位和培养研究生的学科、专业目录（修订草案）》（征求意见稿）。在广泛征求有关部委、地区、学位授予单位以及学科评议组召集人和专家、学者意见基础上，修改形成《授予博士与硕士学位和培养研究生的学科、专业目录（修订草案）》（审议稿）。

1988 年 10 月，"修订草案"经国务院学位委员会第八次会议原则通过。1990 年 5 月，国务院学位委员会第四次学科评议组对"修订草案"进一步修订，并于 10 月份提交国务院学位委员会第九次会议正式批准。1990 年 11 月 28 日，国务院学位委员会、国家教委联合发布《授予博士、硕士学位和培养研究生的学科、专业目录》（简称《专业目录》）。

这是我国第一个正式的博士与硕士学位和研究生培养的学科、专业目录。

与"试行草案"相比：第一，正式将"军事学"列入"专业目录"；第二，部分专业拓宽了专业面，调整、充实了专业内涵；第三，删除或归并了一些划分过细、偏窄的专业，增加了一批新专业；第四，调整了过去按行业或部门划分的旧专业，按学科归口设置；第五，对虽未招过研究生，但从长远考虑应予扶持的学科、专业，专业目录作为试办专业列入；第六，一些学科、专业注明可授予两个或两个以上学科门类的学位。新的"专业目录"共有 11 个学科门类，除军事学外，共设置专业 591 种，比"试行草案"减少47 种。

"专业目录"整体延续了"试行草案"的中医学和中西医结合一级学科专业设置，变化情况如下：第一，第一次使用学科专业代码，医学门类为 10，中医学一级学科为 1004，中西医结合一级学科为 1005；第二，中药学列为药学下设的二级学科专业，同时可授予理学、医学学位；第三，进一步明确了中西医结合两个二级学科专业的三级专业方向；第四，试办中医气功学（1004S1）新专业。

（三）授予博士、硕士学位和培养研究生的学科、专业目录（1997 年版）

1996 年 4 月，国务院学位委员会决定会同国家教委修订现行专业目录，并提出修订的主要原则是科学、规范、拓宽；修订的目标是逐步规范和理顺一级学科，拓宽和调整二级学科。

于是，国务院学位委员会首先向全体学科评议组成员及有关单位征求意见；1996 年6 月，组建专家小组进行专项研究，同时听取代表性高校、专家意见，形成了《征求意见稿》，并于 1996 年 7 月 25 日下发通知广泛征求意见，在征求意见基础上经过认真研究和论证，逐步改进，形成了《授予博士、硕士学位和培养研究生的学科、专业目录》送审稿。

国务院学位委员会召开第十五次会议，审议送审稿并原则同意修订后的学科、专业目录。并于 1997 年 6 月 6 日，颁布了新修订的《授予博士、硕士学位和培养研究生的学科、专业目录》（1997 年版）。此次版本"专业目录"，增加了管理学学科门类，使学科门类增加到 12 个，一级学科 88 个，二级学科调整为 386 种。

本版本《授予博士、硕士学位和培养研究生的学科、专业目录》奠定了我国现代研究生教育学科、专业目录的基本框架，一直施行至 2011 年再次修订。

本版本中医学、中药学、中西医结合一级学科专业设置变化情况如下：第一，单列"中药学"为一级学科；第二，不再设黄帝内经、伤寒论、金匮要略、温病学、各家学说二级学科专业，合并改设"中医临床基础"二级学科专业；第三，不再设中医文献、医古文、中医学史二级学科专业，合并改设"中医医史文献"二级学科专业；第四，中医外科学不再特设括号备注"含：皮肤、肛肠"；第五，不再设中医眼科学、中医耳鼻喉科学二级学科专业，改设为内涵更丰富的"中医五官科学"二级学科专业；第六，中医骨伤科学专业内涵不再包含"推拿"；第七，原中医骨伤科学"推拿"部分与针灸学合设为"针灸推拿学"二级学科专业；第八，新增设置"民族医学（含：藏医学、蒙医学等）"二级学科专业；第九，中西医结合不再设三级学科专业，只设中西医结合基础、中西医结合临床两个二级学科专业。

另外，中医学学科专业代码为1005，中西医结合学科专业代码为1006，中药学学科专业代码为1008。

各版次具体情况及中医药学科的变化情况如表2-5-1和表2-5-2所示：

表2-5-1 研究生学科专业目录版次情况

| 版次 | 颁布时间 | 名称 | 审议会议 | 学科门类数 | | | 备注 |
				门类	一级学科	二级学科	
1	1983年3月	高等学校和科研机构授予博士和硕士学位的学科专业目录（试行草案）	国务院学位委员会第四次会议	10	62	638	不含1984年增加的军事学
2	1990年10月	授予博士、硕士学位和培养研究生的学科、专业目录	国务院学位委员会第九次会议	11	72	654	
3	1997年6月	授予博士、硕士学位和培养研究生的学科、专业目录（1997年颁布）	国务院学位委员会召开第十五次会议	12	89	386	

表2-5-2 研究生学科专业目录各版次专业设置情况

（中医学、中西医结合、药学、中药学）

版次		高等学校和科研机构授予博士和硕士学位的学科专业目录（试行草案）	授予博士、硕士学位和培养研究生的学科、专业目录	授予博士、硕士学位和培养研究生的学科、专业目录（1997年颁布）
颁布时间		1983年	1990年	1997年
所属门类		医学	医学	医学
学科专业	中医学	1 中医基础理论	100401 中医基础理论	100501 中医基础理论
		2 中药学	（100603）中药学（见医学：1006药学）	
		3 方剂学	100402 方剂学	100504 方剂学
		4 内经	100403 内经	100502 中医临床基础
		5 伤寒论	100404 伤寒论	
		6 金匮要略	100405 金匮要略	
		7 温病	100406 温病	
		8 各家学说	100407 各家学说	
		9 中医诊断学	100408 中医诊断学	100505 中医诊断学

续表

版次	高等学校和科研机构授予博士和硕士学位的学科专业目录（试行草案）	授予博士、硕士学位和培养研究生的学科、专业目录	授予博士、硕士学位和培养研究生的学科、专业目录（1997年颁布）
学科专业	10 中医内科学	100409 中医内科学	100506 中医内科学
	11 中医外科学（含：皮肤、肛肠）	100410 中医外科学（含：皮肤、肛肠）	100507 中医外科学
	12 中医妇科学	100411 中医妇科学	100509 中医妇科学
	13 中医儿科学	100412 中医儿科学	100510 中医儿科学
	14 中医眼科学	100413 中医眼科学	100511 中医五官科学
	15 中医耳鼻喉科学	100414 中医耳鼻咽喉科学	
	16 中医骨伤科学（含推拿）	100415 中医骨伤科学（含推拿）	100508 中医骨伤科学
	17 针灸学	100416 针灸学	100512 针灸推拿学
	18 中医文献	100417 中医文献	100503 中医医史文献
	19 医古文	100418 医古文	
	20 中医学史	100419 中医学史	
		1004S1 中医气功学	
			100513 民族医学（含：藏医学、蒙医学等）
中西医结合	1 中西医结合基础	100501 中西医结合基础（含：基础理论、证候与诊法、治则与方药、针灸与针麻）	100601 中西医结合基础
	2 中西医结合临床	100502 中西医结合临床（含：内科、外科、骨伤科、妇产科、儿科、眼科、耳鼻咽喉科、口腔科、老年病、肿瘤病）	100602 中西医结合临床
药学	3 中药学	100603 中药学（可授医学、理学学位）	
中药学			1008 中药学本一级学科不分设二级学科（学科、专业）

四、学位授予审核制度与中医研究生学位授权点的发展

（一）学位授予审核制度的确立

《中华人民共和国学位条例》指出，国务院设立学位委员会，负责领导全国学位授予

工作。硕士学位、博士学位,由国务院授权的高等学校和科学研究机构授予。高等学校和科学研究机构(以下简称学位授予单位)授予及其可授予学位的学科名单,由国务院学位委员会提出,经国务院批准公布。1981年2月国务院学位委员会又颁布《国务院学位委员会关于审定学位授予单位的原则和办法》,确立了我国研究生学位授予审核工作的基本程序和管理办法,保证了我国研究生教育及学位授权工作"坚持标准,严格要求,保证质量,公正合理"。

(二)学位授予审核工作开展与中医研究生学位授权点的发展

1. 首批博士和硕士学位授权审核工作 1981年2月27日,国务院学位委员会发出《关于做好学位授予单位审定工作的通知》,同时下发了《关于审定学位授予单位的原则和办法》,组织了我国首批博士和硕士学位授予点审核工作。7月26日至8月2日,国务院学位委员会在北京召开学科评议组第一次会议,审定了我国首批博士和硕士学位授予单位及其学科、专业名单,并通过了10月8日国务院学位委员会召开第三次会议。报国务院批准后,11月3日,国务院学位委员会发布《关于下达首批博士和硕士学位授予单位的通知》,批准了我国首批博士学位授予单位151个,博士学位授予单位的学科、专业点812个,其中医学类占18.9%;可以指导博士研究生的导师1 155人,其中医学类占20%;硕士学位授予单位358个,硕士学位授予单位的学科、专业点3 185个,其中医学类占23.1%。同时还确定了第二批学位授予单位的审核工作在1983年进行。

首次批准的中医博士授予权中医基础理论、中药学、内经、伤寒论、中医各家学说、中医内科学、中医外科学、中医皮肤科学、中医妇科学、针灸科学等10个学科,12个学科专业点,16名博士研究生导师。[①]中医硕士学位授予权共批准97个学科专业点,具体情况如表2-5-3。

表2-5-3 首批硕士学位授予学科专业点情况(中医、中药)

学科名称	学位专业点数量	学科名称	学位专业点数量
中医基础理论	11	中医妇科学	8
方剂学	2	中医儿科学	5
内经	6	中医耳鼻喉科学	2
伤寒论	9	针灸科学	6
金匮要略	6	中医文献	2
温病	4	中国医学史	6
中医各家学说	4	中医皮肤科学	1
中医诊断学	1	中药学	8
中医内科学	14		
中医外科学	2	**合计**	97

备注:以上表格根据《中医年鉴》,人民卫生出版社1984年相关资料整理。

---

① 上海中医学院.中医年鉴(1984)[M].北京:人民卫生出版社,1985:449

2. 第二批博士和硕士学位授权审核工作　1983 年 3 月 16 日，国务院学位委员会发布《关于做好第二批博士和硕士学位授予单位审核工作的几点意见》，启动第二批学位授权审核工作。本次审核工作：第一，首次分文科和理工农医科两类细化工作的要求，《关于审核第二批文科博士和硕士学位授予单位的几点意见》和《关于审核第二批理工农医科博士和硕士学位授予单位的几点意见》；第二，首次颁布试行《高等学校和科研机构授予博士和硕士学位的学科、专业目录（试行草案）》，以学科、专业目录的划分进一步规范学位点授权审核工作。

1983 年 9 月 18 日至 24 日，国务院学位委员会召开第二次学科评议组会议，审核我国第二批博士和硕士学位授予单位及其学科、专业名单；并于 12 月 5 日召开国务院学位委员会第五次会议审议通过了名单。报国务院批准后，1984 年 1 月 16 日，国务院学位委员会发布《关于下达第二批博士和硕士学位授予单位名单的通知》，通过新增博士授予单位 45 个，博士学科、专业点 316 个，其中医学类占 13.3%；博士研究生的导师 601 人，其中医学类占 14.3%；新增硕士学位授予单位 67 个，硕士学位学科、专业点 1 052 个，其中医学类占 13.6%。

第二批新增硕博士授予单位和博士、硕士学科专业点中，审批的中医硕士、博士学位授予单位和授权点的情况如表 2-5-4、表 2-5-5。

表 2-5-4　第二批博士、硕士学位授予单位及学科专业名称

（中医、中西医结合）

学科专业名称		学位授予单位名称
温病		南京中医学院
中医妇科学		黑龙江中医学院 **
针灸		南京中医学院
中西医结合基础	中西医结合基础（神经药理）	上海第一医学院 *
中西医结合临床	中西医结合临床（急腹症）	天津医学院 *
	中西医结合临床（骨科）	上海第二医学院 *

　　备注：本次新增的博士学位授予单位第一次出现时标注 **。西医或综合类院校新增中医或中西医结合相关授权点标注 *。

上表可知，本次黑龙江中医学院为新增博士学位授予单位；南京中医学院获批温病博士学位授权，为全国第一个温病博士学位授权点；新增上海第一医学院、天津医学院、上海第二医学院三所西医类大学获批中西医结合博士学位授权，且首次获批的中西医结合博士学位点均出现在西医类大学。

表 2-5-5　第二批硕士学位授予单位及学科专业名称

（中医、中药、中西医结合）

学科专业名称	学位授予单位名称
方剂学	湖南中医学院

续表

学科专业名称		学位授予单位名称
内经		南京中医学院
伤寒论		南京中医学院、成都中医学院、陕西中医学院
金匮要略		南京中医学院、成都中医学院
温病		湖南中医学院、陕西中医学院
中医诊断学		上海中医学院、湖南中医学院
中医外科学（含皮肤、肛肠）		南京中医学院
中医妇科学		辽宁中医学院、中医研究院
中医儿科学		辽宁中医学院
中医眼科学		陕西中医学院 *
中医骨伤科学		浙江中医学院 *
针灸学		天津中医学院、黑龙江中医学院、浙江中医学院、河南中医学院、山东中医学院
中医学史		黑龙江中医学院
中西医结合基础	中西医结合基础（药理）	北京中医学院、黑龙江中医学院
	中西医结合基础（神经药理）	上海第一医学院 *
	中西医结合基础（免疫）	辽宁中医学院
	中西医结合基础（生理、病理）	上海中医学院
	中西医结合基础（形态）	中医研究院
中西医结合临床	中西医结合临床（内科）	辽宁中医学院
	中西医结合临床（骨科）	上海第二医学院 *
	中西医结合临床（内科、骨科）	黑龙江中医学院
	中西医结合临床（耳鼻咽喉）	湖南中医学院
	中西医结合临床（内科、肿瘤）	中医研究院
	中西医结合临床（急腹症）	天津医学院 *
中药学		中医研究院

备注：西医或综合类院校新增中医或中西医结合相关授权点标注 *。

　　上表可知，本次浙江中医学院获批中医骨伤科学、陕西中医学院获批中医眼科学硕士学位授权均为相应专业全国第一个获批的硕士学位授权点；中西医结合专业硕士学位授权点获批单位既有中医学院又有西医类大学。

　　3. 第三批博士和硕士学位授权审核工作　1985年，国务院学位委员会启动了第三批博士和硕士学位授予单位审核工作，11月2日发布《国务院学位委员会关于做好第三批博士和硕士学位授予单位审核工作的通知》（〔85〕学位字020号），本次审核工作要求上更加细致，也在总结前两次经验基础上做了一定的尝试和改革。

第一，继续分文科和理工农医科两类，进一步细化了工作的要求，发布《国务院学位委员会关于审核第三批文科博士和硕士学位授予单位工作的几点意见》和《国务院学位委员会关于审核第三批理工农医科博士和硕士学位授予单位工作的几点意见》。

第二，审核程序上，地方主管的自然科学研究机构，由省、自治区、直辖市科委或科技干部局提出初步意见，农学、医学门类需分别报农牧渔业部、林业部、卫生部审核汇总；理学、工学门类报国家教育委员会审核汇总。地方所属的社会科学研究机构，经主管部门提出初步意见，报中国社会科学院审核汇总。

第三，根据1983年12月5日国务院学位委员会第五次会议讨论意见，1985年2月16日，国务院学位委员会第六次会议审议通过了第二届学科评议组成员名单。本次审核工作同时发布，根据学科分类，学科评议组成立53个分组，跟中医药相关的学科评议分组有中医学（序号50）、中西医结合（序号51）、药学（序号52）。各主管部门初审通过的学科专业，由学科评议组分组评审。

第四，医学门类学科，国务院学位委员会会同卫生部和国家医药管理局召集医学门类各学科评议分组，初审和复审工作结合进行。

第五，下放了部分审批权。国务院学位委员会第六次会议决定，逐步试行下放已有博士学位授权学科、专业点增列博士生指导教师的审批权，逐步试行在一定学科范围内，下放审批硕士学位授权学科、专业点的权限。同时制定《国务院学位委员会授权部分学位授予单位审批硕士学位授权学科、专业的试行办法》，这是我国学位点授权审核办法的一项重要改革。该《办法》对自行审批的学科范围和条件、审批的程序和办法作具体要求。医学院校各学科、专业在本次试行下放硕士学位授权的学科范围内。

第六，审批程序进行了简化。经国务院批准（1985年12月4日），国务院学位委员会学科评议组审核通过的博士、硕士学位授予单位，及其学科、专业和博士生指导教师名单，由国务院学位委员会批准即可，无须再报国务院批准。今后，国务院学位委员会只公布通过的博士、硕士学位授予单位及其学科、专业名单。1985年，国务院学位委员会批准首批试办研究生院的北京大学、清华大学等23所高校在一定学科范围内进行自行审批硕士点试点。

据此，1985年12月30日，卫生部、国务院学位委员会、国家医药管理局联合发布《关于申报和审核第三批医学博士于硕士学位授予单位的补充通知》（〔85〕卫科教字第83号），进一步明确医学类博士、硕士授予单位申报工作细则，明确了高等医学院校、科研机构和附属医院、教学医院的申报主体。并特别提出，在审核中医学科、专业时，在基本具备所规定的条件的前提下，可以从实际出发灵活掌握，充分尊重中医学的特色和规律，保证了中医博士、硕士学位授权点审核工作的发展。

1986年7月28日，国务院学位委员会第七次会议审议通过了国务院学位委员会第三次学科评议组会议关于增列第三批博士、硕士学位授予单位及其学科、专业点和博士生指导导师名单的方案。8月11日，国务院学位委员会发布《关于下达第三批博士和硕士学位授予单位名单的通知》（〔86〕学位字011号），第三批新增博士学位授予单位41个，新增博士学位授权学科、专业点 675 个，新增博士生指导导师 1 791 人；新增硕士学位授予单位 130 个，新增硕士学位授权学科、专业点 2 045 个。

本次中医、中西医结合学科受到重视，通过率有很大增长。这次增加了 4 个中医博士、12 个中医硕士学位授予单位和 33 个博士、80 个硕士学科专业点，以及 43 名中医博士研究生指导教师。还新通过中西医结合博士学位授予单位 6 个，硕士学位授予单位 27 个，37 个学科专业点和 20 名博士研究生指导教师。[1] 另外，增加了方剂学、金匮要略、中医诊断学、中医儿科学、中医眼科学、中医文献、中医学史等 8 个新的博士专业，增加了中医情报学和气功学两个硕士专业。中医研究生的学科专业进一步齐全。

至此，我国目前已有中医博士学位授予单位 11 个，48 个学科专业点和 62 名博士研究生指导教师；中医硕士学位授予单位 29 个，201 个学科专业点；中西医结合博士授予单位 9 个，30 名博士研究生指导教师和 31 个中西医结合硕士学位授予单位，75 个学科专业点。[2] 具体情况参见表 2-5-6、表 2-5-7。

表 2-5-6　第三批博士学位授予单位及学科专业名称

（中医、中药、中西医结合）

学科专业名称	学位授予单位名称
中医基础理论	辽宁中医学院 **、上海中医学院、山东中医学院 **
方剂学	北京中医学院
内经	广州中医学院
伤寒论	南京中医学院、广州中医学院
金匮要略	上海中医学院
温病	广州中医学院
各家学说	上海中医学院、南京中医学院
中医诊断学	湖南中医学院 **
中医内科学	黑龙江中医学院、广州中医学院、成都中医学院、中国中医研究院
中医妇科学	上海中医学院、成都中医学院、中国中医研究院
中医儿科学	南京中医学院
中医眼科学	中国中医研究院
针灸学	北京中医学院、天津中医学院 **、黑龙江中医学院、广州中医学院、成都中医学院、中国中医研究院
中医文献	山东中医学院、中国中医研究院
中医学史	黑龙江中医学院、中国中医研究院

①②　上海中医学院.中医年鉴（1987）[M].北京：人民卫生出版社，1988：387

续表

学科专业名称		学位授予单位名称
中西医结合基础	中西医结合基础（生化）	北京中医学院、上海中医学院
	中西医结合基础（生理学）	北京中医学院、中国协和医科大学*
	中西医结合基础（针麻）	同济医科大学*
中西医结合临床	中西医结合临床（心血管内科）	北京中医学院
	中西医结合临床（胸外科）	中国协和医科大学*
	中西医结合临床（中医理论）	广州中医学院、北京医科大学*
中药学		北京中医学院、上海中医学院

　　备注：本次新增的博士学位授予单第一次出现时标注**；西医或综合类院校新增中医或中西医结合相关授权点时标注*。

　　上表可知，本次新增辽宁、山东、湖南、天津四所中医学院为博士学位授予单位；北京中医学院获批方剂学、上海中医学院获批金匮要略、南京中医学院获批中医儿科学、湖南中医学院获批中医诊断学、中国中医研究院获批中医眼科学均为相应专业全国第一个获批的博士学位授权点；中医学史专业首次获批黑龙江中医学院、中国中医研究院两个博士学位授权点，中医文献专业首次获批山东中医学院、中国中医研究院两个博士学位授权点；新增中国协和医科大学、同济医科大学、北京医科大学三所西医类大学获批中西医结合博士学位授权点。

表 2-5-7　第三批硕士学位授予单位及学科专业名称

（中医、中药、中西医结合）

学科专业名称	学位授予单位名称
中医基础理论	福建中医学院**、辽宁中医学院、广州中医学院
方剂学	黑龙江中医学院、辽宁中医学院、山东中医学院、广州中医学院、山西省中医研究所
内经	长春中医学院**、河南中医学院
伤寒论	上海中医学院、江西中医学院**、内蒙古医学院*
金匮要略	江西中医学院、湖北中医学院
温病	湖北中医学院
各家学说	湖南中医学院、贵阳中医学院
中医诊断学	北京中医学院、南京中医学院、安徽中医学院
中医内科学	长春中医学院、江西中医学院、湖北中医学院、贵阳中医学院、陕西中医学院
中医外科学（含皮肤、肛肠）	天津中医学院、北京中医学院、广州中医学院、湖南中医学院、成都中医学院

续表

学科专业名称		学位授予单位名称
中医妇科学		北京中医学院、长春中医学院
中医儿科学		天津中医学院、上海中医学院、河南中医学院、云南中医学院**、广州中医学院
中医眼科学		成都中医学院、中国中医研究院
中医耳鼻喉科学		辽宁中医学院、中国中医研究院
中医骨伤科学（含：推拿）		南京中医学院、福建中医学院、上海中医学院、广州中医学院、贵阳中医学院、中国中医研究院
针灸学		北京中医学院、长春中医学院、辽宁中医学院、江西中医学院、湖北中医学院、贵阳中医学院
中医文献		南京中医学院、安徽中医学院、上海中医学院
医古文		北京中医学院、上海中医学院、广州中医学院
中医学史		南京中医学院、福建中医学院、上海中医学院
气功学△		上海中医学院、中国中医研究院
中医情报学△		中国中医研究院
中西医结合基础	中西医结合基础	江西中医学院
	中西医结合基础（病理）	黑龙江中医学院
	中西医结合基础（免疫）	陕西中医学院
	中西医结合基础（组胚、生理、免疫）	辽宁中医学院
	中西医结合基础（中医理论）	湖北中医学院、湖南中医学院、北京医科大学
中西医结合临床	中西医结合临床（内科）	陕西中医学院、北京协和医科大学*、天津医学院*
	中西医结合临床（内科：心血管、消化）	南京中医学院
	中西医结合临床（神经内科）	安徽中医学院
	中西医结合临床（肝病、肿瘤）	白求恩医科大学*
	中西医结合临床（外科、儿科）	湖北中医学院
	中西医结合临床（外科、皮肤科）	中国中医研究院
	中西医结合临床（心血管、急腹症）	广州中医学院
	中西医结合临床（急救医学）	成都中医学院
	中西医结合临床（中医理论）	福建中医学院
中药学		北京中医学院、南京中医学院、安徽中医学院、长春中医学院、河南中医学院、云南中医学院、贵阳中医学院、陕西中医学院

备注：标注△为新增试办专业，修订专业目录时再确定增设与否；本次新增的硕士学位授权单位第一次出现时标注**；西医或综合类院校新增中医或中西医结合相关授权点时标注*。

上表可知，本次新增福建、江西、长春、云南四所中医学院为硕士学位授予单位；医古文专业首次获批北京中医学院、上海中医学院、广州中医学院三个硕士学位授权点；新增北京协和医科大学、白求恩医科大学两所西医类大学获批中西医结合临床硕士学位授权；新增试办专业气功学和中医情报学 2 个专业的 3 个硕士学位授权点，试点后再行决定是否增设。

4. 第四批博士和硕士学位授权审核工作　1988 年 10 月 17 日至 18 日，国务院学位委员会在北京召开第八次会议，启动了第四批博士和硕士学位授予审核工作；1989 年 3 月 1 日，发出《关于做好第四批博士和硕士学位授权学科、专业审核工作的通知》和《关于做好第四批新增博士、硕士学位授予单位申报工作的通知》。本次工作的特点如下。

第一，从严审核，按需设置，控制数量。文件明确指出："博士、硕士学位授予单位要稳定一个时期，第四批一般不再新增。"

第二，采用信息化手段，提高申报准确性和效率。第一次采用计算机软盘报送申报学位授予审核材料，大大减轻了申报统计的工作量，加快了工作进度，增强了数据的准确性和可靠性，标志着学位授予审核工作的现代化。

第三，注重青年导师培养，优化导师队伍结构。1990 年 6 月 25 日至 30 日，国务院学位委员会学科评议组第四次会议提出，每一个博士点一般增列一位导师，以增列中青年导师为主。1992 年 12 月 4 日，国务院学位委员会发出了《关于做好增列博士生指导教师工作的通知》，此次增列博士生导师以中青年专家、学者为主。通过青年导师的增列，逐步改善博士生导师队伍的年龄结构，促进新老交替。

第四，同步修订《专业目录》，学位点审核工作进一步科学规范。自 1986 年提出对《高等学校和科研机构授予博士和硕士学位的专业目录（试行草案）》进行修订后，多方组织调研和修订工作，最终于 1990 年 11 月 28 日由国务院学位委员会、国家教育委员会联合发布，《授予博士、硕士学位和培养研究生的学科、专业目录》正式施行。

第五，进一步下放审核权，增加硕士自主授权单位。1990 年 11 月 21 日，国务院学位委员会办公室通知，共有北京大学等 32 所高校和中国科学院、中国社会科学院的 264 个硕士学位授权学科、专业点在列自行审批硕士学位授权学科、专业点名单。

1990 年 11 月 20 日，国务院学位委员会发出《关于下达第四批新增博士和硕士学位授予单位名单的通知》。中医新增学位授权点情况如表 2-5-8、表 2-5-9。

表 2-5-8　第四批博士学位授予单位及学科专业名称

（中医、中药、中西医结合）

学科专业名称	学位授予单位名称
中医诊断学	北京中医学院
中医内科学	山东中医学院
中医眼科学	成都中医学院
中医骨伤科学	上海中医学院

续表

学科专业名称		学位授予单位名称
中医文献		南京中医学院
中西医结合基础	中西医结合基础（针灸与针麻）	上海中医学院
	中西医结合基础（基础理论）	河北医学院 *
中西医结合临床	中西医结合临床（内科）	成都中医学院
中药学		南京中医学院

备注：西医或综合类院校新增中医或中西医结合相关授权点时标注 *。

上表可知，本次上海中医学院获批中医骨伤科学为相应专业全国第一个获批的博士学位授权点；新增一所西医类大学河北医学院获批中西医结合基础博士学位授予。

表 2-5-9　第四批硕士学位授予单位及学科专业名称

（中医、中药、中西医结合）

学科专业名称		学位授予单位名称
中医基础理论		江西中医学院
方剂学		江西中医学院
内经		黑龙江中医学院
伤寒论		长春中医学院
金匮要略		山东中医学院
温病		山东中医学院
各家学说		成都中医学院
中医文献		辽宁中医学院、成都中医学院、内蒙古医学院 *
中医妇科学		湖南中医学院
中医骨伤科学		辽宁中医学院、江西中医学院、成都中医学院
中医眼科学		天津中医学院
针灸学		甘肃中医学院 **
中西医结合基础	中西医结合基础（基础理论）	河北医学院 *、福建中医学院、广州中医学院
	中西医结合基础（针灸与针麻）	上海中医学院、成都中医学院
	中西医结合基础（治则与方药）	第一军医大学 *
中西医结合临床	中西医结合临床（内科）	山东中医学院 *
	中西医结合临床（老年病）	暨南大学 *
	中西医结合临床（骨伤）	中日友好临床医学研究所
中药学		中国药科大学

备注：本次新增的硕士学位授予单第一次出现时标注 **；西医或综合类院校新增中医或中西医结合相关授权点时标注 *。

上表可知，本次新增甘肃中医学院为硕士学位授予单位；中西医结合学位点建设更加多样化，除中医类院所和西医类院校外，有军医大学（第一军医大学）、西医类研究所（中日友好临床医学研究所）、综合类大学（暨南大学）获批硕士学位授权。

至此，中医药相关学科博士、硕士学位授权点已形成学科层次齐全、专业种类比较丰富，数量分布比较合理的学位授予单位和授权点，支撑我国中医研究生培养。之后学位授权审核工作适应研究生改革发展需要，已从关注量的增长变化，转向助力研究生培养改革和质量提高。

5. 第五至七批博士和硕士学位授权审核工作 第五批博士、硕士学位授权点审核工作于 1993 年 4 月发布部署通知；9 月 21 日至 29 日，国务院学位委员会学科评议组进行审核；12 月 10 日至 11 日经国务院学位委员会审批通过。审议并批准了第五批新增博士学位授予单位 24 个，新增博士学位授权学科、专业点 274 个；新增硕士学位授予单位 35 个，硕士学位授权学科、专业点 863 个，有关试点单位自行审批硕士点 253 个。本次审核工作的特点：第一，试点下放博士导师审核权：1993 年 9 月，发出《关于批准开展自行审批增列博士生指导教师试点工作的通知》，选取了 17 个博士学位授予单位试点。第二，会议审核通过以后硕士点审核要根据各省情况给予省、自治区、直辖市学位与研究生教育主管部门相应的决策权等。

第六批博士、硕士学位授权点审核工作于 1995 年 5 月发布部署通知；1995 年 12 月学科评议组第六次会议进行复审；1996 年 1 月学科评议组会议，审核通过。1996 年 5 月13 日，国务院学位委员会公布第六批博士和硕士学位授权学科、专业名单和新增学位授予单位及其授权学科、专业名单，合计新增博士点 147 个，硕士点 537 个。本次审核工作的特点：第一，确定了以后新增学位授予单位工作每三年组织一次。第二，全面下放博士导师审核权，改由博士生学位授予单位或有关主管部门在审定博士生计划的同时组织遴选审核。第三，委托"高等学校和科研院所学位与研究生教育评估所"组织实施专家评审等相关工作。第四，1995 年 9 月 8 日，国务院学位委员会发出《关于按一级学科进行学位与研究生教育评估和按一级学科行使博士学位授予权审核试点工作的通知》，决定在数学、化学、力学、电工、计算机科学与技术 5 个一级学科行使博士学位授予权的审核试点工作。

1997 年 6 月 6 日，国务院学位委员会、国家教育委员会颁布了新修订的《授予博士、硕士学位和培养研究生的学科、专业目录》。9 月，发布通知部署第七批博士、硕士学位授权点审核工作。1998 年 5 月 20 日至 23 日，国务院学位委员会学科评议组进行审核；6月 17 日至 18 日经国务院学位委员会审批通过。本次共增列博士点 341 个，硕士点 363 个（另外，学位授予单位自行审批增列 160 个硕士点，北京等 16 个省级学位委员会和军队学位委员会审核增列 946 个硕士点），一级学科点 304 个，新增博士学位授予单位 49 个，硕士学位授予单位 55 个。本次审核工作的特点：第一，国务院学位委员会批复同意首批 16个地方学位委员会在国务院学位委员会授权的学科范围内审批硕士点；第二，正式开始按一级学科行使博士学位授予权审核工作；第三，启动学位点动态调整。

五、中医研究生教育的改革发展

自 1978 年研究生教育恢复和 1981 年学位制度实行以来，我国已有 19 所中医学院和 4 个中医科研机构培养研究生。但在培养的过程中，也反映出一系列问题。

第一，培养周期长。从高中毕业到获得医学博士学位至少需要 11 年。另外，报考临床医学研究生还需要具有 2 年临床实践经验，从高中毕业到获得博士学位需要 13 年以上。

第二，临床医学研究生硕士阶段和博士阶段的分段培养模式，对系统、连续的临床工作能力训练难以统筹安排、一体推进。

第三，培养方式上侧重实验和科学研究训练，不适用于培养以临床诊疗能力提高为目标的临床医学研究生。

为此，教育界、学术界呼吁要改进临床医学研究生的培养方式，加速培养临床医学高级专门人才，临床医学研究生进行了改革探索。

（一）分类培养，临床医学研究生培养的试点改革

1983 年 12 月 1 日，卫生部、教育部印发《关于培养临床医学硕士、博士学位研究生的试行办法》的通知，对临床医学研究生的培养方式、培养要求、培养目标、论文写作等方面提出了系列改革思路，并强调"临床医学研究生以临床实践为主，以培养临床医学专家为目标。在必要的理论基础上，侧重于临床医学诊断、诊疗能力的训练"。这是临床医学研究生分类培养的最初探索，于 1984 年在全国重点高等医学院校开始试行。

《关于教育体制改革的决定》发布后，国务院学位委员会于 1985 年 6 月分别成立了中医、西医两个专家小组，卫生部成立中医、西医临床医学研究生教育及学位制度改革研究小组，专家小组和研究小组在协力调查研究基础上，形成《临床医学研究生教育及其学位制度的改革方案》。后经多方修改，最终形成并于 1986 年 10 月经国务院学位委员会、国家教委、卫生部审核通过。《方案》明确提出，把医学门类博士研究生的培养规格分成两类：一类以培养科学研究能力为主；一类以培养临床实际工作能力为主。这是第一次正式提出医学研究生分两类培养，并进一步分西医、中医和中西医结合 3 个学科两类研究生培养提出改革试行办法。随后又确定了试点培养的高校和专业。培养医学博士（临床医学）研究生试点学科、专业名单（中医学）见表 2-5-10。

表 2-5-10　培养医学博士（临床医学）研究生试点学科、专业名单（中医学）

试点单位	试点学科	博士导师 / 人	提供床位 / 张
广州中医学院	中医内科	1	108
	伤寒论	2	20
	温病学	1	40

续表

试点单位	试点学科	博士导师 / 人	提供床位 / 张
广州中医学院	中医妇科学	1	32
	针灸学	1	60
中国中医研究院	中医内科学	1	
	中西医结合（临床）	2	
北京中医学院	中医内科	1	30
	针灸学	1	20
	中西医结合（临床）	1	20

备注：数据来源于 1987 年 2 月 13 日，卫生部、国家中医管理局《关于同意培养医学博士（临床医学）研究生试点的批复》文件。

1987 年，"国务院学位委员会批准了 9 个中医教育、科研机构的 31 个学科点为临床医学博士研究生培养单位和试点学科"[1]，各单位都按照《培养医学博士（临床医学）研究生的试行办法》的要求开展临床医学博士第一阶段的试点培养工作。

1990 年，国务院学位委员会就专业学位设置问题组织了专项调研，并于 1992 年，正式明确专业学位研究生培养应用型人才，与学术学位并列为我国的两种学位类型。1994 年发布《关于进一步做好培养医学博士（临床医学）研究生的意见》，临床医学博士培养试点工作取得初步成效。

1996 年发布《专业学位设置审批暂行办法》，正式开启了我国专业学位教育制度化历史。适应专业学位教育制度化发展，1998 年 2 月，国务院学位委员会发布《关于调整医学学位类型和设置医学专业学位的几点意见》，正式提出医学专业学位分为两种类型，一类是医学科学学位，一类是医学专业学位；并明确医学专业学位分为临床医学专业学位、预防医学专业学位、药学专业学位和口腔医学专业学位。同年还发布了《全国临床医学专业学位教育指导委员会章程》和《临床医学专业学位试行办法》（学位〔1998〕16 号），从组织领导、指导咨询机构，及具体的学位申请、授予细节上进一步明确和细化，并且试点的层次从博士扩展到硕士。中医、中西医结合作为临床医学专业学位下设的二级学科参与试点工作。

1998 年 12 月，国家中医药管理局印发《关于做好临床医学（中医、中西医结合）专业学位试点工作的意见》（国中医药教〔1998〕28 号），对相关工作提出了具体意见。明确了临床医学（中医、中西医结合）专业学位试点学科的范围为中医内科学、中医外科学、中医妇科学、中医儿科学、中医骨伤科学、针灸推拿学、中医五官科学、中西医结合临床学科；明确了按照《中医住院医师规范化培训大纲》进行住院医师规范化培训是实施临床医学专业学位的基础；为了加强对临床医学（中医、中西医结合）专业学位教育的指导，经国务院学位委员会、教育部、国家中医药管理局批准成立了全国临床医学（中医、

---

[1] 上海中医学院.中医年鉴（1988）[M].北京：人民卫生出版社，1989：385

中西医结合）专业学位教育指导委员会，具体负责临床医学专业学位教育的指导、咨询和质量评估。

（二）扩大培养数量，开展在职人员申请硕士、博士学位试点工作

《国务院学位委员会关于在职人员申请硕士、博士学位的试行办法》（送审稿）开启了该项工作，1986 年《关于扩大在职人员申请硕士、博士学位试点工作的通知》又增加了一批试点学校，进一步扩大了试点范围和培养数量。1987 年，"国务院还批准了 3 所中医学院，4 个学科点有在职人员申请博士学位授予权；7 所中医学院，42 个学科点被批准有在职人员申请硕士学位授予权。"[1] 初步形成了脱产与不脱产两种研究生培养渠道。

1988 年《关于继续进行在职人员以同等学力申请硕士、博士学位试点工作的有关事项的通知》、1991 年《〈国务院学位委员会关于授予具有研究生毕业同等学力的在职人员硕士、博士学位暂行规定〉及其细则》等相关文件都推动了同等学力申请学位工作的不断规范化。该项工作越来越多受到社会的重视，对促进我国高层次人才成长、进一步提高教育和科技队伍素质、稳定队伍起到了良好的作用，试点工作取得了一定的成绩和经验。

（三）缩短教育年限，系列措施加速人才培养

1. 提前读博 为加速我国高级专门人才培养，1984 年 12 月 4 日教育部发布的《关于硕士生提前攻读博士学位问题的通知》规定，有权授予博士学位的学科专业内，可以对少数优秀硕士生试行提前攻读博士。

2. 直接攻博 为适应中医事业发展和对中医临床高级专门人才的需求，改变当时临床研究生培养周期长和硕士、博士研究生培养不连续的状况，1986 年 10 月发布的《培养医学博士（临床医学）研究生的试行办法》，主要进行了以下改革。在培养方法上，采取整体分段，直接攻读博士学位的培养方式。这样可以统筹安排课程学习、临床能力训练、科学研究能力训练、教学技能培训和学位论文等各方面任务。在保证质量前提下，考核合格者进入第二阶段学习，保障本科毕业后 4~5 年获得博士学位。同时，"为解决临床医学研究生与在职住院医师之间在工作和待遇上的矛盾，采取两个通道相互沟通的办法，即对第一阶段培养后，不合格者终止学习另行分配工作。同时，优秀的在职住院医师可以推荐和考核进入中医临床医学研究生的训练轨道。新的改革方案的试行，将大大加速我国中医、中西医结合高级临床专门人才的培养。"[2]

3. 试点七年制 1991 年，在上海、北京、广州中医学院三所学校试办七年制中医学专业；1996 年 2 月 17 日，国家中医药管理局向国家教委提出《关于成都、南京中医药大学申请试办七年制中医专业意见的报告》。通过试点开办七年制，特别是中医院校与综合

① 上海中医学院.中医年鉴（1988）［M］.北京：人民卫生出版社，1989：385
② 上海中医学院.中医年鉴（1987）［M］.北京：人民卫生出版社，1988：388

大学联合办学，初步探索了一条培养高层次复合型中医药人才的新途径。同时，突破了需2年临床实践才能考取研究生的规定，对加速中医药人才培养具有积极意义。相关内容的详细介绍详见本章第四节。

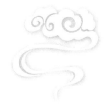

第六节　中等中医药教育的发展

一、中等中医药教育的快速推进

（一）中等中医药教育发展的背景

为了尽快扭转农村中医中药事业萎缩的严重局面，1986年，国家中医药局拟定了《关于加强县级中医医院建设的意见》，确立了到1990年每个县建一所中医医院或民族医院的总目标。这项政策直接推动了中等中医药教育的发展。中等医学教育作为我国社会主义教育体系中的重要组成部分，适应我国国家大、人口多、底子薄、经济与教育比较落后的基本国情，中等医学教育具有投资少、建设快和培养周期短的特征，对迅速改变我国农村基层卫生面貌，提高人民健康水平发挥着重要的作用[1]。1985年卫生部在合肥召开的中医、中西医结合会议上，提出"七五"期间中等中医教育的主要任务是努力办好现有中医药学校和中等卫校中医班，调整专业设置，提高教学质量，扩大招生能力；创造条件，在尚未建立中等中医教育机构的省、自治区、直辖市新建40所中医药学校，重点培养社会急需的中药、护理、针灸、推拿等中级中医药人才。这次会议为中等中医药教育的发展指明了方向。

为了适应社会经济发展水平，壮大县级以下医院中医药人才队伍，提升基层人民健康水平，贯彻落实中医、中西医结合会议精神，中等中医药教育开始了蓬勃发展。

（二）中等中医药教育蓬勃发展

1. 教育机构增加，类型结构多样化　1985年中等中医药学校、针灸学校和中医护校有22所，还有19所中等卫生学校办了中医、中药和针灸推拿等专业。1985—1986年通过建新校、改建或办职工中专等多种渠道办学，特别是中医护校发展近10所。到1987年底，全国已有35所中等中医药学校和3所中等民族医药学校，并在65所卫生学校内开设

---

① 崔月犁.在全国中等医学教育工作会议上的报告［R］.北京：卫生部，1980

了近 150 个中医药专业班。1991 年"在发展普通中医药中专的同时，还开办了 16 所职业技术学校"[1]。1993 年全国有中等中医药学校 50 所，设置中医药专业的卫生学校 87 所，中医药职业技术学校 20 所，1998 年中等中医药学校发展到 53 所[2]。

2. 中医药中等教育的办学条件有所改善　自 1985 年起，国家每年拨款 500 万扶植改建和新建中等中医药学校，改善老校办学条件，挖掘潜力，扩大招生。1988 年国家中医管理局对部分老校的基建、教学设备等给予了一定的经费支持，改善了教学设备条件。经过十多年的努力，办学条件明显改善，办学效益有所提高。1985—1995 年，"国家拨出专款 3 500 万元。各地投入资金 1.3 亿元，投资比例为 1 ∶ 3.7，一定程度地改善了学校的办学条件"[3]。

3. 中医药中等学校的在校人数稳步增加　1985 年中等中医药教育机构 19 所，招生 4 400 多人，在校生有 10 765 人。1987 年全国招生数为 5 402 人，在校学生 12 570 人，毕业生数 3 031 人，均比 1985 年增长了 25%。至 1998 年，招生 18 003 人，在校生 50 500 人，分别比 1985 年增加 3.1 倍和 3.7 倍。仅 1985—1995 年，"十年来共培养 7 万名中医药实用型人才"[4]。中等中医药学校和卫校设中医药专业情况见表表 2-6-1。

表 2-6-1　中等中医药学校和卫校设中医药专业情况一览表

年份	中等中医药学校/所	中等西医卫校设中医药专业/个	在校学生数/人	招生数/人	毕业数/人
1989	51	111	17 170	5 608	4 520
1990	53	-	17 817	5 587	5 432
1991	55	-	20 903	6 535	6 624
1992	51	-	23 398	8 793	6 931
1993	50	-	29 174	12 469	6 521
1994	51	-	36 219	13 937	6 892
1995	51	-	39 375	14 789	7 393
1996	51	-	39 149	13 875	10 162
1997	51	-	51 260	18 658	11 825
1998	53	-	50 500	18 003	11 749

备注：①表格数据均来源于 1983—1999 年中医年鉴、中国中医药年鉴；②如文本数据与年鉴统计数据不一致，以年鉴统计数据为准。

[1]《中国中医药年鉴》编辑委员会.中国中医药年鉴（1992 年）[M].北京：中国中医药出版社，1993：143
[2]《中国中医药年鉴》编辑委员会.中国中医药年鉴（1994 年）[M].北京：中国中医药出版社，1994：120
[3]《中国中医药年鉴》编辑委员会.中国中医药年鉴（1997 年）[M].北京：中国中医药出版社，1997：169
[4]《中国中医药年鉴》编辑委员会.中国中医药年鉴（1997 年）[M].北京：中国中医药出版社，1997：169

二、中等中医药教育标准化建设

（一）教学计划从规范教学到突出能力培养

1978 年为恢复和整顿中等医学教育，卫生部颁布了中等卫生学校包括中医士在内的十个专业的教学计划，规定招收初中生，学制 3 年。1980 年为了提高人才培养质量，卫生部发布了《关于调整中等卫生学校学制和专业设置的意见》，提出中等卫生学校的学制可以多样化，并对中等卫生学校的专业设置进行了规范和统一命名。随着医学教育和医学科学的发展，为了培养适应社会发展的高质量中等医学人才的需要，1982 年《卫生部关于颁发中等卫生学校十三个专业教学计划的通知》修订了包括中医士在内的十个专业的教学计划，同时拟定新增加卫生检验士、临床检验士和中药士三个专业的教学计划。新的教学计划增加了对医疗道德的要求，在课程设置和学时比例的安排上，普通课、基础课与临床课的比例由原来的 2∶3∶5 调整为 3∶3∶4，加强了普通课和临床课；包括中医士在内的医学类专业的学制由三年改为四年，总学时增加，毕业实习时间加长，有利于基本技能的训练和实际工作能力的培养。新修订的专业计划指导思想明确，针对性强，既有原则性，又有灵活性，给学校一定的自主权。1986 年 5 月 20 日，《卫生部关于颁发中等中医学校四个专业教学计划的通知》中，对 1982 年颁发的中医士、中药士的教学计划进行了修订。中医士的教学计划中毕业实习时间从 44 周增加到 48 周，同时又增加了针灸医士和中医护理专业的教学计划。本次修订减少了必修课，增加了选修课，加强了"三基"教学，目的是加强了对学生实际技能的培养训练，以适应基层卫生的需要。这次教学计划的修订、修改，只供各校参考，进一步提升了学校的办学自主权。

1993 年《国家中医药管理局人事教育司关于修订、制订中等中医药专业教学计划的通知》提出全国普通中等专业学校须按新《目录》所列招生，并根据"专业简介"所确定的基本规格，结合行业、地方的实际情况，修改制订教学计划[①]。根据文件精神，学校自主调整教学计划，按所设专业的实施教学。这进一步提升了学校的办学自主权。1995 年国家中医药管理局关于印发中等中医药学校 12 个专业教学计划的通知，请各校结合实际组织实施，并制订实施性教学计划。1995 年版教学计划与 1986 年版相比，必修课中设置了外语课，专业课学时增加，去掉古典医籍精选，增加常见急症处理，实用性更强。

（二）专业目录设置逐步规范化

1980 年卫生部对中等卫生学校的专业设置进行了规范，设置暂定医士、中医士、蒙医士、藏医士、妇幼医士、卫生医士、放射医（技）士、口腔医（技）士、护士、助产士、药剂士、中药士、检验士、医学实验技士、医疗器械维修技士、生物制品技士、卫

---

① 国家中医药管理局教育司. 中医药教育法规全书. ［M］. 长春：吉林科学技术出版社，1998：1535

生管理士和卫生计划统计士等18种作为医药科类中等专业学校目录。根据国家教委教职〔1992〕4号文《关于修订普通中等专业学校专业目录的通知》要求，国家中医药管理局人事教育司确定中等中医药专业13个，各中等中医药教育机构及部门所设专业，应按新颁布的《普通中等专业学校专业目录》中有关条例执行[1]。参见表2-6-2。

表2-6-2 中等中医药专业（分类）名称对照

医药卫生科	专业编号	专业名称	原专业名称	备注
中医类				
	040201	中医医疗	中医士	
	040202	中医骨伤		新设专业
	040203	针灸推拿	针灸医士	
			推拿医士	
			针灸推拿医士	
			按摩医士	
	040204	中医护理	中医护士	
	040205	中医康复		新设专业
	040206	藏医医疗	藏医士	
	040207	蒙医医疗	蒙医士	
	040208	维医医疗	维医士	
药剂类				
	040402	中药	中药士	
	040403	蒙药	蒙药士	
财经科				
商贸管理类				
	060312	中药商品经营	中药商品	
工科（一）				
化工制药类				
	010917	中药制药工艺	中药制药工艺	
			中药制剂	
			中药调制	
农科（二）				
综合类				
	020403	药材生产	药用植物栽培	
			药材、药材生产	
			中药材	

---

[1] 《中国中医药年鉴》编辑委员会.中国中医药年鉴（1993年）[M].北京：中国中医药出版社，1994：144-145

（三）中等中医药专业建设标准的探索与发展

为了更好地坚持中等中医药办学方向，不断提高教学质量，培养合格的中等中医药人才，中等中医药教育专业标准化建设开启。1987 年卫生部组织了对开办最早的中医士、中药士专业办学情况的调查研究，从教学管理、办学条件、师资队伍、课程设置等方面初步制订了专业建设标准。1988 年国家中医药管理局起草了《中等中医药学校中医士、中药士专业建设标准》，该《标准》对中医士、中药士两个专业的培养目标、在校生规模、教学管理、师资队伍、实验室设置、教研室（组）设置及教学实习基地建设等提出了明确的要求，为中等中医药人才培养提供了重要依据[①]。1990 年国家中医药管理局关于印发《中等中医药学校中医士、中药士专业建设标准（试行）的通知》（国中医药教〔1990〕1 号），该标准共七章，包括总则、教学管理、教师队伍、实验室、教学实习基地、图书资料以及经费场地投入等提出一些具体的要求和指标，使学校在设置这些专业时有所遵循。

（四）中等中医药学校达标建设计划的实施

在中医药教育加强宏观管理，促进内涵建设的背景下，结合国家教委部署的中等专业学校合格评估，决定在中等中医药学校开展达标建设计划，从 1992 年起，在全国中医药学校开展建设达标工作，第一批有 19 所院校完成协议，并验收合格成为达标学校。到1995 年底，全国有 21 所中医药学校通过国家中医药管理局组织的达标验收，成为达标学校。通过实施中医药学校建设达标计划，加速了学校办学条件的改善，扩大了服务功能，增强了学校办学活力和自我发展能力，取得了较好的社会效益和经济效益。

（五）中等中医药教育合格评估的实施

为了加强中等中医药教育的宏观管理，促进中医药学校内涵建设，提高教学质量和办学水平，1991 年国家中医药管理局人事教育司制定《国家中医药管理局局属普通中等中医药学校合格评估指标体系》分五大类、38 项指标，并组织对两所局属附设性中专学校进行了合格评估，合格评估是对学校基本办学条件和教育质量的评估。1995 年 3 月国家中医药管理局制定下发了《全国中等中医药学校教学水平评估方案》。《方案》围绕办学条件、办学过程、办学效益三大方面，由学校领导、师资队伍、学校设施及经费、思想政治工作、教学管理、行政管理、办学效益 7 个要素组成的一级评估指标，20 项二级指标，53 项三级指标开展教学评估。

（六）重点中等专业学校建设项目实施

为了办好中等专业学校，提高教育质量，1980 年 11 月 5 日《教育部关于确定和办

---

① 上海中医学院. 中医年鉴（1989）［M］. 北京：人民卫生出版社，1990：89

好全国重点中等专业学校的意见》确立了四川省中药学校、安徽省芜湖中医学校、山东省中医药学校和山西省中医药材学校等 4 所学校为全国重点中等专业学校。1993 年 5 月 10 日出台《国家教委关于评选国家级、省部级重点普通中等专业学校的通知》要求在合格评估和办学水平评估工作的基础上，发挥骨干学校的示范与辐射作用，评选重点中等专业学校。1997 年 1 月 31 日出台了《国家中医药管理局局级重点中医药学校建设实施方案》，1997 年基本完成了局级重点中专的考察工作，初步确定了建设的原则和具体单位。1998 年确定了河南省南阳中医药学校、陕西省渭南中医学校、江西省中医药学校、湖北省中医药学校、重庆市中医学校、黑龙江省中医药学校、湖南省中医药学校、四川省绵阳中医学校等 11 所学校为国家中医药管理局局级重点中等中医药学校建设单位。

三、中等中医药教育的改革与探索

为了贯彻好《中共中央关于教育体制改革的决定》，卫生部中医司于 1985 年 8 月 16 日在山东省莱阳县召开了全国中等中医教育工作座谈会，确立中等中医教育必须贯彻执行党的教育方针和卫生工作方针，坚持突出中医特色和中专特点的办学方向，要为我国社会主义建设事业培养"有理想、有道德、有文化、有纪律"的德、智、体全面发展的中级中医药人才。

1989 年在通县召开了首次"全国中等中医药学校管理工作经验交流会"，代表们就如何深化教育改革，培养应用型人才，专业课设置等方面进行了广泛的交流。会议通过充分酝酿与讨论，决定成立全国中医药中等教育研究会，组织开展全国中等中医药学校之间的教学和学校管理等方面的学术和经验交流。1993 年中共中央、国务院发布《中国教育改革与发展纲要》提出，大力发展职业教育，逐步形成初等、中等、高等职业教育和普通教育共同发展、相互衔接、比例合理的教育系列。

1996 年在安徽芜湖召开了中等中医药学校校长工作会议，提出搞好中医药职业教育，关键是抓好一个"转变"、两个"面向"、三个"并举"[1]，即中等中医药教育向职业教育转变，面向农村基层，面向中药产业，做到中医与中药并举、职业学校教育与职业培训并举、高等与中等职业教育并举。1997 年全国中医药教育工作座谈会上提出，在层次结构上，加强面向农村和基层的中医药实用型人才的培养；在专业结构上，积极发展社会急需的专业；在类型结构上，要使中医药高等教育、职业教育、成人教育协调发展。1997 年国家中医药管理局出台《关于中等中医药教育改革与发展的意见》，提出深化教育改革，促进中等中医药教育持续协调地发展的思路。以下为具体的改革措施。

---

[1] 《中国中医药年鉴》编辑委员会.中国中医药年鉴（1997 年）[M].北京：中国中医药出版社，1997：167

（一）调整专业结构，培养实用人才

1985年中等中医药教育的改革，强调了要坚持中医特色，办出中专特点，为基层培养合格的中医药人才，改变专业单一的弊端，加强了中医和中药专业后期专门化培养，适当调整专业服务方向，试办了从文科招生的中医少年班，以培养多种模式和多种规格的中医人才。1991年在发展普通中等中医药学校时，注重增加中医护理、中药、针灸推拿学校，在少数民族地区开办民族医药学校。专业建设方面，增设了中医护士、针灸医士专业，试办中医骨伤等农村急需的短缺专业，改变了过去办学的单一模式和类型；1998年以后中等中医药教育注重面向农村基层和中药产业的服务方向，深化教育教学领域改革，加强建设的过程管理，为农村培养人才发挥辐射作用。坚持突出中医药特色和职业教育特点，面向农村基层和中药产业，培养、培训临床和生产一线工作的高、中级实用型人才的办学方向。

（二）改革招生分配模式，培养农村基层人才

为了培养面向广大农村基层，留得住、用得上的中级中医药人才，采取了以下措施。第一，开办中医职工中专，培训基层在职的中医药人员。第二，1990年改革招生分配制度，实施定向招生、定向培养、定向分配制度，基本疏通了中医中专人才通向农村的渠道；把招生来源与毕业去向、培养与使用紧密结合起来，在中医药职业学校实行招收户籍为农村的初、高中毕业生，承认学历，不包分配，毕业后回原籍。1993年国家中医药管理局与国家教委职教司试行联合开办农村青年中医药不包分配班试点，毕业后，国家承认中专学历，回乡、村两级卫生机构从事中医药工作，或在当地农村个体开业。第三，开展中等中医自学考试，并适当扩大报考对象范围，允许乡村医生和有志从事中医工作的农村青年参加中医自考，培养和选拔扎根农村的"永久牌"中医人才。

（三）设立或改建教育机构，加快人才培养节奏

通过建新校、改建或办职工中专，以及在卫生学院里设立中医药专业等多种渠道办学，至1980年，全国已有中等卫生学校543所，其中，设有中医药专业的学校有118所，占学校总数的21.7%。探索多渠道办学的同时，加强针灸、推拿等短缺专业建设，不断加强各类中等中医人才的培养力度。1988年福建省教委批准建立一所由爱国华侨投资兴办的中医学校，实行自费学习，承认学历，不包分配的办学形式。经过十多年的努力，实现多渠道、多途径开办中等中医药教育机构，中等中医药人才培养的速度大大加快。

 # 第七节　中医教学质量水平评估的起步与探索

一、教学质量水平评估的背景与试点探索

随着教育改革的兴起和深入，高校办学自主权不断扩大，教学质量的宏观指导和控制问题逐步成为教育需要关注的问题，也是国家对高等学校宏观调控的一个必要环节。"1984年由中南地区中医学院提出中医专业14门、针灸专业4门、中药专业5门，共23门主体课程教学质量标准的初稿"开启了高等中医教学质量水平评估之先河。"1985年经卫生部中医司修订成《中医专业（本科）教育质量检查与评估的意见》（征求意见稿）。"[1]

党的十二届三中全会关于经济体制改革的决定，为我国社会生产力的大发展、为我国社会主义物质文明和精神文明的大提高，开辟了广阔的道路。新的经济形势下，人才成为重要关键性因素，而要解决人才问题，就必须使教育事业在经济发展的基础上有一个更大的发展。为此，1985年5月27日，中共中央发布《关于教育体制改革的决定》明确指出：国家及教育管理部门要加强对高等教育的宏观指导和管理，定期对高等学校的办学水平进行评估。

为了贯彻《关于教育体制改革的决定》中教育评估的精神，卫生部中医司在前期工作基础上，组织制定了《全国中医学院教学工作检查内容及评定标准》。检查内容包括学校领导、教学过程、教学管理、师资队伍、教学质量、后期保障六个方面。于1985年9月至10月，组织专门班子，对北京、广州、上海、南京、成都等五所院校进行了综合性的教育质量大检查和高等中医教育质量评估的尝试。[2]同年11月在上海召开了高等中医教育改革经验交流会。会上，就中医人才知识结构、学科建设和课程设置，中医、中药、针灸各专业主体课的质量标准等问题交流了经验，提出了调查研究报告。[3]

1987年，国家教委要求狠抓高等教育的质量，在对高等学校本科教育进行系统调查研究的基础上，提出加强本科教育工作的意见。为贯彻这一精神，1987年4月至6月，国家中医管理局制定形成了《高等中医院校本科教育质量调查提纲》，并组织开展了对北京、上海、南京、广州、成都、天津、辽宁、湖北、山东、湖南、河北等11所高等中医

① 上海中医学院.中医年鉴（1986）[M].北京：人民卫生出版社，1987：444
② 上海中医学院.中医年鉴（1986）[M].北京：人民卫生出版社，1987：321
③ 上海中医学院.中医年鉴（1986）[M].北京：人民卫生出版社，1987：321

院校的本科毕业生教育质量调研。

同年，在前期调研和评估相关文件的基础上，形成《高等中医院校办学水平评估方案》；在试点评估后，修订完善了《高等中医院校办学水平评估方案》并规范了实施评估的具体步骤；同时，还对中医专业主要课程教学质量的评估进行了试点，积累了一定的评估经验。

系列措施推动了高等中医药教育改革，有利于提高教学质量和管理水平，总结办学经验，为高等中医院校办学水平评估积淀了一定的基础。

二、办学水平评估体系基本形成与试行

《1988—2000年中医教育事业发展战略规划》提出要"开展教育评估，加强教学质量管理"，要求"组织制定教育评估标准和方案，建立评估制度，有计划地开展评估工作；建立国家中医考试中心，加强教育质量的检查和监督。"①

1989年12月，国家中医药管理局正式发布了《高等中医院校办学水平评估方案》（试行），该方案指标体系内容及分值如下表2-7-1所示。

表2-7-1 《高等中医院校办学水平评估方案》（试行）指标体系

一级指标	分值
人才培养	35
科研水平	15
管理水平	23
师资队伍	10
附属医院与附设药厂	8
教学设施	9
合计	100

6个一级指标下设二级指标26个，三级指标59个。《方案》还对学生思想政治表现、基本技能、教育研究与改革、后勤服务质量及财务管理、专业建设情况、教学计划与制度管理、教师教学能力7个三级指标的内涵进行了明确具体的说明。这是中医药高等教育领域首个系统的本科教学水平评估方案。

《方案》发布同时要求各中医学院于1990年组织完成自评工作；国家中医药管理局负责组织检查抽评。1990年，部分中医学院对照《方案》进行了自查自评工作，不仅为进一步修订方案提供了具体的意见建议，也为《方案》的全面推行和实施作了准备。

---

① 《中国中医药年鉴》编辑委员会.中国中医药年鉴（1989年）[M].北京：人民卫生出版社，1990：86

三、教学质量评估的科学化与全面推行

在办学水平评估试行的同时，为了提高教学质量评估的科学性和有效性，教学评估的研究工作也同时推进。1989 年，由国家中医药管理局人事教育司组织，通过世界银行提供的专项贷款立项，组织实施了"高等中医药教育系列评估研究"项目。组建了由湖南、广州、上海、湖北中医学院参加的评估工作研究小组，负责研制符合当时经济社会发展和高等中医药教育实际的系列评估方案。

研究小组在调查研究和充分论证的基础上，于 1989 年 9 月 17 日在长沙召开工作会议，讨论制订了教学质量和办学水平评估的体系框架，形成了社会评估、专业评估、课程评估、教师教学质量评估等系列评估子方案研制工作计划。计划用 2 至 3 年时间完成系列评估方案的研制。

至 1994 年初，国家教委高教司与国家中医药管理局科教司已完成对系列方案的研制和专家反复论证工作，并选取北京、天津、河南、湖南和云南五所高等中医药院校进行试评。参加试评的高校反馈，开展教学水平评估工作，有利于学校在评价过程中分析问题、寻找差距，不断改进和规范教学工作，对于提高教育质量具有积极意义，达到了评估工作的目标。在试评反馈意见基础上，专家又对系列指标体系修改完善，使评价指标体系更趋完善，更具科学性、可操作性和目标导向性。至此，全国高等中医药院校教学工作评价全面铺开。

为使教学水平评估工作更加科学规范，国家中医药管理局还组织了中医药人才培养环节、执业考核等标准化制订工作。1989 年启动制订中医学专业核心课程标准，共制订中医学基础、中医诊断学、中药学、方剂学、中医内科学、中医外科学、中医妇科学、中医儿科学、针灸学、内经学、伤寒论、金匮要略、温病学、正常人体解剖学、生理学、生物化学、病理学、诊断学基础、西医内科学、医古文等二十门必修课的基本要求；并根据专业简介所列的主要课程，制订了中医古典医籍、现代医学基础等二门综合性课程的基本要求。[①] 实现了课程要求的标准化。1989 年 9 月 14 日成立国家中医药考试中心、国家针灸考试中心，负责承担中医师资格考试和国外针灸专业人员水平考试，相关考核由国家中医药管理局统一组织命题，实现了考试考核的标准化。1996 年制定了"中医药人才标准""中医住院医师岗位标准"，实现了人才培养规格和中医住院医师岗位要求的标准化。之后陆续启动了住院医师规范化培训，并细化了各科培训标准及流程，实现了临床规范化培训过程和考核的标准化。相关标准的制定和实施进一步推动了教学质量评估工作的深入。

与评估体系标准同步探索的还有评估数据的动态检测与采集工作。1994 年 9 月 20 日，国家教委高教司、卫生部科教司、国家中医药管理局科教司、国家医药管理局科教司联合开展高等医药院校教学工作评价教学状态数据采集工作，要求各高等医药院校完成《全国

---

① 《中国中医药年鉴》编辑委员会. 中国中医药年鉴（1990 年）［M］. 北京：人民卫生出版社，1991：87

高等医药院校办学状态数据（1994 年）统计表》。基本形成了我国中医药院校办学水平现代评价的模式、方案和标准。

四、教学质量评估的多层次、多类型开展

在总结本科教学质量评估经验的基础上，国家中医药管理局于 1991 年组织制定了《中医药研究生教育和学位授予质量评估方案》，在 1992 年试行实施，开启了研究生教育质量评估工作。

1993 年，高等中医药院校函授、夜大教育办学水平评估工作也全面展开；1995 年，国家教委和国务院学位委员会委托全国高等医学教育学会对七年制医学专业的教学质量及学位授予工作进行全面检查，全国试办七年制医学教育的 15 所医学院校均参加评估，包括上海、北京、广州三所最早试办七年制的中医药院校。

同期，国家中医药管理局针对中等中医药教育，印发了《中等中医药学校中医士、中药士专业建设标准（试行）的通知》，并于 1992 年至 1995 年启动了中等中医药学院的达标性建设。1995 年印发《全国中等中医药学校办学水平评估方案》，正式启动中等中医药学校办学水平评估工作。自此，各层次、各类型中医药教育的教学质量评估工作开展，实现了以教学水平评估促进办学质量提高的目标。

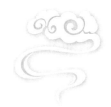

第八节　中医药教育的恢复与改革发展历史经验和启示

一、中医药教育实现了传统教育方式向现代教育方式的转变

这一时期，中医药教育体系实现了由传统教育方式向现代教育方式的转变，为发展中医药事业奠定了基础，为中医药走向世界作出了贡献。到 1998 年，全国共有高等中医药院校和民族医药院校 28 所，在校生超过 4 万人；中等中医药学校 53 所，在校生 5 万余人。高等和中等中医药院校教育已经成为中医药教育的主体。中医药成人教育也有了较大发展，已基本形成了高等教育、职业教育和成人教育并举的办学格局。中医药院校的专业设置由过去的中医、中药专业向多种专业发展，基本涵盖了中医药学的主要学科。教育层次

不断完善，1978年首次招收中医药研究生，1981年正式启动中医药硕士、博士学位授予工作，实现了与国家学位制度的接轨。90年代，又开展了七年制中医药教育和第二学士学位教育，并建立了中医药博士后科研流动站。至此，中医药教育已形成中专、大专、本科及硕士、博士等多层次的教育结构。

二、体制改革促进了中医药教育的发展

随着我国经济体制改革的逐步深化，高等中医药教育原有的条块分割、封闭办学等体制、结构上的问题日益突显。在教学改革中所遇到的许多问题，如学科交叉渗透、培养复合型人才、调整结构布局等，无不感到体制弊端的掣肘。实践使我们认识到，不进行教育管理体制改革，教学改革将难以深入下去。这一时期，中医药教育在体制改革方面做了大胆的尝试与实践。如积极探索多种形式的合作办学，与综合大学共同创办中医学专业七年制教育，与西医院校联合培养中西医结合综合型人才。又如，中医药院校与中医医疗、科研机构实行合并、协作和联合办学，不仅优化了教育资源的配置，又使医、教、研相互渗透，提高了后期临床教学质量。

三、适应社会发展是中医药教育改革的动力

中医药教育要全面适应中医药现代化建设对各类中医药人才培养的需要，着眼于全面提高中医药队伍素质，不断更新、补充、拓展和提高中医药专业技术人员的知识和能力。这一时期，中医药教育的教学改革仍滞后于中医药事业发展的需要，改革进展也不够快。为此，须进一步加大教育教学改革力度，根据中医药教育各类专业的培养目标和中医药工作各种岗位的规范要求，从行业和用人部门需求的角度去制定各级各类中医药人才培养标准，优化中医药人才结构，建设既有自身特色又有时代特征的中医药人才队伍。

四、服务基层和农村百姓是中医药教育发展的根基

千百年来中医药之所以能长盛不衰，是因为其植根于基层和农村，并形成了"简、便、廉、验"的特性。为此，中医药教育发展须面向基层、面向农村。这一时期，中医药教育有了快速发展，主要面向农村中医药人才培养的中等中医学校体系已建立起来，但是教育结构还不够完善，为基层、农村培养中医药人才依然是一个薄弱环节。此外，教育总体投入不足、办学条件差，仍是制约中医药教育发展的重要因素。

第三章

中医药教育跨越式发展时期（1999—2011）

1999—2011年是我国教育快速发展时期，中医药教育也随之进入跨越式发展时期。其主要特点：一是办学条件极大地改善。各中医药院校积极新建校区，校区面积有了大幅提高。二是招生规模扩大。为实现党的十五大所确定的跨世纪目标与任务，落实科教兴国战略，我国各类教育规模自1999年起迅猛发展，到2002年，我国高等教育正式步入大众化阶段，并向普及化阶段迅速迈进，中医院校的本科、研究生和中等职业教育招生规模随之增长。三是院校管理体制改革。这一时期院校体制调整形成了中央和省级政府两级管理、分工负责，以省级政府统筹为主的条块有机结合的新体制。办学体制上基本形成以政府办学为主体、社会各界共同参与、公办学校和民办学校共同发展的新模式，一批中医药类民办独立院校应运而生。四是逐步从"外延式增长"向"内涵式发展"过渡。伴随着招生规模的不断增长，中医药教育的质量受到越来越多地重视。在质量内涵发展方面，开展了本科教学质量工程建设、国家规范专业建设，与中医药教育标准的建立、专业认证试点、本科教学水平评估等一系列提升内涵的举措。

本科教学质量工程建设是这一时期深化教育教学改革、提高中医药教育质量的突出亮点。截至2012年，中医药院校共有85个专业被评为特色专业，48门中医本科课程获得国家级精品课程称号，25个中医学团队被评为国家级教学团队，9个中医学人才培养模式实验区被评为国家级中医学人才培养模式创新实验区，10个教学实验中心被评为国家级实验教学示范中心（建设单位），8名教师被评为国家级教学名师，7门双语课程被评为国家级双语教学示范课程，150余部教材被批准为国家级规划教材。

中医药教育标准和教育质量保障体系建设是这一时期另一重要成果。早在21世纪之初，国家中医药管理局发布了委托南京中医药大学制定的《本科教育中医学专业中医药理论知识与技能基本标准（试行）》。2007年3月，教育部高等学校中医学类专业教学指导委员会（以下简称中医教指委）成立。中医教指委依托教育部和国家中医药管理局，先后研制了"高等学校本科教育中医学专业设置基本要求""高等学校中医临床教学基地建设基本要求""中医学专业认证标准"等系列标准，指导全国的中医专业建设。2007年，中医教指委在黑龙江中医药大学开展了中医学专业认证试点，有效促进了专业内涵建设水平和中医药教育内外部质量保障体系的建设。与此同时，教育部、国家中医药管理局对专科、中专层次的中医院校也进行了规范管理与外部质量监控。

中医研究生教育不断创新发展。1999年12月，国家发展计划委员会根据国务院批准的《"211工程"总体建设规划》正式批复，同意北京中医药大学作为"211工程"项目院校，高等中医药院校得以进入"211工程"建设行列。2002年1月，教育部《关于公布高等学校重点学科名单的通知》中，北京、广州、上海、南京、成都、黑龙江、山东、天津、湖南等9所中医药院校的25个学科首次跻身国家重点学科。与此同时，从2000年至2009年，国家中医药管理局重点学科建设点扩大至323个，基本实现了中医药领域全覆盖，布点范围由原来的以院校为主，转为教育、科研、医疗单位并重，并向军队系统、西部地区倾斜。重点学科的建设促进了中医研究生教育的发展，2000年7月召开的首届全国中医药研究生教育工作会议为改进和加强中医药研究生教育工作指明方向。中医药研究生教育在培养类型、培养模式等方面开展了大量的探索和改革。通过中医临床医学专业学位和"非医攻博"试点工作，以及加速扩大中医七年制教育规模等，我国中医高层次教育得到进一步发展。

中医农村人才培养是中医药教育的基石。1999年4月2日，卫生部国家中医药管理局发布《关于切实加强农村中医药工作的意见》（国中医药医〔1999〕19号）。在中医药教育方面，提出通过推进中等、高等中医药教育招生、分配等制度改革，疏通中等、高等中医药院校毕业生通向农村的渠道；办好中医药职业技术学校，招收农村青年学习中医药；继续开办面向农村的中医药自学考试，形成高等教育、职业教育和成人教育并举，学历教育与非学历教育相结合，多层次、多形式、多途径为农村培养中医药人才的格局。

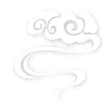

第一节　面向新世纪的国家教育改革方针与中医政策背景

一、国家教育改革方针

1999—2011年的10余年间，我国高等教育进入以规模扩张为驱动的跨越式发展时期。这一时期，在坚定不移实施科教兴国战略的推动下，国家先后出台了一系列优先发展教育和提高教育教学质量的方针与政策。

（一）高校招生规模扩大和院校体制调整

1998年12月24日，为实现党的十五大所确定的跨世纪目标与任务，落实科教兴国战略，全面推进教育的改革和发展，提高全民族的素质和创新能力，教育部颁布《面向21世纪教育振兴行动计划》。提出"到2000年，积极稳步发展高等教育，高等教育入学率达到11%左右"，"到2010年，高等教育规模有较大扩展，入学率接近15%"的改革目标。[1]1999年6月出台的《中共中央、国务院关于深化教育改革全面推进素质教育的决定》也指出，要"扩大高中阶段教育和高等教育的规模"，"通过多种形式积极发展高等教育"。

---

① 中华人民共和国教育部. 面向21世纪教育振兴行动计划［EB/OL］.（1998-12-24）［2024-3-24］.https：// baike.baidu.com/reference/8837701/533aYdO6cr3_z3kATPDfyPT4N37EN9qkt-bbUrFzzqIP0XOpR4LhFIU95Z k48eEpFwWE_4h3Ytocle6jVh4G8aVVMrRrF_Zhgi67Dm-UkOKzvMZsxYRb_tUWN6wQgO7ztkT40iSV27Tds SO70DnB

高校扩招的大幕自此拉开。我国各类教育规模自 1999 年起迅猛发展，高等教育毛入学率持续攀升，到 2002 年，我国高等教育正式步入大众化阶段，[①] 并向普及化阶段迅速迈进。

伴随招生规模的迅速扩张，推进适应高等教育快速发展需求的院校管理体制改革势在必行。教育部《面向 21 世纪教育振兴行动计划》旨在提高全民族的素质和创新能力，适应知识经济时代的发展需求，促进教育事业的全面发展，以及顺应时代要求实现社会主义现代化目标。它提出，"认真贯彻国务院对于社会力量办学实行'积极鼓励，大力支持，正确引导，加强管理'的方针，今后 3~5 年，基本形成以政府办学为主体、社会各界共同参与、公办学校和民办学校共同发展的办学体制"。[②] 经过 1998—2000 年院校的集中调整，高等教育管理体制改革在世纪之交取得突破性进展，极大调动了地方及社会力量参与办学的积极性。中医药院校纷纷升格，综合化的办学模式改革浪潮席卷而来，同时一批中医药类民办独立学院应运而生。

（二）从"外延式增长"到"内涵式发展"

办学规模迅速扩大的同时，教育质量问题也日渐凸显，支撑规模扩张的相关政策和提升教育质量的建设措施纷纷出台。2000 年 1 月，教育部印发《关于实施"新世纪高等教育教学改革工程"的通知》，实施"新世纪高等教育教学改革工程"，该工程旨在"对高等教育人才培养模式、教学内容、课程体系、教学方法等，进行综合的改革研究与实践"，进一步深化教学改革、强化教学建设、增强质量意识。[③]2001 年 10 月，教育部出台《关于做好普通高等学校本科学科专业结构调整工作的若干意见》，指出"一些学校重专业外延发展，轻专业内涵建设的倾向严重"，对新一轮学科专业的调整方向和内涵建设的提升提出了要求。[④]2004 年 8 月，教育部印发《普通高等学校本科教学工作水平评估方案（试行）》，旨在"以评促改，以评促建，以评促管，评建结合，重在建设"，通过水平评估促进学校按照教育规律进一步明确办学指导思想、改善办学条件、加强教学基本建设、强化教学管理、深化教学改革、全面提高教学质量和办学效益。2006 年 10 月，党的十六届六中全会通过的《中共中央关于构建社会主义和谐社会若干重大问题的决定》，第一次明确提出了"建设社会主义核心价值体系"这个重大命题和战略任务，坚持育人为本、德育为先，把培育和践行社会主义核心价值观融入国民教育全过程，成为实现立德树人这一根本

① 中华人民共和国教育部.十年·大事记［EB/OL］.（2012-9-18）［2024-3-24］http：//www.moe.gov.cn/jyb_xwfb/s5147/201209/t20120925_142687.html

② 中华人民共和国教育部.面向 21 世纪教育振兴行动计划［EB/OL］.（1998-12-24）［2024-3-24］.https：//baike.baidu.com/reference/8837701/533aYdO6cr3_z3kATPDfyPT4N37EN9qkt-bbUrFzzqIP0XOpR4LhFIU95Zk48eEpFwWE_4h3Ytocle6jVh4G8aVVMrRrF_Zhgi67Dm-UkOKzvMZsxYRb_tUWN6wQgO7ztkT40iSV27TdsSO70DnB

③ 中华人民共和国教育部.教育部关于实施"新世纪高等教育教学改革工程"的通知［EB/OL］.（2000-1-26）［2024-3-24］.http：//www.moe.gov.cn/s78/A08/moe_734/201001/t20100129_2985.html

④ 中华人民共和国教育部.教育部关于印发《关于做好普通高等学校本科学科专业结构调整工作的若干原则意见》的通知［EB/OL］.（2001-10-25）［2024-3-24］.http：//www.moe.gov.cn/s78/A08/gjs_left/moe_1034/201005/t20100527_88506.html

任务的必由之路。①2007 年 1 月，教育部、财政部印发《关于实施高等学校本科教学质量与教学改革工程的意见》。同年 2 月，《教育部关于进一步深化本科教学改革全面提高教学质量的若干意见》发布，要求全面贯彻科学发展观，切实把重点放在提高质量上。②通过实施专业结构调整与专业认证、课程和教材建设与资源共享、实践教学与人才培养模式改革创新、教学团队与高水平教师队伍建设、教学评估与教学状态基本数据公布等"高等学校本科教学质量与教学改革工程"项目，使高等学校教学质量得到提高。③2010 年 7 月，我国进入 21 世纪以来的第一个教育规划《国家中长期教育改革和发展规划纲要（2010—2020 年）》正式颁布，纲要对未来十年我国教育事业的发展作出了全面的规划和部署，强调"把提高质量作为教育改革发展的核心任务""注重教育内涵发展"，明确了高等教育从外延式增长转变为内涵式发展的建设任务。④

（三）以 211、985 系列工程建设带动教育整体发展

依据科教兴国战略，遵循以重点学科建设带动教育整体发展的道路，继 1995 年 11 月国务院批准启动"面向 21 世纪、重点建设 100 所左右的高等学校和一批重点学科的建设工程"即"211 工程"后，1998 年 5 月 4 日，时任国家主席江泽民在庆祝北京大学建校 100 周年大会上向全社会宣告："为了实现现代化，我国要有若干所具有世界先进水平的一流大学。"1999 年 1 月，国务院批准了教育部在《面向 21 世纪教育振兴行动计划》提出的"今后 10~20 年，创建若干所具有世界先进水平的一流大学和一批一流学科"的计划，"985 工程"正式实施。⑤2004 年 6 月，教育部、财政部印发《关于继续实施"985 工程"建设项目的意见》，启动"985 工程"二期建设，明确了建设思路、目标、任务、资金和组织管理等内容，对确保项目顺利推进及达成预期建设目标有着重要意义。⑥2006 年 10 月，《教育部关于加强国家重点学科建设的意见》《国家重点学科建设与管理暂行办法》

---

① 中华人民共和国教育部.教育部办公厅关于印发《普通高等学校本科教学工作水平评估方案（试行）》的通知［EB/OL］.（2008-4-25）［2024-3-24］.http：//www.moe.gov.cn/srcsite/A08/s7056/200408/t20040818_148778.html

② 中华人民共和国教育部.教育部关于进一步深化本科教学改革全面提高教学质量的若干意见［EB/OL］.（2008-4-25）［2024-3-24］.http：//www.moe.gov.cn/srcsite/A08/s7056/200702/t20070217_79865.html

③ 中华人民共和国教育部 财政部.教育部 财政部关于实施"高等学校本科教学教学质量与教学改革工程"的意见［EB/OL］.（2008-4-25）［2024-3-24］.http：//www.moe.gov.cn/srcsite/A08/s7056/200701/t20070122_79761.html

④ 中华人民共和国教育部.国家中长期教育改革和发展划纲要（2010-2020 年）［EB/OL］.（2011-10-29）［2024-3-24］.http：//www.moe.gov.cn/srcsite/A01/s7048/201007/t20100729_171904.html

⑤ 中华人民共和国教育部.面向 21 世纪教育振兴行动计划［EB/OL］.（1998-12-24）［2024-3-24］.https：//baike.baidu.com/reference/8837701/533aYdO6cr3_z3kATPDfyPT4N37EN9qkt-bbUrFzzqIP0XOpR4LhFIU95Zk48eEpFwWE_4h3Ytocle6jVh4G8aVVMrRrF_Zhgi67Dm-UkOKzvMZsxYRb_tUWN6wQgO7ztkT40iSV27TdsSO70DnB

⑥ 中华人民共和国教育部 财政部.教育部 财政部关于继续实施"985 工程"建设项目的意见［EB/OL］.（2004-6-2）［2024-3-24］.https：//baike.baidu.com/reference/49715118/533aYdO6cr3_z3kATKaJzfjzYC7ENdysvOCGBONzzqIP0XOpX5nyFIU95Zk48eEpFwWEo4phc98Bk6eLCElarfAQd-gqQLUimXb5THfAyb7i_98xmL5FpI5EXqQJ37Ws6g

颁布实施，进一步推动我国学科结构和布局的优化与调整，形成以国家重点学科为骨干的学科体系，引领全国高等学校进行学科建设。[①] 以重点学科建设为抓手提高高等教育质量，增强自主创新能力，同时也为建设世界一流大学提供了支撑。

二、中医发展与中医药教育改革政策背景

1999—2011 年，以《中共中央　国务院关于深化医药卫生体制改革的意见》《中华人民共和国中医药条例》颁布为标志，国家卫生政策法规、中医药发展方针战略，都为中医药教育的发展提供了有力的机遇和保障。

（一）卫生政策是中医药教育发展的保障

1999 年 5 月，《中华人民共和国执业医师法》颁布实施，旨在加强医师队伍的建设，提高医师的职业道德和业务素质，保障医师的合法权益，保护人民健康，[②] 不仅对医疗系统和医院从业人员产生了深远的影响，而且执业医师考试作为评价院校人才培养质量的硬核标准之一，极大地推动了医学教育的一系列改革，中医药教育的结构层次、培养模式、课程体系等均面临着挑战，对逐步规范和完善中医药教育体系起到了促进作用。

2001 年 7 月，卫生部、教育部印发《中国医学教育改革和发展纲要》，针对医学教育结构不合理，层次偏低，[③] 现有办学条件与发展规模不符等问题，制订了医学教育改革与发展目标，提出调整医学教育规模和结构，深化教育教学改革，完善医学教育体系，加快为农村培养人才，拓宽筹资渠道，改善办学条件等改革发展意见，为规模迅速扩张的中医药教育指明了发展方向和路径。

2006 年 2 月，国务院颁布《国家中长期科学和技术发展规划纲要（2006—2020 年）》，营造激励自主创新的环境，推动企业成为技术创新的主体，努力建设创新型国家。[④] 在多个重点领域的优先主题中，将中医药传承与创新发展列为人口与健康领域的优先主题，促进中医领域科学研究和学科建设发展。

2009 年 3 月，党中央、国务院发布了《中共中央　国务院关于深化医药卫生体制改革的意见》，深化医药卫生体制改革，建立中国特色的医药卫生体制机制。指出，要"调整高等医学教育结构和规模，加强全科医学教育，大力发展面向农村、社区的高等医学本专

---

① 中华人民共和国教育部.教育部关于加强国家重点学科建设的意见［EB/OL］.（2008-2-5）［2024-3-24］https：//baike.baidu.com/reference/5631382/533aYdO6cr3_z3kATKCCmPWjMSzNY9SktuXTBLtzzqIP0XOpX5nyFI899pk88Lh9ABHH_5NoZswSnqepVRUBu6lUHuU9Qb0kn2inF24

② 全国人民代表大会常务委员会.中华人民共和国执业医师法［EB/OL］.（2005-8-1）［2024-3-24］.https：//www.gov.cn/banshi/2005-08/01/content_18970.htm

③ 中华人民共和国卫生部 教育部.中国医学教育改革和发展纲要［EB/OL］.（2001-07-17）［2024-3-24］.http：//wap.moe.gov.cn/jyb_xxgk/gk_gbgg/moe_0/moe_7/moe_19/tnull_295.html

④ 中华人民共和国国务院.国家中长期科学和技术发展规划纲要（2006—2020 年）［EB/OL］.（2006-3-30）［2024-3-24］.https：//www.gov.cn/gongbao/content/2006/content_240244.htm

科教育，采取定向免费培养等多种方式，为贫困地区农村培养实用的医疗卫生人才。"[1] 为中医学全科医学、中医学农村定向免费培养等学科专业发展、培养模式改革提供了政策依据。

（二）中医政策是中医药教育发展的支撑

2003 年 10 月，《中华人民共和国中医药条例》颁布实施，这是我国政府颁布的第一部专门的中医药行政法规，全面概括了党和国家的中医药政策，对保障、规范和促进中医药事业发展作了比较全面的规划，是我国中医药事业发展的里程碑，同时也进一步强调了中医药教育在发展中医药事业中的基础性地位，强调中医药基础理论与中医药临床实践相结合，对中医药高等教育发展提出了更高的要求。

2009 年 4 月，国务院颁布了《关于扶持和促进中医药事业发展的若干意见》，提出"调整中医药高等教育结构与规模，坚持以中医药专业为主体，按照中医学人才增长规律施教，强化中医药基础理论教学和基本实践技能培养"，[2] 为中医药事业的发展指明了方向，对高等中医药教育改革和发展提出了指导性的意见。

2011 年 3 月，全国人大审议通过《中华人民共和国国民经济和社会发展第十二个五年规划纲要》，前所未有地将"支持中医药事业发展"作为"完善基本医疗卫生制度"的重点任务之一，强调"发展中医药教育，加强中医医疗机构和中医药人才队伍建设"[3]，要求中医药教育人才培养质量明显提高，结构更加合理，能够满足中医事业发展的需要。

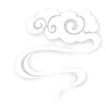

第二节　新校区建设与民办独立院校的诞生

一、新校区建设与中医药教育办学条件的改善

1999 年起国家对高等教育给予了前所未有的重视，通过各种方式增加经费投入，尤其是 2010 年，《国家中长期教育改革和发展规划纲要（2010—2020）》提出教育优先发

---

① 中华人民共和国国务院. 中共中央 国务院关于深化医药卫生体制改革的意见［EB/OL］.（2009-4-6）［2024-3-24］.https：//www.gov.cn/jrzg/2009-04/06/content_1278721.htm

② 中华人民共和国国务院. 国务院关于扶持和促进中医药事业发展的若干意见［EB/OL］.（2009-5-7）［2024-3-24］.https：//www.gov.cn/zhengce/zhengceku/2009-05/07/content_6230.htm

③ 中华人民共和国国务院. 中共中央 中华人民共和国国民经济和社会发展第十二个五年规划纲要［EB/OL］.（2011-3-16）［2024-3-24］.https：//www.gov.cn/zhuanti/2011-03/16/content_2623428.htm

展，以及"提高国家财政性教育经费支出占国内生产总值的比例，2012 年达到 4%"的政策，为中医药高等教育带来了前所未有的发展机遇。中医药院校抓住国家重视中医药教育的发展机遇，加快基本建设的步伐，积极进行新校区建设，改善办学条件，促进了院校硬件建设方面的长足进步。①占地面积扩大。2011 年校产占地面积总数达到 2 486.033 1 万 m²，是 1999 年的 6.6 倍，生均比为 50.71m²。②实验室面积增加。2011 年实验室、实习场所面积校产为 268.828 9 万 m²，非校产为 70.324 6 万 m²，生均 6.92m²。③教学、科研仪器设备总值增加。2011 年教学、科研仪器设备总值达到 352 961.94 万元，是 1999 年的 10.17 倍，生均 7 200.25 元；拥有计算机 7.653 2 万台（含非教学用计算机），百名学生拥有计算机 15.61 台。④馆藏图书明显增加。2011 年高等中医药院校馆藏图书总量达到 2 889.61 万册，电子图书达到 627 064.72GB。⑤图书馆面积增加。2011 年达到 64.246 9 万 m²，生均 1.31m²。⑥教室面积增加。2011 年为 158.501 8 万 m²，是 1999 年的 8.0 倍，生均 3.23m²。⑦体育馆面积增加。2011 年达到 30.551 0 万 m²，生均 0.62m²。⑧学生公寓面积增加。2011 年达到 269.704 5 万 m²，非校产 46.778 0 万 m²，生均 6.46m²。中医药院校新校区建设情况见表 3-2-1。

表 3-2-1 中医药院校新校区建设情况一览表（1999—2011 年）

序号	学校名称	新校区投入使用时间	新校区占地面积
1	浙江中医药大学	2000 年	680 亩
2	南京中医药大学	2002 年	1 500 亩
3	长春中医药大学	2002 年	850 亩
4	辽宁中医药大学	2002 年	707 亩
5	成都中医药大学	2003 年	1 080 亩
6	上海中医药大学	2003 年	500 余亩
7	江西中医药大学	2003 年	453.75 亩
8	广州中医药大学	2004 年	1 450 亩
9	陕西中医药大学	2005 年	1 195 亩
10	湖南中医药大学	2005 年	1 392 亩
11	山东中医药大学	2007 年	1 748 亩
12	福建中医药大学	2007 年	935 亩
13	云南中医药大学	2008 年	823.8 亩
14	湖北中医药大学	2008 年	1 410 亩
15	广西中医药大学	2009 年	1 334 亩
16	山西中医药大学	2011 年	912 亩

备注：本数据来源于各高等中医药院校官方网站、部分年鉴及百度百科，与实际情况可能有出入，特此说明。

据不完全统计，2011 年，中医药院校附属医院（含非直属附属医院）为 231 所，床位达到 15.7 万张，生均 0.61 张。

2011 年，全国高等中医药院校师资队伍总数为 23 492 人。其中，教授、副教授、讲师、助教、教员所占比例分别为 15.92%、28.98%、34.70%、17.23% 和 3.17%；博士、硕士、本科和专科以下学历分别占 15.64%、38.25%、43.67% 和 2.44%；博士研究生导师 1 623 人，硕士研究生导师 8 685 人，生师比为 3.3∶1。

二、中医药类民办独立院校的诞生

进入 21 世纪之后，随着我国民办教育市场的不断扩大，国家不断完善相关政策举措，激励社会力量参与办学。1998 年 12 月，教育部制定《面向 21 世纪教育振兴行动计划》，提出"认真贯彻国务院对于社会力量办学实行'积极鼓励，大力支持，正确引导，加强管理'的方针，今后 3~5 年，基本形成以政府办学为主体、社会各界共同参与、公办学校和民办学校共同发展的办学体制。"①2003 年 9 月 1 日，《中华人民共和国民办教育促进法》正式实施；2004 年 4 月 1 日，《中华人民共和国民办教育促进法实施条例》正式实施。进入 21 世纪后，民办教育的相关法律法规及政策文件不断出台、完善，有力地促进了我国民办教育事业的发展。在此过程中，中医民办教育也随之发展壮大，既出现了以独立学院为代表的本科中医药院校，同时专科层次也出现了一批民办中医药教育机构。

这一时期，中医民办教育发展的主要特征，便是各中医院校开办独立学院。独立学院是 21 世纪前后一些地方和高校在高等教育办学机制方面进行的大胆探索，由高校按照新的机制和模式试办，并相对独立，在保证高等教育规模的增长、扩大高等教育资源等方面起到了积极作用。以 2003 年教育部发布《关于规范并加强普通高校以新的机制和模式试办独立学院管理的若干意见》为标志，独立学院开始在国家政策的支持下向自主办学机构过渡，且大规模、高速度发展。在 21 世纪最初几年，不少中医院校也开始创办独立学院。具体如表 3-2-2 所示。

表 3-2-2　中医药类独立学院建设情况

院校	成立时间	办学地点
北京中医药大学东方学院	2005 年	河北黄骅
南京中医药大学翰林学院	2002 年	江苏泰州
辽宁中医药大学杏林学院	2001 年	辽宁沈阳
浙江中医药大学滨江学院	2000 年	浙江杭州
江西中医学院科技学院	2001 年	江西南昌
湖南中医药大学湘杏学院	2002 年	湖南长沙
广西中医学院赛恩斯新医药学院	2002 年	广西南宁
贵阳中医学院时珍学院	2001 年	贵州贵阳
贵阳医学院神奇民族医药学院	2004 年	贵州贵阳

---

① 国务院批转教育部面向 21 世纪教育振兴行动计划的通知［EB/OL］.（2022-1-10）［2024-3-23］.http：//www.shequ.edu.cn/zxllm/zcwj/d046518e8112424a9eea4ff75da55685.html

独立学院一般建立于申办高校的优势学科与特色专业的基础上，因此中医药也成为中医药院校创办独立学院的品牌专业。整体来看，21世纪初中医药院校开办独立学院的蓬勃发展，对中医药教育的大众化、普及化具有十分重要的意义。依托申办高校的师资队伍与教育资源，也一定程度上提升与保障了独立学院的教育和人才培养质量，从培育复合型人才的角度为我国中医药事业发展作出了积极贡献。

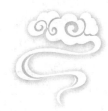

第三节　扩招与中医药教育"质量工程"建设

一、国家扩招政策实施与中医药教育规模扩大

截至1998年，我国高校在校生数只有约780万，高等教育毛入学率仅为9.8%，为适应国家经济社会发展对高素质人才的需求以及人民群众对接受高等教育的需求，1998年12月，教育部印发《面向21世纪教育振兴行动计划》，提出"到2000年，高等教育毛入学率达到11%左右"[1]。1999年6月，中共中央、国务院出台《关于深化教育改革全面推进素质教育的决定》，根据第三次全国教育工作会议精神，国家发展计划委员会、教育部《关于扩大1999年高等教育招生规模的紧急通知》和教育部、国家发展计划委员会《关于下达1999年普通高等教育扩大招生计划的通知》等文件的要求，高校扩招拉开帷幕。研究生、本科、高等职业教育、中等职业教育等招生规模一时间均大幅扩张，扩招、升格、合并、重组一时间成为院校发展的主要方式。1999年全国高校招生159万人，比1998年增加了51万人，增幅达47.4%。到2002年，我国高等教育毛入学率已达到15%，正式进入大众化阶段。此后，这一数字仍持续增长，2010年达到26.5%，高等教育向普及化阶段迈进[2]，极大地满足了人民对接受高等教育的迫切需求。

1999—2011年，随着国家扩招政策的逐步实施，高等中医药院校的中医学类专业本科与研究生招生规模迅速扩大。同时，面向农村和社区基层的中等中医药教育招生规模也在逐年增加。各层次中医学生规模增长情况如表3-3-1、图3-3-1、图3-3-2和图3-3-3（数

①　中华人民共和国教育部.面向21世纪教育振兴行动计划［EB/OL］.（1998-12-24）［2024-3-24］.https：//baike.baidu.com/reference/8837701/533aYdO6cr3_z3kATPDfyPT4N37EN9qkt-bbUrFzzqIP0XOpR4LhFIU95Zk48eEpFwWE_4h3Ytocle6jVh4G8aVVMrRrF_Zhgi67Dm-UkOKzvMZsxYRb_tUWN6wQgO7ztkT40iSV27TdsSO70DnB

②　中华人民共和国教育部.扎根中国大地 奋进强国征程——新中国70年高等教育改革发展历程［EB/OL］.（2019-9-22）［2024-3-24］.http：//www.moe.gov.cn/jyb_xwfb/s5147/201909/t20190924_400593.html

据来源：中国中医药年鉴）。

表 3-3-1　1999—2011 年全国中医药院校中医学类专业招生、在校学生数统计表

年度	类别	博士/人	硕士/人	本科/人	中等/人
1999	招生数	223	851	10 385	19 082
	在校生数	566	1 677	31 847	53 499
2000	招生数	283	1 085	10 598	18 627
	在校生数	699	2 086	39 930	56 214
2001	招生数	361	1 665	12 420	20 831
	在校生数	888	3 034	44 138	63 100
2002	招生数	429	2 033	12 730	20 967
	在校生数	1 076	4 079	50 601	62 830
2003	招生数	612	2 222	12 251	26 444
	在校生数	1 431	5 121	56 002	79 642
2004	招生数	588	3 561	11 750	30 050
	在校生数	1 636	6 800	62 372	83 009
2005	招生数	732	4 330	12 345	35 279
	在校生数	2 064	8 336	64 709	94 432
2006	招生数	747	4 453	12 885	45 058
	在校生数	2 139	11 602	65 746	111 132
2007	招生数	753	4 537	12 192	39 138
	在校生数	2 188	13 076	64 898	123 598
2008	招生数	729	4 588	13 268	41 620
	在校生数	2 334	14 372	64 724	123 950
2009	招生数	731	4 159	15 302	58 241
	在校生数	1 925	12 409	67 504	137 368
2010	招生数	720	3 560	17 391	57 811
	在校生数	2 298	12 028	71 750	152 973
2011	招生数	657	3 143	17 656	42 733
	在校生数	2 201	11 066	76 844	130 852

　　随着高等教育大众化的进程，中医高等教育规模也开始了快速扩张，面向农村基层、城市社区的中等中医药教育，市场前景乐观，备受重视。1999 年以来，全国中医药院校培养了数以十万计的毕业生。这些毕业生在各自的岗位上努力工作，成为各单位的骨干力量或领军人才，也有的自主创业取得成功，突出显现了中医药高等教育在人才培养上的效益。

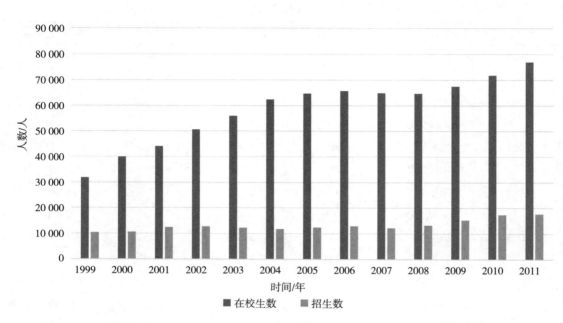

图 3-3-1　1999—2011 年全国中医药院校中医学类专业本科生规模

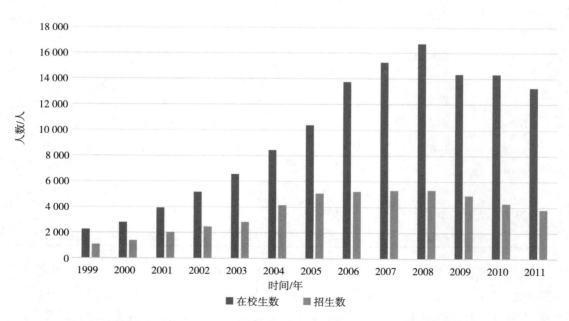

图 3-3-2　1999—2011 年全国中医药院校中医学类专业研究生规模

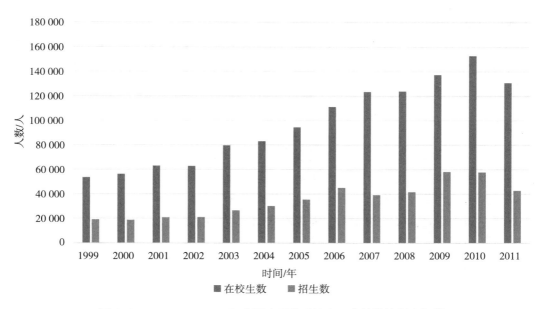

图 3-3-3　1999—2011 年全国中医药院校中医中等学校学生规模

二、质量工程建设

　　面向 21 世纪，1999 年教育部提出发展教育事业要注意处理好三个关系，包括数量和质量的关系，而在数量和质量的关系上，要更加重视质量。[①]2000 年提出高等教育要增强质量意识，更新思想观念，加强素质教育。实施"新世纪高等教育教学改革工程"，进一步改革人才培养模式，加强专业、课程教材和教学方法的综合配套改革。[②]2001 年，教育部印发了《关于加强高等学校本科教学工作提高教学质量的若干意见》（教高〔2001〕4号），就加强教学工作明确提出 12 条针对性很强的要求，对提高教学质量起到了显著的作用。2003 年启动"高等学校教学质量和教学改革工程"，提出深化教学改革，强化教学管理，提高教学质量，全面提高大学生素质；加强课程体系、教学内容和教学方法的改革，拓宽专业面，加强实践环节，不断改善学生的知识结构和能力结构。开展"高等学校名师奖"的表彰奖励，建设"国家精品课程"。[③]2005 年，教育部印发了《关于进一步加强高等学校本科教学工作的若干意见》和周济部长在第二次全国普通高等学校本科教学工作会议上的讲话的通知（教高〔2005〕1 号），讲话主题为"大力加强教学工作，切实提高教学质量"，指出质量是高等学校的生命线，要深刻认识和正确处理扩大规模与提高质量的关系。要高度重视规模、结构、质量、效益的协调发展，要特别注意提高质量，把它作为

---

① 中华人民共和国教育部. 教育部 1999 年工作要点［EB/OL］.（2004-8-25）［2024-3-23］.http：//www.moe.
　　gov.cn/jyb_sjzl/moe_164/201002/t20100220_3417.html
② 中华人民共和国教育部. 教育部 2000 年工作要点［EB/OL］.（2004-8-26）［2024-3-23］.http：//www.moe.
　　gov.cn/jyb_sjzl/moe_164/201002/t20100220_3419.html
③ 中华人民共和国教育部. 教育部 2003 年工作要点［EB/OL］.（2004-8-29）［2024-3-23］.http：//www.moe.
　　gov.cn/jyb_sjzl/moe_164/201002/t20100220_1517.html

高等教育的重点工作抓紧抓好。①

2007年，为了进一步促进高等教育规模、结构、质量效益的协调发展和可持续发展，提高教育教学质量，教育部连续颁发了2个重要文件。其一，是1月22日颁发的《教育部 财政部关于实施高等学校本科教学质量与教学改革工程的意见》（教高〔2007〕1号）。其二，是2月17日颁发的《教育部关于进一步深化本科教学改革全面提高教学质量的若干意见》（教高〔2007〕2号）。②其中，前一个文件决定投资25亿元进行质量工程建设。后一个文件则从全面贯彻落实科学发展观，进一步加强对教学工作的领导和管理；适应国家经济社会发展需要，加强专业结构调整；深化教育教学改革，全面加强大学生素质和能力培养；加大教师队伍建设力度，发挥教师提高教学质量的重要作用；加强教学评估，建立保证提高教学质量的长效机制；加强教学基础建设，提高人才培养的能力和水平六个方面提出了全面提高教学质量的20项具体措施。

2009年4月21日，国务院发布了《关于扶持和促进中医药事业发展的若干意见》（国发〔2009〕22号），提出了改革中医药院校教育，调整中医药高等教育结构和规模，按照中医药人才成长规律施教等要求。③

2011年7月1日，教育部、财政部发布《关于"十二五"期间实施"高等学校本科教学质量与教学改革工程"的意见》（教高〔2011〕6号），决定在"十二五"期间继续实施质量标准建设、专业综合改革、国家精品开放课程建设与共享、实践创新能力培养、教师教学能力提升项目，并提出了"卓越医生教育培养计划"等具体措施。④

中医药院校按照教育部和国家中医药管理局要求，认真落实全面提高高等教育质量的各项措施，积极探索中医药教育教学规律，不断深化教育教学改革，加强产校教育与师承教育的有机结合，同时积极申报各项教学质量工程项目。十余年来的教育教学改革和建设，有效保证了中医药高等教育教学质量，毕业生得到了用人单位的普遍好评，中医药院校也取得了多项标志性的教学成果。

质量工程建设项目取得多项成果。截至2012年，中医药院校共有85个专业被评为特色专业，64门中医药本科课程获得国家级精品课程称号，25个中医学团队被评为国家级教学团队，9个中医学人才培养模式实验区被评为国家级中医学人才培养模式创新实验区，23个教学实验中心被评为国家级实验教学示范中心（建设单位），8名教师被评为国家级

① 中华人民共和国教育部.教育部关于印发《关于进一步加强高等学校本科教学工作的若干意见》和周济部长在第二次全国普通高等学校本科教学工作会议上的讲话的通知［EB/OL］.（2008-04-25）［2024-3-23］.http：//www.moe.gov.cn/srcsite/A08/s7056/200501/t20050107_80315.html
② 中华人民共和国教育部.教育部关于进一步深化本科教学改革全面提高教学质量的若干意见［EB/OL］.（2007-02-17）［2024-3-23］.http：//www.moe.gov.cn/srcsite/A08/s7056/200702/t20070217_79865.html
③ 中华人民共和国中央人民政府.国务院关于扶持和促进中医药事业发展的若干意见［EB/OL］.（2009-4-21）［2024-3-23］.https://www.gov.cn/gongbao/content/2009/content_1310554.htm
④ 中华人民共和国教育部.教育部 财政部关于"十二五"期间实施"高等学校本科教学质量与教学改革工程"的意见［EB/OL］.（2011-7-27）［2024-3-23］.http：//www.moe.gov.cn/srcsite/A08/s7056/201107/t20110701_125202.html

教学名师，7 门双语课程被评为国家级双语教学示范课程，9 所院校的中医学专业完成了专业认证（试点）工作，150 余部教材被批准为国家级规划教材。质量工程建设项目建设情况详见表 3-3-2 至表 3-3-6（数据来源：中华人民共和国教育部门户网站）。

表 3-3-2　教育部特色专业中医药院校立项情况统计表

序号	学校名称	专业名称	批次	年度
1	北京中医药大学	中医学	第一批	2007
2	长春中医药大学	中医学	第一批	2007
3	黑龙江中医药大学	中医学	第一批	2007
4	上海中医药大学	中医学	第一批	2007
5	南京中医药大学	中医学	第一批	2007
6	安徽中医学院	中医学	第一批	2007
7	山东中医药大学	中医学	第一批	2007
8	湖南中医药大学	中医学	第一批	2007
9	广州中医药大学	中医学	第一批	2007
10	北京中医药大学	中药学	第二批	2007
11	北京中医药大学	公共事业管理	第二批	2007
12	天津中医药大学	中医学	第二批	2007
13	山西中医学院	中医学	第二批	2007
14	辽宁中医药大学	中医学	第二批	2007
15	黑龙江中医药大学	中药学	第二批	2007
16	黑龙江中医药大学	药物制剂	第二批	2007
17	南京中医药大学	中药学	第二批	2007
18	浙江中医药大学	中医学	第二批	2007
19	浙江中医药大学	针灸推拿学	第二批	2007
20	安徽中医学院	中药学	第二批	2007
21	江西中医学院	针灸推拿学	第二批	2007
22	山东中医药大学	中药学	第二批	2007
23	河南中医学院	中药学	第二批	2007
24	湖北中医学院	中药学	第二批	2007
25	湖南中医药大学	中药学	第二批	2007
26	广州中医药大学	针灸推拿学	第二批	2007
27	广州中医药大学	中药学	第二批	2007
28	广西中医学院	中药学	第二批	2007
29	成都中医药大学	中药学	第二批	2007

续表

序号	学校名称	专业名称	批次	年度
30	贵阳中医学院	中药学	第二批	2007
31	云南中医学院	中药学	第二批	2007
32	北京中医药大学	针灸推拿学	第三批	2008
33	天津中医药大学	中药学	第三批	2008
34	辽宁中医药大学	中药学	第三批	2008
35	上海中医药大学	中药学	第三批	2008
36	南京中医药大学	护理学	第三批	2008
37	安徽中医学院	针灸推拿学	第三批	2008
38	福建中医学院	中医学	第三批	2008
39	福建中医学院	针灸推拿学	第三批	2008
40	江西中医学院	中药学	第三批	2008
41	山东中医药大学	针灸推拿学	第三批	2008
42	河南中医学院	中医学	第三批	2008
43	湖北中医学院	针灸推拿学	第三批	2008
44	湖南中医药大学	针灸推拿学	第三批	2008
45	广州中医药大学	制药工程	第三批	2008
46	成都中医药大学	中医学	第三批	2008
47	成都中医药大学	针灸推拿学	第三批	2008
48	贵阳中医学院	针灸推拿学	第三批	2008
49	甘肃中医学院	中草药栽培与鉴定	第三批	2008
50	天津中医药大学	针灸推拿学	第四批	2009
51	辽宁中医药大学	护理学	第四批	2009
52	长春中医药大学	针灸推拿学	第四批	2009
53	黑龙江中医药大学	针灸推拿学	第四批	2009
54	上海中医药大学	针灸推拿学	第四批	2009
55	南京中医药大学	针灸推拿学	第四批	2009
56	南京中医药大学	中药资源与开发	第四批	2009
57	浙江中医药大学	中药学	第四批	2009
58	安徽中医学院	药学	第四批	2009
59	福建中医学院	护理学	第四批	2009
60	江西中医学院	药学	第四批	2009
61	河南中医学院	针灸推拿学	第四批	2009
62	广西中医学院	中医学	第四批	2009

续表

序号	学校名称	专业名称	批次	年度
63	成都中医药大学	中西医临床医学	第四批	2009
64	贵阳中医学院	药物制剂	第四批	2009
65	云南中医学院	中医学	第四批	2009
66	陕西中医学院	中医学	第四批	2009
67	甘肃中医学院	中西医临床医学	第四批	2009
68	湖南中医药大学	中西医临床医学	第五批	2009
69	成都中医药大学	藏医学	第五批	2009
70	辽宁中医药大学	针灸推拿学	第六批	2010
71	长春中医药大学	护理学	第六批	2010
72	长春中医药大学	中药学	第六批	2010
73	浙江中医药大学	听力学	第六批	2010
74	浙江中医药大学	护理学	第六批	2010
75	安徽中医学院	中西医临床医学	第六批	2010
76	福建中医药大学	中西医临床医学	第六批	2010
77	山东中医药大学	制药工程	第六批	2010
78	河南中医学院	中西医临床医学	第六批	2010
79	湖北中医药大学	中医学	第六批	2010
80	广州中医药大学	护理学	第六批	2010
81	广西中医学院	针灸推拿学	第六批	2010
82	成都中医药大学	护理学	第六批	2010
83	贵阳中医学院	中西医临床医学	第六批	2010
84	陕西中医学院	中药学	第六批	2010
85	甘肃中医学院	针灸推拿学	第六批	2010

表 3-3-3　教育部精品课程中医药院校立项情况统计表

序号	学校	课程名称	课程负责人	年度
1	北京中医药大学	中医诊断学	陈家旭	2003
2	黑龙江中医药大学	方剂学	李冀	2003
3	南京中医药大学	温病学	杨进	2003
4	北京中医药大学	中药学	钟赣生	2004
5	黑龙江中医药大学	中药化学	匡海学	2004
6	上海中医药大学	针灸学	徐平	2004
7	南京中医药大学	中医儿科学	汪受传	2004
8	上海中医药大学	实验中医学	方肇勤	2005

续表

序号	学校	课程名称	课程负责人	年度
9	黑龙江中医药大学	中药鉴定学	王喜军	2005
10	广州中医药大学	中医妇科学	罗颂平	2005
11	黑龙江中医药大学	金匮要略	李敬孝	2005
12	辽宁中医学院	中医基础理论	郑洪新	2005
13	成都中医药大学	药用植物学	万德光	2006
14	浙江中医药大学	金匮要略	范永升	2006
15	长春中医药大学	内经选读	苏颖	2006
16	黑龙江中医药大学	中国医学史	常存库	2006
17	山东中医药大学	中医基础理论	孙广仁	2006
18	天津中医药大学	中医内科学	张伯礼	2006
19	黑龙江中医药大学	美容保健技术	杨智荣	2006
20	成都中医药大学	中药学	张廷模	2007
21	黑龙江中医药大学	中药药剂学	李永吉	2007
22	长春中医药大学	推拿手法学	王之虹	2007
23	广州中医药大学	伤寒论	李赛美	2007
24	湖南中医药大学	中医诊断学	袁肇凯	2007
25	上海中医药大学	医古文	孙文钟	2007
26	天津中医药大学	方剂学	高秀梅	2007
27	福建中医学院	康复护理学	陈立典	2008
28	江西中医学院	中药炮制学	龚千锋	2008
29	辽宁中医药大学	中药鉴定学	翟延君	2008
30	北京中医药大学	伤寒论	王庆国	2008
31	广州中医药大学	温病学	林培政	2008
32	上海中医药大学	中医外科学	陈红风	2008
33	上海中医药大学	内经选读	周国琪	2008
34	天津中医药大学	针灸学	石学敏	2008
35	浙江中医药大学	方剂学	连建伟	2008
36	山东中医药大学	中医文献学	王振国	2009
37	南京中医药大学	中医内科护理学	徐桂华	2009
38	南京中医药大学	中药炮制学	蔡宝昌	2009
39	成都中医药大学	方剂学	邓中甲	2009
40	浙江中医药大学	推拿手法学	范炳华	2009
41	成都中医药大学	针灸学	梁繁荣	2009

续表

序号	学校	课程名称	课程负责人	年度
42	天津中医药大学	中医儿科学	马融	2009
43	黑龙江中医药大学	中医妇科学	侯丽辉	2009
44	北京中医药大学	中医内科学	王新月	2009
45	南京中医药大学	中医内科学	薛博瑜	2009
46	上海中医药大学	中医内科学	陈湘君	2009
47	福建中医学院	中医诊断学	李灿东	2009
48	上海中医药大学	中医诊断学	王忆勤	2009
49	北京中医药大学	中药学	钟赣生	2009
50	山东中医药高等专科学校	中药炮制技术	刘波	2009
51	天津中医药大学	中药学	于虹	2010
52	湖北中医学院	针灸学	王华	2010
53	天津中医药大学	中医临床技能实训	周桂桐	2010
54	安徽中医学院	中医基础理论	王键	2010
55	浙江中医药大学	中医伤科学	童培建	2010
56	南京中医药大学	中医诊断学	吴承玉	2010
57	成都中医药大学	中医眼科学	曾庆华	2010
58	山东中医药大学	中医外科学	宋爱莉	2010
59	辽宁中医药大学	方剂学	马骥	2010
60	江西中医学院	中医诊断学	丁成华	2010
61	福建中医学院	中医骨伤科学基础	王和鸣	2010
62	北京中医药大学	中医基础学	郭霞珍	2010
63	长春中医药大学	中医骨伤科学	赵文海	2010
64	湖南中医药高等专科学校	推拿手法技术	王德瑜	2010

表 3-3-4　1999—2011 年教育部人才培养模式创新实验区中医药院校立项情况统计表

序号	学校	负责人	项目名称
1	北京中医药大学	翟双庆	院校模式与传统模式相结合的新型中医人才培养实验班
2	天津中医药大学	张伯礼	中医学人才培养模式创新实验区
3	辽宁中医药大学	石岩	中医临床传承型试点教学班
4	黑龙江中医药大学	匡海学	中药类人才培养模式创新实验区
5	上海中医药大学	谢建群	中医药院校个性化拔尖人才培养实验区
6	南京中医药大学	吴勉华	"精诚计划"人才培养模式实验区
7	江西中医学院	刘红宁	产学研结合培养高素质复合型中药人才模式创新研究与实践
8	湖北中医学院	周安方	中医继承型人才培养模式创新实验区
9	成都中医药大学	彭成	国家理科中药基础基地人才培养模式创新实验区

表 3-3-5 教育部实验教学示范中心中医药院校立项情况统计表

序号	学校	年度	项目名称
1	天津中医药大学	2006	针灸实验教学中心
2	黑龙江中医药大学	2006	教学实验中心
3	上海中医药大学	2007	中药学实验教学中心
4	成都中医药大学	2007	中药学实验教学中心
5	广州中医药大学	2007	中药学实验教学中心
6	南京中医药大学	2008	护理实验教学中心
7	北京中医药大学	2009	中医学实验教学中心
8	广州中医药大学	2009	中医学实验教学中心
9	湖南中医药大学	2009	中医技能实验教学中心
10	南京中医药大学	2009	中医临床实验教学中心
11	山东中医药大学	2009	中医药综合教学实验中心
12	上海中医药大学	2009	中医学实验教学中心
13	天津中医药大学	2009	临床技能实训教学中心
14	北京中医药大学	2012	中医学实验教学中心
15	浙江中医药大学	2013	中药学实验教学中心
16	安徽中医学院	2013	中药类实验教学中心
17	江西中医学院	2013	中药学类实验教学中心
18	广西中医药大学	2013	中药学实验教学中心
19	成都中医药大学	2013	中医学实验教学中心
20	贵阳中医学院	2013	中药学(民族药学)实验教学中心
21	南京中医药大学	2014	中药学类实验教学中心
22	安徽中医药大学	2015	中医临床技能实训中心
23	河南中医学院	2015	中药学实验教学中心

表 3-3-6 1999—2011 年教育部高等学校教学名师中医药院校获奖情况统计表

学校	第一届(2003 年)	第二届(2006 年)	第四届(2008 年)	第五届(2009 年)	第六届(2011 年)
黑龙江中医药大学	段富津		李冀	匡海学	
南京中医药大学	杨进	汪受传			
广州中医药大学	陈群				
成都中医药大学	万德光				
上海中医药大学					严世芸

备注:本表统计截至 2011 年,后期评选情况教育部未公开,特此说明。

在质量工程项目中，人才培养模式创新实验区项目是一项涉及范围较广的改革项目，各个院校积极利用这一平台，开展了人才培养模式的改革工作。例如北京中医药大学的"院校模式与传统模式相结合的新型中医人才培养实验班"、上海中医药大学的"中医药院校个性化拔尖人才培养实验区"、南京中医药大学的"精诚计划人才培养模式实验区"、成都中医药大学的"国家理科中药基础基地人才培养模式创新实验区"、黑龙江中医药大学的"中药类人才培养模式创新实验区"等项目，均在教育教学理念、课程体系、教学方法、考核与评价方式、学制学位等方面进行了全方位的改革实验，有效推动了中医药院校中医学和中药学专业的人才培养模式改革工作。

三、中医药教育教学改革

（一）面向 21 世纪中医药教学改革新气象

1. 中医药人才培养模式改革成为主旋律　面向 21 世纪，为适应市场经济对人才需求的多样化，改革单一人才培养模式，使之向多元化、特色化方向发展，成为这一时期中医药教学改革的重点。2001 年 9 月，面向 21 世纪高等中医药教学内容和课程体系改革研究课题各研究项目完成中期检查[1]。各牵头院校紧扣人才培养模式改革的主题，教学改革出现院校优先领域趋势。一是由北京中医药大学、上海中医药大学牵头，对中医、针灸专业教学内容与课程体系进行了研究；二是以成都中医药大学为主，开展了中药类专业课程体系的改革；三是以南京中医药大学为主，进行了中医药类人才类型及培养标准的研究；四是由江西中医学院牵头，开展中医药实验教学体系的改革研究等。

2. 中医专业七年制教学改革初显成效　通过北京、上海、广州三校中医学专业七年制试点工作，至 2000 年，七年制中医专业人才培养模式形成中医传统型、中西医结合型、对外交流型、高层次科研型、临床中药等 8 个各具特色的培养模式。[2] 到 2002 年，已有 13 所高等中医药院校开办了七年制本硕一体的中医学专业；非医学专业本科毕业生攻读中医学科学博士学位试点招生和管理逐步规范。

3. 中医药教育结构调整有所突破　从行业对中医药人才的需求出发，推动中医药院校调整类型结构、层次结构和专业结构。2001 年 3 所中等专业学校升格为中医药高职或高专学校；2002 年中医药研究生招生比上年增加了 35%；专业过多、口径过窄、知识能力社会适应性不强等弊病有所克服，本着加强基础、淡化专业、拓宽口径的原则，减少了口径过小的专业 8 个，并通过主辅修制，进一步拓宽了学生的知识面，增强了就业竞争能力[3]。

4. 组织"中医本科毕业生中医药主体知识和技能标准"专门研究　为回应社会上对

---

① 《中国中医药年鉴》编辑委员会. 中国中医药年鉴（2002 年）［M］. 北京：中国中医药出版社，2002：147
② 《中国中医药年鉴》编辑委员会. 中国中医药年鉴（2001 年）［M］. 北京：中国中医药出版社，2001：96
③ 《中国中医药年鉴》编辑委员会. 中国中医药年鉴（2001 年）［M］. 北京：中国中医药出版社，2001：96

"中医院校培养的中医中不中、西不西""院校培养不出了名中医"等种种责难，2002年国家中医药管理局委托南京中医药大学开展"中医本科毕业生中医药主体知识和技能标准"研究，2003年国家中医药管理局正式发布了该标准[①]，为后续中医专业标准的制定奠定了基础。

5. 教学改革成果斐然　这一时期，通过教学改革的持续推进，在四年一届的国家级教学成果奖评审中，中医药院校取得了多项成果：2001年"中医方剂学多维博约，因方施教教学模式"、2009年"中医学实践教学模式的构建与实践"分别获得了第四届和第六届国家级教学成果一等奖。另有27项教学成果获得了国家级教学成果二等奖（表3-3-7）。

表 3-3-7　1999—2011教育部高等教育国家级教学成果奖中医药院校获奖情况统计表

序号	第一获奖单位	等级	成果名称	年度
1	黑龙江中医药大学	一等奖	中医方剂学教学模式——多维博约，因方施教	2001
2	辽宁中医学院	二等奖	面向21世纪的外向型中医药人才培养的研究与实践	2001
3	上海中医药大学	二等奖	《实验中医学》课程建设	2001
4	浙江中医学院	二等奖	21世纪中医药人才素质教育模式的研究与实践	2001
5	江西中医药大学	二等奖	高等中医药院校实验教学改革与实践	2001
6	广州中医药大学	二等奖	内经课程体系与教学内容的改革	2001
7	成都中医药大学	二等奖	面向21世纪中医药人才培养模式改革的研究与实践	2001
8	贵阳中医学院	二等奖	农村中医药人才培养模式与教学改革研究	2001
9	北京中医药大学	二等奖	中医人才培养模式改革的研究与实践	2005
10	天津中医学院	二等奖	汇通融合、创新实践——实验针灸学可持续发展的探索与实践	2005
11	黑龙江中医药大学	二等奖	加强中医药重点学科建设 全面提升学校的办学水平	2005
12	黑龙江中医药大学	二等奖	中医药类专业实践教学改革研究与实践	2005
13	黑龙江中医药大学	二等奖	坚持德育首位，以人为本 构建大德育工程体系的实践与探索	2005
14	黑龙江中医药大学	二等奖	创建"三优化"实验教学模式的研究与实践	2005
15	上海中医药大学	二等奖	中医人才培养模式的研究与实践	2005
16	南京中医药大学	二等奖	医哲结合，构建自然辩证法教学新模式	2005
17	广州中医药大学	二等奖	中医类专业课程优化整合的研究与实践	2005
18	天津中医药大学	一等奖	中医学实践教学模式的构建与实践	2009
19	北京中医药大学	二等奖	建立长效机制，切实推进医学生素质教育改革	2009
20	黑龙江中医药大学	二等奖	内部保证与外部监控相统一的中医药高等教育质量保障体系构建的研究与实践	2009

[①]《中国中医药年鉴》编辑委员会.中国中医药年鉴（2004年）[M].北京：中国中医药出版社，2004：86

续表

序号	第一获奖单位	等级	成果名称	年度
21	上海中医药大学	二等奖	始终坚持"以学生为中心、继承与创新并重"的高等中医药教育教学改革	2009
22	南京中医药大学	二等奖	仁德·仁术·仁人——高等中医人才培养模式的创新实践与探索	2009
23	浙江中医药大学	二等奖	秉承传统、融合现代——中医人才培养模式的创新研究与实践	2009
24	浙江中医药大学	二等奖	中医经典课程传承与创新培养体系的构建与应用	2009
25	安徽中医学院	二等奖	地方中医药院校高素质应用型药学类人才培养体系构建与实践	2009
26	福建中医学院	二等奖	中西医临床医学人才培养体系构建的研究与实践	2009
27	江西中医学院	二等奖	产学研结合培养中药创新人才教育模式研究与实践	2009
28	广州中医药大学	二等奖	"非医攻博"高层次复合型中医人才培养模式的创新与实践	2009
29	成都中医药大学	二等奖	地方高等中医药院校人才培养目标、模式和方法的研究与实践	2009

（二）首次大规模组织中医药教育发展战略研究

2006年，国家中医药管理局启动开展中医药教育发展战略研究，总结50年来中医药教育成绩、经验、问题，梳理新时期中医药教育发展思路[1]。《中国中医教育发展战略研究》项目在国家中医药管理局科技教育司和教育部高教司主持下，由全国12所中医药院校、2个省（市）中医药行业主管部门组成14个专题课题组，近200人的研究队伍开展了《中国中医教育发展战略研究》项目研究工作。历经一年多的研究，形成了各专题研究报告、《中国中医教育发展战略研究报告》《中国中医药教育发展纲要》（讨论稿）及研究论文15篇。项目研究较为系统地总结了中医药教育50年的成就与经验，分析了中医药教育的现状和中医药教育面临的主要问题；阐明了中医药教育在我国医药教育中的重要地位；研究了社会、政策、经济、科技、文化因素对中医药教育发展产生的重要影响；预测了未来5~10年，中医药行业发展趋势、中医药人力资源发展趋势和需求；明确了中医药教育发展战略目标、重点、任务；提出了中医药教育发展的政策建议，项目研究采用SWOT矩阵分析法、外部因素评价矩阵（EFE）、内部因素评价矩阵（IFE）、SPSS自回归-移动平均模型、S形曲线模型、Logistic数学模型等研究方法，引入中医药教育发展战略研究，提高了研究结论的科学性和可信度。该研究首次在中医药教育领域较大规模地组织开展了战略研究，初步总结了中医药教育的规律和特点，为中医药教育发展和《中国中医药教育发展

---

[1]　《中国中医药年鉴（行政卷）》编委会.2007年中国中医药年鉴：行政卷[M].北京：中国中医药出版社，2007：147

纲要》的制定提供了科学依据。

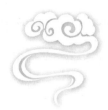

第四节 中医药教育质量评价体系的建立与实践

一、中医药教育标准的建立与优化专业设置的建设

（一）中医药教育标准建设过程

2003 年 4 月 2 日国务院第 3 次常务会议通过《中华人民共和国中医药条例》，要求各类中医药教育机构应当加强中医药基础理论教学，并建立符合国家规定标准的临床教学基地。中医药教育机构的设置标准，由国务院卫生行政部门会同国务院教育行政部门制定；中医药教育机构临床教学基地标准，由国务院卫生行政部门制定。[1]

高等中医药教育是我国高等教育独具特色的重要组成部分，高等中医药教育必须遵循中医药教育自身发展规律。但至 2002 年，我国尚无统一的高等中医药专业设置、临床教学基地建设等有关中医药教育标准，中医药专业的设置、中医药人才的培养等还不能遵循中医药教育自身发展的规律，还不能培养出能够满足社会对中医药人员要求的人才。2003年为加强对本科中医学、中药学专业教育质量的宏观调控，规范中医药本科人才的中医药知识与技能的基本要求及后期临床教学实践，促进中医药本科教育的改革与发展。国家中医药管理局科技教育司组织有关专家开始制定中医学、中药学专业相关标准，先后完成了《高等教育本科中医学专业设置标准》《高等教育本科中药学专业设置标准》《高等教育专科中医学专业设置标准》《高职高专教育中药专业设置标准》《高等院校中医临床教学基地标准》《中医学专业本科生中医药理论知识与技能基本标准》6 个标准，并通过了专家组审查。[2]

随着中医药高等教育规模的不断扩大，专业办学质量成为保证中医药高等教育内涵提升的重要体现。2007 年，根据《教育部 财政部关于实施高等学校本科教学质量与教学改革工程的意见》（教高〔2007〕1 号）中提出的"根据科学技术发展的特点，紧密结合我国高等教育实际，研究建立适应国家经济与社会发展需要的本科专业设置和调整制度，

① 中华人民共和国中央人民政府.中华人民共和国中医药条例［EB/OL］.（2005-5-23）［2024-3-24］.https：// www.gov.cn/zwgk/2005-05/23/content_150.htm

② 《中国中医药年鉴》编辑委员会.中国中医药年鉴（2006 年）［M］.北京：中国中医药出版社，2006：91

制订指导性专业规范，构建专业设置预测机制，定期发布各类专业人才的规模变化和供求情况，为高校优化专业布局和调整人才培养结构提供指导"的要求，同年 3 月，第一届教育部高等学校中医学教学指导委员会成立，受教育部委托，中医教指委组织全国中医药院校专家深入研究我国经济社会、医疗卫生和科技发展对中医高等教育提出的要求，联合行业主管部门、中医执业资格认定部门、中医药高等教育学会等机构开展研究工作，并多次通过会议和函件广泛征求学校、行业、用人单位等各方面的意见和建议，完成了《本科中医学指导性专业规范》的制订。

为加强中医药教育的宏观管理，规范高等中医药教育专业设置，加强临床教学基地建设和中医学专业人才培养工作，不断提高中医药教育质量，2008 年 6 月 26 日，教育部办公厅、国家中医药管理局下发了《关于印发〈高等学校本科教育中医学专业设置基本要求（试行）〉等文件的通知》（教高厅〔2008〕3 号），联合发布了《高等学校本科教育中医学专业设置基本要求（试行）》《高等学校专科教育中医学专业设置基本要求（试行）》《高等学校中医临床教学基地建设基本要求（试行）》和《本科教育中医学专业中医药理论知识与技能基本标准（试行）》。[1] 教育部、国家中医药管理局将以上述文件为依据，监管中医药类专业设置、临床教学基地建设等工作，并组织研究、建立符合中医药高等教育自身发展规律的人才培养质量监控与评价体系。

（二）2012 年版本科专业目录与中医药类专业设置优化

2010 年 12 月 6 日，教育部为了落实《国家中长期教育改革和发展规划纲要（2010—2020 年）》提出的要适应国家和区域经济社会发展需要，建立动态调整机制，不断优化学科专业结构的要求，发布了《教育部关于进行普通高等学校本科专业目录修订工作的通知》（教高〔2010〕11 号），[2] 指出进入 21 世纪以来，经济社会快速发展，科技进步日新月异，我国高等教育实现了历史性的跨越，在这种快速发展的大背景下，社会环境和高等教育自身发生的巨大变化对本科专业设置提出了新要求。通知认为 1998 年印发实施的《普通高等学校本科专业目录》已不能很好地适应经济社会发展和社会需求的变化，不能很好地满足高校多类型、人才培养多规格的需要，存在着与培养研究生的学科专业划分不够一致、新兴学科和交叉学科专业设置困难等问题。因而把全面修订高等学校本科专业目录作为重要而紧迫的任务，并提出了"以科学发展观为指导，全面贯彻党的教育方针，坚持面向现代化、面向世界、面向未来；贯彻落实全国教育工作会议精神和教育规划纲要，立足我国国情，把握国家发展的历史方位和高等教育发展的阶段性特征，遵循教育规律和人才成长规律，使本科专业目录更加适应经济社会发展需要，适应人的全面发展需要"的专业

---

① 中华人民共和国教育部. 教育部办公厅 国家中医药管理局办公室关于印发《高等学校本科教育中医学专业设置基本要求（试行）》等文件的通知［EB/OL］.（2008-09-02）［2024-3-24］.http：//www.moe.gov.cn/srcsite/A08/moe_740/s3864/200806/t20080626_109607.html

② 中华人民共和国教育部. 教育部关于进行普通高等学校本科专业目录修订工作的通知［EB/OL］.（2010-12-17）［2024-3-24］.http：//www.moe.gov.cn/srcsite/A08/moe_1034/s3882/201012/t20101206_112726.html

目录修订指导思想,与"科学规范、主动适应、继承发展"的修订原则。按照教育部要求,高等教育开展了全面的本科专业目录修订工作。

2011 年 4 月,教育部印发了《教育部办公厅关于征求对普通高等学校本科专业目录(修订一稿)修改意见的通知》(教高厅函〔2011〕28 号),向各个教学指导委员会和相关院校征求意见。2011 年 9 月 14 日,教育部又一次下发了《关于征求对〈普通高等学校本科专业目录(修订二稿)〉修改意见的通知》(教高司函〔2011〕164 号),开始第二次征求意见。在广泛征求意见的基础上,教育部于 2012 年 10 月 12 日,正式发布了《普通高等学校本科专业目录(2012 年)》[①]。新目录的学科门类由原来的 11 个增至 12 个,新增了艺术学门类;专业类由原来的 73 个增至 92 个;专业由原来的 635 种调减至 506 种,其中基本专业352 种,特设专业 154 种。中医药学类专业中,设置了 7 个中医学类专业,6 个中药学类专业,原来的中西医临床医学专业由目录外专业进入目录内,并提升到了中西医结合类(表 3-4-1)。

表 3-4-1　2012 年中医药类专业设置情况统计表

专业类及代码	专业代码	专业名称
中医学类 1005	100501K	中医学
	100502K	针灸推拿学
	100503K	藏医学
	100504K	蒙医学
	100505K	维医学
	100506K	壮医学
	100507K	哈医学
中西医结合类 1006	100601K	中西医临床医学
中药学类 1008	100801	中药学 (注:授予理学学士学位)
	100802	中药资源与开发 (注:授予理学学士学位)
	100803T	藏药学 (注:授予理学学士学位)
	100804T	蒙药学 (注:授予理学学士学位)
	100805T	中药制药 (注:可授理学或工学学士学位)
	100806T	中草药栽培与鉴定 (注:授予理学学士学位)

---

① 中华人民共和国教育部. 教育部关于印发《普通高等学校本科专业目录(2012 年)》《普通高等学校本科专业设置管理规定》等文件的通知[EB/OL].(2012-10-12)[2024-3-24].http://www.moe.gov.cn/srcsite/A08/moe_1034/s3882/201209/t20120918_143152.html

本科专业规范、专业设置基本要求和专业目录的制订，不仅对各院校中医学专业在人才培养目标、核心知识体系与基本教学内容、课程设置体系与环节的制订进行了规范，还对规范中医药院校的专业设置，优化专业结构发挥了重要意义。

二、专业认证试点与中医专业内涵建设

《教育部财政部关于实施高等学校本科教学质量与教学改革工程的意见》（教高〔2007〕1号）中，提出了"积极探索专业评估制度改革，重点推进工程技术、医学等领域的专业认证试点工作，逐步建立适应职业制度需要的专业认证体系"。首次提出了专业认证的概念，并把医学专业认证列入了质量工程项目。

2007年3月，中医教指委会成立后，将提高中医学专业建设水平作为重点工作，着手制定本科中医学专业教育标准和认证工作相关文件，并于2007年12月24日—26日对黑龙江中医药大学中医学专业进行了认证试点；2008—2010年，又先后对上海中医药大学、暨南大学、安徽中医学院、浙江中医药大学、福建中医药大学、宁夏医科大学、河北联合大学进行了试点认证工作。这是中医药院校按照教学质量工程要求首次接受专业认证。

2011年7月1日教育部、财政部联合发布《关于"十二五"期间实施"高等学校本科教学质量与教学改革工程"的意见》（教高〔2011〕6号）。2011年10月13日，教育部下发《关于普通高等学校本科教学评估工作的意见》（教高〔2011〕9号）。这两个文件要求继续在工程、医学等领域开展专业认证试点，建立与国际实质等效的工程、医学等专业认证体系。按照这一新的要求，2011—2012年，中医学教学指导委员会继续对南方医科大学、成都中医药大学、广州中医药大学的中医学专业进行了认证试点。[1]

专业认证工作有效促进了专业内涵建设水平，明确了专业培养目标，优化了课程体系，促进了以学生为中心的教育教学理念的贯彻与实施，尤其是接受认证的学校均按照《本科医学教育标准——中医学专业（暂行）》修订了人才培养方案，以知识、素质、能力协调发展为目标，明确、具体阐述了培养要求；优化了课程体系，进一步清晰了各课程板块之间的逻辑联系；改革了旨在提高学生自主学习能力、终身学习能力的教学方法；改进了以培养学生能力为指向的考核与评价体系；注重了利益方尤其是学生对教育教学建设和改革的参与。同时，中医思维这一全新的概念和要求在人才培养方案中得到体现，在人才培养的关键环节中得到了实施。专业认证工作还促进了学校内部的质量保障体系建设，各认证院校均以专业认证这一外部质量保障机制为契机，进一步建立、健全了内部质量保障体系。

---

[1] 中华人民共和国教育部.教育部关于普通高等学校本科教学评估工作的意见［EB/OL］.（2011-10-31）［2024-3-24］.http：//www.moe.gov.cn/srcsite/A08/s7056/201802/t20180208_327120.html

三、本科教学评估与中医药教育教学质量评价体系的形成

同其他院校的高等教育一样，随着持续性的扩大招生，中医药院校普遍出现了教育资源如师资、教室、实验室、校舍、实习基地等相对不足的问题，引起社会和相关学者对中医药高等教育质量的普遍关注，如何在高等教育快速发展中保证教育教学质量，成为各中医药院校面临的首要问题。

2001 年发布实施《关于加强高等学校本科教学工作提高教学质量的若干意见》，提出建立和完善高等学校办学水平和教育质量的监控与评估机制。为了加强对高等学校本科教学工作的宏观管理与指导，促进各级政府对高等教育的重视和投入，确保扩招后的教育教学质量，教育部发布了《普通高等学校本科教学水平评估方案（试行）》，并运用这一方案对 116 所高校进行了评估。

2004 年，教育部为了深入贯彻党中央提出的"巩固、深化、提高、发展"的教育工作方针，落实科学发展观，进一步加强国家对高等学校教学工作的宏观管理和指导，在总结 116 所高校评估经验的基础上，对 2002 年颁发的《普通高等学校本科教学工作水平评估方案（试行）》进行了修订，再次发布了《普通高等学校本科教学工作水平评估方案（试行）》（教高厅〔2004〕21 号），提出深化高等医学教育和农林教育改革，完善教学质量评估机制，健全质量保障体系。以五年为一周期，对全国高校进行教学质量评估。[1]

为了保证中医药高等教育教学质量，中医药院校主动服从国家要求，在"以评促建，以评促改，以评促管，评建结合，重在建设"的评估方针指导下，以迎接教学评估为契机，进一步明确办学定位与办学指导思想，规范教育教学管理，加大教学投入，提高教育教学质量。

1999 年 4 月 19 日至 24 日，教育部组织了对上海中医药大学本科教学工作的优秀评估考察，评估组长为文历阳，副组长为赵世斌，评估结论为优秀。2001 年，浙江中医学院经教育部本科教学工作随机性水平评估结论为优秀，江西中医学院顺利通过随机性水平评估，获得良好成绩。至 2011 年，所有中医药院校全部接受评估并均以"良好"以上成绩通过了首轮教学水平评估工作。

通过教学评估，形成了内外部联动的教学质量评价体系。黑龙江中医药大学 1999 年成立高等教育研究与评价中心，是全国第一家独立设置评价中心的中医药院校。

---

[1]　中华人民共和国教育部.教育部办公厅关于印发《普通高等学校本科教学工作水平评估方案（试行）》的通知（已废止）［EB/OL］.（2008-4-25）［2024-3-24］.http://www.moe.gov.cn/srcsite/A08/s7056/200408/t20040818_148778.html

四、高职高专水平评估与医学类专业高等专科教育评估

1999 年高等教育扩招以后，职业教育的规模实现了跨越式发展，其教育质量问题也引起了社会更广泛的关注。为了推动高职高专教育的持续健康发展，不断提高人才培养质量，2003 年 2 月 12 日，教育部发布《关于开展高职高专院校人才培养工作水平评估试点工作的通知》（教高司函〔2003〕16 号），按照"以评促建、以评促改、以评促管、评建结合、重在建设"的原则，对 26 所院校首先进行了评估试点。[①]

为了落实《教育部关于加强高职高专教育人才培养工作的意见》（教高〔2002〕2 号）、《教育部、卫生部关于医药卫生类高职高专教育的若干意见》（教高〔2002〕4 号）等文件精神，规范高等医学专科教育，提高医学教育质量和办学效益，制定了《医学类专业高等专科教育评估方案（试行）》（教高司函〔2003〕225 号），教育部、卫生部决定自 2003 年开始，对已开办和拟开办医学类专业教育的高等职业技术学院和医学高等专科学校开展医学类专业高等专科教育评估工作。具体评估时间为 2003 年 12 月对部分申办医学类专科专业的学校进行评估，从 2004 年开始，每年的 5—6 月和 9—11 月均对上述类型的学校分批进行评估。[②]

2004 年 4 月 27 日，教育部办公厅发布《全面开展高职高专院校人才培养工作水平评估的通知》（教高厅〔2004〕16 号），部署了全面开展高职高专院校人才培养工作水平评估工作，明确了具体要求。

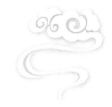

第五节　中医药重点学科建设与高层次中医药研究生教育

一、重点学科布局及其示范、辐射作用

（一）国家重点学科

高等院校的重点学科建设开始于 1989 年，当时中医药行业有 6 个学科被确定为国家

① 中华人民共和国教育部.关于开展高职高专院校人才培养工作水平评估试点工作的通知［EB/OL］.（2008-4-25）［2024-3-24］.http：//www.moe.gov.cn/srcsite/A08/s7056/200302/t20030212_124423.html

② 中华人民共和国教育部.关于开展医学类专业高等专科教育评估工作的通知［EB/OL］.（2008-4-25）［2024-3-24］.http：//www.moe.gov.cn/srcsite/A08/s7056/200310/t20031027_124550.html

教委的重点学科。1993 年，国家中医药管理局评选一批局级重点学科，8 所高等中医药院校的 8 个学科获批，同时，将原国家教委的 6 个中医药重点学科也纳入局级重点学科（共14 个）进行统一管理。在前期建设阶段，中医药重点学科的带动辐射范围有限。

2002 年 1 月，教育部发布《关于公布高等学校重点学科名单的通知》（教研函〔2002〕2 号），此次评选工作共评选出高等学校重点学科点 964 个，覆盖了全部的 12 个门类，涉及 9 所高等中医药院校 25 个重点建设学科点，详见表 3-5-1。

表 3-5-1　2002 年教育部公布全国中医药院校重点学科建设点

序号	学校名称	学科代码	学科名称
1	北京中医药大学	1008	中药学
2	成都中医药大学	1008	中药学
3	南京中医药大学	1008	中药学
4	上海中医药大学	1008	中药学
5	北京中医药大学	100501	中医基础理论
6	山东中医药大学	100501	中医基础理论
7	广州中医药大学	100502	中医临床基础
8	南京中医药大学	100503	中医医史文献
9	山东中医药大学	100503	中医医史文献
10	北京中医药大学	100504	方剂学
11	黑龙江中医药大学	100504	方剂学
12	北京中医药大学	100505	中医诊断学
13	湖南中医学院	100505	中医诊断学
14	北京中医药大学	100506	中医内科学
15	广州中医药大学	100506	中医内科学
16	上海中医药大学	100506	中医内科学
17	上海中医药大学	100507	中医外科学
18	广州中医药大学	100508	中医骨伤科学
19	广州中医药大学	100509	中医妇科学
20	黑龙江中医药大学	100509	中医妇科学
21	南京中医药大学	100510	中医儿科学
22	成都中医药大学	100511	中医五官科学
23	成都中医药大学	100512	针灸推拿学
24	天津中医学院	100512	针灸推拿学
25	北京中医药大学	100601	中西医结合基础

为加强重点学科建设，进一步规范重点学科的管理，2006 年 10 月 27 日，教育部下发《教育部关于加强国家重点学科建设的意见》（教研〔2006〕2 号）和《国家重点学科建设与管理暂行办法》（教研〔2006〕3 号）。并于 2007 年 8 月批准公布新一轮国家重点学科建设学校名单（教研函〔2007〕4 号），包括国家重点学科 966 个，国家重点（培育）学科 217 个。其中，中医药类重点学科名单见表 3-5-2。

表 3-5-2　2007 年教育部公布全国中医药院校重点学科建设点

序号	学校名称	学科代码	学科名称
1	北京中医药大学	1005	中医学
2	广州中医药大学	1005	中医学
3	北京中医药大学	1008	中药学
4	成都中医药大学	1008	中药学
5	黑龙江中医药大学	1008	中药学
6	南京中医药大学	1008	中药学
7	上海中医药大学	1008	中药学
8	辽宁中医药大学	100501	中医基础理论
9	山东中医药大学	100501	中医基础理论
10	浙江中医药大学	100502	中医临床基础
11	南京中医药大学	100503	中医医史文献
12	山东中医药大学	100503	中医医史文献
13	上海中医药大学	100503	中医医史文献（培育）
14	黑龙江中医药大学	100504	方剂学
15	湖南中医药大学	100505	中医诊断学
16	黑龙江中医药大学	100506	中医内科学（培育）
17	南京中医药大学	100506	中医内科学（培育）
18	山东中医药大学	100506	中医内科学（培育）
19	上海中医药大学	100506	中医内科学
20	天津中医药大学	100506	中医内科学
21	上海中医药大学	100507	中医外科学
22	上海中医药大学	100508	中医骨伤科学
23	成都中医药大学	100509	中医妇科学
24	黑龙江中医药大学	100509	中医妇科学
25	南京中医药大学	100510	中医儿科学
26	成都中医药大学	100511	中医五官科学
27	成都中医药大学	100512	针灸推拿学
28	上海中医药大学	100512	针灸推拿学（培育）
29	天津中医药大学	100512	针灸推拿学
30	北京中医药大学	100601	中西医结合基础

（二）"211"工程及特色重点学科项目

1. "211"工程建设　1993年7月，国家教委发出《关于重点建设一批高等学校和重点学科点的若干意见》（教重〔1993〕3号），决定设置"211工程"重点建设项目，即面向21世纪，重点建设100所左右高等学校和一批重点学科点。1995年11月，经国务院批准，原国家计委、原国家教委和财政部联合下发了《"211工程"总体建设规划》，"211工程"正式启动。1996年，北京中医药大学作为唯一一所中医药院校入选国家"211工程"重点大学建设。

2002年9月，经国务院批准，原国家计委、教育部和财政部联合下发了《关于"十五"期间加强"211工程"项目建设的若干意见》（计社会〔2002〕1505号），进一步明确了加强"211工程"建设的重要意义，围绕对重点学科和公共服务体系的支持，加强"211工程"院校的整体条件建设，推进和深化教育改革，较大幅度地提高师资队伍、教育质量、科学研究、管理水平和办学效益，进一步发挥"211工程"院校对整体高等教育发展的示范带动作用。

2011年12月30日，教育部负责同志在十一届全国人大常委会第二十四次会议时表示，"211工程"和"985"工程的规模已经稳定，不再新设这两个工程的学校，同时为了注重学科导向，引入竞争机制，实施了"特色重点学科项目"对非"211工程"学校的国家重点学科予以支持。截至2011年，共有112所高校进入"211工程"。

2. 特色重点学科项目　2010年，针对非"211工程"高校的国家重点学科长期缺乏有效经费支持的状况，教育部、财政部在广泛深入调研的基础上，决定实施"特色重点学科项目"。"特色重点学科项目"建设以非"211工程"学校中的国家重点学科为建设范围，设立目的在于进一步提高特色重点学科的师资队伍水平，加强学科梯队建设，增强创新人才培养能力，着力提高包括本科生、硕士生和博士生等各类人才的培养质量。同时紧密结合国家及本行业、区域发展和学科建设需要，充实和改善特色重点学科的教学和科研条件，提高高层次人才培养和高水平科研成果产出基地的现代化装备水平和科技创新能力。

全国共有74所高校入围，其中，中医药院校包括上海中医药大学、南京中医药大学、广州中医药大学、成都中医药大学、天津中医药大学、辽宁中医药大学、黑龙江中医药大学、浙江中医药大学、山东中医药大学和湖南中医药大学，共10所。按照《关于做好编制"特色重点学科项目"建设方案工作的通知》（教研司〔2010〕3号），中央财政拨付专项资金进行支持。

（三）国家中医药管理局重点学科

国家中医药管理局在2000年启动遴选第二批局级重点学科时，在建设思路和方法上作了较大调整。布点范围由原来的以教育院校为主，转为教育、科研、医疗单位并重，建设单位拓展到高等中医药院校、研究院所和省级以上医疗机构，从以往侧重于为教学服务，转变为推动以临床疗效为核心的学术水平的提高。重点强调学科的学术水平及在行业内的影响力，在建设模式上要求 1 个重点学科建设点必须选择 5 个或 5 个以上协作单位共同建设[1]，以使学科建设不再是一个点，而是一个面，是一个学科建设群体。建设过程中引入了竞争机制，要求每个重点学科选择 2 个建设单位及 1 个候选单位，以 3 年为期，实行滚动式管理，在 3 年建设周期结束后，对建设工作进展良好的重点学科建设点，给予继续建设资助；基本完成预期目标的，不给予继续建设资助；评估检查不合格者，取消建设资格。根据建设发展水平择优定点，末位淘汰，使建设单位之间形成有效竞争。

2002 年，国家中医药管理局公布了第二批局级重点学科名单，覆盖范围达 28 个省、自治区、直辖市，涉及 24 个学科、78 个建设点，建设点除高等中医药院校外，还包括科研院所和省级以上中医医院。

同时，中医药重点学科布局军队系统并向西部地区倾斜。2002 年，为促进军队系统中医药学科学术的发展，国家中医药管理局与总后卫生部联合发文，布局军队系统中医药学科建设，确定第一军医大学中医内科脑病学科等 7 个学科为军队系统中医药重点学科建设点[2]，2005 年对首批军队系统中医药重点学科开展中期检查，为进一步加大高层次中医药人才培养力度，探索中西医结合临床重点学科建设形式，新增沈阳军区总医院中医内科消化学科等 11 个建设单位[3]。为配合国家西部大开发战略的实施，推动西部地区中医药学术水平和中医临床水平的提高，加大中医药人才培养力度，充分发挥中医药学科在区域经济建设中的作用，2003 年 4 月，国家中医药管理局在昆明召开了西部地区中医药重点学科研讨会，明确西部地区中医药重点学科布点原则，最终评审确定成都中医药大学中医妇科学等 12 个西部地区中医药重点学科[4]，进一步扩大了中医药重点学科的辐射范围。

到 2009 年，国家中医药管理局公布新一轮中医药重点学科建设点名单[5]，覆盖扩大至 31 个省、自治区、直辖市，共计 323 个，其中基础类 57 个，临床类 208 个，中药类 58 个。至此，中医药重点学科建设点基本实现了中医药领域的全覆盖，更加充分发挥了重点学科的示范和辐射作用。

二、重点学科建设与中医药学术发展

（一）中医药学科建设是促进中医药学术发展的基础工作

1999 年 9 月 14 日—16 日，国家中医药管理局在哈尔滨召开了全国中医药重点学科建设工作会，总结和交流 10 年来重点学科建设的工作经验，对各重点学科在中医药高层次

---

① 国家中医药管理局.国家中医药管理局第二批局级重点学科建设实施方案［J］.中医教育,2000,（04）：0-65
② 《中国中医药学术年鉴》编委会.中国中医药学术年鉴 2003［M］.上海：上海中医药大学出版社，2003：16
③ 《中国中医药年鉴》编辑委员会.中国中医药年鉴（2006 年）［M］.北京：中国中医药出版社，2006：117
④ 《中国中医药年鉴》编辑委员会.中国中医药年鉴（2004 年）［M］.北京：中国中医药出版社，2004：86
⑤ 国家中医药管理局.国家中医药管理局关于公布中医药重点学科建设单位的通知［EB/OL］（2009-12-24）
　［2024-03-24］.http://www.natcm.gov.cn/renjiaosi/zhengcewenjian/2018-03-24/2021.html

人才和学术梯队的形成、科学研究的能力和水平、学科条件的改善以及发挥示范辐射作用和扩大学术交流与合作等方面取得的成绩给予了充分肯定[1]。会上国家中医药管理局副局长李振吉发表了《加强重点学科建设 促进中医药学术发展》的讲话，指出"中医药事业要发展，中医药学术要进步，也必须以教育为基础，以人才为本，重在学科建设"[2]。中医药学科建设是促进中医药学术发展的基础工作，必须进一步提高对学科建设的认识，使得在建中的重点学科成为中医药学术的前沿阵地，成为知识创新基地和培养造就高素质创新人才的摇篮。

（二）明确建设总体目标：推动以临床疗效为核心的学术水平提高

在 2001 年 7 月 26 日开幕的国家中医药管理局重点学科建设研讨会上，国家中医药管理局副局长李振吉就重点学科建设的若干问题作了讲话，重点提到"中医药学术整体发展的基础在于各学科学术的进步"，重点学科建设的总体目标，概括起来就是"用重点学科建设这种形式推动以临床疗效为核心的学术水平的提高"。

2009 年 8 月，国家中医药管理局召开中医药重点学科建设工作座谈会，会议指出中医药重点学科建设战略目标是"以发展中医药基本理论为基础，以提高临床疗效为核心，以推动中医药学术发展和继承创新为根本，丰富中医药的科学内涵，完善学科结构和体系，提高中医药的学术水平，培养造就一批高水平、具有创新能力的学科带头人。在国家科技创新体系中，产生一批具有原始创新性的科研成果，增强中医药的社会综合服务能力。"[3]会后，国家中医药管理局印发了《关于加强中医药重点学科建设的指导意见》（国中医药发〔2009〕31 号）和《国家中医药管理局中医药重点学科建设与管理办法》（国中医药发〔2009〕34 号），进一步明确了该建设总体目标。

（三）确立稳定研究方向，提高中医药的学术水平

各重点学科在建设过程中积极开展了本学科的内涵外延研究以及初步的界定工作，对学科发展中名词术语的规范化研究取得了一定进展；各学科确立了相对稳定的研究方向，把学科研究的成果及时用于不同层次的人才培养之中；学科带头人得到了培养和锻炼，成为扩大学术影响和辐射力的优势因素，对促进学科发展和提高学术水平起到了积极作用；各学科通过举办国际中医药学术交流活动、接受国内外学术骨干的学术访问和进修深造、与国外高等学校和科研机构进行项目合作等方式，扩大了中医药的学术交流与合作。如南京中医药大学中医儿科学学科创建人江育仁教授是现代中医儿科学奠基人之一，提出了"脾健不在补贵在运""反复呼吸道感染不在邪多而在正虚"等学术观点，长期以来学科建设形成了"小儿肺系疾病研究、小儿脾系疾病研究、小儿肾系疾病研究"3 个稳定的研究

① 《中国中医药年鉴》编辑委员会.中国中医药年鉴（2000 年）［M］.北京：中国中医药出版社，2000：91
② 李振吉.加强重点学科建设 促进中医药学术发展［J］.中医教育，1999，（06）：1-5
③ 国家中医药管理局.国家中医药局将推进重点学科建设［EB/OL］.（2009-08-20）［2024-03-23］.http：//
www.natcm.gov.cn/bangongshi/gongzuodongtai/2018-03-25/5925.html

方向[①]，承担国家级、部省级等高层次科研项目，相关研究成果投入转化并应用于临床，产生了广泛的社会效益和良好的经济效益，在行业领域内发挥积极引领作用，体现了较高的学术水平。

三、研究生学科、专业目录及学位授权审核

（一）学位授予和人才培养学科目录

为规范和加强学科专业的设置与管理，进一步发挥学科专业目录在学位授予、人才培养和学科建设中的指导作用，国务院学位委员会特制订《学位授予和人才培养学科目录设置与管理办法》[②]，并于2009年2月25日发布。明确提出，学科目录分为学科门类、一级学科和二级学科三级。并提出"学科目录实行分层管理，采取规定性与自主性相结合、相对稳定与动态调整相结合的管理机制"，这是第一次明确规定研究生培养可以自主设置专业。同时，该文还对各级学科的设置与调整、管理与职责等作了具体的规定。

为落实《学位授予和人才培养学科目录设置与管理办法》相关规定，规范二级学科自主设置，优化学科结构，加快创新人才培养，教育部办公厅于2011年印发《授予博士、硕士学位和培养研究生的二级学科自主设置实施细则》，对自主设置二级学科的原则、条件、程序都做了具体的规定。除了目录内的二级学科可以自主结合培养单位情况进行设置与调整外，还允许目录外二级学科的自主设置与调整，同时鼓励交叉学科自主设置。这是落实下放高校办学自主权的体现，更是推动研究生培养单位特色办学、创新性培养人才、促进学科交叉融合的创举。

在此背景和政策指导下，《学位授予和人才培养学科目录》（2011年版）（附：专业学位授予和人才培养目录）发布（以下简称"学科专业目录2011年版"）。本版本有如下变化：第一，名称由《授予博士、硕士学位和培养研究生的学科、专业目录》变为《学位授予和人才培养学科目录》（以下简称"学科目录"）；第二，增加了"艺术学"学科门类，使学科门类增加到13个；第三，首次明确将学位授予类型分一级学科和专业学位类别；第四，学科目录只列出学科门类和一级学科。二级学科分目录内和目录外，可由培养单位自主设置。

中医药相关学科设1005中医学、1006中西医结合、1008中药学三个一级学科。专业学位类别设1056中药学，仅授予硕士专业学位；中医属于1051临床医学专业学位类别下设专业领域方向。

① 国家中医药管理局重点学科介绍 中医儿科学学科研究方向及成果［J］.南京中医药大学学报，2005，（06）：79

② 国务院学位委员会 教育部关于印发《学位授予和人才培养学科目录设置与管理办法》的通知［EB/OL］.（2009-02-25）［2024-05-10］.http：//m.moe.gov.cn/s78/A22/xwb_left/moe_833/tnull_45419.html

（二）学位授权审核制度的常态化

1999 至 2011 年，我国陆续开展了四个批次的博、硕士学位点授权审核工作，直接推进了整个研究生教育培养机构体系的扩展与完善。

1. 第八批博士和硕士学位授权审核 2000 年 4 月，国务院学位委员会启动第八次博士、硕士学位授权审核工作，本次进一步扩大了按一级学科审核学位授权的学科范围，进一步扩大了省级学位委员会和部分学位授予单位自审硕士点的试点范围。2000 年 12 月 25 日至 28 日，国务院学位委员会第十八次会议在京召开，批准了《第八批博士和硕士学位授权学科、专业名单》。中医药相关学科、专业获批情况如表 3-5-3。

表 3-5-3 第八批博士、硕士学位授予单位及学科专业名称（中医药）

博士和硕士学科、专业名称		获批单位	备注
中医学		北京中医药大学	博士、硕士一级学科授权
		上海中医药大学	
		南京中医药大学	
		广州中医药大学	
		中国中医研究院	
中西医结合		天津医科大学	博士、硕士一级学科授权
		南京中医药大学	
		成都中医药大学	
中药学		天津中医学院	硕士一级学科授权
		河北医科大学	
		辽宁中医学院	
		福建中医学院	
		华中科技大学	
		泸州医学院	
		西北大学	
		湖南省中医药研究院	
中医学	中医临床基础	浙江中医学院	博士二级学科（专业）授权
	方剂学	成都中医药大学	博士二级学科（专业）授权
	中医内科学	辽宁中医学院	博士二级学科（专业）授权
	中医外科学	山东中医药大学	博士二级学科（专业）授权
	针灸推拿学	湖南中医学院	博士二级学科（专业）授权
中西医结合	中西医结合临床	辽宁中医学院	博士二级学科（专业）授权
		福建中医学院	
		山东中医药大学	
		第一军医大学	

续表

博士和硕士学科、专业名称		获批单位	备注
中医学	中医基础理论	贵阳中医学院	硕士二级学科（专业）授权
	中医临床基础	天津中医学院 广西中医学院 甘肃中医学院 山西省中医药研究院	硕士二级学科（专业）授权
	中医医史文献	江西中医学院 陕西中医学院	硕士二级学科（专业）授权
	方剂学	长春中医学院 上海中医药大学 新疆医科大学	硕士二级学科（专业）授权
	中医诊断学	河北医科大学 浙江中医学院 福建中医学院 江西中医学院 河南中医学院 第一军医大学	硕士二级学科（专业）授权
	中医内科学	云南中医学院 西安交通大学 甘肃中医学院 新疆医科大学	硕士二级学科（专业）授权
	中医外科学	安徽中医学院 贵阳中医学院 陕西中医学院	硕士二级学科（专业）授权
	中医儿科学	湖北中医学院 湖南中医学院 广西中医学院 甘肃中医学院	硕士二级学科（专业）授权
	中医五官科学	黑龙江中医药大学 福建中医学院	硕士二级学科（专业）授权
	针灸推拿学	云南中医学院 新疆医科大学	硕士二级学科（专业）授权
	民族医学	内蒙古医学院 内蒙古民族大学 青海医学院	硕士二级学科（专业）授权
中西医结合	中西医结合基础	长春中医学院 河南中医学院 中南大学 山东省医学科学院 第四军医大学	硕士二级学科（专业）授权

续表

博士和硕士学科、专业名称		获批单位	备注
中西医结合	中西医结合临床	首都医科大学 延边大学 长春中医学院 扬州大学 华中科技大学 贵阳中医学院 云南中医学院 甘肃中医学院	硕士二级学科（专业）授权

2. 第九次博士、硕士学位授权审核工作　2002 年 11 月，国务院学位委员会发出《关于进行第九次博士、硕士学位授权审核工作的通知》（学位〔2002〕48 号）、《关于第九次博士、硕士学位授权审核工作中新增学位授予单位审核工作的通知》（学位〔2002〕49 号），进一步规范学位授予工作，对申请新增博士、硕士点，申请新增授予单位的基本条件及申报程序做了详细规定。2003 年，公布第九批博士、硕士学位授权点名单（因授权审核权力下放，硕士授权审核情况由各省学位委员会公布）。中医药相关学科、专业博士授权获批情况如表 3-5-4。

表 3-5-4　第九次博士、硕士学位授予单位及学科专业名称（中医药）

博士和硕士学科、专业名称		获批单位	备注
中医学		天津中医学院 黑龙江中医药大学 湖南中医学院 成都中医药大学	博士一级学科授权
中西医结合		华中科技大学 中南大学 中山大学 第一军医大学 第二军医大学	博士一级学科授权
中药学		沈阳药科大学 浙江中医学院 西北大学	博士一级学科授权
中医学	中医基础理论	成都中医药大学	博士二级学科（专业）授权
	中医临床基础	黑龙江中医药大学	博士二级学科（专业）授权
	方剂学	辽宁中医学院	博士二级学科（专业）授权
	中医诊断学	天津中医学院 河北医科大学	博士二级学科（专业）授权
	中医内科学	长春中医学院	博士二级学科（专业）授权
	中医骨伤科学	湖北中医学院	博士二级学科（专业）授权

续表

博士和硕士学科、专业名称		获批单位	备注
中医学	中医妇科学	山东中医药大学	博士二级学科（专业）授权
	中医儿科学	天津中医学院	博士二级学科（专业）授权
	针灸推拿学	山东中医药大学	博士二级学科（专业）授权
中西医结合	中西医结合基础	辽宁中医学院 黑龙江中医药大学 中国药科大学 山东中医药大学	博士二级学科（专业）授权
	中西医结合临床	哈尔滨医科大学 黑龙江中医药大学 浙江中医学院 山东大学 湖南中医学院 暨南大学 四川大学 第四军医大学 军医进修学院	博士二级学科（专业）授权

　　3. 第十次博士、硕士学位授权审核工作　2005 年 4 月 22 日，国务院学位委员会发出《关于进行第十次博士、硕士学位授权审核工作的通知》（学位〔2005〕14 号）《关于第十次博士、硕士学位授权审核工作中新增学位授予单位审核工作的通知》。本次对各省（市）学位委员会推荐申报新增列授权单位做了限额，增加了网上公示环节，第一次发布《关于排除干扰严肃纪律确保学位授权审核工作正常进行的紧急通知》专项纪律要求。2006 年 1 月 25 日，国务院学位委员会发出《关于下达第十批学位授权学科专业名单的通知》（学位〔2006〕3 号）[①]，公布第十批学位授权学科专业名单。中医药相关学科、专业获批情况如表 3-5-5。

表 3-5-5　第十次博士、硕士学位授权单位及学科专业名称（中医药）

博士和硕士学科、专业名称	获批单位	备注
中医学	山东中医药大学 湖北中医学院	博士一级学科授权
中西医结合	大连医科大学 辽宁中医学院 黑龙江中医药大学 山东中医药大学 暨南大学 四川大学	博士一级学科授权

---

① 中华人民共和国教育部. 关于下达第十批博士和硕士学位授权学科、专业名单的通知［EB/OL］.（2008-04-25）［2024.4.22］.http://www.moe.gov.cn/srcsite/A22/yjss_xwgl/moe_818/200601/t20060125_82651.html

续表

博士和硕士学科、专业名称		获批单位	备注
中药学		天津中医学院	博士一级学科授权
		辽宁中医学院	
		哈尔滨商业大学	
中医学	中医骨伤科学	浙江中医学院	博士二级学科（专业）授权
	中医儿科学	辽宁中医学院	博士二级学科（专业）授权
	针灸推拿学	长春中医学院	博士二级学科（专业）授权
中西医结合	中西医结合基础	天津中医学院	博士二级学科（专业）授权
	中西医结合临床	扬州大学	博士二级学科（专业）授权
中医学		首都医科大学	硕士一级学科授权
		河北医科大学	
		辽宁中医学院	
		长春中医学院	
		黑龙江中医药大学	
		浙江中医学院	
		福建中医学院	
		河南中医学院	
		广西中医学院	
		云南中医学院	
		陕西中医学院	
		甘肃中医学院	
中西医结合		首都医科大学	硕士一级学科授权
		天津中医学院	
		大连医科大学	
		辽宁中医学院	
		长春中医学院	
		黑龙江中医药大学	
		扬州大学	
		浙江中医学院	
		福建中医学院	
		江西中医学院	
		山东中医药大学	
		河南中医学院	
		湖北中医学院	
		湖南中医学院	
		广西中医学院	
		四川大学	
		泸州医学院	
		云南中医学院	
		西安交通大学	
		陕西中医学院	
		兰州大学	
		军医进修学院	
		第三军医大学	

续表

博士和硕士学科、专业名称		获批单位	备注
中药学		北京师范大学 天津中医学院 内蒙古民族大学 吉林农业大学 黑龙江中医药大学 上海交通大学 华东理工大学 江苏大学 南京农业大学 温州医学院 福建中医学院 山东中医药大学 河南中医学院 河南大学 湖南中医学院 暨南大学 广东药学院 西南交通大学 泸州医学院 西北农林科技大学 陕西中医学院 陕西师范大学 新疆医科大学 黑龙江省中医研究院 第二军医大学 第四军医大学	硕士一级学科授权
中医学	中医基础理论	湖北民族学院	硕士二级学科（专业）授权
	中医临床基础	重庆医科大学 宁夏医学院	硕士二级学科（专业）授权
	中医医史文献	山西省中医药研究院	硕士二级学科（专业）授权
	中医内科学	大连医科大学 暨南大学 泸州医学院	硕士二级学科（专业）授权
	中医妇科学	贵阳中医学院	硕士二级学科（专业）授权
	中医儿科学	湖北中医学院 湖南中医学院 广西中医学院 甘肃中医学院	硕士二级学科（专业）授权
	中医五官科学	安徽中医学院	硕士二级学科（专业）授权
	针灸推拿学	泸州医学院 山西省中医药研究院 军医进修学院 第二军医大学	硕士二级学科（专业）授权
	民族医学（含：藏 医学、蒙医学等）	中央民族大学	硕士二级学科（专业）授权

续表

博士和硕士学科、专业名称		获批单位	备注
中西医结合	中西医结合基础	内蒙古民族大学 沈阳药科大学 大连大学 贵阳中医学院 甘肃中医学院	硕士二级学科（专业）授权
	中西医结合临床	河北大学 中国医科大学 锦州医学院 潍坊医学院 滨州医学院 青岛大学 郑州大学 广西医科大学 昆明医学院	硕士二级学科（专业）授权

4. 2010 年博士、硕士学位授权审核工作 2006 年第十批审核工作结束后，我国博士、硕士学位授权审核体制发生了重大变化，不再沿用"单位定期申报，全国统一评审"的传统模式[①]。2008 年 1 月，国务院学位委员会第二十五次会议通过《博士、硕士学位授权审核办法改革方案》。改革的指导思想为：在科学发展观指导下，以"创新机制、分类管理、提高质量、协调发展"为方针，构筑"加强规划、重在建设、自主自律、规范管理"的学位授权审核体制与运行机制，促进人才培养质量和学科水平不断提高，促进学位和研究生教育与经济、社会、科技、文化协调发展。2010 年 5 月 7 日，国务院学位委员会下发了《关于开展新增硕士专业学位授权点审核工作的通知》，学位授权审核常态化开展，每三年一次，以年份标识，文件中不再标注次数。2011 年 3 月 3 日，国务院学位委员会发布《关于下达 2010 年审核增列的博士和硕士学位授权一级学科名单的通知》（学位〔2011〕8 号）[②]。中医药相关学科、专业获批情况如表 3-5-6。

表 3-5-6　2010 年博士、硕士学位授予单位及学科专业名称（中医药）

博士和硕士学科、专业名称	获批单位	备注
中医学	辽宁中医药大学 长春中医药大学 浙江中医药大学 福建中医药大学	博士一级学科授权

---

① 余子侠.中国研究生教育史［M］.福州：福建人民出版社，2021：520
② 中华人民共和国教育部.关于下达 2010 年审核增列的博士和硕士学位授权一级学科名单的通知［EB/OL］.（2011-04-13）［2024.4.23］.http：//www.moe.gov.cn/srcsite/A22/yjss_xwgl/moe_818/201103/t20110303_117375.html

续表

博士和硕士学科、专业名称	获批单位	备注
中西医结合	北京大学 北京协和医学院 天津中医药大学 福建中医药大学 扬州大学	博士一级学科授权
中药学	第二军医大学 暨南大学 第二军医大学 第四军医大学	博士一级学科授权
中医学	河北联合大学 内蒙古医学院 同济大学 安徽中医学院 厦门大学 江西中医学院 湖北民族学院 暨南大学 重庆医科大学 泸州医学院 贵阳中医学院 西藏藏医学院 宁夏医科大学 新疆医科大学 山西中医学院 南方医科大学 黑龙江省中医研究院 第二军医大学	硕士一级学科授权
中西医结合	北京大学 北京协和医学院 河北大学 内蒙古民族大学 沈阳药科大学 哈尔滨医科大学 温州医学院 安徽中医学院 福建医科大学 广州医学院 广西医科大学 重庆医科大学 成都体育学院 贵阳中医学院 甘肃中医学院 新疆医科大学 山西省中医药研究院 黑龙江省中医研究院	硕士一级学科授权

续表

博士和硕士学科、专业名称	获批单位	备注
中药学	北京协和医学院 山西医科大学 内蒙古医学院 中南民族大学西南大学 陕西科技大学 山西中医学院 中国科学院研究生院	硕士一级学科授权

四、首届全国中医药研究生教育工作会议召开及其意义

（一）首届全国中医药研究生教育工作会议缘起

随着我国教育改革的不断推进，中医药研究生教育在培养类型、培养模式以及教学内容、教学方法等方面进行了大量的探索和改革，教育规模稳步发展，教育质量逐步提高，中医药研究生教育工作取得了瞩目的成就，对中医药事业发展和现代化建设做出了积极贡献。至 1999 年，基本形成了较为完整的、包括硕博士各个层次以及学术学位和专业学位不同类型的人才培养体系，标志我国中医药研究生教育制度进入成熟阶段。但中医药研究生教育较其他学科门类起步晚，发展尚不平衡，面临许多困难和问题，如教育规模偏小，结构不合理，对人才培养标准缺乏整体设计，不同层次研究生的培养目标不够明确，不同类型研究生的培养要求重点不突出，以及导师队伍结构和知识结构不合理等，这些问题将严重影响 21 世纪中医药研究生教育的改革与发展。在这个特殊时间节点召开全国中医药研究生教育工作会议，发挥了承前启后的关键作用。

（二）会议的主要内容及经过

全国中医药研究生教育工作会议于 2000 年 7 月 6 日—9 日在北京隆重召开，来自全国 32 家高等中医药院校、主要研究单位共 88 名院校级领导和主管研究生教育工作的负责人参加了会议。会上，卫生部副部长兼国家中医药管理局局长佘靖同志以《抓住机遇深化改革推动中医药研究生教育全面发展》为题进行报告，报告主要总结了 22 年来研究生工作取得的主要成绩[①]：中医药研究生教育已具备一定规模，学位授权已涉及医学、哲学、工科、理科、管理学等学科门类，覆盖中医学、中药学、中西医结合、药学、卫生管理和哲学等 6 个一级学科。已具有学士、硕士、博士、七年制、双学位等多种培养层次和类型，并建立了博士后制度，开展了在职人员申请学位和中医、中西医结合临床医学专业学位教育的试点。有权授予学士学位的高等中医药院校 29 所；有硕士学位授予权的中医药单位

---

① 佘靖. 抓住机遇 深化改革 推动中医药研究生教育全面发展［J］. 中医教育，2000，（05）：1-4

25 所，硕士学位授权学科、专业点 271 个；有博士学位授予权的中医药单位 14 个，博士学位授权学科、专业点 84 个。中医药研究生教育的培养条件不断改善，已建成一批能基本保证培养质量的培养基地和具有较高水平的中医药研究生导师队伍。截至 1999 年 6 月底，已培养博士 825 名，硕士 6 924 人，研究生班毕业 318 人。目前，在校中医药类研究生 3 590 人，其中硕士生 2 837 人，博士生 753 人。中医药研究生教育的管理规范已初步建立 ①。

会议期间，来自七所中医药研究生培养单位的代表作了大会交流发言，与会代表围绕会议文件进行了认真讨论，取得中医药研究生教育"质量是关键"的共识，认为学术上的百家争鸣能促进中医药发展，会议期间还宣布成立"全国中医药研究生教育指导委员会"。闭幕式上国家中医药管理局李振吉副局长做了总结报告，指出本次研究生教育工作会议重点主要是解决研究生教育质量问题，提出"高水平临床人员的培养是中医药发展最重要的基础"，确定临床研究生培养目标，明确对不同学位的研究生有不同的要求。

（三）会议召开的意义

本次会议是新中国成立以来首次召开的中医药研究生教育工作盛会，会议全面总结了 22 年来研究生教育的成绩和办学经验，充分肯定"中医药研究生教育的实施，开创了高等中医药教育史的新篇章，并以其学科特点和文化特征，成为我国研究生教育体系中独具特色的部分"②。会议统一思想，充分认识到发展中医药研究生教育，是中医药行业实施科教兴国战略的重要举措，是全面推进中医药现代化的必然选择，是推动中医药学科建设的有效途径，是中医药广泛走向世界和迎接国际竞争挑战的客观需要。

本次会议讨论修改的《关于改进和加强中医药研究生教育工作的意见》，提出了至 2010 年中医药研究生教育改革和发展的目标和任务，并从宏观上部署了有关工作，制定了一系列针对性的改革措施，为今后一段时期改进和加强中医药研究生教育工作指明方向，发挥了至关重要承上启下的作用。

五、研究生教育改革与探索

（一）专业学位研究生教育试点的深化与七年制本硕连读的推广

1. 临床医学专业学位试点工作的进一步深化　国务院学位委员会、卫生部和国家中医药管理局于 1998 年 12 月 1 日—2 日在北京联合召开了全国临床医学（中医、中西医结合）专业学位试点工作会议。会议对如何做好临床医学中医、中西医结合专业学位试点工作进行了部署，指出实施中医临床医学专业学位试点工作、建立临床医学学位制度是我国

---

① 《中国中医药年鉴》编辑委员会.中国中医药年鉴（2001 年）[M].北京：中国中医药出版社，2001：100
② 《中国中医药年鉴》编辑委员会.中国中医药年鉴（2001 年）[M].北京：中国中医药出版社，2001：99

学位制度的一项重大改革，对培养高层次临床人才具有重要意义，打通了医学学位教育与住院医师规范化培训的渠道，为提高住院医师队伍素质，建立有效的激励机制创造了条件[①]。会后，成立了全国临床医学（中医、中西医结合）专业学位教育指导委员会，负责临床医学专业学位教育的指导、协调、咨询、检查、监督，制定专业学位试点工作的有关规章制度，并结合中医临床教学的特点，提出了试点工作的基本思路和方法，进一步明确了临床医学（中医、中西医结合）专业学位教育的目标，保障了专业学位试点工作的顺利进行[②]。

在首次启动的试点工作中，获批临床医学博士、硕士专业学位试点的中医药院校有 5 所，分别是北京、上海、南京、广州和成都中医药大学；获批临床医学硕士专业学位试点的中医药院校有 5 所，分别是黑龙江、山东中医药大学以及天津、辽宁和湖北中医学院；另外，中国中医研究院获批临床医学硕士专业学位试点。1998 年 12 月，国家中医药管理局印发《关于做好临床医学（中医、中西医结合）专业学位试点工作的意见》（国中医药教〔1998〕28 号），对做好相关工作提出了具体意见。

1999 年，国家中医药管理局首先组织制定并与国务院学位办联合下发了《全国临床医学专业学位（中医、中西医结合部分）临床能力考核指标体系（试行）》（中国中医药教高〔1999〕104 号）作为专业学位临床能力考核的主要依据，各试点单位成立相应指导机构，组织制定本单位临床医学中医、中西医结合专业学位临床能力考核指标体系。2000 年 10 月，国务院学位委员会办公室发布了《关于批准新增开展临床医学专业学位试点工作单位的通知》（学位办〔2000〕76 号）[③]，其中中医中国研究院、黑龙江和山东中医药大学调整为临床医学博士、硕士专业学位试点单位，新增长春、安徽、江西、浙江、湖南、福建、陕西、河南和广西共 9 所中医学院开展临床医学硕士专业学位试点工作。

试点工作开展过程中，各试点单位有目的、有计划地加强了临床医学专业学位研究生导师的遴选及增列，注重选拔长期从事临床一线工作，具有丰富临床经验及稳定研究方向的医师担任指导教师；在住院医师规范化培训的基础上制定了"临床医学专业学位实施细则"，重视中医临床思维能力及操作技能的训练，以总结临床规律、丰富临床治疗手段、提高临床疗效的研究为主，体现其运用中医专业理论知识及现代科学技术解决临床实际问题的能力及创新意识[④]。

2. 中医学七年制本硕连读专业学位研究生教育的推广 七年制中医学人才培养模式的创办一改我国中医人才培养 3 年专科、5 年本科制的模式，开辟了一条中医学人才培养的新途径。在多年广泛试点成功的基础上，2000 年教育部下发《关于扩大七年制医学教育规模有关事宜的通知》，同意黑龙江、山东中医药大学以及天津、辽宁、浙江、湖南中

① 《中国中医药年鉴》编辑委员会.中国中医药年鉴（2000 年）[M].北京：中国中医药出版社，2000：86
② 全国临床医学（中医、中西医结合）专业学位教育指导委员会秘书处.积极探索培养高素质中医临床人才的新途径[J].学位与研究生教育，2002，（01）：31-33
③ 中华人民共和国教育部.关于批准新增开展临床医学专业学位试点工作单位的通知[EB/OL].（2000-10-10）[2024.3.24].http://www.moe.gov.cn/srcsite/A22/s7065/200010/t20001010_165243.html
④ 全国临床医学（中医、中西医结合）专业学位教育指导委员会秘书处.积极探索培养高素质中医临床人才的新途径[J].学位与研究生教育，2002，（01）：31-33

医学院等 6 所中医药院校设置七年制中医专业，这是继北京、上海、广州、南京和成都中医药大学之后又一批高等中医药院校开办七年制医学教育 [1]。通知中要求各学校严格按照"七年一贯、本硕融通、加强基础、注重素质、整体优化、面向临床"的培养要求，进一步完善人才培养方案。对七年制高等医学教育毕业生原则上可授予临床医学硕士专业学位。教育部还同意湖北、福建中医学院筹建七年制中医学专业，待办学基本条件完善后再申报设置该专业。至此，中医药院校基本开设了七年制中医学专业，中医高层次教育得到进一步的推广，符合我国当前和今后一段时期中医发展的需要，改变了目前我国高等中医药教育学制结构不够合理的状况。开办中医学七年制高等医学教育的高校名单见表 3-5-7。

表 3-5-7　开办中医学七年制高等医学教育的高校名单

序号	院校名称	专业名称
1	北京中医药大学	中医学
2	上海中医药大学	中医学
3	广州中医药大学	中医学
4	南京中医药大学	中医学
5	成都中医药大学	中医学
6	黑龙江中医药大学	中医学
7	山东中医药大学	中医学
8	天津中医药大学	中医学
9	辽宁中医药大学	中医学
10	浙江中医药大学	中医学
11	湖南中医药大学	中医学
12	湖北中医药大学	中医学
13	福建中医药大学	中医学

　　备注：教育部办公厅发布《关于做好七年制临床医学教育调整为"5+3"一体化人才培养改革工作的通知》，自 2015 年起，不再招收七年制临床医学专业学生，将七年制临床医学专业招生调整为临床医学专业（"5+3"一体化），上述表格统计截至 2015 年开办中医学七年制高等医学教育的高校。

（二）以非医攻博为代表的学术学位研究生教育实践

教育部和国家中医药管理局于 2001 年 8 月 21 日联合下发《关于开展非医学专业本科毕业生攻读中医学研究生试点工作的通知》（教学厅〔2001〕10 号）[2]。该项工作从 2002 年起在北京、上海、广州和南京 4 所中医药大学实行，招生、考试、复试与全国硕士研究生

---

① 陈梦生.6 所中医药院校获准开办七年制中医专业教育［J］.中医教育，2000，（02）：27
② 中华人民共和国教育部.教育部办公厅、国家中医药管理局办公室关于开展非医学专业本科毕业生攻读中医学研究生试点工作的通知［EB/OL］.（2002-8-21）［2024-3-24］.http：//www.moe.gov.cn/jyb_xxgk/gk_gbgg/moe_0/moe_7/moe_19/tnull_286.html

同步进行，每校每年计划招收 20 名，归于中医基础理论专业。通知中发布了《关于招收非医学专业本科毕业生攻读中医学研究生试行办法》，办法中明确要培养具有从事中医学科学研究能力与创新思维、跨学科、复合型的高层次中医学专门人才，获得医学科学博士学位者应掌握中医学学科较为系统的基础理论和专门知识，以及中医临床基本诊疗技能；具有运用自然科学或人文科学等知识，独立地创造性地开展中医科学研究的能力。为做好试点工作，国务院学位委员会办公室和教育部高校学生司、研究生工作办公室，共同组织制定并印发了《非医学专业本科毕业生攻读中医研究生指导性培养方案》[1]。

在我国现行的研究生培养历史和方式上，"非医攻博"是继教育学和法律学之后的第三个允许非本专业的本科毕业生攻读其学位，并取得相应的硕士、博士学位的模式。作为中医教育长学制模式的新探索，"非医攻博"的培养模式将会对中医教育学制融通作出更具创新的尝试与改革，将是对中医学硕博连读学制及分段培养、多个出口等教育核心问题的重大尝试与改革，是中医药高等教育的一个新举措，是继中医药高等教育开展"二学位"和"西学中"之后，培养中医药高级人才的一个里程碑。

南京中医药大学作为首批开展的试点单位，自 2002 年起开展"非医攻博"的试点工作以来，根据中医学学位教育自身的专业特点、导师队伍的学术专长和学生的不同知识背景，对培养中医学高层次复合型人才的新模式、新途径进行了实践与探索，制订了《南京中医药大学非医学专业本科毕业生攻读中医学研究生实施办法（试行）》，并根据非医学专业本科毕业生的特点，结合学校实际，组织相关学科专家制订了各专业相应的培养方案[2]。

第六节　中医药教育面向农村基层多层次多维度的发展

一、面向农村基层开办中医药教育的政策导向

（一）农村教育有关政策

党的十一届三中全会以来，我国教育事业的改革和发展取得了历史性成就，农村的

---

① 《中国中医药年鉴》编辑委员会.中国中医药年鉴（2002 年）［M］.北京：中国中医药出版社，2002：150

② 周学平，王中越，郭胜伟等.非医学专业本科毕业生攻读中医学研究生培养模式的实践与思考［J］.南京中医药大学学报（社会科学版），2007，（01）：50-53

基础教育、职业教育和成人教育都有了长足的发展，但是，我国教育为农业和农村服务的力度还不够大，农村教育也存在一些不容忽视的问题，这在一定程度上制约了农村人口素质的提高，影响了农业科技成果的普及和推广。教育特别是农村教育的现状还难以满足农业、农村和农民的实际需要，更不能适应我国农村长远发展和国家现代化建设的需要。对此，国家相关部门制定了以面向农村为导向，大力发展中医专科教育的政策举措。

1998年12月，教育部发布《关于贯彻十五届三中全会精神促进教育为农业和农村工作服务的意见》（教职成〔1998〕1号），提出要认真学习十五届三中全会精神，充分认识教育为农业和农村工作服务的重要性和紧迫性，促进教育事业更好地为农业和农村工作服务。[1]1999年教育部工作要点中提出农村中等职业教育相对薄弱的地区，要加快发展步伐。2000年提出把大力发展农村职业教育与成人教育作为新的增长点。2001年再次提出要加快农村地区中等职业教育的发展。

（二）基层中医药教育有关政策

农村是中医药发展的基地，也是培养中医药人才的沃土，为充分发挥中医药在我国农村的医疗保健作用，提高农村中医药工作者的临床医疗水平，在农村中医药人才培养方面开展了许多工作。为了认真贯彻落实党的十五届三中全会精神，促进农村中医药工作的开展，发挥中医药优势，以满足广大人民群众，特别是九亿农村居民对中医药服务的需求，1999年4月2日，卫生部国家中医药管理局发布《关于切实加强农村中医药工作的意见》（国中医药医〔1999〕19号），在中医药教育方面，提出通过推进高中等中医药教育招生、分配等制度改革，疏通高中等中医药院校毕业生通向农村的渠道；办好中医药职业技术学校，招收农村青年学习中医药；继续开办面向农村的中医药自学考试，形成高中等教育、职业教育和成人教育并举，学历教育与非学历教育相结合，多层次、多形式、多途径为农村培养中医药人才的格局。重视县、乡医疗卫生机构中中医药人员的在职教育，积极推进住院中医师规范化培训制度，建立有效的激励和约束机制，按照《执业医师法》中有关执业医师培训考核的规定，采取继续教育、岗位培训以及多种形式的成人教育，制订切实可行的培训计划并认真组织实施，努力提高这部分中医药人员的业务水平。[2]

为贯彻落实《中共中央 国务院关于进一步加强农村卫生工作的决定》（中发〔2002〕13号），卫生部、教育部、财政部、人事部、农业部联合下发《关于加强农村卫生人才培养和队伍建设的意见》（卫人发321号），加强农村卫生人才培养和队伍建设，不断提高农村卫生队伍整体素质和服务水平，提出坚持学历教育与非学历教育并重，培养和建设一支与农村卫生发展需要相适应的下得去、用得上、留得住的卫生人才队伍。意见中提出的目标是：到2010年，全国大多数乡村医生要具备执业助理医师及以上执业资格；乡（镇）卫生院院长原则上要具有中级及以上卫生专业技术资格；逐步提高农村卫生人员的学历层

---

① 中华人民共和国教育部. 关于贯彻十五届三中全会精神促进教育为农业和农村工作服务的意见〔EB/OL〕.（1998-12-11）〔2024-3-23〕.http：//www.moe.gov.cn/srcsite/A07/s7055/199812/t19981211_165176.html

② 《中国中医药年鉴》编辑委员会. 中国中医药年鉴（2000年）〔M〕. 北京：中国中医药出版社，2000：64

次；建立健全农村卫生人员培训制度，不断提高农村卫生队伍的业务水平和全面素质。按照此目标，要求省级教育、卫生行政部门应按照本地区经济、社会发展需要和教育资源状况，结合区域卫生规划，制订农村卫生人才培养规划，合理配置医学教育资源。具备条件的中等卫生学校在合理布局并有利于农村医学人才培养的原则下，可申办医学高等专科学校，提高办学层次，为农村培养高等医学专科人才；在医学教育层次和专业结构调整的同时，在中等医学专业中可保留卫生保健及中医（民族医）类专业，以适应本地区农村对卫生人才的需求。[①]

二、中职中专、高职高专中医药学校（院）建设

（一）全国农村中医药人员学历层次状况调研

1999 年国家中医药管理局对北京、内蒙古、湖北、浙江、上海、山东、广西、云南、贵州、四川 10 个省（自治区、直辖市）中医药人员学历结构进行了调研。经调查乡、村两级医疗机构中无学历人员分别为 30% 和 65%。2003 年又对农村中医药人才需求进行了调研，结果为截至 2001 年底，全国农村中医人员总数为 438 621 人，千人口中医数为 0.543 人，农村中医人员的学历层次和数量不能满足农村居民的实际需求。经测算，每年需新增中医药人员约 2 万人，培养重点应是专科层次，以补充乡、村两级卫生机构为主。农村中医药队伍建设的重点宜放在在职中医药人员的教育培训上，重点解决乡、村二级中医药人员的学历提高问题。从 2005 年和 2010 年应达到目标测算，乡镇卫生院还有 1.8 万人需经培训取得执业助理医师资格，5.2 万人需要提高专科学历，村卫生室约有 14 万人需经培训取得执业助理医师资格，7 万人需要提高中专学历。[②]

（二）面向农村基层的中职中专、高职高专中医药学校（院）建设

1. 重点中医药学校建设 为了加强农村中医人才的培养，国家中医药管理局和地方主管部门加大对重点中等中医药学校的建设。截至 1999 年，各地方主管部门对 8 所重点建设学校投入建设经费达 1 746 万元，学校自筹经费 8 327 万元。除国家中医药管理局投资 430 万元外，8 所学校投入了 1 亿多资金进行建设，大大改善了办学条件，也为 1999 年中医药中等教育扩大招生和开办农村中医大专班创造了条件。各校在人事管理方面实行了全员聘任制，后勤实行了企业化管理，社会化服务，改革力度大、速度快、效果好。同时各校在教学领域进行了改革尝试，有的学校采取灵活方式，设置满足农村需求的中西医结合专业和部分课程。根据国家中医药管理局级重点学校建设工作实施计划，于 2001 年

---

① 中华人民共和国国家卫生健康委员会.卫生部、教育部、财政部、人事部、农业部关于加强农村卫生人才培养和队伍建设的意见［EB/OL］.（2003-1-7）［2024-3-23］.http：//www.nhc.gov.cn/cms-search/xxgk/get ManuscriptXxgk.htm?id=31786

② 《中国中医药年鉴》编辑委员会.中国中医药年鉴（2004）［M］.北京：中国中医药出版社，2004：87

4月组织专家组对8所学校和另外3所自行建设申请验收的学校进行了验收检查。局级重点学校在硬件和软件建设上均取得了较大成绩，在向职业教育转变中探索并积累了一定的经验，在中等中医药学校中起到了骨干示范作用，使中等中医药教育资源得到进一步充实和加强。截至2001年，8所学校均达到省部级重点中专学校标准，其中有6所学校被教育部确定为国家级重点中专。局级重点学校建设工作，在各方面的努力下收到了"低投入、高产出"的良好效果。①

通过重点中等中医药学校建设工作，进一步明确了面向农村基层服务方向，通过对16所中等中医药学校中医医疗、中医骨伤和针灸推拿专业毕业生去向统计，中医类中专毕业生到县以下医疗卫生机构工作的占到70%以上。中等中医药学校仍是农村中医药人才培养的主渠道。②重点中专建设，进一步坚定了中专教育面向农村基层、中药产业、城市社区、西部地区的办学方向，医疗类专业生源84.6%来自农村，91.8%毕业生分配到农村基层工作。

2. 调整中医药教育资源体系结构，发展高职高专教育　自1998年起，有6所高等中医药院校开办了农村中医大专班。为贯彻李岚清副总理讲话精神，1999年又有湖南、安徽、陕西、山西、河南、贵州等地中等中医药学校单独或与高校联合开办了面向农村的专科层次教育，为农村中医药人才培养开辟了一条新的途径。面向中药产业、农村基层、城市社区和西部地区，高等中医药职业教育市场前景乐观，备受重视，高职招生发展快。2000年，以成教部、重点中专收并的院校为基础，申办高职学院的已达到15所，广东已正式挂牌。8所重点中专与高等中医药院校联合或经省教委批准独自开办农村中医大专班或中药高职班。③2002年3所中等专业学校升格为中医药高职或高专学校。

自从《中共中央　国务院关于深化教育改革全面推进素质教育的决定》下发以后，各省、自治区、直辖市批准建立了一大批职业技术学院，医药卫生类高职高专教育也得到了积极发展。但在发展过程中，许多职业技术学院开设医药卫生类专业，其相应的办学条件和教学设施不足；有的医药卫生类中等专业学校由地方自行审批升格为医药职业技术学院，违反了国务院关于医药卫生类高等专科层次院校审批的有关规定。为保证医药卫生类高职高专院校的办学条件和教育质量，促进医药卫生类高职高专教育的健康发展，2002年3月18日，针对近年来医药卫生类高职高专教育发展过程中出现的一些问题，教育部、卫生部、国家中医药管理局在广泛调查研究的基础上，制定了《关于医药卫生类高职高专教育的若干意见》（教高〔2002〕4号）。意见中对医学高等专科学校的开办、高等学校专科层次医学类专业的设置举办、医药卫生类中等专业学校的升格改制与提高办学层次等进行了规范与限制。④2009年，教育部、卫生部发布《关于加强医学教育工作提高医学教育

① 《中国中医药年鉴》编辑委员会.中国中医药年鉴（2002）[M].北京：中国中医药出版社，2002：148
② 《中国中医药年鉴》编辑委员会.中国中医药年鉴（2000）[M].北京：中国中医药出版社，2000：88
③ 《中国中医药年鉴》编辑委员会.中国中医药年鉴（2001）[M].北京：中国中医药出版社，2001：95
④ 中华人民共和国教育部.教育部 卫生部 国家中医药管理局关于印发《关于医药卫生类高职高专教育的若干意见》的通知[EB/OL].（2002-3-18）[2024-3-23].http://www.moe.gov.cn/srcsite/A08/s7056/200203/t20020318_162634.html

质量的若干意见》，其中提出"遵循医学教育规律，严格控制医学类专业招生规模，积极发展护理、药学等卫生职业教育"[1]。经过十年发展，我国中医高职高专教育情况已颇具规模，至2010年中医药高职高专教育情况如表3-6-1所示。

表3-6-1　2010年全国高职高专中医药教育情况

学校类型	高等中医药院校/所	设置中医药专业的高等西医药院校/所	设置中医药专业的高等非医药院校、研究院所/所
高等专科学校	9	25	1
高等职业学校	0	10	28
分校、大专班	3	1	1

三、乡村医生中医专业中专学历教育与技能培训

（一）乡村医生中医专业中专学历教育

为切实加强农村中医药队伍建设和人才培养工作，不断提高农村中医药人员学历层次和业务水平，充分发挥中医药在农村医疗保健服务中的作用，中央财政安排专项资金，与国家中医药管理局继续实施乡村医生中医专业中专学历教育项目和乡镇卫生院中医临床技术骨干培训项目。为加强农村在岗中医药人才培养，提高农村中医药服务水平，2003年在5省试点农村在职中医药人员的学历教育项目。培养对象主要为乡、村卫生机构的在职（在岗）中医药人员；培养层次主要为大专和中专；培养形式主要为远程教育、成人教育和学校教育；学习内容主要为中医药基本理论、基本知识和临床能力培养；实行弹性学制，学员可分阶段完成学业。[2]2005年4月24日，为促进"乡村医生中医专业中专学历教育项目"的顺利实施，保证教学质量，国家中医药管理局办公室、教育部办公厅印发《乡村医生中等中医专业人才培养指导方案》，国家中医药管理局和财政部将"乡村医生中医专业中专学历教育项目"列为"农村中医药服务能力建设项目"之一。通过开展对在岗无学历中医药人员的中等学历教育，使他们系统掌握中医药的基本理论、基本知识和临床技能，提高中医药服务能力和水平；取得普通中专学历；具备参加执业助理医师考试资格，并通过考试取得执业助理医师资格；实现《中共中央、国务院关于进一步加强农村卫生工作的决定》中提出的到2010年全国大多数乡村医生具备执业助理医师及以上执业资格的目标。[3]

为保障乡村医生中医专业中专学历教育教学质量，在教学指导方案的基础上，2006

---

[1]　中华人民共和国教育部.教育部 卫生部关于加强医学教育工作提高医学教育质量的若干意见［EB/OL］.（2009-2-20）［2024-3-23］.http：//www.moe.gov.cn/srcsite/A08/s7056/200203/t20020318_162634.html

[2]　《中国中医药年鉴》编辑委员会.中国中医药年鉴（2004）［M］.北京：中国中医药出版社，2004：87

[3]　《中国中医药年鉴》编辑委员会.中国中医药年鉴（2006）［M］.北京：中国中医药出版社，2006：92

年国家中医药管理局组织编写并出版了《乡村医生中等中医专业教学指导大纲》，该大纲包括中医学基础等 17 门课程，对每门课的性质、任务、知识目标、能力目标、重点了解和掌握的内容提出了具体要求。[①]

截至 2006 年底，乡村医生中医专业中专学历教育项目全国共招生 20 584 人，确定教学单位 92 个，基层教学点 106 个。11 个省（自治区、直辖市）落实地方配套资金 485 万元。乡镇卫生院中医临床技术骨干培训项目完成培训人数 5 287 人，正在培训 1 230 人，共计落实培训人数 6 517 人；确定理论培训基地 58 个，临床进修基地 592 个。15 个省（自治区、直辖市）落实地方配套资金 400 万元。两个项目的开展，得到农村基层中医药人员的广泛欢迎，有些学员把培训中学到的知识立刻用于临床，收到了很好的效果，也极大地调动了他们的学习热情，学员们都表示要珍惜这次宝贵的学习机会，努力学习，提高中医药理论和临床诊疗水平，更好地为农民健康服务。

国家中医药管理局和财政部 2004—2007 年共同实施了乡村医生中医专业中专学历教育项目，对 5 万名 45 岁以下、初中以上文化程度、具有乡村医生执业资格的在岗农村无学历以中医药（含民族医药）知识与技能为主及应用中西医两法的乡村医生进行中专学历教育培训，使之具备参加执业助理医师考试资格。项目实施以来，收到了良好的效果，乡村医生经过培训，不仅提高了中医药理论水平和临床中医药服务能力，而且让农民群众得到实惠，受到了农民群众及各级政府的认可。同时，为巩固农村中医药阵地、构建农村基层中医药服务网络发挥了重要作用。

截至 2009 年，国家安排经费，先后开展了不同形式的人才培养项目，加大农村中医药人才培养力度。在对无学历的乡村医生进行中医专业中专学历教育项目中，国家已投入资金 1.7 亿元，全国已培训 9 万多人，取得了显著成效。2009 年，国家中医药管理局和财政部又下达 24 000 名的乡村医生中专学历教育计划，继续加强对在岗无学历乡村医生的学历教育。[②]

2011 年，为解决基层中医药人员不足的问题，规范中等中医类专业招生工作，国家中医药管理局会同教育部印发了《国家中医药管理局办公室、教育部办公厅关于进一步做好中等中医类专业招生工作的通知》，2011 年共有 19 个省（自治区、直辖市）、32 个学校招收中等中医学专业学生 6 000 余名。举办中等中医学专业学校原则上应为省级以上重点学校，每所学校年招生规模应控制在 500 人以内，招生范围为本省生源，招生时限截至 2015 年。[③]

（二）乡村医生技能培训

1999 年，国家中医药管理局部署 3 000 名县级中医医院专科专病技术骨干培养工作，

① 《中国中医药年鉴（行政卷）》编委会.中国中医药年鉴：行政卷（2007）[M].北京：中国中医药出版社，2007：148
② 《中国中医药年鉴（行政卷）》编委会.中国中医药年鉴：行政卷（2010）[M].北京：中国中医药出版社，2010：318
③ 《中国中医药年鉴（行政卷）》编委会.中国中医药年鉴：行政卷（2012）[M].北京：中国中医药出版社，2012：360

自此项工作以来，在组织上各地成立了以卫生厅或中医局领导为首的领导小组，协调落实此项工作。在经费上，国家中医药管理局按 3 000~5 000 元 / 人全部到位，各地配套经费大多能按 1∶2 要求落实，有的省配套经费还高出所要求的比例。县级中医医院专科专病技术骨干培养工作抓住了农村中医工作的关键。建设和发展一批有中医特色的重点专科，在一定程度上解决人才匮乏、骨干奇缺的问题。这项工作有明确的培训目的、恰当的培训模式和较好的支撑条件。认真实施国家中医药管理局提出的"在全国培训 3 000 名县级中医医院专科（专病）业务技术骨干"和人才培养计划，遴选好培训对象，确保计划落到实处。

2007 年制定完善了县级中医临床技术骨干培训项目实施方案。国家中医药管理局与卫生部共同组织专家制定了《2008 年农村卫生人员培训大纲》，并联合开展了乡镇卫生院中医人员的中医知识培训。提出了农村中医药知识与技能培训示范基地实施方案及申报要求，准备在全国遴选一批农村示范基地。[①]

四、社区中医人才与全科医生培养

（一）政策保障，充分发挥中医药在社区卫生服务中的作用

我国社区卫生服务起步较晚，20 世纪 80 年代末开始从国外引进全科医学、社区卫生服务等理论。1999 年 7 月，卫生部等 10 个部委局印发《关于发展城市社区卫生服务的若干意见》（卫基妇发〔1999〕第 326 号）[②]，这是我国第一个关于社区卫生服务的全国政策指导性文件，文件中指出"社区卫生服务机构要积极采用中医药、中西医结合与民族医药的适宜技术"。2002 年，国务院 10 部委印发的《关于加快发展城市社区卫生服务的意见》（卫基妇发〔2002〕186 号）[③]中提出"根据居民需求，社区卫生服务机构要积极应用中医药、中西医结合与民族医药的适宜技术充分发挥中医药在社区卫生服务中的特色和优势"。均强调了发挥中医药在社区卫生服务中作用的必要性。2003 年 11 月，卫生部、国家中医药管理局印发了《社区卫生服务中心中医药服务管理基本规范》，为进一步加强中医药社区卫生服务规范化管理提供依据。

2006 年 6 月，卫生部、国家中医药管理局制定了《关于在城市社区卫生服务中充分

① 《中国中医药年鉴（行政卷）》编委会.中国中医药年鉴：行政卷（2008）［M］.北京：中国中医药出版社，2008：208

② 中华人民共和国国家卫生健康委员会.关于印发《关于发展城市社区卫生服务的若干意见》的通知［EB/OL］.（1999-07-16）［2024-3-24］.http：//www.nhc.gov.cn/zwgk/wtwj/201304/198b4a75380c45dd9dd4ad486e206be5.shtml

③ 中华人民共和国国家卫生健康委员会.关于印发《关于加快发展城市社区卫生服务的意见》的通知［EB/OL］.（2002-08-22）［2024-3-24］.http：//www.nhc.gov.cn/wjw/gfxwj/201304/5d6de93afb4b45e0b180b0b47976f1a5.shtml

发挥中医药作用的意见》（国中医药发〔2006〕36 号）①，意见中明确指出"到2010年社区卫生服务机构能够提供中医药服务，中医药服务设施齐备、人员配备合理、服务功能完善、服务水平有较大提高，基本满足社区居民对中医药服务的需求"，在人才培养方面特别强调各地要通过多种形式，对社区卫生服务机构中的中医药专业技术人员进行中医药毕业后教育、岗位培训和继续教育，对其他医护人员进行中医药基本知识与技能培训，要依托现有中医药教育、医疗资源，建设一批社区中医药知识与技能培训基地，培养一批中医类别全科医学专业师资和学科带头人，组织编制一批适合不同层次中医药人才培养需要的全科医学教育培训教材，不断提高社区卫生服务机构中医药专业技术人员工作能力。

（二）城市社区中医药人才培养工作初见成效

2008年，国家中医药管理局重点开展了社区中医药人才培养与中医类别全科医师岗位培训工作。组织举办了两期中医类别全科医学师资培训高级研修班，对来自全国31个省、自治区、直辖市的200余名从事城市社区中医药教育的师资进行了岗前培训。在此基础上，各省又对930余名从事城市社区中医药教育的师资进行培训；印发了《中医类别全科医师岗位培训管理方案》及岗位培训证书格式；对在城市社区从事中医药工作，或即将进入城市社区工作的5 150名中医执业医师进行了岗位培训②；提出了城市社区中医药知识与技能培训示范基地实施方案及申报要求，准备在全国遴选一批示范基地。

至2008年底，社区中医药服务工作普遍开展，有21个省、自治区、直辖市出台了专门的加强社区中医药服务工作的实施意见，有24个省、自治区、直辖市加大了对社区中医药服务工作的投入，大部分省、自治区、直辖市已经对中医药人员比例、中医药设施设备配备等提出了明确要求。2009年，各省、自治区、直辖市对6 460名在城市社区从事中医药工作或即将进入城市社区工作的中医执业医师进行了岗位培训，进一步提高了城市社区医疗机构的中医药服务能力③。

（三）中医全科医学的兴起和发展

2000年，卫生部印发《发展全科医学教育的意见》（卫科教发〔2000〕第34号），提出"发展全科医学教育，建立适合我国国情的全科医学教育体系，造就一支高素质的社区卫生服务队伍，是建设面向21世纪的社区卫生服务体系的重要保障"。④同年，伴随全科医生任职资格和晋升条例的出台，我国全科医学的发展逐步正规化。

---

① 国家中医药管理局.关于在城市社区卫生服务中充分发挥中医药作用的意见［EB/OL］.（2006-09-15）
　［2024-3-24］.http：//www.natcm.gov.cn/yizhengsi/gongzuodongtai/2018-03-25/6817.html
② 《中国中医药年鉴（行政卷）》编委会.中国中医药年鉴：行政卷（2009）［M］.北京：中国中医药出版社，
　2009：282
③ 《中国中医药年鉴（行政卷）》编委会.中国中医药年鉴：行政卷（2010）［M］.北京：中国中医药出版社，
　2010：319
④ 中华人民共和国国家卫生健康委员会.卫生部关于印发发展全科医学教育的意见的通知［EB/OL］.（2000-2-
　17）［2024-3-24］.http：//www.nhc.gov.cn/wjw/zcjd/201304/545823f851f540abb26620e8be389a60.shtml

　　2006 年，国家中医药管理局首次将"开展城市社区中医类别全科医师岗位培训和规范化培训"列入了中医药继续教育规划，并在原有的中医类别医师执业范围中增设了"全科医学专业"。2007 年在全国卫生专业技术资格考试中增设了"临床中医全科医学专业中级技术资格"。实施中医类别全科医师岗位培训，是培养中医类别全科医师的重要环节，是加强城市社区卫生人才队伍建设的重要举措。国家中医药管理局会同卫生部组织制定了《中医类别全科医师岗位培训管理办法（试行）》《中医类别全科医师岗位培训大纲（试行）》[①]，并于 2007 年 5 月正式印发，管理办法和大纲的出台标志了我国中医全科医学的兴起。

　　2008 年，国家中医药管理局根据《中医类别全科医师岗位培训大纲》要求，组织编写、出版了中医类别全科医师岗位培训教材，共计 8 门。2010 年，国家中医药管理局组织专家制定了中医类别全科医师规范化培训的大纲、管理办法和基地认可办法及标准。此阶段是中医全科医学发展的起步阶段，从中医学天人合一的整体观、未病先防的预防观、服务基层的全面观等方面探析中医学学术体系中蕴含的全科医学理念，是对社区中医药卫生服务模式的再构建，并逐渐走向成熟。

第七节　中医药教育的跨越式发展历史经验与启示

一、改善办学条件是中医药教育跨越式发展的基础

　　这一时期，一方面国家对教育加大投入，提高办学条件，各中医药院校抓住机遇，建设新校区，提高办学条件。另一方面，各中医药院校进行大胆探索，开办独立学院，按照新的机制和模式试办并相对独立，在保证高等教育规模的增长、扩大高等教育资源等方面起到了积极作用。21 世纪初，中医院校举办独立学院的蓬勃发展，对中医药教育的大众化、普及化具有十分重要的意义。依托申办高校的师资队伍与教育资源，也一定程度上提升与保障了独立学院的教育和人才培养质量，从培育复合型人才的角度为我国中医药事业发展作出了积极贡献。

---

① 《中国中医药年鉴（行政卷）》编委会.中国中医药年鉴：行政卷（2008）［M］.北京：中国中医药出版社，
　　2008：192

二、本科教育由规模扩张向内涵提升转变

在跨越式发展时期，在国家高等教育扩大招生的背景下，中医药教育规模逐年扩展，本科生、研究生、中专生招生规模均大幅跃升。中医药院校学科门类不断增加，陆续开设了护理学、药物制剂、药学、市场营销、公共事业管理、劳动与社会保障、国际贸易等专业，这些专业的增设与招生，也同时带动了中医药院校学生规模的快速增长。1999年扩大招生以来，全国中医药院校培养了数以十万计的毕业生。这些毕业生在各自的岗位上努力工作，成为各单位的骨干力量或领军人才，也有的自主创业取得成功，突出显现了中医药高等教育在人才培养上的效益。

随着规模扩张同步进行的是本科教学质量内涵提升，并逐步从"外延式增长"向"内涵式发展"过渡。伴随着招生规模的不断增长，中医药教育的质量受到越来越多地重视。在质量内涵发展方面，开展了本科教学质量工程建设、国家规范专业建设与中医药教育标准的建立、专业认证试点、本科教学水平评估等一系列提升内涵的举措，取得了良好的效果。

三、研究生教育呈现全面提升与多元化发展趋势

中医药院校的教育部重点学科建设和国家中医药管理局中医药重点学科建设，起到了辐射带动作用，培养了能解决中医药重大科技问题的人才。这些重点学科建设对高等中医药院校综合实力的提升、建设高水平师资队伍、提升科学研究能力、增加社会服务功能产生了重要作用，造就了一大批优秀的学科带头人和领军人才，对高等中医药院校培养高层次人才，构筑中医药学科群和中医药课程体系，为中医药学科未来的发展奠定了科学基础。

中医药研究生教育承担着培养高层次中医药人才、增强中医药创新能力和竞争能力的战略任务。在此时期，中医药研究生教育在培养类型、培养模式等方面开展了大量的探索和改革。以非医攻博为代表的科学学位教育实践，以中医学七年制本硕连读专业学位教育为代表的实践，为中医研究生教育培养结构多元化改革奠定了基础，对中医研究生教育的可持续发展具有重要意义。

四、质量是中医药教育的生命线

随着扩招的推进，在国家的高度重视下，从社会对中医药人才的需求出发，中医药教育结构调整加快，不断深化中医药院校类型、层次和专业结构的调整，基本形成了多层次、多专业的中医药教育体系，初步构建了具有中医药特色的人才培养模式，中医药教育得以迅速发展。实现了由家传师授的传统教育方式向现代教育方式的转变，推进了中医药

人才培养的规模化、规范化和中医药教育的科学化、制度化进程，基本形成了现代中医药教育体系。

中医药院校按照教育部和国家中医药管理局要求，认真落实全面提高高等教育质量的各项措施，积极探索中医药教育教学规律，不断深化教育教学改革，加强产校教育与师承教育的有机结合，同时积极申报专业、课程、人才培养模式创新示范区和实验教学示范中心等各项教学质量工程项目。十余年来的教育教学改革和建设，有效保证了中医药高等教育教学质量，毕业生得到了用人单位的普遍好评，中医药院校也取得了多项标志性的教学成果。

第四章

新时代中医药教育内涵式发展时期（2012—今）

2012 年至今，我国教育改革的重点转向以提高质量为主体，以转变高等教育发展方式为主线，走内涵式发展道路。这一时期的中医药教育也转向内涵式发展阶段。主要表现为：一是强化立德树人根本任务。将思想政治工作纳入高校的发展规划、大学章程和教育综合改革实施方案之中，将社会主义核心价值逐步渗透浸润到各级各类学校的日常教育教学管理之中，推动思政课程与课程思政同频共振、同向同行。二是优化教育层次。加强对医学教育办学规模和结构的调控，对中职、高职、本科、研究生的招生规模、质量控制严格把关。制定和实施中医师承管理办法，将师承教育与院校教育、毕业后教育和继续教育有机结合，贯穿中医药人才发展全过程。三是强化教育教学内涵发展。将此前"211工程""985 工程"及"优势学科创新平台"等重点建设项目统一纳入"双一流"建设中。制定本科专业类教学质量国家标准，推动一流本科专业建设和一流本科课程建设"双万计划"、基础学科拔尖学生培养计划、卓越医生（中医）教育培养计划改革试点、国家精品资源共享课、国家精品在线开放课程、国家虚拟仿真实验教学项目等。

这一时期，教育部积极推动把本科教育放在人才培养的核心地位。目前，6 所中医药大学获批中医拔尖创新人才培养模式改革（九年制）项目，6 所中医药大学的 9 个学科入选国家"双一流"建设学科。教育部发布的《国家级一流本科专业分专业类建设规划》，中医学类建设 28 个专业，中西医结合类建设 8 个专业，中药学类建设 30 个专业。中医药院校共有 255 门课程入选国家级一流本科课程。中医药院校获"全国优秀教材"特等奖 1 种、一等奖 1 种、二等奖 9 种，"全国教材建设先进集体"2 个，"全国教材建设先进个人"6 名。

这一时期的中医药教育更加重视通过专业认证推动专业内涵式、高质量发展。2012 年 12 月，教育部、国家中医药管理局联合印发《本科医学教育标准—中医学专业（暂行）》，对本科中医学专业认证的学校自评、现场考察、提出认证建议和结论发布等做出明确规定。目前，已有 41 所高校完成了中医学专业认证工作（其中 3 所学校已完成 2 次认证）。认证工作的开展，切实提升了被认证高校中医学专业的建设质量，促进了中医学专业建设工作，全面提升中医人才培养的整体水平。2018 年 1 月，教育部发布《普通高等学校本科专业类教学质量国家标准》，明确了中医学类、中药学类、中西医结合类专业的内涵、学科基础、人才培养方向等，对专业范围、培养目标、培养规格、师资队伍、教学条件、质量保障体系建设都做了明确要求。

大力发展中医职业教育。2017 年 7 月，国务院办公厅发布《关于深化医教协同进一步推进医学教育改革与发展的意见》。其中提出，"中职层次农村医学、中医专业要逐步缩减初中毕业生招生规模，逐步转向在岗乡村医生能力和学历提升。2020 年后，逐步停止中职层次农村医学、中医专业招生。"2021 年 1 月，国务院办公厅印发《关于加快中医药特色发展若干政策措施的通知》，其中提出"推进高职中医药类高水平专业群建设"。2019 年、2020 年教育部分别设置了高等职业教育本科试点专业。至 2020 年，已有 3 所职业本科院校开办中医药专业。

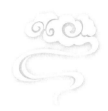

第一节　党的教育方针与中医药政策背景

一、党和国家的高等教育理念与规划

2012 年以来，我国教育强调立德树人的培养目标，强化基础教育、高等教育等教育层级，注重职业教育等教育类别的发展，在育人目标、教育类别和层级等方面呈现出明显的趋势。党和国家站在"为党育人、为国育才"的高度，确立了新时代党的教育方针。以此为标志，这一时期的高等教育更加注重内涵和质量。2018 年 9 月 10 日至 11 日，党中央在北京召开全国教育大会，深入分析研究教育工作面临的新形势、新任务，对当前和今后一个时期教育改革发展作出战略部署，为新时代教育事业勾画了蓝图、指明了方向。

（一）推动高等教育内涵式发展

2021 年 5 月，中央教育工作领导小组印发的《关于深入学习宣传贯彻党的教育方针的通知》指出，党的教育方针是党的理论和路线方针政策在教育领域的集中体现，在教育事业发展中具有根本性地位和作用。党的十八大以来，以习近平同志为核心的党中央高度重视教育工作，决定把劳动教育纳入社会主义建设者和接班人的要求之中，提出"德智体美劳"的总体要求。习近平总书记在全国教育大会、学校思想政治理论课教师座谈会等会议发表重要讲话，多次赴各级各类学校考察调研、致信回信，作出重要指示批示，对新时代全面贯彻党的教育方针提出明确要求。经第十三届全国人民代表大会常务委员会第二十八次会议审议，《中华人民共和国教育法》第五条修改为"教育必须为社会主义现代化建设服务、为人民服务，必须与生产劳动和社会实践相结合，培养德智体美劳全面发展的社会主义建设者和接班人"，将党的教育方针落实为国家法律规范。

近年来，中国教育的发展具有传统与现代、物质与精神、城市与乡村、国家与民众的双向高位统合特点。这不仅表现在执政者对国家意识和自主意识、改善民生和均衡发展、立德树人和传统文化、执政党自身建设和政治意识形态的强化上，也表现在文教方针政策对政治属性、文化属性和人才选拔制度对全面发展、能力素养的强调上，更体现在教育目标对立德树人、守正创新，教育类别对乡村教育、职业教育，教育层级对基础教育、高等教育的重视上。虽然我国教育仍在不断改革完善之中，但各级各类教育确实得到了令人称道的长足发展：基础教育实现了跨越式前进；高等教育实现了大众化迈进；职业、民办、特殊教育实现了突破性挺进；国际教育交流实现了全球化拓展。在可见的将来，中国教育发展将呈后来者居上之势。[①]

党的十八大报告指出，"推动高等教育内涵式发展"，牢牢把握教育立德树人的根本任务，优化高等教育结构，深化高等教育领域综合改革，大力促进高等教育公平。[②]"走以质量提升为核心的内涵式发展道路"，教育部在《关于全面提高高等教育质量的若干意见》中指出，要牢固确立人才培养的中心地位，树立科学的高等教育发展观，坚持稳定规模、优化结构、强化特色、注重创新，按照内涵式发展要求，完善实施高校"十二五"改革和发展规划。[③]党的十八大以来，围绕"培养什么人""怎样培养人""为谁培养人"，全面加强对教育的指导，明确指出教育"对提高人民综合素质、促进人的全面发展、增强中华民族创新创造活力、实现中华民族伟大复兴具有决定性意义"[④]。

党的十九大报告提出"建设教育强国是中华民族伟大复兴的基础工程"，提出"实现高等教育内涵式发展"，从"推动"到"实现"，要求更高、时间更紧、任务更重。党的二十大报告进一步要求，建设教育强国和加快建设高质量教育体系。习近平总书记在2023年5月29日的重要讲话中指出，"要把服务高质量发展作为建设教育强国的重要任务""提升教育对高质量发展的支撑力、贡献力"。高等教育不仅要率先实现高质量发展，还要为国家经济社会高质量发展做好服务、提供支撑和贡献力量。

（二）以教育法律引领推进教育改革发展

2015年、2021年，全国人民代表大会常务委员会对《中华人民共和国教育法》进行了第二次和第三次修正。2015年12月27日，第十二届全国人大常委会第十八次会议审议通过了《全国人大常委会关于修改〈中华人民共和国教育法〉的决定》和《全国人大常委会关于修改〈中华人民共和国高等教育法〉的决定》。修订教育法和高等教育法是贯彻落实党的十八大和十八届三中、四中、五中全会精神，深入实施《国家中长期教育改革和发展规划纲要（2010—2020年）》，完善中国特色社会主义现代教育制度，全面推进依法治教的具体体现和重要成果，标志着我国教育事业依法治理的能力和水平步入新阶段。两法修正案贯彻全面建成小康社会对教育事业提出的新任务、新要求，着重对两部法律中有关教育方针、教育基本制度、办学体制、管理体制和法律责任等内容，做了修订、补充和完善，着力解决当前教育改革发展的重大问题。为深化教育综合改革、促进教育公平、提高教育质量、加快推进教育现代化，提供有力的法律支撑。

2021年4月29日，第十三届全国人民代表大会常务委员会第二十八次会议审议通过

---

① 容中逵. 近十余年来中国教育发展特点管窥［J］. 山西大学学报（哲学社会科学版），2023，46（06）：108-117.DOI：10.13451/j.cnki.shanxi.univ（phil.soc.）.2023.06.013

② 增强使命意识 扎实推动高等教育内涵式发展——在教育部党组学习贯彻党的十八大精神扩大会议上的发言［EB/OL］.http：//www.moe.gov.cn/jyb_xwfb/moe_176/201212/t20121204_145084.html

③ 教育部关于全面提高高等教育质量的若干意见［EB/OL］.（2012-03-16）［2022-10-20］.http：//www.moe.gov.cn/srcsite/A08/s7056/201203/t20120316_146673.html

④ 习近平在全国教育大会上强调 坚持中国特色社会主义教育发展道路 培养德智体美劳全面发展的社会主义建设者和接班人［N］.人民日报，2018-09-11（01）

了《全国人民代表大会常务委员会关于修改〈中华人民共和国教育法〉的决定》，2021 年 4 月 30 日起施行。此次教育法修订，是贯彻落实党的十九大精神、全国教育大会精神的重要举措，是对教育基本法律制度的进一步完善。修订的五个条款，丰富了教育的指导思想、凸显了教育的重要地位、完善了教育方针、充实了教育内容，健全了"培养什么人、怎样培养人、为谁培养人"的法律规范和制度要求，对构建德智体美劳全面培养的教育体系、推动教育高质量发展意义重大。

（三）强化立德树人根本任务

新时代必然产生新理念、新思想、新观点。"培养社会主义建设者和接班人，是我们党的教育方针，是我国各级各类学校的共同使命"等论述，为我们全方位理解"党和国家教育方针是思想政治教育目标任务确立依据"提供了重要基础。新时代贯彻党的教育方针，要坚持马克思主义指导地位，贯彻习近平新时代中国特色社会主义思想，坚持社会主义办学方向，落实立德树人的根本任务，坚持教育为人民服务、为中国共产党治国理政服务、为巩固和发展中国特色社会主义制度服务、为改革开放和社会主义现代化建设服务，扎根中国大地办教育，同生产劳动和社会实践相结合，加快推进教育现代化、建设教育强国、办好人民满意的教育，努力培养担当民族复兴大任的时代新人，培养德智体美劳全面发展的社会主义建设者和接班人。[①]

这一时期，更加强调促进学生德智体美劳全面发展。积极推进大学章程建设，强化规章制度实施力度，将思想政治工作纳入高校的发展规划、大学章程和教育综合改革实施方案之中，将社会主义核心价值逐步渗透浸润到各级各类学校的日常教育教学管理之中。同时，推动"五育并举"，培养德智体美劳全面发展的社会主义建设者和接班人。

（四）注重高等教育高质量发展和自主人才培养能力

2015 年 10 月国务院印发《统筹推进世界一流大学和一流学科建设总体方案》，对新时期高等教育重点建设做出重新部署，将此前"211 工程""985 工程"及"优势学科创新平台"等重点建设项目统一纳入"双一流"建设中。2017 年 1 月，教育部、财政部、国家发展改革委联合印发《统筹推进世界一流大学和一流学科建设实施办法（暂行）》；9 月，正式公布首批"双一流"建设高校 137 所，双一流建设学科共计 465 个；10 月，中共十九大提出要加快一流大学和一流学科建设；12 月，各高校陆续公布"双一流"建设方案。2018 年 9 月，教育部在上海召开"双一流"建设现场推进会，开始全面建设。这一举措旨在通过两个阶段的全面建设，到 2030 年，使更多的大学和学科进入世界一流前列；到 2050 年左右，基本建成高等教育强国。为此，国家提出了"双一流"建设稳中求进、继承创新、改革发展三条基本原则和建设一流师资团队、培养拔尖创新人才、提升科

---

① 习近平主持召开学校思想政治理论课教师座谈会强调 用新时代中国特色社会主义思想铸魂育人 贯彻党的教育方针落实立德树人根本任务［N］.人民日报，2019-03-19（01）

学研究水平、传承创新优秀文化、着力推进成果转化五项具体任务。[①]

（五）重视职业教育发展

2014 年 6 月，国务院印发《关于加快发展现代职业教育的决定》，明确指出"职业教育是类型教育，不是层次教育，和普通教育同等重要"；2017 年 10 月，十九大提出"大力弘扬劳模精神和工匠精神，加快建设制造强国"；2019 年 1 月《国家职业教育改革实施方案》的出台，再次明确职业教育与普通教育同等重要，并从"完善国家职业教育制度体系、构建职业教育国家标准、促进产教融合校企'双元'育人、建设多元办学格局、完善技术技能人才保障政策、加强职业教育办学质量督导评价、做好改革组织实施工作"等七方面，就如何达成新时代职业教育发展的总体要求和目标指标制定了具体实施方案。2022 年 10 月，二十大提出"统筹职业教育、高等教育、继续教育协同创新，推进职普融通、产教融合、科教融汇，优化职业教育类型定位"，明确规划了职业教育的发展方向。随后，中共中央办公厅、国务院办公厅印发《关于深化现代职业教育体系建设改革的意见》，职业教育迎来大改革大发展的新阶段。2019 年 4 月，"1+X"证书制度（学历证 + 若干职业技术等级证）开始试点。目前，教育部已分四批遴选了 300 个培训评价组织、447 个 X 证书，100 多万人参加培训，71.55 万人参加考证，通过率 71.91%。2020 年教育部先后启动山东、江西、甘肃、天津、辽宁、湖南、河南等 7 个部省共建职业教育创新发展高地试点，和江苏"苏锡常"、浙江温台、广东深圳、福建厦门、四川成都等 5 个城市试点，积极开展职业技术教育培优先行。此外，各地还在探索校企共建股份制、混合所有制职业院校和实训基地，进一步推进行业企业深度参与职业教育办学和人才培养。[②]

二、新时代中医药政策背景

习近平总书记历来高度重视中医药发展工作。进入新时代，习近平总书记指出，要遵循中医药发展规律，传承精华，守正创新，加快推进中医药现代化、产业化，坚持中西医并重，推动中医药和西医药相互补充、协调发展，推动中医药事业和产业高质量发展，推动中医药走向世界，充分发挥中医药防病治病的独特优势和作用，为建设健康中国、实现中华民族伟大复兴的中国梦贡献力量。[③]

党的十八大以来，习近平总书记曾就发展中医药工作作出了一系列重要论述和指示、批示，成为新时代传承创新发展中医药的根本遵循和行动指南。进入新时代，以习近平同

---

① 国务院关于印发统筹推进世界一流大学和一流学科建设总体方案的通知：国发〔2015〕64 号〔A/OL〕.（2015-11-05）〔2023-01-25〕.http：//www.gov.cn/zhengce/content/2015/11/05/content_10269.htm

② 人人出彩技能强国：党的十八大以来我国职教改革发展成就综述〔EB/OL〕.（2021-04-12）〔2023-03-25〕.http：//www.moe.gov.cn/jyb_xwfb/s5147/202104/t20210412_525824.html?authkey=boxdr3

③ 习近平对中医药工作作出重要指示.https：//www.gov.cn/xinwen/2019-10/25/content_5444863.htm?eqid=84a50e82000cf08b000000036458569d

志为核心的党中央把中医药摆在更加突出的位置，作出了一系列重要决策部署，国家颁布中医药法，中共中央、国务院印发《关于促进中医药传承创新发展的意见》，国务院召开全国中医药大会、制定《中医药发展战略规划纲要（2016—2030年）》，部署了一系列针对性、操作性强的改革举措（见表4-1-1），建立完善中医药政策，助力中医药特色事业发展。其中，政策大力支持中医人才培养模式的不断优化，中医药科学研究的不断创新。[①]

表 4-1-1 国家层面颁布的中医药政策相关文件（部分）

发文部门	发文（通过）时间	文件名称	文件要点
国务院	2015 年 4 月 24 日	《国务院办公厅关于印发中医药健康服务发展规划（2015—2020 年）的通知》	充分发挥中医药特色优势，加快发展中医药健康服务，是全面发展中医药事业的必然要求，是促进健康服务业发展的重要任务
	2015 年 6 月 15 日	《国务院办公厅印发关于促进社会办医加快发展若干政策措施的通知》	鼓励社会力量举办中医类专科医院和只提供传统中医药服务的中医门诊部、中医诊所，加快社会办中医类机构发展
	2015 年 9 月 8 日	《国务院办公厅关于推进分级诊疗制度建设的指导意见》	提升基层医疗卫生机构中医药服务能力和医疗康复服务能力，加强中医药特色诊区建设，推广中医药综合服务模式，充分发挥中医药在常见病、多发病和慢性病防治中的作用
	2016 年 2 月 22 日	《国务院关于印发中医药发展战略规划纲要（2016—2030 年）的通知》	中医药作为我国独特的卫生资源、潜力巨大的经济资源、具有原创优势的科技资源、优秀的文化资源和重要的生态资源，在经济社会发展中发挥着重要作用
	2016 年 3 月 4 日	《国务院办公厅关于促进医药产业健康发展的指导意见》	推进中医药现代化
中共中央	2013 年 11 月 12 日	《中共中央关于全面深化改革若干重大问题的决定》	完善中医药事业发展政策和机制
	2016 年 10 月 25 日	《"健康中国 2030"规划纲要》	第九章 充分发挥中医药独特优势
	2019 年 10 月 20 日	《中共中央 国务院关于促进中医药传承创新发展的意见》	传承创新发展中医药是新时代中国特色社会主义事业的重要内容，是中华民族伟大复兴的大事
	2020 年 10 月 29 日	《中共中央关于制定国民经济和社会发展第"十四"个五年规划和二〇三五年远景目标的建议》	全面推进健康中国建设。坚持中西医并重，大力发展中医药事业
第十二届全国人民代表大会常务委员会第二十五次会议	2016 年 12 月 25 日	《中华人民共和国中医药法》	为了继承和弘扬中医药，保障和促进中医药事业发展，保护人民健康，制定本法。

[①] 钟锭，刘金红，周良荣.中医药政策发展脉络回顾与展望［J］.中医药管理杂志，2022，10（30）

（一）改革中医药院校教育

中医药高等教育必须适应大健康时代需求，和以治病为中心向以人民健康为中心的转变，针对多种健康影响因素交织、疾病谱和群众健康需求变化、重大传染性疾病威胁等，健全覆盖生命全周期、健康全过程的学科体系和人才培养体系。着力改革中医药院校教育，培养中医思维和实践能力。优化中医学专业结构，提高中医药课程比例，重视中医药经典的学习；优化医学教育学科专业结构，形成医学与多学科交叉融合机制；完善住院医师规范化培训，提高学生实践能力。

（二）拓宽中医人才培养渠道

除课堂培养外，开辟人才培养方式和渠道。优化中医药教育层次，加强对医学教育办学规模和结构的调控，对中职、高职、本科、研究生的招生规模、质量控制严格把关；制定和实施中医师承管理办法，将师承教育与院校教育、毕业后教育和继续教育有机结合，贯穿中医药人才发展全过程。围绕更好发挥中医药在治未病中的主导作用、在重大疾病治疗中的协同作用、在疾病康复中的核心作用，前瞻布局、延伸专业上下游。在新型冠状病毒感染肺炎防控中，中医药几千年来防治疫病的理论和经验得到了整理、运用和检验，未来在专业的设置上要进一步拓展，同时进一步在中西医结合基础及临床、"人工智能 + 中医药"等领域进行探索。

（三）打造先进的中医科研平台

一是打造以两院院士为核心的工作站，以中医药教育机构和中医药企业需求为导向，打造高端科创平台，促进科技成果转化，推动高峰学术交流和技术活动；二是设立以国医大师为代表的医馆、工作室，加强示范性建设，弘扬中医药传统文化，助力中医药事业发展。传承中医药最根本的任务是彰显中医原创思维，培养具有中医文化自信、善用中医方法解决临床问题的中医药人才。传承中医药学的"文化基因"是根本，融汇现代生命科学知识、构建复合创新型的中医药人才培养体系是途径，必须大力强化中医经典的学习，同时要加快推进中医药的活态传承。

（四）培养专业的国际合作交流人才

通过主流媒体，加强中医药文化宣传，提升中医药文化软实力。在国际范围内，开展中医药教育、科研、产业等领域的交流与合作，孵化中医药国际合作平台，培养中医药国际交流人才。鼓励我国高等中医药院校和中医院吸引更多海外留学生来华接受学历教育、非学历教育、短期培训和临床实习，为国际中医界提供各类急需人才。实施海外中医药人才培养本土化战略，培养知晓所在国的政策法规、了解当地风俗民情、懂经营懂市场的本土化中医药人才。鼓励支持国内高等中医药院校"走出去"，独立或与国外中医药教育机构合作开展境外办学，主导制定国际中医药教育标准，培养更多中医药国际化人才。同时，还应注重培养与宣传有领导力的高层次国际化中医药人才，发挥名人在中医药"走出去"中的传播效应。

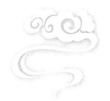

第二节 "双一流"建设与中医药高等教育守正创新

一、"双一流"建设总体布局

多年来，通过实施"211 工程""985 工程"以及"优势学科创新平台"和"特色重点学科项目"等重点建设，一批重点高校和重点学科建设取得重大进展，带动了我国高等教育整体水平的提升，为经济社会持续健康发展作出了重要贡献。同时，重点建设也存在身份固化、竞争缺失、重复交叉等问题，迫切需要加强资源整合，创新实施方式。为认真总结经验，加强系统谋划，加大改革力度，完善推进机制，坚持久久为功，统筹推进世界一流大学和一流学科建设，实现我国从高等教育大国到高等教育强国的历史性跨越，2015年 10 月，国务院印发《统筹推进世界一流大学和一流学科建设总体方案》。[1]《方案》指出，要求按照"四个全面"战略布局和党中央、国务院决策部署，坚持以中国特色、世界一流为核心，以立德树人为根本，以支撑创新驱动发展战略、服务经济社会发展为导向，坚持"以一流为目标、以学科为基础、以绩效为杠杆、以改革为动力"的基本原则，加快建成一批世界一流大学和一流学科。根据《方案》，到 2020 年，我国若干所大学和一批学科进入世界一流行列，若干学科进入世界一流学科前列；到 2030 年，更多的大学和学科进入世界一流行列，若干所大学进入世界一流大学前列，一批学科进入世界一流学科前列，高等教育整体实力显著提升；到本世纪中叶，一流大学和一流学科的数量和实力进入世界前列，基本建成高等教育强国。《方案》提出，国家将鼓励和支持不同类型的高水平大学和学科差别化发展，总体规划，分级支持，每五年一个周期，2016 年开始新一轮建设。建设将更加突出绩效导向，通过建立健全绩效评价机制，动态调整支持力度，不断完善政府、社会、学校相结合的共建机制，形成多元化投入、合力支持的格局。世界一流大学和一流学科建设实行建设与改革并重，《方案》确定了建设一流师资队伍、培养拔尖创

---

① 国务院关于印发统筹推进世界一流大学和一流学科建设总体方案的通知.https：//www.gov.cn/zhengce/content/2015-11/05/content_10269.htm?plg_nld=1&plg_uin=1&plg_nld=1&plg_vkey=1&plg_dev=1&from=timeline&isappinstalled=1

新人才、提升科学研究水平、传承创新优秀文化、着力推进成果转化等五项建设任务；明确了加强和改进党对高校的领导、完善内部治理结构、实现关键环节突破、构建社会参与机制、推进国际交流合作等五项改革任务。《方案》要求加强对世界一流大学和一流学科建设的组织管理，有序推进实施；有关部门要抓紧完善配套政策，高校要科学编制建设方案；对建设方案要开展咨询论证，动态监测建设过程，及时跟踪指导，并接受社会公众监督。①

2015年11月，财政部、教育部印发《关于改革完善中央高校预算拨款制度的通知》②，在总体目标中指出"支持世界一流大学和一流学科建设，引导中央高校提高质量、优化结构、办出特色，加快内涵式发展"。并将"中央高校建设世界一流大学（学科）和特色发展引导专项资金"作为新的项目支出体系的六项内容之一。

2017年1月，为贯彻落实好《方案》，教育部会同财政部、国家发展改革委研究制定了《统筹推进世界一流大学和一流学科建设实施办法（暂行）》。《实施办法》定位为《方案》的操作实施性文件，坚持以"中国特色、世界一流"为核心要求，坚持"以一流为目标、以学科为基础、以绩效为杠杆、以改革为动力"的基本原则，对遴选条件、遴选程序、支持方式、管理方式、组织实施等作出具体规定。

2017年9月，教育部、财政部、国家发展改革委公布世界一流大学和一流学科建设高校及建设学科名单。一流大学建设高校42所，其中，A类36所，B类6所；一流学科建设高校95所。

2017年10月，习近平总书记在十九大报告中指出要加快一流大学和一流学科建设。

2018年，教育部、财政部、国家发展改革委印发《关于高等学校加快"双一流"建设的指导意见》。《意见》指出，坚持特色一流、内涵发展、改革驱动、高校主体的基本原则，落实根本任务，培养社会主义建设者和接班人；全面深化改革，探索一流大学建设之路；强化内涵建设，打造一流学科高峰；加强协同，形成"双一流"建设合力。

2022年1月，教育部、财政部、国家发展改革委发布《关于深入推进世界一流大学和一流学科建设的若干意见》。《意见》提出，一、准确把握新发展阶段战略定位，全力推进"双一流"高质量建设；二、强化立德树人，造就一流自立自强人才方阵；三、服务新发展格局，优化学科专业布局；四、坚持引育并举，打造高水平师资队伍；五、完善大学创新体系，深化科教融合育人；六、推进高水平对外开放合作，提升人才培养国际竞争力；七、优化管理评价机制，引导建设高校特色发展；八、完善稳定支持机制，加大建设高校条件保障力度；九、加强组织领导，提升建设高校治理能力。

2022年2月，教育部、财政部、国家发展改革委公布第二轮"双一流"建设高校及建设学科名单，共包含全国147所高校的多个类别学科。此外，15所高校的16个学科被

---

① 国务院印发《统筹推进世界一流大学和一流学科建设总体方案》.https：//www.gov.cn/xinwen/2015-11/05/content_5005001.htm

② 关于改革完善中央高校预算拨款制度的通知.http：//www.moe.gov.cn/jyb_xxgk/moe_1777/moe_1779/201512/t20151216_225171.html

公开警示或撤销。

2022 年 11 月，为深入推进世界一流大学和一流学科建设以及特色发展，进一步规范"中央高校建设世界一流大学（学科）和特色发展引导专项资金"使用管理，财政部、教育部对《中央高校建设世界一流大学（学科）和特色发展引导专项资金管理办法》（财科教〔2017〕126 号）进行了修订，印发《中央高校建设世界一流大学（学科）和特色发展引导专项资金管理办法》（财教〔2022〕242 号）。[①]

二、中医药高等教育"双一流"建设实践

2017 年、2022 年，两轮入选"双一流"建设的中医药类高校 6 所，分别是北京中医药大学、天津中医药大学、上海中医药大学、南京中医药大学、广州中医药大学、成都中医药大学（具体见表 4-2-1）。为加快培养造就大批德才兼备的中医药人才，医学院校必须心怀"国之大者"、聚焦"一流目标"，跑出"双一流"建设发展的加速度。[②]

表 4-2-1　两轮入选"双一流"建设的中医药院校及其建设学科

学校名称	2017、2022 年入选"双一流"建设学科
北京中医药大学	中医学、中西医结合、中药学
天津中医药大学	中药学
上海中医药大学	中医学、中药学
南京中医药大学	中药学
广州中医药大学	中医学
成都中医药大学	中药学

（一）完善机制优化布局，推进一流原始创新

广大医学院校以学科布局为龙头、治理效能为保障、创新项目为抓手，按照"强力支撑高水平科技自立自强"的要求，有力推进一流原始创新。

为解决中医药人才培养长期受学科分割影响的不足，创新实施"大学科制"，在一级学科层面建设"大平台"，设置学术委员会，统筹规划管理，协调跨学院、跨学科建设任务，打造优势特色学科集群。应以人才培养为核心，以凝练方向为重点，以队伍建设为根本，以平台建设为基础，以创新突破为灵魂，以提升内涵为主线，统筹推进学科建设。应聚焦国家战略和行业发展需求，集成学科优势资源开展有组织科研，以项目带动高水平科

[①]　关于印发《中央高校建设世界一流大学（学科）和特色发展引导专项资金管理办法》的通知. https：//www.gov.cn/zhengce/zhengceku/2022-12/09/content_5730949.htm

[②]　王瑶琪. 聚力"双一流"建设，培养高质量中医药人才［EB/OL］.https：//news.gmw.cn/2023-07/25/content_36718747.htm

技成果的产出。

（二）立德树人铸魂育人，培养一流拔尖人才

2015 年 3 月 26 日，教育部办公厅发布《关于做好七年制临床医学教育调整为 "5+3" 一体化人才培养改革工作的通知》（教高厅〔2015〕2 号）。通知要求，自 2015 年起，不再招收七年制临床医学专业学生，将七年制临床医学专业招生调整为临床医学专业（"5+3" 一体化），即 5 年本科阶段合格者直接进入本校与住院医师规范化培训有机衔接的 3 年临床医学硕士专业学位研究生教育阶段。同年，教育部实施卓越医生（中医）培养计划，13 所中医药院校入选中医拔尖创新人才培养模式改革试点，其中九年制 6 所。2018 年，南京中医药大学率先开展中药学（本研贯通）人才培养试点，天津中医药大学和北京中医药大学分别于 2021 年、2022 年入选教育部中药学基础学科拔尖学生培养计划 2.0，北京中医药大学和南京中医药大学分别于 2020 年、2022 年开展中西医临床医学（本研贯通）人才培养试点，中医药拔尖创新人才培养探索渐次展开。（具体见表 4-2-2）

表 4-2-2　国内中医药拔尖创新人才培养（九年制）改革试点开展情况

学校名称	项目名称	开设时间	近三年招生人数 / 人		
			2021 年	2022 年	2023 年
北京中医药大学	中医学（领军人才培养计划）	2011 年，开设中医学（领军人才培养计划），作为教育部开展卓越医师（中医）培养项目的试点	33	30	30
南京中医药大学	中医学（拔尖创新人才培养模式改革）	2015 年，获批中医拔尖创新人才培养模式改革（九年制）项目	30	30	30
上海中医药大学	中医学（屠呦呦班）	2015 年获批中医拔尖创新人才培养模式改革（九年制）项目，但未招生。2020 年与中国中医科学院联合开展中医学（屠呦呦班）九年制项目	17	30	30
广州中医药大学	中医学（九年制）	2015 年，获批中医拔尖创新人才培养模式改革（九年制）项目	20	20	20
成都中医药大学	中医学（九年制）	2015 年，获批中医拔尖创新人才培养模式改革（九年制）项目	20	20	20
天津中医药大学	中医学（拔尖创新人才培养模式改革—九年制）	2015 年，获批中医拔尖创新人才培养模式改革（九年制）项目	20	20	20

"五育"并举德为先，"三全"育人一盘棋。要切实构建"五育"并举的育人体系，"三全"联动培养拔尖创新人才，以"大思政"为统领，创建"三全"联动管理体系，全周期一体化推进"五育"并举的制度、平台、方案和课程建设。探索实施导师制、学分制、书院制，小班化、个性化、国际化育人模式，培养具有扎实中医药功底、掌握先进科学技术的国际化、高水平中药学拔尖创新人才。推动优质医疗资源下沉基层、造福百姓，培养家国情怀浓厚、专业理论扎实、临床本领过硬的中医药高层次临床人才。

（三）师德为先引育并举，建设一流师资队伍

广大医学院校应以系统思维和战略思维打造充满活力的人才生态体系，全方位打造一流师资，推进院士、国医大师等"大先生"领衔的战略科学家的梯队建设。

师德引领，培养"全覆盖"。要坚持"四有"标准，制订专项方案，严守师德师风第一标准，关爱教师身心健康，建立名师工作坊，开展针对性、实效性强的教师培育项目。实施国家级人才精准培育计划、学科后备带头人培育计划，按照学术带头人、学术骨干、青年教师分层次设置教师岗年度招聘岗位，根据岗位性质按需引进，科学有序做好战略人才储备。

（四）从容自信开放合作，彰显一流服务水平

习近平总书记指出，我国有独特的历史、独特的文化、独特的国情，建设中国特色、世界一流大学的中医药大学不能跟在别人后面依样画葫芦，不能简单以国外大学作为标准和模式，而是要扎根中国大地，走出一条建设中国特色、世界一流大学的新路。为此，中医药学院校应把扎根中国大地与融通世界相结合，坚持服务中国，高品质回应经济社会高质量发展新需求，坚持国际可比的标准，深入推进高水平对外开放，切实服务健康中国和人类命运共同体建设。

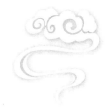

第三节　新医科与中医药教育内涵建设

一、新医科建设要求

2018 年 8 月，中共中央、国务院印发关于新时代教育改革发展的重要文件，首次正式提出"新医科"概念。同年 10 月，教育部、国家卫生健康委员会、国家中医药管理局

启动实施《卓越医生教育培养计划 2.0》，对新医科建设进行全面部署。

新医科建设要求：一是由重治疗，向预防、康养延展，突出生命全周期、健康全过程的大健康理念；二是顺应人工智能、大数据为代表的新一轮科技革命和产业变革的需要；三是医工理文融通，对原有医学专业提出新要求，发展精准医学、转化医学、智能医学等医学新专业。为促进新医科建设，2019 年 4 月，在"六卓越一拔尖"计划 2.0 启动大会上，教育部成立了新医科建设工作组，为新医科建设提供了组织保障，开启了全面推进新医科、加快医学教育创新发展的新格局，开启了新时代中国医学教育的里程碑。2020 年 7 月，国务院办公厅印发了《关于加快医学教育创新发展的指导意见》，进一步明确提出"以新理念谋划医学发展、以新定位推进医学教育发展、以新内涵强化医学生培养、以新医科统领医学教育创新"，推动新医科建设进入提档升级新阶段。

二、新医科背景下的中医药教育内涵建设

为推进新医科建设，更好地服务人民卫生健康需求，这一时期，尤其是 2018 年后，教育领域全面推动专业和课程内涵建设，发布《普通高等学校本科专业类教学质量国家标准》，遴选国家一流本科专业、基础学科拔尖学生培养计划、卓越医生（中医）教育培养计划改革试点、国家专业综合改革试点项目、国家一流本科课程、国家精品资源共享课、国家精品在线开放课程、国家虚拟仿真实验教学项目等，推动专业、课程改革和高质量发展，探索本研贯通的拔尖创新人才培养，有力促进了中医药教育在专业、课程等内涵建设方面取得长足进步。

（一）以专业目录调整为窗口，优化专业及专业层次结构

1. 优化专业结构　专业目录调整是教育适应社会经济发展最直接的体现。新时代以来，为适应大健康理念，2012 年 10 月，教育部颁布新的《普通高等学校本科专业目录（2012 年）》（以下简称 2012 版《目录》）。2012 版《目录》中，学科门类由原有的 11 个增加到 12 个，新增了艺术学门类；专业门类由原来的 73 个增加到 92 个；专业总数则由 635 种减少到 506 种；调整了部分专业的所属学科，整合、拆分、撤销、新增、更名了一批专业，使其尽可能与研究生专业目录一致。在专业设置上，2012 版《目录》最大的特点是将专业划分为 352 种基本专业和 154 种特设专业。基本专业是学科基础比较成熟、社会需求相对稳定、布点数量相对较多、继承性较好的专业；特设专业是针对不同高校的办学特色，或适应近年来人才培养特殊需求设置的专业。与 2012 版《目录》一起下达的，还有《普通高等学校本科专业设置管理规定》。其明确规定，各高校可以根据 2012 版《目录》自行设置本科专业。今后，教育部将只对 62 种国家控制布点专业和尚未列入目录的新专业进行审批，其余的专业都可由高校自主设置，不须进行审批。

在 2012 版《目录》中，中医学类共设置 7 个专业，分别为中医学、针灸推拿学、藏医学、蒙医学、维医学、壮医学、哈医学；中西医结合类设置中西医临床医学 1 个专业；

中药学类设置 2 个专业，分别为中药学、中药资源与开发；在特设专业中，中药学类设置 4 个专业，分别为藏药学、蒙药学、中药制药、中草药栽培与鉴定。自 2013 年开始，教育部逐年公布的上一年度普通高等学校本科专业备案和审批结果中，2012 年度设置傣医学专业，2015 年度设置回医学专业，2016 年度设置中医养生学、中医儿科学、中医康复学 3 个专业，2018 年度设置中医骨伤科学专业。中医药类专业目录滚动式的调整，增设中医养生学、中医儿科学、中医康复学、中医骨伤科学等专业充分体现了突出适应人民对健康的新需求，突出中医学科特色的特征；增设傣医学、回医学，使民族医药学专业达到 9 个，体现了党和国家对民族医药的重视。

在新医科背景下，医药类新兴专业不断涌现。2023 年 2 月 21 日，教育部会同国家发展改革委、工业和信息化部、财政部、人力资源和社会保障部印发《普通高等教育学科专业设置调整优化改革方案》。《改革方案》指出，将加强新医科建设，培育"医学 +X""X+ 医学"等新兴学科专业。2024 年 1 月 5 日，教育部印发通知，制定发布《服务健康事业和健康产业人才培养引导性专业指南》，设置 5 个新医科人才培养引导性专业，供有关高等学校在增设新医科专业中参考。这 5 个专业分别是医疗器械与装备工程、老年医学与健康、健康与医疗保障、药物经济与管理、生物医药数据科学。

2. 优化专业层次结构 新时代以来，随着人民对美好生活的追求，对医疗卫生人员能力与素质也有了更高的要求。在此背景下，2017 年 7 月，国务院办公厅印发《关于深化医教协同进一步推进医学教育改革与发展的意见》，提出要提升医学专业学历教育层次。明确要求中职层次农村医学、中医专业要逐步缩减初中毕业生招生规模，逐步转向在岗乡村医生能力和学历提升。2020 年后，逐步停止中职层次农村医学、中医专业招生；届时中西部地区、贫困地区确有需要举办的，应依据本地区村卫生室人员岗位需求，按照省级卫生计生行政部门（含中医药管理部门，下同）有关开办区域、培养规模、执业地域范围等方面的要求，由省级教育行政部门会同省级卫生计生行政部门按照有关规定备案后招生。根据行业需求，严格控制高职（专科）临床医学专业招生规模，重点为农村基层培养助理全科医生。稳步发展医学类专业本科教育。促进医学人才供给与需求有效衔接，全面优化人才培养结构。建立健全医学人才培养供需平衡机制。统筹卫生与健康事业各类医学人才需求，制订卫生与健康人才培养规划，加强全科、儿科、妇产科、精神科、病理、老年医学、公共卫生、护理、助产、康复、心理健康等紧缺人才培养。制订服务健康事业和健康产业人才培养的引导性专业目录，推动医学院校进一步优化学科专业结构。加强中医药人才培养。分类推进中医药教育改革，适度增加具有推荐优秀应届本科毕业生免试攻读研究生资格的中医类院校为"5+3"一体化招生院校，促进中医药院校教育与中医住院医师规范化培训的衔接。构建服务生命全周期的中医药学科专业体系，推进中医药养生保健、健康养老等人才培养。

（二）以专业标准为抓手，建设一流专业

2018 年 1 月，教育部发布《普通高等学校本科专业类教学质量国家标准》（以下简称

《国标》），这是向全国、全世界发布的第一部高等教育教学质量国家标准，与全世界重视人才培养质量的发展潮流相一致，对建设中国特色、世界水平的高等教育质量标准体系具有重要的标志性意义。《国标》涵盖了普通高校本科专业目录中全部92个本科专业类、587个专业，涉及全国高校56 000多个专业点。明确了各专业类的内涵、学科基础、人才培养方向等。对适用专业范围、培养目标、培养规格、师资队伍、教学条件、质量保障体系建设都做了明确要求。特别对各专业类师资队伍数量和结构、教师学科专业背景和水平、教师教学发展条件等提出定性和定量相结合的要求。同时，明确了各专业类的基本办学条件、基本信息资源、教学经费投入等要求。《国标》还列出了各专业类知识体系和核心课程体系建议。中医药类专业也相应建立了国家标准。

基于《国标》，同年9月，教育部印发《关于加快建设高水平本科教育全面提高人才培养能力的意见》提出，实施一流专业建设"双万计划"，以建设面向未来、适应需求、引领发展、理念先进、保障有力的一流专业为目标，建设1万个国家级一流专业点和1万个省级一流专业点，引领支撑高水平本科教育。2019年4月，《教育部办公厅关于实施一流本科专业建设"双万计划"的通知》，决定全面实施"六卓越一拔尖"计划2.0，启动一流本科建设"双万计划"，2019—2021年，建设10 000个左右国家级一流本科专业点和10 000个左右省级一流本科专业点。根据教育部发布的《国家级一流本科专业分专业类建设规划》，中医学类建设28个专业，中西医结合类建设8个专业，中药学类建设30个专业。中医药院校的一流专业建设取得显著成效，6所双一流建设中医药大学的中医类、中西医结合类、中药学类国家级一流本科专业立项情况见表4-3-1。

表4-3-1　6所双一流建设中医药大学的中医类、中西医结合类、中药学类国家级一流本科专业立项情况

学校	专业名称
南京中医药大学	中医学、中药学、中西医临床医学、针灸推拿学、中药资源与开发
北京中医药大学	中医学、针灸推拿学、中药学、中西医临床医学、中药制药
上海中医药大学	中医学、中药学、中西医临床医学、针灸推拿学
广州中医药大学	中医学、中药学、针灸推拿学、中西医临床医学、中药资源与开发
天津中医药大学	中医学、中药学、针灸推拿学、中西医临床医学、中药制药
成都中医药大学	中医学、中药学、中西医临床医学、针灸推拿学、中药资源与开发

（三）以《国标》为基础，为中医药类专业教学计划保底

2018年1月，教育部发布的《普通高等学校本科专业类教学质量国家标准》中，明确了中医学类、中西医结合类、中药学类专业的教育计划等的保证标准和发展标准。中医学类专业的教育计划涵盖课程计划；教学方法；思想道德修养与素质教育课程；科学方法教育；创新创业课程；人文社会科学、自然科学课程；中医学基础、中医经典、中医临床等课程；基础医学与临床医学课程；预防医学；实践教学；课程计划管理；与毕业后医学

教育和继续职业发展的联系等环节。中医学类教学质量国家标准中，还明确了针灸推拿学、藏医学、蒙医学、维医学、壮医学、哈医学、傣医学专业的核心课程。中西医结合类专业的教育计划涵盖课程计划；教学方法；课程设置；课程计划管理；与毕业后医学教育和继续职业发展的联系等环节。在课程设置中，明确了科学方法教育课程，创新创业教育，思想道德修养与素质教育课程，人文社会科学、自然科学课程，中医学基础、经典课程，西医学基础课程，中医学、西医学临床课程，预防医学的保证标准，以及实践教学的保证标准和发展标准。中药学专业的教育计划涵盖人才培养方案的制订；人才培养方案的优化；课程计划；教学内容更新；教学方法改革；科学方法教育；主干学科；核心课程；主要课程；实践环节等。在核心课程中，明确了中药学、中药资源与开发、中药制药、中草药栽培与鉴定专业必须开设的课程。在主要课程中，明确了思想道德修养与通识教育课程、基础课程、专业课程的开设要求。通过《国标》的教学计划，确保了中医药类专业课程设置的最低质量要求。

（四）"以学为中心、以教为主导"，推进课程改革

1. 落实立德树人根本任务，突出课程思政的育人功能　2014 年 4 月，教育部印发《关于全面深化课程改革　落实立德树人根本任务的意见》。《意见》在要求培养学生高尚的道德情操、扎实的科学文化素质、健康的身心、良好的审美情趣的同时，突出强调要使学生具有中华文化底蕴、中国特色社会主义共同理想和国际视野，力求使立德树人的方向性、民族性和时代性更加鲜明。

2020 年 5 月，教育部颁布了《高等学校课程思政建设指导纲要》。《纲要》旨在深入贯彻落实习近平总书记关于教育的重要论述和全国教育大会精神，贯彻落实中共中央办公厅、国务院办公厅《关于深化新时代学校思想政治理论课改革创新的若干意见》，把思想政治教育贯穿人才培养体系，全面推进高校课程思政建设，发挥好每门课程的育人作用，提高高校人才培养质量。

2. 推进信息技术与教学过程融合，加强线上教学资源建设　2018 年 9 月，教育部印发《关于加快建设高水平本科教育全面提高人才培养能力的意见》。《意见》提出，大力推进慕课和虚拟仿真实验建设。发挥慕课在提高质量、促进公平方面的重大作用，制订慕课标准体系，规范慕课建设管理，规划建设一批高质量慕课，推出 3 000 门国家精品在线开放课程，示范带动课程建设水平的整体提升。建设 1 000 项左右国家虚拟仿真实验教学项目，提高实验教学质量和水平。

2019 年 10 月，教育部印发《教育部关于一流本科课程建设的实施意见》，全面开展一流本科课程建设，树立课程建设新理念，推进课程改革创新，实施科学课程评价，严格课程管理，立起教授上课、消灭"水课"、取消"清考"等硬规矩，夯实基层教学组织，提高教师教学能力，完善以质量为导向的课程建设激励机制，形成多类型、多样化的教学内容与课程体系。经过三年左右时间，建成万门左右国家级和万门左右省级一流本科课程（简称一流本科课程"双万计划"），完成 4 000 门左右国家级线上一流课程（国家精品

在线开放课程）、4 000 门左右国家级线下一流课程、6 000 门左右国家级线上线下混合式一流课程、1 500 门左右国家虚拟仿真实验教学一流课程、1 000 门左右国家级社会实践一流课程认定工作。《意见》明确了一流课程建设提升高阶性、突出创新性、增加挑战度的"两性一度"基本原则。

3. 提高课程高阶性、创新性和挑战度　聚焦基础学科相关核心课程等改革创新，教育部于 2021 年 12 月在计算机领域率先启动本科教育教学改革试点工作计划（简称"101计划"），于 2023 年 4 月启动数学、物理学、化学、生物科学、基础医学、中药学、经济学、哲学等领域的基础学科系列"101 计划"。推动建设一批一流核心课程、教材，核心实践项目和高水平教学团队，为基础学科拔尖人才培养奠定坚实基础。目前中医药类核心课程见表 4-3-2、表 4-3-3。

表 4-3-2　中药学"101 计划"核心课程

课程名称	课程名称
临床中药学	中药药理学
方剂学	中药药剂学
中药化学	中药新药创制
中药分析学	生物化学与分子生物学
中药炮制学	中药工程学
生命科学基础	中药资源学导论
中药信息学	

表 4-3-3　中医学"101 计划"核心课程

课程名称	课程名称
内经	疾病学基础
伤寒论	西医基础学
金匮要略	中医内科学
温病学	中医外科学
中医基础学	中医儿科学
方药学	中医妇科学
针灸学与推拿学	诊断学
正常人体学	中医临床学
内经	疾病学基础

4. 通过课程联盟建设，为课程建设提供组织保障　2020 年 7 月教育部高等学校中医学类专业教学指导委员会发布《关于推荐高等学校中医学类专业核心课程课程联盟理事候选人的通知》，面向中医学、针灸推拿学专业的 20 门核心课程，每门课程成立独立的课

程联盟，聘任核心课程联盟理事长，名单见表 4-3-4。2023 年 7 月，教育部基础学科中药学本科教育教学改革试点工作启动会在天津中医药大学召开。中药学"101 计划"由天津中医药大学名誉校长、中国工程院院士张伯礼牵头，联合北京中医药大学、南京中医药大学等中医药高校，在一流核心课程建设、一流核心教材建设、一流核心实践项目建设、一流师资队伍建设等四方面重点推进改革试点工作。2024 年，中医学"101 计划"启动建设。

表 4-3-4　高等学校中医学类专业核心课程联盟理事长名单

课程名称	理事长	单位	理事长	单位
中医基础理论	郑洪新	辽宁中医药大学		
中医诊断学	李灿东	福建中医药大学	胡志希	湖南中医药大学
中药学	钟赣生	北京中医药大学	唐德才	南京中医药大学
方剂学	李冀	黑龙江中医药大学	贾波	成都中医药大学
内经选读	翟双庆	北京中医药大学	苏颖	长春中医药大学
伤寒论	王庆国	北京中医药大学	李赛美	广州中医药大学
温病学	谷晓红	北京中医药大学	冯全生	成都中医药大学
金匮要略	范永升	浙江中医药大学	贾春华	北京中医药大学
中医各家学说	刘桂荣	山东中医药大学		
中医内科学	高颖	北京中医药大学	石岩	辽宁中医药大学
中医外科学	陈红风	上海中医药大学		
中医妇科学	罗颂平	广州中医药大学	刘雁峰	北京中医药大学
中医儿科学	李新民	天津中医药大学	熊磊	云南中医药大学
中医骨伤科学	黄桂成	南京中医药大学	王庆普	北京中医药大学
中医急诊学	刘清泉	首都医科大学	张忠德	广州中医药大学
针灸学	梁繁荣	成都中医药大学	赵吉平	北京中医药大学
推拿学	房敏	上海中医药大学	刘明军	长春中医药大学
刺法灸法学	方剑乔	浙江中医药大学	吴焕淦	上海中医药大学
针灸治疗学	高树中	山东中医药大学		
经络腧穴学	程凯	北京中医药大学		

5. 中医药一流本科课程建设成效显著　目前，一流本科课程建设"双万计划"已立项 2 批一流本科课程，中医药院校的一流本科课程建设取得显著成效，中医药院校国家级一流本科课程立项情况见表 4-3-5。

表 4-3-5　中医药院校国家级一流本科课程立项情况（单位：项）

学校名称	总数	首批立项情况							二批立项情况					
		首批总数	精品在线	线上	线下	线上线下	社会实践	虚拟仿真	二批总数	线上	线下	线上线下	社会实践	虚拟仿真
南京中医药大学	20	11	2	2	2	3	0	2	9	2	1	5	0	1
上海中医药大学	20	14	3	2	2	4	0	3	6	1	1	3	1	0
成都中医药大学	18	7	0	4	0	1	0	2	11	1	3	5	2	0
浙江中医药大学	18	7	1	2	1	2	0	1	11	2	4	2	1	2
山东中医药大学	16	7	0	0	4	3	0	0	9	3	1	4	1	0
北京中医药大学	15	9	3	1	3	1	0	1	6	2	4	0	0	0
广州中医药大学	15	4	0	0	2	1	0	1	11	5	1	5	0	0
安徽中医药大学	14	8	0	1	5	2	0	0	6	1	2	3	0	0
天津中医药大学	13	7	1	0	3	0	1	2	6	0	2	3	1	0
河南中医药大学	13	10	3	2	0	3	1	1	3	0	1	2	0	0
湖南中医药大学	12	6	0	2	0	3	0	1	6	2	2	1	0	1
江西中医药大学	12	4	2	1	1	0	0	0	8	1	3	3	0	1
长春中医药大学	10	3	0	0	1	2	0	0	7	1	3	3	0	0
福建中医药大学	9	5	0	1	3	0	0	1	4	0	1	3	0	0
辽宁中医药大学	8	3	0	0	2	1	0	0	5	0	2	3	0	0
黑龙江中医药大学	7	1	0	0	1	0	0	0	6	0	3	3	0	0
广西中医药大学	6	2	0	0	0	1	0	1	4	0	1	3	0	0
湖北中医药大学	6	2	0	0	1	1	0	0	4	0	1	2	1	0
河北中医学院	6	2	0	0	1	1	0	0	4	0	1	3	0	0
陕西中医药大学	5	4	2	0	1	1	0	0	1	0	1	0	0	0
贵州中医药大学	4	2	0	0	0	1	0	1	2	0	1	0	1	0
云南中医药大学	4	0	0	0	0	0	0	0	4	0	1	3	0	0
甘肃中医药大学	3	0	0	0	0	0	0	0	3	0	3	0	0	0
山西中医药大学	1	0	0	0	0	0	0	0	1	0	1	0	0	0

（五）启动全国教材建设荣誉体系的建设

2021 年，国家教材委员会组织开展了首届全国教材建设奖评选工作，评选出"全国优秀教材特等奖"10 种、"全国优秀教材一等奖"200 种、"全国优秀教材二等奖"789 种、"全国教材建设先进集体"99 个、"全国教材建设先进个人"200 名。其中，中医药院校获

"全国优秀教材"特等奖 1 种、一等奖 1 种、二等奖 9 种，"全国教材建设先进集体" 2 个，"全国教材建设先进个人" 6 名。

第四节 新时代中医职业教育体系的建设

进入新时代以来，我国社会主要矛盾已转化为人民日益增长的美好生活需要和不平衡不充分的发展之间的矛盾。以习近平同志为核心的党中央，将教育定位为"国之大计、党之大计"，把职业教育摆在前所未有的突出位置。2014 年，习近平总书记指出，职业教育是国民教育体系和人力资源开发的重要组成部分，是广大青年打开通往成功成才大门的重要途径，肩负着培养多样化人才、传承技术技能、促进就业创业的重要职责，必须高度重视、加快发展。2021 年 4 月，习近平总书记对职业教育作出重要指示，强调在全面建设社会主义现代化国家新征程中，职业教育前途广阔、大有可为；强调各级党委和政府要加大制度创新、政策供给、投入力度，弘扬工匠精神，提高技术技能人才社会地位，为全面建设社会主义现代化国家、实现中华民族伟大复兴的中国梦提供有力人才和技能支撑。习近平总书记关于职业教育发展的教育论述，为建设新时代职业教育事业提供了根本遵循，有力地推动了我国职业教育事业的发展。新时代以来党和政府对职业教育的高度重视，为新时代中医职业教育发展提供了坚强政治保证。新时代以来，中医职业教育蓬勃发展，成为中医药教育内涵式发展建设的生动缩影。就院校数量而言，开设中医药教育的机构数量有了极大增长，如表 4-4-1 所示。

表 4-4-1　新时代中医药职业教育机构开设数量对比情况表

开设中医药职业教育机构		2011 年数量 / 所	2020 年数量 / 所	同比增长率
高等专科学校	高等中医药院校	9	8	−11.1%
	设置中医药专业的高等西医药院校	25	44	76%
	设置中医药专业的高等非医药院校	2	4	100%
高等职业学校	高等中医药院校	1	3	200%
	设置中医药专业的高等西医药院校	17	57	235%
	设置中医药专业的高等非医药院校	24	102	325%

就教育人数而言，招生人数由 2011 年的 2.8 万余人增长至 2020 年的 3.8 万余人。这些数字的增长，既反映出党和国家对中医职业教育的大力推动，也表明社会对于中医药人才的迫切需求。

一、建立职业教育体系

2019 年 1 月，国务院印发《国家职业教育改革实施方案》，提出完善学历教育与培训并重的现代职业教育体系，开展本科层次职业教育试点。此后，2019 年、2020 年教育部分别设置了高等职业教育本科试点专业。2021 年 1 月，教育部办公厅印发《本科层次职业教育专业设置管理办法（试行）》，进一步规范和完善本科层次职业教育专业设置管理，引导高校依法依规设置专业。3 月，教育部印发新版《职业教育专业目录（2021 年）》，开始在专业目录中设置高职本科专业，对接现代产业体系，服务产业基础高级化、产业链现代化，统一采用专业大类、专业类、专业三级分类，一体化设计中等职业教育、高等职业教育专科、高等职业教育本科不同层次专业，设置高职本科专业 247 个。

二、完善政策保障

进入新时代以来，国家教育部门根据党中央、国务院相关政策文件精神，不断优化中医职业教育的政策措施。一方面，出台相关政策文件。2017 年 7 月，国务院办公厅发布《关于深化医教协同进一步推进医学教育改革与发展的意见》。其中提出，"中职层次农村医学、中医专业要逐步缩减初中毕业生招生规模，逐步转向在岗乡村医生能力和学历提升。2020 年后，逐步停止中职层次农村医学、中医专业招生。"2021 年 1 月，国务院办公厅印发《关于加快中医药特色发展的若干政策措施》，其中提出，"推进高职中医药类高水平专业群建设"。另一方面，根据行业发展情况，梳理中医药相关行业领域的专业与人才需求，形成《中医药健康服务行业人才需求与专业设置指导报告》《中医医疗行业人才需求与专业设置指导报告》等报告，指导职业院校根据市场发展需要开展中医职业教育。

除专科层面外，国家于近年来开办本科层次职业教育。2019 年 1 月，国务院印发《国家职业教育改革实施方案》，提出完善学历教育与培训并重的现代职业教育体系，开展本科层次职业教育试点。此后，2019 年、2020 年教育部分别设置了高等职业教育本科试点专业。至 2020 年，已有 3 所职业本科院校开办中医药专业。

三、优化专业设置

2019 年 1 月，国务院印发实施《国家职业教育改革实施方案》，其中提出"对接科技发展趋势和市场需求，完善职业教育和培训体系，优化学校、专业布局，深化办学体制改革和育人机制改革，以促进就业和适应产业发展需求为导向"。为了贯彻文件精神，2021年，教育部对职业教育专业目录进行全面修（制）订，优化职业教育类型定位，并印发《本科层次职业教育专业设置管理办法（试行）》，一体化设计中职、高职专科、本科层次职业教育专业体系，纵向贯通、横向融通的现代职业教育体系满足对更多层次职业教育的多样性需求。其中，中医药相关专业在中等职业教育层面设有中草药栽培、中医、中医护理、中药、藏医医疗与藏药、维医医疗与维药、蒙医医疗与蒙药、中药制药、中医康复技术、中医养生保健、哈医医疗与哈药等专业；高等职业教育专业层面设有中药栽培与加工技术、中医学、中医骨伤、针灸推拿、蒙医学、藏医学、维医学、傣医学、哈医学、朝医学、中药学、蒙药学、维药学、藏药学、中药材生产与加工、中药制药、中医康复技术、中医养生保健、药膳与食疗等专业；高等职业教育本科层面设有中药制药等专业。

四、创新人才培养模式

人才培养是提升职业教育高质量发展的根本所在，在职业教育体系中中医药教育也采取了符合中医药教育内在逻辑的人才培养模式。第一，探索中医师承人才培养新模式。初步形成了院校教育与师承教育相结合的多样化的人才培养模式，如"院校—师承—家传"三位一体的中医临床型人才培养模式，以跟师学习、注重经典、"早临床、多临床、反复临床"为特点的"院校—师承"人才培养模式等。第二，指导中医药职业院校探索适应中医药健康服务发展的人才培养模式改革，现已形成中职学校与高职院校"3+3"分段培养，中职学校与应用型本科教育"3+4"分段培养，高职院校与应用型本科教育的"3+2"分段培养，五年制高职学校与应用型本科教育的"5+2"分段培养等模式。

五、推进职业教育教学改革

首先，推动建立早跟师、早临床学习制度。国家教育部门出台相关支持政策，明确提出鼓励院校推进早跟师、早临床教学模式和方法改革，将师承教育贯穿临床实践教学全过程，明确师承指导教师，增加跟师学习时间。同时，充分发挥名老中医药专家学术传承工作室、流派工作室作用，鼓励名老中医药专家参与在校生、中医住院医师规范化培训学员带教、授课等。强化实践教学库建设，先后建设针灸推拿传承与创新教学资源库、中药学专业教学资源库。围绕传承发展中医药事业需要和职业教育改革发展形势，组织开展了中医药职业教育"大学习、深调研、细落实"课题研究，着力推动中医药职业教育教学改革研究与探索。其次，组织开展中药、针灸推拿、中医护理等专业学生技能大赛，以赛促教、以赛促学、以赛促改，推进人才培养与岗位规范对接，在学生技能大赛中，吸纳行业企业、医院专家参与比赛标准制订和执裁工作，着力缩小行业人才培养与职业岗位实际的差距。[①]

在改革开放初期，专科教育有了较快的增长，由于专科教育具有快捷性和针对性等特点而受到教育部门的重视，在 1982 年以前大多数中医院校招收的是本科生，但此后中医专科教育得到了迅速发展。发展中医专科教育具有十分重要的意义，是打开中医基层医疗资源严重不足的瓶颈的主要途径。一方面，高等专科教育在人才培养上，主要侧重于培养具备应用性知识与技能的人才，而非理论性工作者。特别是我国广大乡镇基层地区，本科及以上学历高层次中医药人才很少将其作为工作的首选之地，需要大量专科学历层次的中医药人才充实基层工作。另一方面，我国经济发展仍呈现出不平衡不充分的态势，从长远来看，仍需培养大量的初、中级中医药人才，而专科教育也是初、中级中医药人才的主要来源。目前与本科教育相比，我国中医专科教育学生数明显偏少，因此必须进一步加强中医专科教育层次的建设，加快中医专科层次人才的培养，在专科层次建设中注意应用性的特点。[②]

第五节　研究生教育的跨越式发展

一、学位授予制度及学科专业目录的发展变化

（一）从《中华人民共和国学位条例》到《中华人民共和国学位法》

学位制度是我国的一项基本教育制度，事关学位体系、学科发展、人才评价标准等，是高等教育高质量发展和高级人才高质量培养的基石。现行的《中华人民共和国学位条例》制定于 1980 年。2004 年，根据第十届全国人民代表大会常务委员会第十一次会议《关于修改〈中华人民共和国学位条例〉的决定》，形成《中华人民共和国学位条例》（修正）。《中华人民共和国学位条例》为培养社会主义现代化建设急需的高层次人才提供了有力的法治保障。

随着我国进入新发展阶段，党和国家对人才培养更加关注。习近平总书记强调，要牢牢抓住人才培养这个关键，坚持为党育人、为国育才，坚持服务国家战略需求，瞄准科技

---

① 中华人民共和国教育部.对十三届全国人大四次会议第 5981 号建议的答复［EB/OL］.（2021-9-24）［2024-4-9］.http://www.moe.gov.cn/jyb_xxgk/xxgk_jyta/jyta_zcs/202201/t20220126_596447.html

② 邹积隆，蔡绪江，杨振宁，等.高等中医药教育层次结构合理性研究［J］.中医药教育，1994（5）：1-4

前沿和关键领域，优化学科专业和人才培养布局，打造高水平师资队伍，深化科教融合育人，为加快建设世界重要人才中心和创新高地提供有力支撑。党的二十大提出，要加快建设教育强国、科技强国、人才强国，全面提高人才自主培养质量，加强基础学科、新兴学科、交叉学科建设，加快建设中国特色、世界一流的大学和优势学科。李强总理对推进高等教育创新、为高质量发展提供人才支撑作出部署。丁薛祥同志就高校人才培养等工作提出明确要求。为此，学位管理工作需要按照新时代党对教育工作全面领导的要求，进一步明确贯彻落实党的领导的有关内容；需要适应高等教育改革发展方向和实践要求，进一步完善学位管理体制；需要根据高等教育事业发展、高层次人才培养要求，进一步细化和明确学位授予条件和程序，确保学位授予质量。为深入贯彻落实党中央、国务院决策部署，解决学位管理工作中存在的系列问题，修改学位条例列入《全国人大常委会 2023 年度立法工作计划》。

2021 年 3 月 15 日，教育部研究形成了《中华人民共和国学位法草案（征求意见稿）》，发布通知面向社会公开征求意见。司法部书面征求了中央有关单位、省级人民政府以及部分学会、学位授予单位等方面的意见，召开了专家座谈会，在部分学位管理机构、高校、学会进行了调研，广泛听取各方意见，在此基础上会同教育部对送审稿作了反复研究修改，形成了《中华人民共和国学位法（草案）》（以下简称"草案"）。

2023 年 6 月 16 日，"草案"提交国务院常务会议，会议讨论并原则通过，并决定将"草案"提请全国人大常委会审议。

2024 年 4 月 23 日，"草案"提请十四届全国人大常委会二次审议。

2024 年 4 月 26 日，十四届全国人大常委会第九次会议表决通过学位法，自 2025 年 1 月 1 日起施行。

《中华人民共和国学位法》对学位授予资格、学位授予条件、学位授予程序、学位质量保障等方面做了具体规定。对规范学位授予工作，保护学位申请人的合法权益，保障学位质量，培养担当民族复兴大任的时代新人，建设教育强国、科技强国、人才强国，服务全面建设社会主义现代化国家具有重要意义。

相较于《中华人民共和国学位条例》，学位法草案的变化主要体现在以下几个方面。第一，明确了国家、省市和高校三级学位工作体制，并确定了各级学位委员会的职责，体现了权力下放的发展趋势，将高校自主办学的权利法律化。第二，明确提出了学位类别分为学术学位、专业学位等类型，顺应学术学位和专业学位分类发展的研究生培养趋势。第三，学位授予条件分学术型和专业型设定，学术学位侧重于研究领域能力培养与创新，专业学位侧重于专业实践领域能力培养与创新。第四，增加"学位质量保障"部分，明确学位授予单位、研究生指导教师、研究生各自的职责，明确提出应对学位授权点进行质量评估。第五，明确了"可以不授予学位和撤销学位"的情形及程序。第六，原《学位条例》中出现的"同等学力"及其相关表述，考虑到新时期研究生教育生态的变化及非全日制教育形式的出现，《学位法》不再出现。同时保留了"国家规定的其他方式"，为未来取消或增加相关形式预留法律空间。

（二）全国研究生教育会议

2020 年 7 月 29 日全国研究生教育会议在北京召开。中共中央政治局委员、国务院副总理孙春兰出席会议并讲话。她表示，要深入学习贯彻习近平总书记关于研究生教育的重要指示精神，全面贯彻党的教育方针，落实立德树人根本任务，以提升研究生教育质量为核心，深化改革创新，推动内涵发展。把研究作为衡量研究生素质的基本指标，优化学科专业布局，注重分类培养、开放合作，培养具有研究和创新能力的高层次人才。加强导师队伍建设，针对不同学位类型完善教育评价体系，严格质量管理、校风学风，引导研究生教育高质量发展。

推动新时代研究生教育改革发展，培养造就大批德才兼备的高层次人才，必须坚持"四为"方针。研究生教育要更好适应党和国家事业发展需要，就要同我国发展的现实目标和未来方向紧密联系在一起，为人民服务，为中国共产党治国理政服务，为巩固和发展中国特色社会主义制度服务，为改革开放和社会主义现代化建设服务。要引领青年学生胸怀远大理想，厚植家国情怀，把小我融入大我，为人民奋斗，为祖国奉献，努力成为担当民族复兴大任的时代新人。

推动新时代研究生教育改革发展，培养造就大批德才兼备的高层次人才，必须瞄准科技前沿和关键领域。研究生教育承担着培养高层次人才、推动科研创新的重要使命。当前新一轮科技革命和产业变革在全球加速兴起，成为国与国竞争的焦点，而高精尖科技领域的争夺尤为激烈。个别科技发达国家"设卡子""卡脖子"，对我国科技发展造成严重挑战。因此，瞄准科技前沿和关键领域，是新时代研究生教育改革发展肩负的重大历史使命，事关国家发展、民族未来。

推动新时代研究生教育改革发展，培养造就大批德才兼备的高层次人才，必须深入推进学科专业调整。学科专业是研究生人才培养的基石，但目前我国一些高校的一级学科调整周期过长，不能很好地适应经济社会发展新要求；部分高校自设二级学科存在不规范、小而散等问题，亟待优化调整。学科专业是"双一流"建设的重点，各高校要持续优化学科结构，打造学科高峰，积极对接国家发展和民族复兴的现实需要，形成体现中国特色、符合高校发展实际的学科专业布局。

推动新时代研究生教育改革发展，培养造就大批德才兼备的高层次人才，必须提升导师队伍水平，完善人才培养体系。这是推动研究生教育水平的重中之重。研究生导师队伍肩负着培养国家高层次创新人才的使命与重任，唯有自身不断加强对科学前沿的探索研究，做好坚持学术规范和维护学术道德的典范，并在指导学生过程中始终坚持高标准、严要求、勤沟通，才能充分发挥出全过程、全方位的育人作用。高校要注重研究生导师队伍建设，致力于人才培养体系的改进与完善，使其与经济社会发展同步，与新时代发展同步，让更多研究生人才在担起服务国家重大战略的使命中谱写人生的壮丽华章。

推动新时代研究生教育改革发展，培养造就大批德才兼备的高层次人才，必须坚持党对研究生教育的全面领导。这是研究生教育高质量发展和坚持社会主义办学方向的重要保障。各级党委要站在"中华民族伟大复兴的战略全局"和"世界百年未有之大变局"的高度，深刻认识研究生教育的重大意义，以高度的责任感和使命感加快培养国家急需的高层次人才，为坚持和发展中国特色社会主义、实现中华民族伟大复兴的中国梦作出贡献。[1]

（三）学科专业目录的发展变化

1. 中医专业学位的独立设置与《学位授予与人才培养学科目录》的更新　为更好地服务我国中医药事业发展对中医专门人才的迫切需求，完善中医人才培养体系，创新中医人才培养模式，提高中医人才培养质量，2014 年，国务院学位委员会第 31 次会议审议通过了《中医专业学位设置方案》，决定在我国独立设置中医专业学位。分为博士、硕士两级，含中西医结合及民族医。方案要求，中医专业学位研究生培养与中医临床医师毕业后教育有机衔接；中医博士专业学位研究生，其临床能力培养与中医专科医师规范化培训标准有机衔接；中医硕士专业学位研究生，其临床能力培养按照中医住院医师规范化培训标准进行。此外，方案还对中医专业学位的教学方式、学位论文、考核方式等方面予以规定。

故《学位授予与人才培养学科目录》（2018 年更新）版本中，中医药相关学科仍设 1005 中医学、1006 中西医结合、1008 中药学三个一级学科。专业学位类别仍设 1056 中药学，仅授予硕士专业学位；中医专业学位独立设置，代码为 1057，可授予硕士、博士专业学位。

2.《研究生教育学科专业目录》（2022 年）的出台　2022 年版本有如下变化：第一，名称由《学位授予和人才培养学科目录》变为《研究生教育学科专业目录》（以下简称"学科目录"）；第二，增加了交叉学科门类，使学科门类增加到 14 个；第三，一级学科和专业学位类别不再分列，只以代码区别（专业学位代码第三位为 5），进一步体现了研究生教育和学科的专业性特点；第四，针灸专业学位独立设置，仅授予硕士专业学位；部分学科名称调整，进一步体现分类培养的特点，如 1204 公共管理名称调整为公共管理学，1056 中药学调整为中药。

中医药相关学科设 1005 中医学、1006 中西医结合、1008 中药学三个一级学科。专业学位类别设 1056 中药，仅授予硕士专业学位；1057 中医、1059 针灸，仅授予硕士专业学位。

二、学位授权审核与评估

（一）学位授权审核

1. 2013 年博士、硕士授权审核工作　为深化研究生教育改革，推动研究生教育布

---

[1]　中华人民共和国教育部. 开启新时代研究生教育发展新篇章——聚焦全国研究生教育会议系列评论之一［EB/OL］.（2020-7-31）［2024-6-12］. http://www.moe.gov.cn/jyb_xwfb/xw_zt/moe_357/jyzt_2020n/2020_zt15/baodao/pinglun/202008/t20200813_477867.html

局结构调整，不断提高研究生教育质量，更好地满足经济社会发展对高层次应用型人才的迫切需求，《学位授予和人才培养学科目录》（2011年版）首次明确将学位授予类型分一级学科和专业学位类别；为进一步促进专业学位研究生培养，2013年开展了增列硕士专业学位授权点审核工作。2013年11月18日，国务院学位委员会发布《关于开展增列硕士专业学位授权点审核工作的通知》（学位〔2013〕37号），启动了该专项工作。

2. **2015年中医专业学位授权点确认工作** 《中医专业学位设置方案》发布之后，中医博士、硕士已成为独立设置的专业学位，为做好中医专业学位研究生培养和医教协同工作，2015年1月，国务院学位委员会办公室发布《关于调整确认临床医学、中医专业学位授权点的通知》，对已获批临床医学专业学位授权的单位开展专项确认工作。可根据已有学位培养情况、师资队伍、住院医师规范化培训基地等实际情况选择临床医学、中医专业学位1个或2个授权点。2015年6月，国务院学位委员会《关于下达调整确认后的临床医学，中医专业学位授权点名单的通知》（学位〔2015〕12号）。本次确认通过的中医专业学位授权点情况如表4-5-1所示。

表4-5-1 中医专业学位授权点情况表

博士和硕士学科、专业名称	调整确认单位	备注
中医博士	**中医药大学（学院）13：** 北京中医药大学 天津中医药大学 河北中医学院 辽宁中医药大学 黑龙江中医药大学 上海中医药大学 南京中医药大学 浙江中医药大学 山东中医药大学 湖北中医药大学 湖南中医药大学 广州中医药大学 成都中医药大学 **医科大学3：** 首都医科大学 重庆医科大学 新疆医科大学 **研究所1：** 中国中医科学院	博士专业学位授权

续表

博士和硕士学科、专业名称	调整确认单位	备注
中医硕士	**中医药大学（学院）11：** 山西中医学院 长春中医药大学 安徽中医药大学 福建中医药大学 江西中医药大学 河南中医学院 广西中医药大学 贵阳中医学院 云南中医学院 陕西中医药大学 甘肃中医学院 **医科大学（学院）3：** 四川医科大学 宁夏医科大学 川北医学院 **综合性大学9：** 河北大学 河北联合大学 河北北方学院 扬州大学 华中科技大学 三峡大学 暨南大学 青海大学 北京联合大学 **民族或特色高校4：** 内蒙古民族大学 湖北民族学院 成都体育学院 西藏藏医学院 **研究所1：** 山西中医药研究院	硕士专业学位授权

3. **2017 年博士、硕士学位授权审核工作** 2017 年 3 月 17 日，国务院学位委员会发布《关于开展 2017 年博士硕士学位授权审核工作的通知》（学位〔2017〕12 号），启动 2017 年博士、硕士学位授权审核工作。2018 年 3 月 22 日，国务院学位委员会公布 2017 年博士和硕士学位授权点名单；5 月 2 日公布《2017 年审核增列的博士、硕士学位授予单位及其学位授权点名单的通知》（学位〔2018〕19 号）。本次的特点如下：第一，公布的学位授权点全部为一级学科授权点，原有二级学科授权的单位，同时还公布了不再保留的

二级学科授权点名单；第二，单列专业学位类别授权点；第三，为强化质量意识，实现研究生教育内涵发展，还公布了一批需进一步加强建设，补短板强弱项，待其办学水平和研究生培养能力达到相应要求，并通过国务院学位委员会核查后，再开展招生、培养、授予学位工作的学位点。中医药相关学科、专业及专业学位类别获批情况如表4-5-2所示。

表4-5-2　中医药相关学科、专业及专业学位类别情况

博士和硕士学科、专业名称	获批单位	备注	不再保留的二级学科授权点
中医学	河北中医药大学 内蒙古医科大学（蒙医）△ 广西中医药大学△ 云南中医学院△ 西藏藏医学院（藏医）△	博士一级学科授权	100505 中医诊断学
中医博士	长春中医药大学 河南中医药大学 广西中医药大学△	博士专业学位授权	
中西医结合	河北医科大学 浙江中医药大学 湖南中医药大学 河北中医学院 安徽中医药大学 新疆医科大学	博士一级学科授权	100601 中西医结合基础 100602 中西医结合临床
中药学	吉林农业大学 湖南中医药大学	博士一级学科授权	
中医学	内蒙古民族大学 长春大学 海南医学院	硕士一级学科授权	100513 民族医学（含：藏医学、蒙医学等）
中医硕士	承德医学院 大连医学院 南方医科大学 黑龙江省中医药科学院	硕士专业学位授权	
中西医结合	延边大学 南昌大学 潍坊医学院 滨州医学院 郑州大学 河北医科大学 南京医科大学 安徽医科大学 河北中医学院	硕士一级学科授权	100602 中西医结合临床

博士和硕士学科、专业名称	获批单位	备注	不再保留的二级学科授权点
中药学	西南民族大学 西藏藏医学院	硕士一级学科授权	
中药学硕士	内蒙古民族大学 浙江农林大学 中南民族大学 南方医科大学 中国中医科学院	硕士专业学位授权	

注：△为需进一步加强建设，补短板强弱项，待办学水平和研究生培养能力达到相应要求，并通过国务院学位委员会核查后，再开展招生、培养、授予学位工作的学位点。

4. 2020 年博士、硕士授权审核工作　2020 年 10 月 29 日，国务院学位委员会下达《关于做好 2020 年博士硕士学位授权审核相关工作的通知》（学位办〔2020〕16 号），启动了 2020 年学位授权审核工作。2021 年 10 月 26 日，国务院学位委员会发布《关于下达 2020 年审核增列的博士、硕士学位授权点名单的通知》（学位〔2021〕14 号）。2021 年 5 月，国务院学位委员会发布《关于下达 2020 年审核增列的博士、硕士学位授予单位及其学位授权点名单的通知》（学位〔2021〕13 号）。中医药相关学科、专业及专业学位类别获批情况如表 4-5-3。

表 4-5-3　中医药相关学科、专业及专业学位类别获批情况

博士和硕士学科、专业名称	获批单位	备注
中医学	青海大学 贵州中医药大学 *	博士一级学科授权
中西医结合	广东药科大学△	博士一级学科授权
中药学	贵州中医药大学 * 内蒙古民族大学△	博士一级学科授权
中医博士	安徽中医药大学 福建中医药大学 江西中医药大学 贵州中医药大学 *	博士专业学位授权
中医学	青海大学	硕士一级学科授权
中西医结合	山东第一医科大学 青岛大学 青海大学	硕士一级学科授权
中药学		
中药学硕士	河北大学 江苏海洋大学 浙江工业大学 滨州医学院 重庆医科大学	硕士专业学位授权

注：* 为新增本层次学位授予单位。△为需进一步加强建设，补短板强弱项，待办学水平和研究生培养能力达到相应要求，并通过国务院学位委员会核查后，再开展招生、培养、授予学位工作的学位点。

5. 2023 年博士、硕士授权审核工作　2024 年 1 月 10 日，国务院学位委员会发布《关于开展新增博士硕士学位授权审核工作的通知》，启动了 2003 年博士、硕士授权审核工作。目前授权审核结果已公示。

（二）学位授权点合格评估

2013 年 3 月，教育部、国家发展改革委、财政部发布《关于深化研究生教育改革的意见》（教研〔2013〕1 号）。提出要改革评价监督机制；强化培养单位质量保证的主体作用，定期开展自我评估；建立质量信息平台，加大信息公开力度，公布质量标准，发布质量报告和评估结果。为此，2014 年，国务院学位委员会、教育部联合发布《关于加强学位与研究生教育质量保证和监督体系建设的意见》（学位〔2014〕3 号）、《学位授权点合格评估办法》（学位〔2014〕4 号），进一步明确了学位授予单位研究生教育质量保证体系建设基本规范要求。提出学位授权点合格评估是我国学位授权审核制度的重要组成部分，每 6 年进行一轮，获得学位授权满 6 年的学术学位授权点和专业学位授权点均须进行合格评估。评估由学位授予单位自我评估和教育行政部门随机抽评两个阶段，以学位授予单位自我评估为主；评估以人才培养为核心，重点评估研究生教育质量和学位授予质量。并于 2014—2019 年组织了一轮学位点合格评估工作，2019 年公布评估结果，抽评的学位点中，2 251 个学位授权点合格，8 个不合格，33 个限期整改。

2020 年 11 月，国务院学位委员会、教育部修订印发了《学位授权点合格评估办法》（学位〔2020〕25 号），进一步细化评估管理，将学位授权点合格评估分为专项合格评估和周期性合格评估。新增学位授权点获得学位授权满 3 年后接受专项合格评估；获得学位授权满 6 年后接受周期性合格评估。

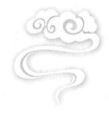

第六节　医教协同医学人才培养与基地建设

一、医教协同的政策与目标

2012 年 5 月，教育部、卫生部发布《关于实施临床医学教育综合改革的若干意见》，旨在优化临床医学人才培养结构，建立医学人才培养规模和结构与医药卫生事业发展需求有效衔接的调控机制；实施"卓越医生教育培养计划"，更新教育教学观念，改革人才培养模式，创新教育教学方法和考核评价方法，加强医学生职业道德教育，加强全科医学教育,加强临床实践教学能力建设,提高人才培养水平;加强医学教育质量保障体系建设,建立医学教育专业认证制度;深化综合性大学医学教育管理体制改革,加快世界一流和高水平医学院建设,为医药卫生事业又好又快发展培养高素质医学人才。

2014年6月,教育部等六部门发布《关于医教协同深化临床医学人才培养改革的意见》,定下的总体目标是,到2020年基本建成院校教育、毕业后教育、继续教育三阶段有机衔接的具有中国特色的标准化、规范化临床医学人才培养体系。院校教育质量显著提高,毕业后教育得到普及,继续教育实现全覆盖。

2017年7月,国务院办公厅《关于深化医教协同进一步推进医学教育改革与发展的意见》,就推动医学教育改革发展作出部署。《意见》指出,医教协同推进医学教育改革与发展,加强医学人才培养,是提高医疗卫生服务水平的基础工程,是深化医药卫生体制改革的重要任务,是推进健康中国建设的重要保障,要始终坚持把医学教育和人才培养摆在卫生与健康事业优先发展的战略地位。《意见》提出,到2020年,医学教育管理体制机制改革取得突破,医学人才使用激励机制得到完善,以"5+3"为主体、"3+2"为补充的临床医学人才培养体系基本建立,紧缺人才培养得到加强,各类人才培养协调发展,培养质量显著提升,对卫生与健康事业的支撑作用明显增强。到2030年,医学教育改革与发展的政策环境更加完善,具有中国特色的标准化、规范化医学人才培养体系更加健全,医学人才队伍基本满足健康中国建设需要。

二、医教协同与临床教学改革的全面推进

(一)临床医学教育综合改革

深入贯彻落实《国家中长期教育改革和发展规划纲要(2010—2020年)》和《中共中央 国务院关于深化医药卫生体制改革的意见》,遵循医学教育规律,推进临床医学教育综合改革,着力于医学教育发展与医药卫生事业发展的紧密结合,着力于人才培养模式和体制机制的重点突破,着力于医学生职业道德和临床实践能力的显著提升,全面提高医学人才培养质量,促进医学教育更好地服务于医药卫生事业发展的需要,服务于人民群众提高健康水平的需求。在总结前期临床医学人才培养试点的基础上,教育部、卫生部于2012年5月7日联合发布《关于实施临床医学教育综合改革的若干意见》(教高〔2012〕6号),提出了五个方面12大改革重点和主要任务。

优化临床医学人才培养结构方面提出:逐步建立"5+3"(五年医学院校教育加上三年住院医师规范化培训)为主体的院校教育、毕业后教育和继续教育有效衔接的临床医学人才培养体系,培养一大批高水平医师;深化长学制临床医学教育改革,培养少而精、国际化的医学拔尖创新人才。实施"卓越医生教育培养计划"方面提出:建立临床医学硕士专业学位研究生培养与住院医师规范化培训有效衔接的制度,为培养大批高水平、高素质临床医师打下坚实的基础。

（二）拔尖创新人才项目"卓越医生教育培养计划"试点实施

2012年5月7日，教育部、卫生部继续发布《关于实施卓越医生教育培养计划的意见》（教高〔2012〕7号）并启动第一批申报工作。2012年11月发布《关于批准第一批卓越医生教育培养计划项目试点高校的通知》（教高函〔2012〕20号），确定了第一批卓越医生教育培养计划项目试点高校125所，改革试点项目178项。其中，拔尖创新医学人才培养模式改革试点项目26项，均为综合类高校或医科院校。

2014年9月22日，教育部办公厅、国家中医药管理局办公室联合启动卓越医生（中医）教育培养计划改革试点高校申报工作，并于2015年4月7日发布《关于批准卓越医生（中医）教育培养计划改革试点高校的通知》（教高函〔2015〕3号），确定了卓越医生（中医）教育培养计划改革试点高校42所，改革试点项目82项。其中，中医拔尖创新人才培养模式改革试点项目19项（见表4-6-1），分布在13个省级行政区的13所中医药院校。获批"中医拔尖创新人才培养模式改革（九年制）"试点的高校6所，分别为北京、天津、上海、南京、广州、成都中医药大学。

表 4-6-1　中医拔尖创新人才培养模式改革试点项目名单

序号	省级行政区	高校名称	试点项目	专业
1	北京	北京中医药大学	中医拔尖创新人才培养模式改革（九年制）	中医学
2			中医拔尖创新人才培养模式改革（"5+3"一体化）	中医学
3	天津	天津中医药大学	中医拔尖创新人才培养模式改革（九年制）	中医学
4			中医拔尖创新人才培养模式改革（"5+3"一体化）	中医学
5	辽宁	辽宁中医药大学	中医拔尖创新人才培养模式改革（"5+3"一体化）	中医学
6	黑龙江	黑龙江中医药大学	中医拔尖创新人才培养模式改革（"5+3"一体化）	中医学
7	上海	上海中医药大学	中医拔尖创新人才培养模式改革（九年制）	中医学
8			中医拔尖创新人才培养模式改革（"5+3"一体化）	中医学
9	江苏	南京中医药大学	中医拔尖创新人才培养模式改革（九年制）	中医学
10			中医拔尖创新人才培养模式改革（"5+3"一体化）	中医学
11	浙江	浙江中医药大学	中医拔尖创新人才培养模式改革（"5+3"一体化）	中医学
12	福建	福建中医药大学	中医拔尖创新人才培养模式改革（"5+3"一体化）	中医学
13	山东	山东中医药大学	中医拔尖创新人才培养模式改革（"5+3"一体化）	中医学
14	湖北	湖北中医药大学	中医拔尖创新人才培养模式改革（"5+3"一体化）	中医学
15	湖南	湖南中医药大学	中医拔尖创新人才培养模式改革（"5+3"一体化）	中医学
16	广东	广州中医药大学	中医拔尖创新人才培养模式改革（九年制）	中医学
17			中医拔尖创新人才培养模式改革（"5+3"一体化）	中医学
18	四川	成都中医药大学	中医拔尖创新人才培养模式改革（九年制）	中医学
19			中医拔尖创新人才培养模式改革（"5+3"一体化）	中医学

2018 年 9 月 17 日，教育部、国家卫生健康委员会、国家中医药管理局联合发布《关于加强医教协同实施卓越医生教育培养计划 2.0 的意见》（教高〔2018〕4 号），再次强调要深化院校教育与毕业后教育相衔接的高素质医学人才培养改革，深入推进"5+3"一体化人才培养改革，推动本科教育、专业学位研究生教育、住院医师规范化培训的有效衔接，加快培养高素质临床医师；深化拔尖创新医学人才培养改革，深入推进八年制医学（九年制中医学）教育改革，夯实医学生全面发展的宽厚基础，提升医学生临床综合能力，培育医学生临床科研潜质，拓宽医学生国际视野，培养少而精、高层次、高水平、国际化的医学未来领军人才。并结合经济社会发展特点，适时提出深入推进"医学 +"复合型高层次医学人才培养改革，主动应对国际医学竞争，瞄准医学科技发展前沿，对接精准医学、转化医学、智能医学新理念，大力促进医学与理科、工科等多学科交叉融通，开展"医学 +X"复合型高层次医学人才培养改革试点，培养多学科背景的复合型高层次医学人才。

（三）医教协同与中医专业学位人才培养

作为临床医学教育改革的主要内容之一，临床医学硕士专业学位人才培养备受关注，2013 年 5 月 6 日，教育部、国家卫生和计划生育委员会联合发布《关于批准第一批临床医学硕士专业学位研究生培养模式改革试点高校的通知》（教研函〔2013〕2 号），批准 64 所高校（均为综合性大学或医科院校）为第一批临床医学硕士专业学位研究生培养模式改革试点高校，由地方卫生行政部门制定支持政策探索临床医学硕士专业学位研究生参加住院医师规范化培训，试点落实临床医学硕士专业学位研究生教育与住院医师规范化培训制度结合的具体措施。

在试点探索的基础上，2014 年 6 月 30 日，教育部等六部门发布《关于医教协同深化临床医学人才培养改革的意见》，提出如下几点举措。

推进临床医学硕士专业学位研究生培养改革。对硕士专业学位研究生的培养主要有以下变化：第一，2015 年起，所有新招收的临床医学硕士专业学位研究生，必须按照国家统一制定的住院医师规范化培训要求进行临床培养。第二，将七年制临床医学专业招生调整为"5+3"一体化临床医学人才培养模式；转入硕士生学习阶段时，纳入招生单位当年硕士生招生计划及管理，也即我们通常所说的硕士专业学位研究生培养的"双轨合一"。

探索临床医学博士专业学位人才培养模式改革。推进临床医学博士专业学位研究生教育与专科医师规范化培训有机衔接。在具备条件的地区或高等医学院校，组织开展"5+3+X"（X 为专科医师规范化培训或临床医学博士专业学位研究生教育所需年限）临床医学人才培养模式改革试点。

改革创新八年制临床医学人才培养模式，鼓励举办八年制医学教育的高等医学院校积极探索有效途径，培养多学科背景的高层次医学拔尖创新人才。

同年，《中医专业学位设置方案》出台，中医专业学位从临床医学专业学位中分离，独立设置，含中西医结合及民族医。为进一步实践医学硕士专业学位与住院医师规范化培训"双规合一"培养模式，2015 年 5 月 29 日，国务院学位委员会印发《临床医学、口腔医学和中医硕士专业学位研究生指导性培养方案》（学位〔2015〕9 号）。中医硕士专业学位研究生临床能力训练必须按照国家中医药管理局 2014 年印发的《中医住院医师规范化培训标准（试行）》进行。在临床培训基地规定的科室轮转培训时间不少于 33 个月，第一阶段 24 个月为通科能力训练，第二阶段 9 个月为专科能力训练。2023 年国家中医药管理局又组织修订了《中医医师规范化培训标准》，其中，中医专硕第一阶段通科轮转时间为 21 个月，第二阶段专科能力训练时间为 12 个月，并对课程学习、科研与教学训练、学位论文等提出了具体的要求。还提出了取得《医师资格证书》、完成学位课程考核、通过论文答辩作为取得毕业证的条件，取得住院医师规范化培训合格证书作为取得学位证书的条件，也就是通常所说的"四证合一"。

2017 年 7 月 13 日，教育部、国家中医药管理局发布《关于医教协同深化中医药教育改革与发展的指导意见》（教高〔2017〕5 号），进一步强调要着力推进以"5+3"（5 年中医学本科教育 +3 年中医住院医师规范化培训或 3 年中医硕士专业学位研究生教育）为主体的中医临床人才培养，改革中医硕士专业学位研究生教育培养模式，推进研究生教育与中医住院医师规范化培训的深度融合。

三、医教协同与基地建设

临床教学是中医学专业人才培养的重要环节，临床教学基地的建设与临床教学质量密切相关。因此，自中医院校教育开创以来，临床教学基地建设便同步开展。新时代中医药教育发展的一项重要内容，便是推进医教协同，提升医学人才培养质量。随着高等教育的普及，各中医药院校的教育及招生规模出现了飞速增长，对教学基地的需求也随之增强。至 2020 年，各中医药高校的附属医院数量较之 1985 年出现了大幅增长。[①]

针对近年来高校附属医院建设和管理中出现的一些突出问题，进一步规范高校附属医院等临床教学基地建设和管理，提升医学人才培养质量，教育部办公厅、国家卫生健康委员会办公厅、国家中医药管理局办公室于 2021 年 8 月 23 日联合印发了《关于开展高校附属医院专项治理整顿工作的通知》（教高厅函〔2021〕26 号）。该通知要求各高校围绕跨省设立附属医院、医院"一院多挂"、拖挂附属医院数量较多等问题，对本校的直属附属医院和非直属附属医院进行自查和全面整改。本次高校附属医院专项治理整顿工作对高校的附属医院的设立提出了基本原则，规定中央部门所属高校及地方高校的附属医院数量分别不超过 10 所和 15 所，原则上只允许一家医院被认定为一所本科高校的附属医院，除纳入国家区域医疗中心建设试点的附属医院外，原则上不得跨省设立附属医院。

2022 年 11 月，国家中医药管理局印发《"十四五"中医药人才发展规划》提出健全

---

① 《中国中医药年鉴（行政卷）》编委会.中国中医药年鉴：行政卷（2020）〔M〕.北京：中国中医药出版社.2021：428-496

中医药毕业后教育，完善中医医师规范化培训模式，突出中医思维培养和临床实践能力训练。强化培训基地动态管理，加强内涵建设，改善培训条件，完善管理制度，提升培训质量。发挥师承教育在毕业后教育中的作用，加强培训基地师承指导老师队伍建设。健全考核制度，强化师承考核、过程考核、出科考核，完善结业考核试题库，严格实践技能考核标准。落实"两个同等对待"政策要求，加大中医药毕业后教育的投入，保障培训对象的合理待遇。

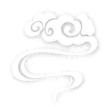

第七节　审核评估与中医专业认证

一、审核评估政策

审核评估对全面贯彻党的教育方针、推动我国高校本科教学改革、提升教育教学水平和人才培养质量有着重要的意义，审核评估政策也为高等教育教学评估工作的顺利开展提供了有力的保障和支撑作用。20世纪80年代以来，我国本科教育教学评估逐步开展，经过几十年的探索，我国本科教学评估工作在理论和实践上都有了明显的成效。

2003—2008年，我国完成首轮本科教学工作水平评估，首轮水平评估在高等教育领域产生深远的影响，在一定程度上激发了高校之间在办学资源和质量上的竞争。2011年10月，为进一步切实推进高等教育质量保障体系建设，教育部下发《普通高等学校本科教学评估工作的意见》（教高〔2011〕9号），规定了"五位一体"的评估制度，即建立健全以学校自我评估为基础，以院校评估、专业认证及评估、国际评估和教学基本状态数据常态监测为主要内容，政府、学校、专门机构和社会多元评价相结合，与中国特色现代高等教育体系相适应的教学评估制度。审核评估是院校评估的一种模式，是由政府主导，针对2000年以来参加过院校评估并获得"通过"的普通本科高校开展的制度性评估。与水平评估不同，审核评估不设指标体系和等级标准，主要看被评估对象是否达到自身设定的目标，强调学校建立自律机制，提升教育质量和办学水平。

2013年12月，教育部印发《普通高等学校本科教学工作审核评估方案》（以下简称《方案》），标志着本科教学工作审核评估工作正式开展。《方案》指出要以党的十八大精神和教育规划纲要为指导，坚持"以评促建、以评促改、以评促管、评建结合、重在建设"的方针，坚持主体性、目标性、多样性、发展性和实证性五项基本原则，实行目标导向，问题引导，事实判断的评估方法。本次审核评估时间为2014年至2018年，截至2018年底，全国累计共有 650 所高校参加了审核评估。通过此轮审核评估，引导高校更好落实立德树人的根本任务，使各高校办学定位更加科学合理，促进了高校特色发展，也极大提升了我国高等教育国际话语权和影响力。

2021 年 1 月，为深入学习贯彻习近平总书记关于教育的重要论述和全国教育大会精神，引导高校遵循教育规律，聚焦本科教育教学质量，教育部印发《普通高等学校本科教育教学审核评估实施方案（2021—2025 年）》，启动新一轮审核评估。这是继 2014—2018 年审核评估总体完成后，教育部在教育强国战略背景下启动实施的新一轮审核评估，新一轮审核评估总结了上一轮评估的经验和不足，并对上一轮评估进行优化和改进。本轮审核评估时间为 2021—2025 年，主要包括评估申请、学校自评、专家评审、反馈结论、限期整改、督导复查等评估程序。新一轮审核评估坚持立德树人、坚持推进改革、坚持分类指导、坚持问题导向、坚持方法创新，全面适应高等教育多样化发展需求，探索分类评价，突出引导高校结合自身办学定位、培养目标等做好评估整改工作，特色发展内涵发展，提升人才培养能力。

2022 年 6 月，教育部印发《高等学校评估归口管理办法（试行）》，统筹整合和保留优化评估项目，试行归口管理，加强实施统筹。

二、中医专业认证

专业认证是一个评估的过程，通过认证来评估学校开设的专业性教学计划或者专业是否符合预设的标准。专业认证对于推动高校高质量发展意义重大，是高校推动教育教学改革、加强专业建设、提高人才培养的重要抓手。中医学专业认证是依据教育部、卫生部联合颁发的《本科医学教育标准——中医学专业（试行）》（教高〔2012〕14 号），通过学校自评和外部专家考察评审，以确定中医学专业在教育教学方面是否或在多大程度上符合（或达到）国家标准要求，同时帮助学校找出弱项或差距，指出改进方向，保证中医学专业人才培养质量的评估过程。中医学专业认证关系到高校的内涵建设和办学水平，通过开展中医学专业认证，可以达到以评促建、以评促改、以评促学的目的，有利于构建我国高等中医药教育质量保障体系，推动中医药教育和人才培养模式改革，推动中医学国际化进程。

2007 年 3 月教育部"高等学校中医学教育指导委员会"成立以来，中医药教育标准实施与认证工作不断推进。2012 年 12 月，教育部、国家中医药管理局联合印发《本科医学教育标准—中医学专业（暂行）》（教高〔2012〕14 号）（以下简称《标准》），该《标准》适用于本科中医学专业认证，包括学校自评、现场考察、提出认证建议和结论发布等。

《标准》分为两大部分，本科毕业生应达到的标准和办学标准。其中，办学标准分为保证标准和发展标准两个层次，保证标准是本科中医学专业教育的最基本要求和必须达到的标准，各高校的本科中医学专业都必须据此制订教育目标和教育计划，建立教育评估体系和教学质量保障机制。发展标准是本科中医学专业教育提高办学质量的要求和应该力争达到的标准。各高校的本科中医学专业应据此进行教育教学改革，提高人才培养质量，促进中医学专业的可持续发展。[①]《标准》既具有一致性和多层次性，也具有更好的专业性、普适性和可操作性，不同学校都能在认证过程中找到适合自身发展的机制与方法，避免了"千校一面"的结果，体现了多样化的教育质量观。[②]

　　为不断推动中医学专业建设，提升中医药教育教学质量，按照教育部质量工程项目以及"高教质量30条"要求，依据颁布的中医本科教育标准，教育部高等学校中医学类专业教学指导委员会于 2007 年开始开展中医学专业认证工作，至今已有 41 所高校完成了认证工作（其中 3 所学校已完成 2 次认证工作）。通过认证工作的开展，切实提升了被认证高校中医学专业的建设质量，促进了中医学专业建设工作，全面提升中医人才培养的整体水平。医学专业认证院校情况见表 4-7-1。

表 4-7-1　中医学专业认证院校情况

序号	学校名称	专业名称	认证状态	认证时间 / 年	有效期截止时间 / 年
1	成都中医药大学	中医学	通过认证	2023	2029
2	西南医科大学	中医学	通过认证	2023	2029
3	首都医科大学	中医学	通过认证	2023	2029
4	厦门大学	中医学	通过认证	2023	2029
5	南方医科大学	中医学	通过认证	2023	2029
6	河北北方学院	中医学	通过认证	2023	2029
7	青海大学	中医学	通过认证	2023	2029
8	重庆医科大学	中医学	通过认证	2020	2027
9	内蒙古医科大学	中医学	通过认证	2020	2027
10	河北北方学院	中医学	通过认证	2020	2027
11	承德医学院	中医学	通过认证	2018	2025
12	北京中医药大学	中医学	通过认证	2018	2025
13	天津中医药大学学	中医学	通过认证	2018	2025
14	延边大学	中医学	通过认证	2018	2025
15	河北中医学院	中医学	通过认证	2017	2024
16	南阳理工学院	中医学	通过认证	2017	2024
17	成都体育学院	中医学	通过认证	2017	2024
18	长春中医药大学	中医学	通过认证	2016	2023
19	井冈山大学	中医学	通过认证	2016	2023
20	贵州中医药大学	中医学	通过认证	2016	2023
21	山东中医药大学	中医学	通过认证	2016	2023

[①]　教育部 国家中医药管理局联合印发《本科医学教育标准 - 中医学专业（暂行）》的通知 http：//www.moe.gov.cn/srcsite/A08/moe_740/s3864/201301/t20130105_147172.html

[②]　文亦磊，张锡流. 对中医学专业认证的认识与思考［J］. 广西医学. 2015，37（10），1525-1526

续表

序号	学校名称	专业名称	认证状态	认证时间/年	有效期截止时间/年
22	湖北中医药大学	中医学	通过认证	2016	2023
23	辽宁中医药大学	中医学	通过认证	2015	2022
24	广西中医药大学	中医学	通过认证	2015	2022
25	南京中医药大学	中医学	通过认证	2015	2022
26	江西中医药大学	中医学	通过认证	2015	2022
27	新疆医科大学	中医学	通过认证	2015	2022
28	陕西中医药大学	中医学	通过认证	2014	2021
29	湖南中医药大学	中医学	通过认证	2014	2021
30	河南中医药大学	中医学	通过认证	2014	2021
31	山西中医药大学	中医学	通过认证	2014	2021
32	甘肃中医药大学	中医学	通过认证	2013	2020
33	云南中医药大学	中医学	通过认证	2013	2020
34	广州中医药大学	中医学	通过认证	2012	2019
35	成都中医药大学	中医学	通过认证	2012	2019
36	南方医科大学	中医学	通过认证	2011	2018
37	浙江中医药大学	中医学	通过认证	2010	2017
38	福建中医药大学	中医学	通过认证	2010	2017
39	宁夏医科大学	中医学	通过认证	2010	2017
40	华北理工大学	中医学	通过认证	2010	2017
41	暨南大学	中医学	通过认证	2009	2016
42	安徽中医药大学	中医学	通过认证	2009	2016
43	上海中医药大学	中医学	通过认证	2008	2015
44	黑龙江中医药大学	中医学	通过认证	2007	2014

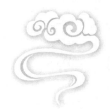

第八节　新时代中医药教育的历史经验与启示

一、适应社会需求是中医药教育永恒的话题

中医药教育既要适应新时代国家战略，又要遵循中医药教育和人才成长规律和内部逻

辑，面向中医经典传承、中医前沿领域创新和新时代人民卫生健康需求，针对中医高等教育的新特征，弘扬中医传统文化精髓及中医核心价值，完善基于学生潜质和深度学习需要的培养策略，重塑以学生为中心、以职业胜任力培养为导向的培养目标，优化注重知识系统性、客观性和高阶性的课程体系，改革教育教学评价，以推动中医人才培养能力和质量的新提升。

二、中医药院校应科学把握全面提高人才自主培养质量的新生态

2021 年 5 月 28 日，习近平总书记在两院院士大会、中国科协第十次全国代表大会上首次明确提出"更加重视人才自主培养"的重要论断。2022 年 10 月，党的二十大报告中明确提出"全面提高人才自主培养质量"。人才自主培养是实施科教兴国战略、强化中国式现代化建设人才支撑的必然选择。

中医药学是我国具有独立知识产权的传统科学，建设自主培养体系有着天然的优势。然而，在中医药人才培养体系尚存在诸多的问题，在知识体系方面，在突出重经典的同时，忽视了现代中医药知识体系生产的交叉性和多元性等特点；在培养方式上，现代中医药教育形成了重视基本知识、基本技能的"双基"特点和优势，忽视创新能力培养的问题，缺乏根本性变革；在培养模式上，模仿西医药人才培养模式的痕迹还很重，在突出标准化和同质化培养的同时，忽视了现代中医药人才培养的自主性与特色化；在培养体制上，校内外"科、教、医、产、用"的制度壁垒仍未完全消融，中医药"科、教、医、产、用"一体化培养体制尚需进一步探索。为此，当下中医药院校应科学把握全面提高人才自主培养质量的新生态，在价值导向层面，做到国家健康战略和中医药人才成长成才的统一；在培养方式层面，做到自主性和创新性统一，以创新驱动中医药人才培养模式变革课程体系，更新资源体系，持续提高人才质量；在质量标准层面，做到国际化和本土化统一。明确新生态下全面提高人才自主培养质量的新内涵，构建中医药的自主知识体系和人才培养体系，将自主培养的中医药人才队伍转化为健康中国建设的核心竞争力。

三、守正创新是中医药人才培养的最高境界

中医药学既是传统的，也是现代的，是在实践中不断丰富发展的医学科学，如何实现传承创新发展，是中医药学面临的时代之问。习近平总书记强调努力实现中医药健康养生文化的创造性转化、创新性发展；强调深入发掘中医药宝库中的精华，充分发挥中医药的独特优势，推进中医药现代化，推动中医药走向世界；强调我们要继承好、发展好、利用好传统医学，用开放包容的心态促进传统医学和现代医学更好融合。这些重要论述，精辟阐明了"创造性转化、创新性发展"是新时代中医药发展的必由之路，现代化、国际化是

新时代中医药发展的时代命题；细化明确了中医药人才培养、科技创新、改革完善管理体制机制等方面的主要任务；深刻阐述了传统中医药学与现代医药学同频共振的发展要求和时代大势，充分展示了发展中医药学，为构建人类卫生健康共同体贡献中国智慧、中国经验、中国担当的自信与豪迈。这些重要论述，从方法论的高度，回答了中医药发展科学的方法路径，坚定了我们振兴发展中医药的文化自信。

第五章

中医课程及教材体系建设

　　"课程"有多种定义。《中国大百科全书·教育》的定义是："课程是指所有学科（教学科目）的总和，或学生在教师指导下各种活动的总和，这通常被称为广义的课程；狭义的课程则是指一门学科或一类活动。"[1]依据这一定义，课程可理解为专业知识体系中的一个知识单元，是实现专业人才培养目标而设定的教学科目。课程门类的设置与教学顺序反映了本专业的知识结构与内在逻辑，因此课程体系与知识体系是高度一致的。

　　传统中医学主要是个体式经验型的知识，如何按现代知识体系进行系统分类分化，是传统中医学转型发展面临的主要障碍，也是现代中医药教育面临的主要问题。在近现代院校教育出现以前，中医的传承主要以师承教育为主体，以传授经典医籍、文史知识和专科技能为主。现代中医知识体系自主化构建，大致经历了民国时期的探索、新中国成立后的初步成型、基础课程分化的探索与实践、20世纪80年代以来的稳定发展这四个历史阶段。基本形成了以知识体系为基础、以教材体系为突破的中医学课程、学科、学术和话语体系。

　　新中国中医学知识体系的分化与改革实践，是将课程体系与教材体系捆绑与联动。课程体系与教材体系的联动，在20世纪80年代中期以前主要体现在卫生行政主管部门主导下制定的中医学专业教学计划和教材的编写。20世纪80年代后，中医学课程分化基本稳定，教材主要由教育或行业主管部门主导编写各轮统编教材。对现代中医知识体系（课程体系）的建构与教材编写的历史过程进行了梳理与还原，是把握现代中医教育从传统学科向现代学科专业转型的关键。为此，本章打破时间的分期，系统梳理了中医学课程体系和教材体系从无到有，并不断规范和完善的历史过程；全面呈现了以本科教材为主，研究生、大中专（中高职）、成人教育、留学生等中医专业教育各层次各类型教材的基本状况；深入分析了中医专业教材建设以规划推动、以荣誉引领的建设特征。

第一节　中医学课程体系的演变与自主知识体系的构建

一、民国时期的探索

　　近代以来，随着西方思想文化在中国的广泛传播，包括中医学在内的中国传统文化受到了极大的冲击。为传承和发展中医学术，民国中医界进行了教育改革的探索，新式中医

---

① 中国大百科编写组.中国大百科全书：教育［M］.北京：中国大百科全书出版社，1985：207

学校成为新的潮流。但当时一批新办的中医学校均面临着"惟中医学校名称不在学堂系统之内,本部(北洋政府教育部,笔者按)医学专门学校规程内亦未定有中医各科课程"[①]的现实困境。为求中医学校加入官方认可的学校体系,部分中医学校开始以西医教育为参照,思考和探索中医知识体系的分化与课程体系的构建。

民国时期,全国最有影响力的中医学校,一是上海三校。上海中医专门学校由近代上海名医丁甘仁、夏应堂、谢观于 1915 年发起筹办,1917 年开学,是近代上海办学时间最长、影响最大的一所中医学校。该校以"昌明医学,保存国粹,融会中西"为办学宗旨,学制五年,课程有国文、书法、医语、生理、四诊心法、本草、方论、医案、伤寒、金匮明理论、杂病心法、温热方论、妇科、幼科、外科等[②],中医类课程达 90% 以上,在中医知识体系分化上做了有益的尝试。1931 年改革后课程增加至 24 门,主要课程有黄帝内经、医经、医史、医论、救护等,涉及中西医学。中国医学院由王一仁、秦伯未等创办于1928 年,是上海另一所开设时间相对较长的中医学校,办学方针是"发扬中国医学,融合现代知识,培植国医人才"。该校设有证象学、伤寒学、温病学、生理学、解剖学、病理学等课程 14 门,并编有讲义 16 种。新中国医学院由朱小南等创办于 1935 年,办学指导思想为"研究中国历代医学技术,融化新知,养成国医专门人才,增进民族健康"。它是课程设置最丰富的学校,设有中医课程 23 门及西医课程 16 门,编有讲义 35 种。上海三校一脉相承,总体课程设置以中医课程为主、西医课程为辅,以中医知识为本、融合现代知识,基本奠定现代中医专业课程体系的基础。

二是广东中医药专门学校,其由广州药业八行、香港药业三会及广东中药界共同创办,1923 年筹建,1924 年成立,"以研究中医中药为主,采择西医西药为辅,沟通交换,养成完全医药之人才,以注重实习,慎重民命,永保国粹"[③]为办学宗旨,早期课程设置为24~28 门。1931 年,课程计有党义、生理学、解剖学、卫生学、药物学、医学通论、医学史、方剂学、病理学、伤寒学、温病学、杂病学、儿科学、痘科、妇科、诊断学、眼科、喉科、外科、伤科、花柳病学、针灸学、法医学、国文、西法诊断、西药概要等 26 门。这一课程设置既体现了政府对学校教育的政治要求,如党义课程的设置;又尽量向西医课程体系基础课程 + 临床课程的模式靠拢,如医学基础课程有生理、解剖、卫生、药物、病理等,医学临床课程有儿、妇、外、伤、眼、科等。但是,总体课程设置突出了中医经典,如伤寒论、温病学等,体现了中西沟通的特点。

民国时期,中医界同仁进行了多次加入学系的努力。1925 年,北京政府时期,中医界曾为中医专业加入官方认可的学校体系进行了多方努力,虽然以失败告终,但中医界并未放弃对中医知识分化和课程体系设置的探索。南京政府时期,针对当时的"废医论",1928 年、1929 年中医界连续两次在上海召开教材编辑委员会会议。1929 年 7 月,在上海

① 本书编审委员会.名医摇篮:上海中医学院(上海中医专门学校)校史 [M].上海:上海中医药大学出版社.1998:154
② 邓铁涛.中医近代史 [M].广州:广东高等教育出版社,1999:195
③ 刘小斌,郑洪.岭南医学史·中 [M].广州:广东科技出版社,2012:601

中国医学院举行的第二次全国中医教材编辑委员会会议，共有广东中医药专门学校、广东光汉中医专门学校、苏州中医专门学校、浙江中医专门学校、兰溪中医专门学校、河南中医专门学校、无锡中医讲习所、上海中医专门学校、上海中国医学院、上海国医学院等参加。《召集会议公函》提出：我中医界处此存亡绝续之秋，自以整理学说广植人才为当务之急。兹经本会议决定，组织编制学程委员会，通过中医学校教材编辑委员会规程。至1931年，中医学知识体系已完全分化为基础学科与应用学科两大类，并完成各门课程标准。基础医学之分科，暂定为生理学、卫生学、病理学、诊断学、药物学（即本草学）、处方学、医学史；应用学科之分科，暂定为内科学（伤寒、杂病）、外科学、妇科学（产科学附）、儿科学（痘疹科附）、眼科学、喉科学、齿科学、针灸科学、按摩科学、正骨科学（金链科附）、花柳科学、法医科学。[①]由中医行业制订的中医学课程体系已形成。

民国时期各中医院校在课程设置方面的探索以及中医界商定的中医教育课程体系，总体上体现中西融会贯通、突出中医为主的思路，反映了中医教育紧跟时代发展的步伐，顺应院校教育模式的要求及社会对医学人才的实际需求。各院校不同的课程设置，也反映出当时中医界对中医知识体系分化存在的学术争鸣，体现出中医界对中医教育体系改革的努力，这对新中国中医学自主知识体系的构建作出了富有探索意义的实践。

二、新中国成立后的初步成型

在新中国成立初期的1949—1962年这段时间，中医教育先是以中医进修教育为主，随后出现西学中及中医温课学习，至1956年建立了中医学院。总体而言，中医界在中医进修教育阶段便开始了中医课程体系建构的探索，进入中医高等教育阶段后又历经了1959年、1962年、1978年及1982年4次由卫生行政主管部门主导的中医专业教学计划调整与修改。

新中国成立之初，中医进修教育的主要目的是将"中医固有的学术提高到现代最先进的科学水平"，随之在进修中产生一个问题，"进修什么课程呢？"。于是"为了适合人民的需要，为了适合中医本身的实际条件，进修内容以讲授新医为主……重点放在使中医迅速掌握新的医学理论与工具以补充旧有的不足"。[②]因此，这段时期的中医进修教育，本质上是对中医进行西医知识的培训，并未真正将中医知识纳入进修内容之中，也未对中医的知识体系和课程体系进行过深入思考。

1953年12月召开的第三届全国卫生行政会议，对前一阶段的中医进修教育进行了反思。会议决议指出，过去四年"我们对中医常常片面强调他们的缺点，没有看到中医是我国宝贵民族文化遗产之一……在医学教育方面，我们曾片面夸大短期速成和专科重点的作用，忽视了从国家长期需要出发的正规高级医学教育，并盲目发展中级医学教育"。以这

① 吴鸿洲.中国医学史［M］.上海：上海科学技术出版社，2010：149
② 孟昭威.关于中医进修工作一些问题［J］.中医杂志，1954，（03）：44-48

次会议为标志，中医进修教育逐步回归到中医教育的本源。

（一）中医药相关学科知识体系探索的发端

1954 年 10 月成立的江苏省中医进修学校较早开展了对中医药相关学科体系的研究以及各专业课程设置与教材编写的探索。该校于 1956 年着手编写的《中医学概论》，首创了现代中医学知识体系，成为全国各地包括西医院校开展中医教育的主要教材。此后于 1958 年 10 月、11 月又分别出版了《中药学概论》和《中医护病学》，为中药学、中医护理学的知识体系进行了开创性的梳理与探索。

《中医学概论》将中医的知识体系分为中医学术的基本理论和医疗原则（上编），以及临症各科的"概要"（下编，初版时为中编）两大部分（初版的下编部分包括黄帝内经概述、伤寒论概述、金匮要略概述、温病概述 4 章）。中医学术的基本理论和医疗原则包括：绪论、阴阳五行、人与自然、脏象、经络、病因、证候分类、诊法、治部法则、药物、方剂、预防等 12 章。临症各科概要包括：内科概要、针灸概要、妇科概要、儿科概要、外科概要、伤科概要、眼科概要、喉科概要、气功概要、按摩概要、护理等 11 章。[1] 该书于 1958 年出版，是为了"解决各地西医学习中医、各医学院校增加中医课程，以及中医带徒弟、中医学习的需要"，并且"概述了中医学术的全貌，是按照中医理论体系，综合经典著作的主要精神实质，结合临床实践而加以概括编写的"[2]。该书初步构建了新中国背景下中医学理论体系的根基，是传统中医理论体系重构基本完成的一个重要标志。[3] 中医药教育家陆莲舫先生曾评价《中医学概论》"构建出了一个框架、两个体系：中医学学科框架、中医学理论体系、中医分科知识体系"[4]。《中医学概论》的出版正值"大跃进"时期，本书作为中医界向国庆献礼放出的一颗"卫星"，首次出版便发行了 10 万册。[5]

《中药学概论》是南京中医学院于 1958 年夏受卫生部委托，在此前中医进修和西医学习中医的教学讲义基础上编写而成的。本书分为上下两编，上编为总论，包括了中药的发展概况、中药的一般知识、中医基本理论概念、中药运用的基本规律等内容；下编为各论部分，按照中药的功效归类讲解各种中药的主要产地、入药部分、炮制、性味、归经、功用、主治、配伍、用量及禁忌等。[6]《中药学概论》是《中医学概论》的姊妹花，全书贯穿了中医学独特的理论体系，一切从实用出发，有的放矢，简明扼要，[7] 是对中药学学科知识体系在历代本草学的基础上进行的一次优化与总结，也为后续编写《中药学》教材提供了蓝本。

① 南京中医学院. 中医学概论［M］. 北京：人民卫生出版社. 1958：1-5

② 佚名. 向国庆节献礼 中医工作放卫星 学习中医的教材"中医学概论"出版［J］. 中医杂志，1958，（10）：651

③ 李剑. 历史与省思：中西医药与当代中国［M］. 北京：中国中医药出版社. 2023：430-431

④ 陆莲舫. 发言提纲. 内部资料. 南京中医药大学，2010：5

⑤ 佚名. 向国庆节献礼 中医工作放卫星 学习中医的教材"中医学概论"出版［J］. 中医杂志，1958，（10）：651

⑥ 南京中医学院. 中药学概论［M］. 北京：人民卫生出版社. 1958

⑦ 谢宗万. 推荐一本目前较好的中药学习参考书——中药学概论［J］. 中国药学杂志，1958，（12）：558-559

《中医护病学》是南京中医学院附属医院在总结多年来的临床护理经验，参考了古代医学文献资料的基础上，对该院原各科编写的中医护理学讲义进行修订完善编写而成。本书第一篇为中医基本理论概要，讲述了阴阳五行、脏腑经络、卫气营血、病因、四诊、八纲等内容；第二篇为中医一般护理法，讲述了病室、精神护理、饮食宜忌、临床的观察与护理等内容；第三篇为中医各科疗法及护理操作，包括针灸、火罐、小儿推拿、气功、外用药物、刮痧、放血、局部用热用冷法等具体疗法；第四篇为各论部分，包括内、外、妇、儿、痔漏、正骨、喉科等各科疾病的病因、病理、症状、预后、预防、治疗、护理、饮食宜忌等，还在各病种后附有复习思考题。[①] 该书的特点是贯彻中医学"医护合一"的传统 优势，而且内容丰富、文字通俗、纲目显明，适合中医护校作教材之用，也是西医护士学习中医护理及中西医临床的参考资料。[②]《中医护病学》整理构建了中医护理学的学科知识体系，是中医护理学发展的重要里程碑。

（二）历版教学计划对知识体系的构建探索

教学计划是课程设置的整体规划，能体现该专业的知识结构体系及内在逻辑关系。当时主管医学教育的卫生行政主管部门以教学计划的制、修订工作为抓手，不断推进构建中医学知识体系的探索。为此，通过对新中国成立初期到1962年以前的两轮中医专业教学计划修订的探讨，可以窥见当时对中医学专业知识体系架构的争鸣与思考过程。

在1956年全国创办中医学院时，针对五年制中医师培养，高等教育部批复了卫生部中医学院中医专业教学计划修正草案（即卫教字第815号文上报高教部的中医学院教学计划修正草案）。[③]1959年卫生部发布了《关于修订中医学院教学计划的几项原则规定》，指定北京中医学院修订六年制中医专业的全国指导性教学计划。在"业务教育"方面提出："中医学院主要是培养高级中医师，因此，应当坚持以中医课程为主的原则。中医课程与西医课程的教学时数以七与三的比例较为合适，中医课与普通基础课加西医课的教学时数以六与四的比例较为合适。"在课程设置方面提出："除了政治课、体育课和生产劳动以外，中医学院的其他必修课程控制在27~30门。中医课程可以考虑设置中国医学史、医经、中药学、中医诊断学、伤寒论、温病学、方剂学、针灸学、中医内科学（包括金匮要略）、中医外科学、中医儿科学、中医妇科学、中医眼科学及喉科学、各家学说及医案选。推拿（按摩）、气功等可以单独开设，也可以与其他课程合并讲授。普通基础课与西医课程可以考虑设置外文（日文或俄文）、医古文选、生物学与寄生虫学、物理学、化学、人体解剖学与组织胚胎学、微生物学、生理学、生物化学、病理学、药理学、内科学基础及放射学、外科学总论、传染病学与流行病学、卫生学与保健组织学。"[④]

1962年，在第一届中医专业本科生行将毕业之时，秦伯未、于道济、陈慎吾、任应

---

①　南京中医学院附属医院.中医护病学［M］.南京：江苏人民出版社1958

②　姚九江.我国第一部《中医护病学》出版［J］.读书，1958，（21）：31

③　上海中医学院.中医年鉴（1985）［M］.北京：人民卫生出版社.1986：469

④　卫生部.关于修订中医学院教学计划的几项原则规定［A］.南京：南京中医药大学，档案馆藏号59060

秋、李重人 5 位名老中医忠直建言，以《对修订中医学院教学计划的几点意见》为题，直指中医药教育教学之时弊，匡正了中医人才培养的思路与方法。这一中医药教育史上著名的"五老上书"，至今影响深远。

随之在 1962 年中医学院第一届学生毕业后，卫生部于 9 月召开了中医学院教学工作座谈会，进一步研究明确了中医专业培养目标并修订教学计划。同年 10 月修订发布的《高等医药院校教学计划（中医学专业）》中明确了 24 门业务课程（专业课程），包括古文、中医课程及西医课程。其中中医课程有中国医学史、医经、中药学、中医诊断学、方剂学、伤寒论、金匮要略、温病学、针灸学、中医内科学、中医外科学及中医伤科学、中医妇科学、中医儿科学、中医眼科学与中医喉科学、各家学说共 15 门课程；气功疗法与推拿疗法作为专题讲座或与其他课程合并讲授，或列为选修课。西医课程有医用化学、人体解剖学与组织胚胎学、寄生虫学与微生物学、生理学、病理学、药理学、内科学、外科学共 8 门课程。[1]

1962 年的修订版教学计划较之 1959 年的《原则规定》，一是将医古文课程改为古文，提出"古文是学习祖国医学文献的重要工具，古文教学应该大力加强"，并强调要"讲解古文的结构、文法和词义等，适当选择有关古代医学文选，结合讲解"，做到"既讲医理，又讲文理"，突出了古文的工具课程地位。二是将原包含在中医内科学中的金匮要略单列为一门课程，反映了中医经典课程地位的提升。三是在中医外科中增加了中医伤科学，弥补了中医伤科在此前课程体系中的缺失，为今后中医骨伤科学独立成一门课程作了铺垫。四是对西医课程进行了一定的整合与删减，如去掉了物理学、化学、生物化学、传染病学与流行病学、卫生学与保健组织学，将生物学与寄生虫学、微生物学两门课程整合为寄生虫学与微生物学一门课程，将内科学基础及放射学、外科学总论分别调整为内科学、外科学，增设医用化学课程。

新中国成立初期进行的中医教学计划的两次调整，是对中医学课程体系的探索，初步形成了切合新中国中医教育实际需求的自主知识体系，并进行了分类与细化，在此基础上设置课程、开发教材。总之，这一时期对中医学自主知识体系的初创，为后续的课程体系改革与发展提供了重要参照，它首次将中医的学科知识分化为基础课程、经典课程、临床课程三大模块，这是具有开创性的举措。但这一时期对中医经典课程的定位也存在着一定的争议，如《中医学概论》1958 年初版时编有"下编"，内容为《黄帝内经》概述、《伤寒论》概述、《金匮要略》概述、温病学概述，但 1959 年再版时将该篇全部内容删除；此外，也有学者认为经典课程与中医基础课程的界限不清，教学内容重复、脱节，中医经典医著的理论知识可以运用多种知识载体来传授，以原著设置课程有待商榷。[2]

随着 1977 年恢复高考，中医高等教育也开始恢复招生。1978 年 1 月，在卫生部下发的高等医药院校 7 个专业教学计划中，修订了中医学五年制专业的教学计划。本次修订，

① 高等医药院校教学计划（中医学专业）［A］. 南京：南京中医药大学档案馆藏号 63083
② 陆莲舫. 高等中医教育的课程设置——高等中医教育四十年回顾之二［J］. 中医教育，1997，（01）：6-8

规定了中医学专业的 26 门课程，分别为政治、体育、外语、医古文、中医学基础、中国医学史、各家学说、中药学、方剂学、古典医著选（《黄帝内经》《伤寒论》《金匮要略》）、温病学、人体解剖学与组织胚胎学、生物化学、生理学、微生物与寄生虫学、卫生防疫学、病理学、药理学、诊断学基础、中医内科学、中医外科学、中医伤科学、针灸学、中医儿科学、中医妇科学、中医眼喉科学。[①]与 1962 年版的教学计划相对照，课程体系有了一定的调整：一是开设了公共课程模块（政治、体育、外语）；二是黄帝内经、金匮要略、伤寒论被合并成"古典医著选"，反映出当时对经典课程模块的争议与改革仍在继续；三是新设了中医学基础课程，将中医诊断学合并入该课程，是中医基础理论课程从无到有的一个重要节点，是对中医学的基础理论学科知识进行总结概括的一个重要历程，也为 20世纪 80 年代中医基础课程进一步分化的探索与实践打下了基础；四是中医伤科学从中医外科学中独立出来，单独作为一门临床课程首次出现在课程体系中，是中医骨伤科学学科发展的重要一页；五是西医的临床课程有所删减，除增加了诊断学基础这一基础与临床的桥梁课程以外，不再设置西医临床课程。

1982 年 4 月，在全国中医医院和高等中医教育工作会议（衡阳会议）上，重新修订了中医专业和针灸专业的教学计划。与前 3 版教学计划性质不同之处是，本次修订后的教学计划为指导性教学计划，各院校可以根据本校情况自行微调执行。本次修订的五年制中医学专业教学计划共计 32 门课程，包括普通课 3 门、中医课 18 门、西医课 11 门。普通课为外语（英语或日语）、医用生物学、医古文。中医课为中国医学史、中医基础理论、中药学、方剂学、中医诊断学、《黄帝内经》、《伤寒论》、温病学、《金匮要略》、各家学说、中医内科学、中医外科学、中医妇科学、中医儿科学、中医伤科学、中医眼科学、中医喉科学、针灸学。西医课为正常人体解剖学、组织胚胎学、生理学、生物化学、微生物学、寄生虫学、病理学、药理学、诊断学基础、西医内科学、西医外科学。[②]

同年 10 月，卫生部再次对中医、中药、针灸专业的教学计划作了调整说明。中医专业提出要培养德、智、体全面发展，具有社会主义觉悟，掌握中医理论和医疗技术，又红又专的中医师。国家层面由过去的指令性意见改为指导性意见，提出各院校不拘一格地培养高级中医药人才；自主修订教学计划、调整课程设置，结合实际情况调整必修课，减少教学时数，增加了选修课和讲座课，控制周学时不超过 24 学时；加强了中医课程内容，强调按中医理论体系组织教学，对"三基"即基础知识、基本技能和基本理论的教学和训练提出了具体的要求；强调了临床实践，加强学生掌握临床各种技能的培养。

1982 年的这次教学计划调整，对中医学新的专业分支——针灸学专业的主干课程体系进行了初步架构，同样是具有开创性意义的一次教学实践。同时也对中医学专业的课程体系作了进一步完善：一是将中医学的课程分为普通课程、中医课程、西医课程 3 类，使

---

① 卫生部.关于颁发高等医药院校七个专业教学计划试行草案的通知［A］.南京：南京中医药大学档案馆藏号 Y1978-35
② 卫生部.关于修订中医学专业（五年制）教学计划的几点说明［A］.南京：南京中医药大学档案馆藏号 C1982-213

得课程体系更加清晰合理；二是中医学基础更名为中医基础理论，并将中医诊断学重新独立出来作为一门课程，对中医学的基础课程进行了优化；三是将中医经典课程重新分化出来，显示出中医界重新认识到中医经典课程的重要性；四是将中医眼科学与中医喉科学分别独立成一门课程，进一步完善了中医学临床课程体系；五是恢复了西医内科学及西医外科学，对完善中医学专业学生的西医临床知识体系具有重要意义。

三、20 世纪 80 年代以来的稳定发展与改革探索

自 20 世纪 80 年代初衡阳会议以来，从国家层面的相关教学文件及历版统编教材编写情况来看，中医学专业课程基本围绕 1982 年版的教学计划设置，课程体系稳定下来，并且有一定的发展。

此后，中医学专业的课程体系大致分为公共及通识课程、中医课程、西医课程三大部分。除公共课程按照国家相关文件要求执行外，中医课程又分为中医基础课程、中医经典课程、中医临床课程；西医课程又分为西医基础课程、西医临床课程。各院校结合本校教育教学改革，在此基础上会有所调整，如整合或分化部分课程、增设中医学导论课程及执业医师资考试大纲课程、开发融合创新课程或技能操作实训课程等，但基本课程体系未再有较大变动。中医学专业基本课程体系见表 5-1-1。

表 5-1-1　中医学专业基本课程体系

课程类别		课程名
公共及通识课程		根据上级有关部门要求及院校具体情况设置
中医课程	中医基础课程	中医基础理论、中医诊断学、中药学、方剂学、中医各家学说、中国医学史、医古文
	中医经典课程	黄帝内经、金匮要略、伤寒论、温病学
	中医临床课程	中医内科学、中医外科学、中医妇科学、中医儿科学、中医骨伤科学、中医眼科学、中医耳鼻咽喉科学、针灸学
西医课程	西医基础课程	人体解剖学、组织胚胎学、生理学、病理学、生物化学、分子生物学、医学微生物学、医学免疫学、药理学、医学统计学、医学伦理学、卫生法规
	西医临床课程	诊断学、内科学、外科学、传染病学

在课程体系稳定发展的同时，结合不同时代背景下的教育教学改革需求，国家及行业针对中医学专业的课程体系也进行了一些改革探索。

（一）基础课程分化的探索与实践

1985 年 11 月卫生部中医司在上海召开全国高等中医院校教育改革经验交流会，时任中医司司长田景福提出了"目前中医基础课还没有形成完整的学科系统，长期以来一部原

著作为一门课程开设，学科划分不合理"等问题。[①]同年卫生部中医司成立了中医基础学科建设研究小组，负责组织中医基础学科建设的调研论证工作。由南京中医学院起草了《高等中医教育中医基础学科、课程建设设计方案》。[②]

1986 年 5 月卫生部中医司在昆明召开高等中医教育中医基础学科课程建设设计方案论证会，专门研讨中医基础学科课程分化问题。之后，《中医基础学科分化方案》被列入世界银行贷款中医教育研究项目资助立项研究，进行中医基础学科建设及课程设置优化方案的专题研究。[③]

全国中医学院中南协作片，西南、西北协作片，以及东北、华东部分高等中医院校，以昆明会议《中医基础学科分化方案》为框架，对中医基础学科分化进行了改革和探索，将中医基础学科课程分化为中医学导论、脏象学、病因病机学、中药学、方剂学、诊法学、辨证学、中医防治学总论、中国医学史、中医学术史（即中医各家学说——编者注）等 10 门课程。其中，中医学导论、脏象学、病因病机学、中医防治学总论是从原中医基础理论中分化而来；诊法学、辨证学是从原中医诊断学中分化而来。全国共有 15 所中医学院对此方案进行了不同程度的教学实践试点。[④]

本轮中医基础课程分化出的 10 门课程，基本包括了中医基础学科的知识内容，既使各学科的性质、任务、内容有了比较明显的界限，又保持了中医理论体系的特色与基础知识的完整性。但分化后每门课程的内涵及其学科特点还缺乏充分的论证，各课程界限尚欠清晰，内容重复繁杂、宏观失控，分化之后出现的一些新观点、新概念在中医学术界未取得普遍确认，对中医理论体系的范畴、中医学科的界定等还有待于深入研究和讨论。[⑤]

1989 年 11 月，由国家中医药管理局人事教育司在南京主持召开了普通高等学校中医学本科专业课程基本要求审定会议。在本次课程清单中，中医学的基础学科课程又重新回归为中医学基础、中医诊断学、中药学、方剂学四门课程。[⑥]这意味着本轮对中医学基础课程分化的改革探索暂时告一段落，且未能得以在全国范围内全面实施。

始于 20 世纪 80 年代的中医基础课程分化，经历了短暂的实践最终未能推广。除了上述缺陷以外，还有具体教学计划实施层面的问题，如增加了中医学专业的主干课程数量，导致课程体系变得繁复，并且造成课程教学安排上的难度，各门课程之间的联系度不够紧密等。但不可否认，这次探索是对中医学基础学科知识体系的一次深度思考与总结，为今后的课程体系回归作了富有意义的实践。

① 上海中医学院.中医年鉴（1986）[M].北京：人民卫生出版社.1987：445
② 上海中医学院.中医年鉴（1987）[M].北京：人民卫生出版社.1988：385
③ 陆莲舫.高等中医教育的课程设置——高等中医教育四十年回顾之二 [J].中医教育，1997，（01）：6-8
④ 陆莲舫.高等中医教育的课程设置——高等中医教育四十年回顾之二 [J].中医教育，1997，（01）：6-8
⑤ 陆莲舫.中医药学科的建设与发展 [J].中医教育，1999，（03）：23-24
⑥ 中医学本科专业课程基本要求审定会会议纪要.南京中医药大学档案馆藏 C1989-1047

（二）中医专业知识结构设计的研究

20 世纪 80 年代中期，按照卫生部的统一部署，华东地区七所高等中医院校协作开展了较为广泛的社会调查，并在召开的华东协作院校教务处长、中医系主任会议中进行研讨后，于 1986 年 5 月发布《关于高等中医教育中医专业知识结构设计的意见》。

该意见将中医专业的知识结构总结为五大块。一是中医药理论知识，包括中医基础理论、中医经典著作、中医临床各科知识、中医护理和预防知识等；二是西医药理论知识，包括西医基础理论、西医临床知识、急诊知识等；三是文史哲基础知识，包括文学基础（特别是古汉语知识）、历史知识、哲学基础知识（马克思主义的辩证唯物论以及古代哲学知识）等；四是相关学科知识，包括外国语、数学、物理、化学、天文、地理、气象、生物学知识，以及伦理学、心理学、社会学知识，医疗和教育管理知识等；五是运用所学知识和技能，具有辨证论治诊疗疾病的能力和初步的临床科研工作能力，整理研究中医药文献能力，实验室工作能力，写作能力等。[①]

在此基础上，对本科中医专业的课程设置作了如下安排。

1. 普通课

必修：马列主义理论课（党史、哲学、政治经济学）、体育、医古文、外语。

选修：自然辩证法、中医古代哲学史、医用生物学、医用基础化学、医用物理学、高等数学、医学心理学、逻辑学、中医保健体育。

2. 中医课

必修：中国医学史、中医学基础、中医诊断学、中药学、方剂学、黄帝内经、伤寒论、温病学、中医内科学、中医外科学、中医妇科学、中医儿科学、针灸学。

选修：金匮要略、中医眼科学、中医伤科学、中医耳鼻喉科学、中医推拿学、中医气功学、中医各家学说及医案选、中药药理学、中医急诊学、中医营养学、中医辨证学、医学统计学等。

3. 西医课

必修：人体解剖学、组织胚胎学、生理学、生物化学、诊断学基础、西医内科学、西医外科学等。

选修：病理学、微生物寄生虫学、药理学、免疫学、卫生防疫学等。

4. 其他选修课程、讲座课　如中医文献学、中医科研方法、现代"三论"与中医学、训诂学、卫生经济学、管理学基础、微电脑知识等。

该意见提出了中医人才培养要适应社会多向性的不同需要，既要培养适应性强的通才，又要培养适用性强的专才，因此是一个多层次、多向性的立体结构。本科教育层次不宜过分强调专科化，要以培养通才为主，或在通才基础上培养某科特长。所以，该课程体系主要体现了确保本科中医专业培养有较大的知识容纳量，不至于知识面过窄的设

① 陆莲舫.高等中医药教育研究文集［M］.北京：中国中医药出版社，2002：12-13

计思路。[①]

（三）本科教育有关标准建设

进入 21 世纪，为了加强中医药教育宏观管理、规范高等中医药教育专业设置和中医学专业人才培养工作，引导中医院校特色发展。2004 年教育部、国家中医药管理局委托南京中医药大学研究制订了《中医学专业中医药理论知识与技能基本标准》。[②] 在此基础上，2008 年 6 月教育部办公厅、国家中医药管理局办公室联合印发了《高等学校本科教育中医学专业设置基本要求（试行）》《高等学校本科教育中药学专业设置基本要求（试行）》《高等学校专科教育中医学专业设置基本要求（试行）》《高等学校专科教育中药学专业设置基本要求（试行）》《高等学校中医临床教学基地建设基本要求（试行）》《本科教育中医学专业中医药理论知识与技能基本标准（试行）》等 6 个文件作为中医药类专业设置、临床教学基地建设等工作的主要依据。

其中，《高等学校本科教育中医学专业设置基本要求（试行）》对中医学专业的主要课程进行了规定，要求包括中医基础理论、中医诊断学、中药学、方剂学、中医内科学、中医外科学、中医妇科学、中医儿科学、针灸学、诊断学基础、内科学及中医经典类、基础医学类课程。

在《本科教育中医学专业中医药理论知识与技能基本标准（试行）》中，确定了中医药理论知识体系由中医药基础理论知识、中医学临床基本知识、中医经典理论知识三个部分构成。中医药基础理论知识包括中医基础理论、诊法、辨证、中药、方剂；中医学临床基本知识包括内科、外科、妇科、儿科、眼科、耳鼻喉科、骨伤科、针灸科、推拿、养生；中医经典理论知识包括《黄帝内经》《伤寒论》《金匮要略》、温病学。

该系列文件涉及的中医学知识体系，明确了中医学专业的人才培养目标与核心知识结构，对中医学专业教育质量的宏观管理以及稳定提升中医学专业教学质量具有重要意义。

2007 年教育部高等学校中医学类专业教学指导委员会成立，并于 2012 年受教育部、国家中医药管理局委托，研究制定了《本科医学教育标准—中医学专业（暂行）》。

在该标准中对中医学专业的知识目标要求是要掌握相关的人文社会科学、自然科学基本知识和科学方法，尤其是具有中国传统文化特色的哲学、文学、史学等内容，并能用于指导未来的学习和医疗实践；掌握中医学基础理论与中医诊断、中药、方剂、针灸、推拿等基本知识；掌握中医经典理论，了解中医学术思想发展历史和主要学术观点；掌握中医药治疗各种常见病、多发病的临床诊疗基本知识；掌握中医养生、保健、康复等基本知识；掌握必要的基础医学、临床医学基本知识；掌握必要的药理学知识与临床合理用药原则；熟悉必要的心理学与医学伦理学知识，了解减缓病痛、改善病情和残障、心身康复及生命关怀的有关知识，该标准中提出的中医学专业的知识体系，是结合中医学特有的知识

---

① 华东地区中医学院协作组. 关于高等中医教育中医专业知识结构设计的意见［J］. 南京中医学院学报，1986，（S1）：1-14

② 《中国中医药年鉴》编委会. 中国中医药年鉴（2004）［M］. 北京：中国中医药出版社. 2005：86

结构，参照国际医学教育标准与当前社会对中医人才的实际需求进行的一次系统完善的概括。

总之，中医学是在中国传统文化背景下逐步形成的具有独特理论和诊疗技术及养生保健思想与方法的医学体系，其历史悠久、内容丰富、实践性强、综合水平高[1]，因而对中医学的知识结构的总结与构建有着较高难度和重要意义。新中国成立后对中医学自主知识体系的建构，结合了中医药教育的特点和规律，吸取了各个时期对知识体系分化与调整的实践经验，最终形成整合了相对完备的中医知识体系及基本的西医知识体系、高度切合当前社会对中医临床的实际需求、有利于中医学的传承和创新的知识结构体系，从而真正达到促进中医药发展的目的。

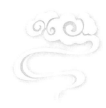

第二节　中医药高等教育统编教材的编修历程

一、中医药高等教育教材的编写背景

在现代中医药高等教育中，教材建设工作一贯受到国家重视，由卫生行政部门直接管理，采用统一编写的办法，称之为统编教材。统编教材自一版起至今已达第十一版，第六版起改称规划教材，但本质上仍属于统编教材。统编教材是为了顺应各个时期中医药教育发展的需求，也体现了国家对中医药方针政策的调整、教育教学改革及课程体系的变革，因此统编教材的编修与建设历程对研究当代中医药教育史具有较为重要的意义。

20 世纪 50 年代初期的中医教育主要以进修教育为主，侧重于中医学习西医，因此对中医教材的需求尚不突出。随着 1953 年开始的中医政策调整，中医进修教育的工作内容也发生了重大变革。在 1954 年中央文委党组《关于改进中医工作问题给中央的报告》中提出，"卫生部门还应采取一些其他的措施，开展组织西医学习和研究中医的工作"，"中医进修学校，要真正担负起提高中医业务水平的任务，应以中医各科课程为主，再加一些必要的生理卫生、传染病、流行性病等基础科学知识课程和适当分量的政治课。中央卫生部应本此方针，及早制定中医进修学校的教学计划和教学大纲，并逐步编印统一的教

---

① 华东地区中医学院协作组. 关于高等中医教育中医专业知识结构设计的意见［J］. 南京中医学院学报，1986，（S1）：1-14

材"。[①]1956 年，时任江苏省卫生厅厅长吕炳奎提出，"我们想在三年之内帮助现有的中医师，作一次全面的进修，这种进修与过去进修不同，主要是温习中医的基本理论，因为很多中医师虽然开业多年，并有一定的临床经验，但是对中医的经典著作读得不多，或者过去读过，现在丢了，甚至有许多人没有读过，缺乏根底，全凭经验，这样就限止了技术水平的提高，因此温习经典著作，对中医界来说是迫不待缓的事"[②]。同年 9 月，吕炳奎担任卫生部中医司司长，推动了中医界温课学习运动。

随着西学中和温课运动在全国范围内开启后，教材成为亟待解决的问题，因此吕炳奎提出了编修《中医学概论》的建议，要求"从中医理论和临床实践相结合的角度，通俗易懂地阐明中医理论体系"。这个想法在得到卫生部副部长郭子化的赞同后，吕炳奎立即通知江苏省中医学校承担编写任务。[③]该教材于 1958 年 10 月由人民卫生出版社出版，并被卫生部定为高等医药院校试用教材。"它是医学院校学员和在职西医学习中医比较完备的一部教材，也可作为中等卫生学校和中医温课以及中医带徒弟等教学和自修参考之用。"[④]《中医学概论》在一定程度上解决了当时中医教材急缺的问题，也为开展全国统编教材打下了重要的基础。

二、一至四版中医统编教材的编修

一版教材的诞生大致经历了酝酿、分工、编写、审定四个阶段。

1958 年 7 月，由卫生部组织的关于中医药高等教育教材建设的座谈会在南京召开，讨论和酝酿编写全国中医学院统一教材，成为全国中医统编教材工作的开端。

1959 年 4 月全国中医教育座谈会在成都召开，会议决定编写 15 门中医教材和教学大纲，[⑤]分别由北京、南京、上海、广州、成都五所中医学院负责编写任务。会议认为，"几年来各院校编写了很多中医课程大纲和教材，对教学工作起了很大作用。为了进一步提高教学质量，已有可能在原来教学大纲和教材的基础上，编写出一套可供全国中医学院参考使用的大纲和教材。"[⑥]

1959 年 6 月，又在南京召开中医教材编写座谈会，讨论修改各分工院校提出的教材编写提纲，并于会后分头开始编写工作，开始了中医教材的统编工作。会议认为，"今天我们编写这样的课本是中医教育史上的创举。它是经过几年来的摸索发展起来的。这一点

① 中华人民共和国卫生部中医司.中医工作文件汇编（1949-1983 年）[M].北京：中华人民共和国卫生部中医司自印本.1985：49-50
② 吕炳奎.团结全省医务卫生技术人员，发挥革命热情 积极为建设社会主义而努力（草稿）[J].江苏中医，1956，（S1）：3-8
③ 该书编委会.新中国中医事业奠基人吕炳奎从医六十年文集[M].北京：华夏出版社.1993：7
④ 南京中医学院.中医学概论[M].北京：人民卫生出版社.1958：版权页 - 内容提要
⑤ 南京中医学院.中央卫生部在宁召开的中医教材编写座谈会会议小结（记录稿）[A]，南京中医药大学档案馆藏号 59055
⑥ 陆莲舫.高等中医教育的教材建设——高等中医教育四十年回顾之三[J].中医教育，1997，（02）：7-11

我们不能不提一提，1955年南京中医学校（应为江苏省中医进修学校——笔者注）在编写中医课本方面起了一个带头作用。"吕炳奎司长在会议中提出了本套教材的编写原则：一是必要的重复应该要，原封不动的再来一套应该去掉，必要的重复应该是贯串在具体课程不同特点、不同角度来说明问题；二是要照顾全面，合理安排，体现系统性。通过本次会议的综合集体详细讨论，教材中过去一时得不到解决的许多问题，基本上能得初步解决。[①] 此外，会议还讨论了教材命名问题，除中国医学史、各家学说及医案选的命名未能最终确定外，为了郑重起见，15门教材均冠以"讲义"二字。[②]

1960年3月至6月又分别在上海、广州、青岛三地召开了中医教材审查会议，对本套教材进行了审定，本套教材被命名为"中医学院试用教材"。[③] 卫生部副部长郭子化在会议上评价本套教材："这些教材虽然是初稿，但从历史发展过程来看是以比较新的观点、新的语言来编写的，这是以前所没有的。从历史来看是有重大意义的。""不仅是创始性的草创性的编写，为解决当前问题的工作，而且我们还要看到它为今后研究整理祖国医药学创造条件。"[④] "这套教材虽系草创，但由于它把祖国医学系统地画了一个前所未能画出的轮廓，因而对提高教学、医疗质量，都起到了积极的作用。"[⑤] "基本上达到了既简明又全面的要求……使中医学院的教学有了统一的蓝本，而且对广大中医的温课提高等都起了很大的作用。这是中医教育事业发展的一个重大成绩。"[⑥]

过去对于一版中医统编教材的门数存在多种说法。在1960年以前的相关编写会议档案中，提到编写门数为15门，不含下表中的《中医喉科学讲义》与《中医推拿学讲义》，且《中医外科学讲义》与《中医伤科学讲义》当时合并为"外科与伤科"，教材名未定[⑦]；在1960年召开审查会议时，教材门数为16门，不含下表中的《中医伤科学讲义》与《中医推拿学讲义》[⑧]；在教材《出版说明》中却提到有17门，不含下表中的《中医推拿学讲义》[⑧]；但近年经广州中医药大学李剑教授核查1960至1962年《全国总书目》，发现尚有1门《中医推拿学讲义》未纳入过去的统计中[⑨]。同时，根据南京中医药大学教材样本库的统编一版教材实物，《中医推拿学讲义》无论从出版说明还是封面设计，均与其他统编一版教材一致，并且出版年代也相符。因此，一版中医统编教材最终可以确定为18门。

本版教材于1960年8月至1962年2月陆续出版。其中，1960年出版14门，1961年出版3门，1962年出版1门，均为32开本，由人民卫生出版社出版。具体出版信息如

①　中央卫生部在宁召开的中医教材编写座谈会会议小结（记录稿），南京中医药大学档案馆藏59055

②　关于中医教材编写座谈会会议收获和讨论结果的报告，南京中医药大学档案馆藏59055

③　陆莲舫. 高等中医教育的教材建设——高等中医教育四十年回顾之三［J］. 中医教育，1997，（02）：7-11

④　郭子化同志在中医教材审查会议上的讲话（记录稿）1960年3月16日. 南京中医药大学档案馆藏60055

⑤　南京中医学院. 中医方剂学讲义.［M］. 上海：上海科学技术出版社.1964：出版说明

⑥　吕炳奎. 整理提高中医教材的收获和经验——全国中医学院中医教材第二版修订审查会议总结发言摘要［J］. 中医杂志，1963，（08）：1-3

⑦　南京中医学院. 中央卫生部在宁召开的中医教材编写座谈会议各科讨论记录汇编［A］. 南京：南京中医药大学档案馆藏号59055

⑧　南京中医学院方剂教研组. 中医方剂学讲义.［M］. 北京：人民卫生出版社.1960：1

⑨　李剑. 历史与省思：中西医药与当代中国［M］. 北京：中国中医药出版社.2023：439-440

表 5-2-1 所示。

表 5-2-1　一版中医统编教材出版信息

序号	教材名	主编单位	出版年月	字数/千字	统一书号
1	中国医学史讲义	北京中医学院医史教研组	1962.2	94	14048·2464
2	医古文讲义	上海中医学院医古文教研组	1960.9	85	14048·2407
3	内经讲义	北京中医学院内经教研组	1960.9	155	14048·2382
4	中医诊断学讲义	广州中医学院诊断教研组	1960.9	78	14048·2378
5	中药学讲义	成都中医学院本草教研组	1960.10	329	14048·2406
6	中医方剂学讲义	南京中医学院方剂教研组	1960.10	196	14048·2408
7	伤寒论讲义	成都中医学院伤寒教研组	1960.8	98	14048·2381
8	温病学讲义	南京中医学院温病教研组	1960.9	108	14048·2380
9	中医内科学讲义	上海中医学院内科教研组	1960.8	111	14048·2401
10	针灸学讲义	南京中医学院针灸教研组	1961.1	223	14048·2460
11	中医外科学讲义	上海中医学院外科教研组	1960.10	152	14048·2462
12	中医伤科学讲义	上海中医学院伤科教研组	1960.12	146	14048·2461
13	中医妇科学讲义	成都中医学院妇科教研组	1960.12	62	14048·2451
14	中医儿科学讲义	广州中医学院儿科教研组	1960.9	65	14048·2402
15	中医眼科学讲义	广州中医学院眼科教研组	1960.10	58	14048·2449
16	中医喉科学讲义	广州中医学院喉科教研组	1960.10	42	14048·2450
17	中医各家学说及医案选讲义（宋元明清）	北京中医学院各家学说教研组	1961.4	142	14048·2463
18	中医推拿学讲义	上海中医学院	1961.8	115	14048·2631

　　经过对一版教材近三年的教学实践，1963 年 5 月至 6 月，卫生部在江西庐山召开了全国中医学院中医教材第二版修订审查会议，组织对一版教材进行修订。出席这次会议的代表有北京、上海、南京、广州、成都、湖北六所主编单位的院长、主任和各科主编教师，以及天津、山东、河南、福建、江西、辽宁等中医学院的主任和教师，此外还邀请了部分名老中医及学习中医的高级西医专家等，总计 71 人。这次会议肯定了一版教材的历史贡献，也指出了一些存在的不足，并对二版教材提出了"继承与发扬祖国医药学遗产在教材的编写上体现出来"的要求，通过各个组的反复讨论，过去一些分歧较多、悬而未决的问题得到了解决。[①] 本次会议对第一批 7 门教材进行了修订，具体有《内经讲义》《中医诊断学讲义》《中药学讲义》《中医方剂学讲义》《伤寒论讲义》《温病学讲义》《中医内科

---

① 吕炳奎. 整理提高中医教材的收获和经验——全国中医学院中医教材第二版修订审查会议总结发言摘要［J］.中医杂志，1963，（08）：1-3

学讲义》。同时，还根据中医学院新订的教学计划，新编了《金匮要略讲义》。[①]

同年10月至11月，卫生部又在安徽合肥召开了第二次全国中医学院中医教材第二版修审会议。郭子化副部长在本次会议上提出："这次修订的教材，要求质量要比第一版高，使教者好教，学者好学，以便提高教学质量，更好地培养高级中医人才。"[②]本次会议对第二批10门教材进行了修订，具体有《针灸学讲义》《中医妇科学讲义》《中医各家学说讲义》《中医儿科学讲义》《古文讲义》《中医外科学讲义》《中国医学史讲义》《中医喉科学讲义》《中医伤科学讲义》《中医眼科学讲义》。

本次修订在一版教材原有的基础上增加了《金匮要略讲义》。本套教材被命名为"中医学院试用教材重订本"，由于《金匮要略》为首次编写，故该门教材封面标注为"中医学院试用教材"。

本次修订基本保持了一版教材的编写体例及风格。仍以《中医内科学》为例，增加了整门课程的概说部分，对脏腑、气血及风火湿痰的病机、病证的基本概念及治疗总则使用了较大篇幅进行阐述；所涉病证增加至54个；每个病证的篇幅较一版教材增加了一倍左右；每个病证在一版编写体例的基础上还增加了"文献摘录"及"医案选"。[③]具体情况见表5-2-2。

本套教材改由上海科学技术出版社分别于1963年9月至1964年8月陆续出版，均为32开本，二版教材的总字数由一版教材的2 259千字增加到3 936千字，扩增了1.7倍多。

表5-2-2 二版中医统编教材出版信息

序号	教材名	主编单位	出版年月	字数/千字	统一书号
1	中国医学史讲义	北京中医学院	1964.7	112	14119·1151
2	古文讲义	上海中医学院	1964.8	220	14119·1159
3	内经讲义	北京中医学院	1964.2	310	14119·612
4	中医诊断学讲义	广州中医学院	1964.2	162	14119·345
5	中药学讲义	成都中医学院	1964.3	380	14119·574
6	中医方剂学讲义	南京中医学院	1964.2	336	14119·487
7	伤寒论讲义	成都中医学院	1964.2	170	14119·482
8	温病学讲义	南京中医学院	1964.2	223	14119·486
9	中医内科学讲义	上海中医学院	1964.1	278	14119·140
10	针灸学讲义	南京中医学院	1964.8	324	14119·1158
11	中医外科学讲义	上海中医学院	1964.8	229	14119·1154
12	中医伤科学讲义	上海中医学院	1964.8	196	14119·1155

① 南京中医学院.中医方剂学讲义.[M].上海：上海科学技术出版社.1964：出版说明
② 郭子化.在全国中医学院中医教材第二版修审会议上的报告[A].南京中医药大学档案馆藏号63.97
③ 李友白，朱亮，步达，等.中医药高等教育一至四版统编教材略探[J].中医教育，2017，36（01）：74-76+83

续表

序号	教材名	主编单位	出版年月	字数/千字	统一书号
13	中医妇科学讲义	成都中医学院	1964.7	119	14119·1152
14	中医儿科学讲义	广州中医学院	1964.7	140	14119·1148
15	中医眼科学讲义	广州中医学院	1964.8	110	14119·1157
16	中医喉科学讲义	广州中医学院	1964.7	96	14119·1150
17	中医各家学说讲义	北京中医学院	1964.8	351	14119·1156
18	金匮要略讲义	湖北中医学院	1963.9	180	14119·1118

至 20 世纪 70 年代初，为了满足中医药专业工农兵学员的实际教学需要，响应当时国家提倡的中西医结合的方针，遵照毛主席关于"教材要彻底改革"的指示，根据 1973 年 6 月全国中医学院教育革命经验交流学习班协商确定，由北京、上海、成都、广东、湖北、辽宁、江西各中医学院和江苏新医学院等 22 所院校分工协作，[1] 集体编写中医学院试用教材，即第三版统编教材，本套教材定位为三年制教材。[2] 三版教材较前两版教材进行了较大的改革。本套教材的特色主要体现在以下几个方面。

一是本套教材总体上以中医为主，中西医结合，既保持了中医药理论的完整性与系统性，又结合临床实际吸收了现代医学的基本知识与技能，以及 20 世纪 50 年代以来中西医结合方面相对成熟的经验，将各科教学内容进行了整合与更新，是第一套尝试将中西医两种不同的医学体系编入同一门课程的全国性教材，这种特色在临床课程中尤为明显。

二是对原有课程体系进行了较大的改革，将原有的相关课程整合形成中医学基础、五官科学，将中医临床各科与西医相关课程教学内容相整合，在临床各科教材冠名时省去"中医"二字，强化突出中西医结合的编写指导思想，如《内科学》《外科学》《妇产科学》等。

三是教材体系进一步丰富，在原有中医学专业各科教材的基础上，新增加了中医学、中药学专业部分课程教材，如《推拿学》《中药鉴定学》《中药化学》等，使得本套教材更符合中医院校各专业教学的实际需求。

本套教材与前两版相比书目变动较大，根据各门教材前言部分所述及南京中医药大学教材样本库收藏情况，本套教材主要包括《中医学基础》《中药学》《方剂学》《内科学》《外伤科学》《妇产科学》《儿科学》《五官科学》《针灸学》《推拿学》《药用植物学》《古文》《中药化学》《中药鉴定学》《有机化学》等 18 门教材。从本版教材的书目可见，中药学专业的部分主干课程教材被首次纳入统编教材体系中。

三版教材先后于 1974 年 10 月至 1977 年 9 月间出版，并且改为 16 开本，此后各版统编教材的幅面规格均基本沿袭了这种大开本。本套各教材字数在 225~563 千字，由上海人民出版社出版。当时的上海人民出版社系"文革期间"由上海科学技术出版社及上海其他

---

[1] 江苏新医学院.针灸学.[M].上海：上海人民出版社.1975：前言

[2] 陆莲舫.高等中医教育的教材建设：高等中医教育四十年回顾之三［J］.中医教育，1997，（02）：7-11

各出版社合并而成，因此我们可视作上海科学技术出版社出版。[①] 具体情况见表 5-2-3。

表 5-2-3　三版中医统编教材出版信息

序号	教材名	主编单位	出版年月	字数/千字	统一书号
1	中医学基础	北京中医学院	1974.11	256	14171·161
2	中药学	成都中医学院	1977.9	491	14171·243
3	方剂学	广东中医学院	1974.10	329	14171·156
4	内科学	上海中医学院	1975.5	563	14171·163
5	外伤科学	广东中医学院	1975.8	472	14171·176
6	妇产科学	湖北中医学院	1974.12	303	14171·164
7	儿科学	上海中医学院	1975.7	256	14171·173
8	五官科学	广东中医学院	1975.7	225	14171·171
9	针灸学	江苏新医学院	1975.7	288	14171·177
10	推拿学	上海中医学院	1975.12	253	14171·192
11	药用植物学	江西中医学院	1974.10	374	14171·152
12	中药化学	北京中医学院	1976.11	377	14171·208
13	古文	上海中医学院	1976.9	288	14171·203
14	中药鉴定学	成都中医学院	1977.7	800	14171·201
15	有机化学	上海中医学院	1974.12	319	14171·159

四版教材编写于 1977 年全国各中医院校恢复建制及招生后。本套教材吸收了三版教材的部分经验，继续增加西医各科内容并独立设置教材，如增加了《生理学》《病理学》《人体解剖组织胚胎学》等西医基础课程教材。另外，教材体系进一步完善，增加了中药、药学类专业课程教材，如《药剂学》《物理化学》《高等数学》等教材。四版教材的教材体系，为 80 年代的五版教材提供了重要的借鉴。本套教材还有一个鲜明特色，就是编写阵容空前强大，不仅有十余所中医院校参与，还邀请了白求恩医科大学、南京医学院、上海第一医学院、沈阳药学院、南京药学院等五所西医及药学类院校主编。

20 世纪 70 年代，国家正式设置了中药学专业[②]，教材建设便成为当时面临的新需求。因此在三版教材 3 门中药学专业课程教材的基础上，四版教材分化出了十余门中药学相关主干课程教材。四版教材中"中医专业用"教材共计 24 门，《中医内科学》改名为《内科学》，并分为上下两册；"中医、中药专业用"教材共计 2 门；"中药专业用"教材共计 8 门；"药学、中药专业用"教材共计 5 门；"药学、化学制药、中药专业用"教材 3 门。本套教材出版于 1978 年 6 月至 1980 年 8 月，本套教材中《药用拉丁语》为 32 开本，其余均

① 李友白，朱亮，步达，等. 中医药高等教育一至四版统编教材略探［J］. 中医教育，2017，36（01）：74-76+83

② 匡海学. 中药学专业人才培养改革问题的思考［J］. 中医杂志，2015，56（16）：1355-1358

为 16 开本，字数介于 2.2 万~97.3 万字，由上海科学技术出版社出版。具体情况见表 5-2-4。

表 5-2-4　四版中医统编教材出版信息

序号	教材名	主编单位	出版年月	字数/千字	统一书号
1	内科学（上册）	上海中医学院	1979.12	408	14119·1394
2	内科学（下册）	上海中医学院	1980.2	537	14119·1419
3	中医儿科学	上海中医学院	1979.10	263	14119·1421
4	中医妇科学	湖北中医学院	1980.5	310	14119·1435
5	外科学	广州中医学院	1980.8	649	14119·1456
6	中医伤科学	广州中医学院	1980.7	250	14119·1458
7	中医眼科学	广州中医学院	1980.7	193	14119·1436
8	中医耳鼻喉科学	广州中医学院	1980.7	230	14119.1439
9	内经选读	北京中医学院	1978.12	22	14119·1365
10	伤寒论选读	湖北中医学院	1979.1	249	14119·1377
11	金匮要略选读	成都中医学院	1980.6	324	14119·1440
12	温病学	南京中医学院	1979.11	236	14119·1409
13	针灸学	南京中医学院	1979.7	430	14119·1386
14	医古文	上海中医学院 浙江中医学院	1978.7	284	14119·1326
15	中国医学史	北京中医学院	1978.6	110	14119·1327
16	中医学基础	北京中医学院	1978.6	233	14119·1328
17	中医各家学说	北京中医学院	1980.8	605	14119·1461
18	生理学	辽宁中医学院	1979.12	443	14119·1424
19	病理学	辽宁中医学院	1979.11	360	14119·1413
20	人体解剖组织胚胎学	江西中医学院	1979.7	973	14119·1350
21	微生物与寄生虫学	江西中医学院	1980.2	397	14119·1423
22	诊断学基础	白求恩医科大学	1980.1	430	14119·1422
23	卫生防疫学	南京医学院	1980.4	316	14119·1431
24	生物化学	北京中医学院	1979.11	446	13119·792
25	中药学	成都中医学院	1978.12	576	14119·1330
26	方剂学	广州中医学院	1979.8	360	14119·1364
27	中医学概论	湖北中医学院	1978.7	266	14119·1329
28	物理化学	上海中医学院	1979.2	248	13119·757
29	有机化学	上海中医学院	1979.2	461	14119·758
30	中药炮制学	成都中医学院	1980.2	230	14119·1434

序号	教材名	主编单位	出版年月	字数/千字	统一书号
31	药剂学	湖北中医学院	1980.8	759	14119·1459
32	药用植物栽培学	江西中医学院	1980.8	339	14119·1462
33	中药鉴定学	成都中医学院	1980.8	821	14119·1457
34	药用植物学	江西中医学院	1979.9	586	14119·1385
35	物理学（上册）	上海第一医学院	1979.2	360	13119·755
36	物理学（下册）	上海第一医学院	1979.7	266	14119·756
37	高等数学（上册）	沈阳药学院	1978.8	394	13119·716
38	高等数学（下册）	沈阳药学院	1979.7	350	13119·791
39	无机化学	南京药学院	1978.10	532	13119·743
40	英语（上册）	南京药学院	1979.5	513	14119·1331
41	英语（下册）	南京药学院	1979.12	215	14119·1425
42	药用拉丁语	南京药学院	1980.8	173	14119·1460

三、五版以来中医统编教材的编修

（一）五版教材

1982年4月全国中医医院和高等中医教育工作会议（衡阳会议）的召开，标志着中医高等教育统编教材进入了一个新的时期。同年10月至11月，卫生部在南京组织召开了全国高等中医教材编审会议，会议成立了全国高等中医教材编审委员会，讨论了教学大纲的修订，并落实了各专业教材修订出版任务。[①] 本套教材共计32门，分别为：《医古文》《中国医学史》《中医基础理论》《中医诊断学》《中药学》《方剂学》《内经讲义》《伤寒论讲义》《金匮要略讲义》《温病学》《中医各家学说》《中医内科学》《中医外科学》《中医儿科学》《中医妇科学》《中医眼科学》《中医耳鼻喉科学》《中医伤科学》《针灸学》《经络学》《腧穴学》《刺灸学》《针灸治疗学》《针灸医籍选》《各家针灸学说》《推拿学》《药用植物学》《中药鉴定学》《中药炮制学》《中药药剂学》《中药化学》《中药药理学》等。涵盖了中医学、针灸学、中药学的主干课程。五版教材中的中医学教材，除少数是初次编写外，多数是在二版教材的基础上充实、修改而编写成的[②]，在继承、发掘和突出中医特色方面，较为明显地反映了中医理论的系统性、完整性，在教学的深度和广度上提出了较高的要求。[③]

在统编教材中，五版教材首次由院校署名改为个人署名，参与编写的均为当时中医药界的权威专家，他们理论功底扎实、教学经验丰富，对中医药的学科体系与知识体系有深

---

① 卫生部.关于召开全国高等中医教材编审会议的通知［A］.南京：南京中医药大学档案馆藏号C1982-219
② 江育仁.中医儿科学［M］.上海：上海科学技术出版社.1985：前言
③ 陆莲舫.高等中医教育的教材建设——高等中医教育四十年回顾之三［J］.中医教育，1997，（02）：7-11

入的理解，他们中的许多专家后来成为院士或首批国医大师，体现出五版教材空前强大的编写阵容。因此，五版教材因其高质量的编写被奉为统编教材中的经典之作，直至目前仍在不断发行和使用。

（二）六版教材

1992年国家中医药管理局根据国家教委《全国普遍高等教育"八五"期间教材建设规划纲要》中关于"要集中力量抓好本科主要专业主干课程教材建设"的要求，由国家中医药管理局于1992年4月在杭州组织召开了全国中医药本科教材建设工作会议，研究本套教材的建设工作；1992年11月在北京召开普通高等教育中医药类规划教材建设工作会议，成立了教材编审委员会，正式启动了编写工作。本套教材计有《医古文》《中医基础理论》《中医诊断学》《中药学》《方剂学》《中医内科学》《中医外科学》《中医妇科学》《中医儿科学》《中医急诊学》《内经选读》《伤寒论选读》《金匮要略选读》《温病学》《正常人体解剖学》《生理学》《病理学》《生物化学》《诊断学基础》《内科学》《针灸学》《经络学》《腧穴学》《刺法灸法学》《针灸治疗学》《中医骨伤科学基础》《中医骨伤学》《中医骨病学》《中医筋伤学》《中医学基础》《药用植物学》《中药化学》《中药药理学》《中药鉴定学》《中药炮制学》《中药药剂学》《中药制剂分析》《中药制药工程原理与设备》等38门课程教材及其相关实践教学环节教材。本套教材由上海科学技术出版社出版。

（三）中国中医药出版社新世纪版教材

依据教育部《关于"十五"期间普通高等教育教材建设与改革的意见》的文件精神，在教育部、国家中医药管理局的规划指导下，由全国中医药高等教育学会组织编写了新世纪第一版中医学、针灸推拿学和中药学三个专业46门教材，亦称之为七版教材。被国家中医药管理局中医师资格认证中心指定为执业中医师、执业中医助理医师和中医药行业专业技术资格考试的指导用书；2006年国家中医、中西医结合执业医师、执业助理医师资格考试和中医药行业专业技术资格考试大纲，均依据"新世纪全国高等中医药院校规划教材"予以修改。本套教材由中国中医药出版社出版，也是该出版社开始承担中医本科教育教材出版工作的开端。

新世纪规划教材第一版出版后，国家中医药管理局高度重视，先后两次组织国内有关专家对本套教材进行了全面认真的评议。2005年10月，新世纪规划教材第二版的修订工作全面启动，本次是在上版46门教材的基础上进行的修订，教材封面沿用上版设计，称之为八版教材。

为贯彻落实《国家中长期教育改革和发展规划纲要（2010—2020年）》《教育部关于"十二五"普通高等教育本科教材建设的若干意见》以及《中医药事业发展"十二五"规划》，国家中医药管理局分别于2011年及2012年分两批组织了全国中医药行业高等教育"十二五"规划教材建设工作。该套教材被称为新世纪三版教材，或第九版教材。

2015年1月，国家中医药管理局启动了第一批全国中医药行业高等教育"十三五"

规划教材，共规划出版 109 部教材；2016 年 3 月，启动了第二批教材建设工作。该版教材称之为第十版教材。

为深入贯彻落实《中共中央 国务院关于促进中医药传承创新发展的意见》《国务院办公厅关于深化医教协同进一步推进医学教育改革与发展的意见》《教育部、国家中医药管理局关于医教协同深化中医药教育改革与发展的指导意见》，以及《全国大中小学教材建设规划（2019—2022 年）》等文件精神，中国中医药出版社在对全国中医药行业高等教育"十三五"规划教材进行广泛调研和评议的基础上，于 2020 年 9 月启动了第一批全国中医药行业高等教育"十四五"规划教材建设工作，其中，中医学专业教材 42 部，针灸推拿学专业教材 11 部，中西医临床医学专业教材 9 部。2022 年 2 月又启动了第二批教材的建设工作，其中，中医学类教材 17 部，中西医结合类教材 15 部。

（四）人民卫生出版社新世纪版教材

为加强教材建设，助力教学改革，提高教材质量，人民卫生出版社于 2000 年 6 月开始组织编写了适用于五年制和七年制本科教学的"21 世纪课程教材"，本套教材共计出版 22 门。该套教材标志着进入新世纪后人民卫生出版社重新开展中医高等教育教材的出版工作。

为适应教育体制改革和教学改革的需要，在教育部、卫生部和国家中医药管理局的支持下，2004 年 4 月在北京成立了全国高等医药教材建设研究会，秘书处设在人民卫生出版社。

为适应新时期中医药专业卫生人才培养和高等中医药教育的需要，满足当时中医药教育教学改革实际、体现最新的教学改革成果，全国高等医药教材建设研究会、人民卫生出版社于 2005—2010 年对全国近 80 所开设中医药专业的高等院校教学改革和课程设置进行了广泛调研，并在充分论证全国高等中医药院校本科生教育教材建设和征求全国高等中医药教材建设顾问委员会意见后，于 2011 年 4 月启动了卫生部"十二五"规划教材建设工作，这是卫生部组织的新一轮的中医高等教育教材建设，涉及中医、中药、针灸推拿、中西医临床医学、中医骨伤、护理、康复治疗 7 个专业（方向）135 种教材的编写修订。

为深入贯彻《国务院关于扶持和促进中医药事业发展的若干意见》《教育部等六部门关于医教协同深化临床医学人才培养改革的意见》等文件精神，2015 年 3 月全国高等医药教材建设研究会、人民卫生出版社启动了第一批国家卫生和计划生育委员会"十三五"规划教材建设工作。本次立项建设中医学专业教材 37 部，针灸推拿学专业教材 10 部。2016 年 8 月又启动了第二批建设工作，其中涉及中医学专业教材 13 部，中西医临床医学专业教材 10 部。

为了更好地贯彻落实《国务院办公厅关于深化医教协同进一步推进医学教育改革与发展的意见》《中医药发展战略规划纲要（2016—2030 年）》和新时代全国高等学校本科教育工作会议精神，推进高等学校加快"双一流"建设，把握新时代要求，全面振兴本科教育，2020 年 5 月人民卫生出版社在教育部、国家卫生健康委员会、国家中医药管理局的领导下，在上一轮教材建设的基础上，经过深入调研和充分论证，启动了第一批全国高等中医药教育（本科）国家卫生健康委员会"十四五"规划教材建设工作。其中，中医学专业教材 36 部，中医骨伤科学专业教材 10 部，针灸推拿学专业教材 10 部。2022 年 2 月又启动了第二批教材的建设工作，其中中医学类专业教材 18 部。

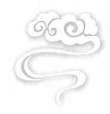

第三节　其他教育层次与教育类型的中医教材建设

一、中医研究生教育教材建设

中医研究生教育始于 20 世纪 70 年代末，相比本科教育，研究生教育的教材建设起步较晚、经验不足。各院校研究生教育早期主要以自编教材为主，此外由于学位课程设置不尽相同，因此对统编教材的建设处于一个相当长的酝酿期。

为适应新时期中医药研究生教育和教学的需要，全国高等医药教材建设研究会、卫生部教材办公室自 2006 年开始对全国各高等中医药院校进行深入调研和专家论证，探讨研究生规划教材与本科教材及专著之间的区别与联系，决定由人民卫生出版社于 2008 年启动全国高等中医药院校研究生规划教材编写工作，本套教材分为基础系列、经典系列、临床系列及中药系列 4 大部分，共计 40 门教材。该套教材是首套全国性的中医药研究生教材，为研究生基础教育搭建了平台，对推动研究生教育具有重要的现实意义和历史意义。[①] 此后又分别于 2014 年、2024 年进行了第二轮及第三轮建设与修订工作，第三轮拟修订和编写 50 门。

2022 年 12 月，全国中医、中药学专业学位研究生教育指导委员会联合中国中医药出版社组织开展了全国中医药研究生核心课程规划教材，首批建设 12 门教材，分为基础类、研究思路类及工具类等 3 大类。

二、中医中、大专（中高职）教育教材建设

（一）中专教材

1985 年 8 月，卫生部中医司在山东莱阳县召开了全国中等中医教育工作座谈会，会

---

① 张家礼，陈国权.金匮要略理论与实践［M］.北京：人民卫生出版社.2009：2

议专门讨论了中医中专教材编写及出版工作。会议决定由卫生部中医司组织全国中等中医、中药、中医护士专业的 22 门中医学科的教材编写工作，实行主编单位负责制。同年 11 月在安徽芜湖召开了全国中等中医、中药、中医护士专业教学大纲审定会，对教材编写工作做了具体的布置安排，并确定由江苏科技出版社、山东科技出版社和新华书店承担出版发行，拟定于 1988 年出版使用。[①]1986 年底大部分教材完成了初稿，1987 年完成了第一批 22 门教材的编审工作。该套教材从中专教育实际出发，精简了一些深奥的中医理论内容，增加了实例，便于学生理解掌握；语言简洁生动，通俗易懂，减少经典原文的引用并尽可能采用解释文字写出，使本套教材更适合中专学生使用。[②③]

（二）大专教材

中医学大专层次的教材可前溯至统编第三版教材，是针对工农兵学员的三年制大专教育编写。该套教材在前文已进行介绍，在此不再赘述。

在 20 世纪 70 年代末恢复高考后，中医大专教育也随之重新开展。在 1979 年 4 月，卫生部发布了《关于组织编写高等医药专科学校医学专业教材和中医专业借用教材的通知》。根据通知要求，中医专科教育不另编教材，中医课程借用本科教材，西医课程借用中专教材。[④]1991 年 6 月，国家中医药管理局在成都召开了第一次全国中医专科教材建设工作会议，制定了《专科中医学专业主要课程教材编写工作原则与基本要求》，进行了教材编写的分工，确立了《中医学基础》《中药学》《方剂学》《正常人体解剖学》《生理学》《西医临床基础》《西医诊断学基础》《中医内科学》《中医妇科学》《中医儿科学》《中医外科学》《中医骨伤科学》《中医急症学》《针灸推拿学》《西医内科学》《西医外科学概论》《农村卫生防疫》等 17 门教材的编写任务。1991 年 11 月至 12 月，在咸阳召开了第二次全国中医专科教材建设工作会议，本次会议审定了 17 门教材的编写提纲，明确了定稿时间及出版单位。[⑤]本套教材于 1993 年 7 月至 1995 年 12 月陆续由中国中医药出版社出版。

（三）职业教育教材

新中国成立初期国家提出了"面向工农兵、预防为主、团结中西医、卫生工作与群众运动相结合"的卫生工作方针，促进了中医职业教育的产生和发展。进入改革开放后，中医职业教育又进入了一个全新的发展时期。[⑥]党的十九大提出要完善职业教育和培训体系，深化产教融合、校企合作，中医职业教育又面临了新时代的重要改革节点。

近年来国家和行业对中医职业教育的教材建设也较为重视，教材建设也进入了一个相

① 上海中医学院.中医年鉴（1986）[M].北京：人民卫生出版社.1987：449-450
② 上海中医学院.中医年鉴（1987）[M].北京：人民卫生出版社.1988：386
③ 上海中医学院.中医年鉴（1988）[M].北京：人民卫生出版社.1989：386
④ 国家中医药管理局科教司.中医药教育法规全书[M].长春：吉林科学技术出版社.1998：480
⑤ 全国中医专科教材建设工作会议召开[J].高等中医教育研究，1991，（Z1）：77-78
⑥ 邵湘宁，魏高文，聂绍通，等.我国中医职业教育现状分析评价[J].中医教育，2003，（03）：58-61

对繁盛期，人民卫生出版社、中国中医药出版社分别组织开展了多轮中医药中等职业教育及高等职业教育教材建设。2022 年 9 月，全国中医药高职高专院校教材指导委员会和人民卫生出版社组织开展了国家卫生健康委员会"十四五"规划教材第五轮全国中医药高职高专教育规划教材建设工作，共立项 69 部教材。2023 年 8 月，国家中医药管理局根据《国家职业教育改革实施方案》《职业教育提质培优行动计划（2020—2023）》和《关于深化现代职业教育体系建设改革的意见》等文件要求，组织开展了第三轮全国中医药行业高等和中等职业教育规划教材的建设工作。本轮教材涉及中医学、针灸推拿学等 11 个高等职业教育专业共 99 门教材，以及中医护理、中医康复技术等 6 个专业 54 门教材的编写。

三、中医成人教育教材建设

为进一步提高全国高等中医院校函授教育的质量，促进中医人才的培养工作，1984 年 1 月，卫生部组织召开了全国高等中医院校函授教材第一次编写会议。会议指定了由成都、湖南、南京、浙江等 11 所中医学院联合编写，确定全套教材为 19 部，于 1985 年至 1988 年陆续出版。本套教材有《中国医学史》《医古文选读》《中医基础理论》《中医诊断学》《中药学》《中医方剂学》《内经讲义》《伤寒论讲义》《金匮要略讲义》《温病学》《中医各家学说》《中医内科学》《中医外科学》《中医伤科学》《中医妇科学》《中医儿科学》《中医眼科学》《中医耳鼻喉科学》《针灸学》。后经国家中医管理局同意，于 1988 年又在原教材基础上增加了 5 门西医教材，分别为《解剖学》《生理学》《病理学》《西医诊断学》《西医内科学》。全套 24 门教材均由湖南科学技术出版社出版。

本套教材作为首套全国性统编的函授教材，根据中医高等函授教育的培养目标，做到了体现中医特色、确保大专水准、力求重点明确、通俗易懂、突出函授特点，在每门教材中设置了"自学指导"及"复习思考题"等，部分教材还附有教学大纲。[①] 该套教材富有特色及实用价值，因此在当时不仅作为四年制中医专科函授教育的教材，还被作为高等教育自学考试及在职中医自学的重要参考书。

1993 年 11 月，国家中医药管理局人事教育司在厦门召开了全国中医药成人教育工作研讨会，会议研讨了中医药成人高等教育招生考试改革、教学计划及教材修订方案。[②]

1999 年 12 月在成都召开了全国中医药成人教育学会第四届一次会议，全体理事讨论了湖南科学技术出版社提出的《关于修订高函教材的报告》。2000 年 5 月国家中医药管理局本着政府职能转变的原则要求，为充分发挥学会及中介组织作用，决定委托全国中医药成人教育学会高等教育研究会负责组织全国高等中医院校函授教材的修订和编写工作。同时，为适应中医药成人教育的需求，决定将本套教材更名为"全国高等中医药院校成人教育教材"。该套教材是在 1983 年编写的全国高等中医院校函授教材基础上的修订和补充编写。

---

① 周仲瑛. 中医内科学［M］. 长沙：湖南科学技术出版社. 1988：出版说明
② 全国中医药成人教育工作研讨会纪要［J］. 中医教育，1994，（01）：3-4

本套修订版教材总计 29 门，在上一版的基础上增加了《推拿学》《药理学》《医学心理学》《预防医学》《急诊医学》《卫生法规》等 6 门教材；上一版的《中医各家学说》改为《中医临床医学流派》，《中医伤科学》改为《中医骨伤科学》，取消了《中国医学史》。

2024 年 3 月，为进一步贯彻落实党的二十大报告提出的统筹职业教育、高等教育、继续教育"三教"协同创新的重要精神，人民卫生出版社启动了全国高等学校中医药学历继续教育规划教材建设工作，拟编写中医学专业教材 18 部，中药学专业教材 9 部，其他专业相关教材 5 部。

四、中医留学生教材

为促进中医学的国际交流，满足当时外国进修生学习中医的需要，国家教委外事局和卫生部中医司于 1986 年 4 月在广州召开外国进修生中医教材审定会议。会议审查了北京中医学院主编的《中医基础理论》《中国医学史》，上海中医学院主编的《中医内科学》《汉语》，南京中医学院主编的《中药学》《方剂学》，广州中医学院主编的《中医诊断学》《针灸学》共八门外国进修生教材。

本套教材吸收了中医院校统编四版、五版教材的内容，并注意到使用对象在学时间不长及存在的民族文化差异等特点，在内容的深度和广度，教材的科学性、思想性、先进性等方面进行了认真的探讨，力求做到既要篇幅小、文字通俗，又不失中医特色，保持中医理论的系统性和完整性，为中医院校培养留学生、进修生教育提供了重要保障。本套教材由中医古籍出版社出版。①

1996 年由全国中医药高等教育国际交流与合作学会联合了全国 21 所高等中医药院校组织编写了首套外国进修生汉英双语教材，并于 1998 年由人民卫生出版社出版。本套教材计有《中医基础理论》《中医诊断学》《方剂学》《中医内科学》《针灸学》《推拿学》等 6 门。

2006 年 5 月，在国家留学基金管理委员会、全国留学生教育管理学会及教育部、卫生部、国家中医药管理局的关怀指导下，全国高等中医药教材建设研究会、全国中医药高等教育国际交流与合作学会组织启动了对本套教材的修订工作，同时对上一版教材进行了增补，增加了《中药学》《中医妇科学》《中医养生学》《医学基础知识导读》等 4 门教材，仍由人民卫生出版社出版。该套教材主要用于来华学习中医药的本科生以及进修生、培训生等，同时也作为境内外中医药汉英双语教学使用。②

为了积极响应国家"一带一路"倡议，规范和提高中医药留学生教育全英文教学和双语教学的质量，人民卫生出版社在教育部、国家卫生健康委员会、国家中医药管理局的领导下，于 2018 年再次组织对本套教材进行了修订。修订后本套教材总计 15 门，在上一版

---

① 南京中医学院.方剂学［M］.北京：中医古籍出版社.1987：前言
② 牛欣.医学基础知识导读［M］.北京：人民卫生出版社.2007：1-11

的基础上增加了《中医与中医传统文化》《太极拳》《名家医案选读》《针刀医学》《中药药理学》等 5 门教材，另外《医学基础知识导读》更名为《中西医结合医学导读》。[①]

20 世纪 80 年代以来是中医教材出版的繁盛时期，不仅有前文所提到的中医统编五版教材、中医大中专教材、函授教材，还有各教育层次和教育类型教材的不断出版，不仅种类丰富，而且涉及的中医学类本科专业及方向较为全面。以上仅简要介绍了几套具有一定影响力或代表性的教材建设历史，从中可以看出，自五版教材以来，中医主干课程教材体系相对稳定，并且根据教育层次及类型各有特色，体现了中医教材进入了稳步发展的时期。

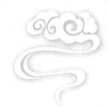

第四节　中医学教材建设组织化与系统化的形成

一、中华人民共和国成立初期的自发与无序状态

解放初期，卫生行政主管领导一度出现对党的中医政策理解和执行层面的偏差，直至 1953 年国家作出了重大的调整，中医进修教育得以回归中医为本，并且掀起了西医学习中医以及中医界的温课运动，同时，国家要求医药院校开设中医课程以及中医师带徒教育的开展，这些新情况导致了对中医教材的强烈需求。

以南京中医学院在 20 世纪 50 年代中后期所开展的校本教材编写情况为例，该校出于教学需要或卫生部委托，在 1959 年 10 月以前编写了教材 16 类 84 种，出版教材 22 种[②]（经笔者考证，实为 23 种[③]），这是全国第一套自成体系的中医教材。但根据书目，既有《中医学概论》《中药学概论》《中医护病学》等专业综合性、总论性的教材，又有《内经教学参考资料》《伤寒论教学参考资料》等接近于教辅书籍性质的教材，还有《江苏中药实名考》《中药手册》等类似专著性质的教材。详见第一章表 1-3-2，显示出当时对教材的定位不是很明确，教材之间的联系不够紧密，也难以体现学科知识体系及教育教学理念。

总之，由于当时中医学的知识体系尚在探索中，这一时期的教材建设主要呈现自发性

① 滕佳林. 中药学［M］. 北京：人民卫生出版社. 2019：7
② 南京中医学院：南京中医学院编写教材种类统计表［A］. 南京：南京中医药大学档案馆藏号 59058
③ 南京中医学院医经教研组. 内经辑要［M］. 上海：科技卫生出版社. 1959：版权页

的特点，缺乏统一的建设规划与管理，各院校基本上根据所开设课程自行编写讲义。

二、以统编一版教材为开端的规划性

统一编写中医教材始于民国时期。当时，中医界在 1928 年和 1929 年的两次中医教材编辑委员会会议上，议定了中医教育的 29 门课程，随之进行了相应的教材编写，但这次教材开发是民间的自发行为，缺乏政府指导，并且不是很成熟。

新中国成立后，1958 年启动的统编一版教材工作，基于初办的中医本科教育需求，在中医学科知识体系初步分化探索的前提下，由医学教育主管部门中央卫生部组织专家经过多次论证，制订出了第一部中医学专业的教学计划，依据教学计划对应立项教材建设内容。在这一时期，已较为明确人才培养目标及课时分配，使得本套教材编写目的、教材体系较为明确，并且由卫生行政主管部门牵头组织开展编写工作，体现统编教材具有一定的规划性、组织性。

经过一版教材的实际试用，结合 1962 年的"五老上书"，中医界及卫生部对第一部中医学专业教学计划及一版教材进行了反思，及时修正方向，匡正人才培养的思路与方法，诞生了第二部中医学专业的教学计划，也促成了第二版中医统编教材的修订出版。相比一版教材而言，教材体系并未有较大变动，但从教材的内容来看有了较大的丰富，这是在前一版的基础上结合两三年的试用情况以及"五老上书"的建言，是中医界对教材进行再次深入研究与探索的结果。

统编三版教材处于"文革"时期对中医政策的大调整阶段，中医院校以面向工农兵办学为主，贯彻预防为主的方针，注重实践，强调中西医结合，提出降低学制、简化教材。[①] 在此背景下，中医统编三版教材根据短学制（三年制）要求，对中西医课程进行了融合，打破了中医西医的界限，"总结了中医院校教材改革的经验，努力使教材做到理论和实践的统一，革命性和科学性的统一"，"在保持祖国医学理论的系统性的辨证施治、理法方药的完整性的同时，介绍一定的现代医学基本知识和技能，并注意采用中西医结合的成果，力求为三大革命服务、切合中医学院培养目标的需要"。[②] 本版教材可以认为是首次对中西医结合教材和中医大专教材建设的富有意义的实践探索。

统编三版教材是对二版教材的大破大立，与各版统编教材相同的是，都是在依照当时的中医政策及医学人才培养需求之下，贯彻党中央及卫生部的最新指示开展的教材编写改革。

统编四版教材产生于恢复高考后，基于当时中医高等教育重新招生以及"文革"的结束，卫生部颁布了新的中医学专业教学计划，依此进行了教材建设。除《中医内科学》与《西医内科学》合并为《内科学》，《中医外科学》与《西医外科学》合并为《外科学》，

---

① 江苏新医学院：我们是怎样编写新教材的［A］.南京中医药大学档案馆藏号 C1971-55
② 广东中医学院.方剂学［M］.上海：上海人民出版社.1974：前言

《中医诊断学讲义》改为《中医学基础》外，四版教材其他科目完全涵盖了二版教材并且有所丰富，体现出中医教材体系对二版教材的回归与发展。

从五版教材开始，各版中医教材均以二版教材为沿革，进行了不同程度的优化与调整，显示出中医教材建设思路的回归与发展。进入新世纪后，以人民卫生出版社及中国中医药出版社等为代表的出版机构，于每一个五年计划里在全国教育、卫生及中医行政主管部门主导下，结合各时期的中医药教育新要求、新形势，有序推出行业规划教材建设工作，体现出中医教材出版的规划性、科学性，各版教材之间的沿革脉络清晰，具有延续性，实现了中医教材编写的组织化与系统化。

三、中医教材建设的荣誉体系

荣誉体系是社会规范和评价制度的重要组成部分。它通过一定的评判标准，对某项工作或个人进行认可、奖励。中医教材建设的荣誉体系包括各个时期的国家级优秀教材评奖、国家级规划教材的评选、省级重点教材的立项、省级优秀教材评选等，这些涉及教材工作的荣誉表彰工作的开展，激发了各个院校及中医药专家参与中医教材建设的积极性和创新力，是推进和规范中医教材发展的重要动力，也是中医教材建设史的有机组成部分。

为了促进高等学校的教材建设，国家教委于 1987 年制定了《高等学校优秀教材奖励试行条例》(国家教委〔1987〕教材图字 004 号)，并启动了普通高等学校优秀教材评奖工作，规定每四年进行一次，由国务院有关部委根据本条例的精神和原则，自行制定对口专业的优秀教材的评奖办法，并组织评奖工作。国家中医药管理局于 1996 年开展了中医高等教育相关的"1990—1994 年普通高等院校优秀教材"，共评出一等奖 3 本、二等奖 5 本、三等奖 4 本。[①]

此后，国家教育委员会于 1996 年开展了普通高等教育"九五"国家级重点教材的立项工作；教育部先后于 2002 年、2006 年、2012 至 2014 年分别开展了普通高等教育本科"十五""十一五""十二五"国家级规划教育的评选或立项工作。

进入"十三五"以来，教材建设工作受到党和国家高度重视。2020 年 10 月，国家教材委员会启动了首届全国教材建设奖评选工作，本次分设全国优秀教材、全国教材建设先进集体、全国教材建设先进个人三个奖项。其中，全国优秀教材分为基础教育、职业教育与继续教育、高等教育三个大类。值得一提的是，本次中医高等教育类共评选出特等奖 4 项，《中医内科学》位列其一。总体的获奖数量，一定程度上体现出了中医学教材建设在近年所取得的丰硕成果。获奖情况见表 5-4-1、表 5-4-2。

---

① 施杞.中医年鉴 1996 年卷〔M〕.北京：中国中医药出版社.1996：107

表 5-4-1　全国优秀教材获奖情况（中医教材）

奖项名称、等级、评选总数	获奖教材	主编及单位
全国优秀教材（高等教育类）/特等奖（共计评出 4 项，中医类 1 项）	中医内科学（新世纪第四版）	张伯礼，天津中医药大学 吴勉华，南京中医药大学
全国优秀教材（高等教育类）/二等奖（总计评出 315 项，中医类 8 项）	中医诊断学（第 3 版）	李灿东，福建中医药大学 吴承玉，南京中医药大学
	温病学（第 3 版）	谷晓红，北京中医药大学 冯全生，成都中医药大学
	针灸学（新世纪第四版）	梁繁荣，成都中医药大学 王华，湖北中医药大学
	中医外科学（第 3 版）	何清湖，湖南中医药大学 秦国政，云南中医药大学
	方剂学（新世纪第四版）	李冀，黑龙江中医药大学 连建伟，浙江中医药大学
	中药学（第 3 版）	唐德才，南京中医药大学 吴庆光，广州中医药大学
	中西医结合妇产科学（新世纪第三版）	杜惠兰，河北中医学院
	中医骨伤科学临床研究（第 2 版）	王拥军，上海中医药大学 冷向阳，长春中医药大学
全国优秀教材（职业教育与继续教育类）/二等奖（总计评出 317 项，中医类 1 项）	中医内科学（第 4 版）	陈建章，江西中医药高等专科学校

表 5-4-2　全国教材建设先进集体、个人奖励情况（中医类）

项目类别	获奖集体/个人
全国教材建设先进集体奖励（总计评出 99 个，中医类 2 个）	南京中医药大学中医学部
	广州中医药大学第一临床医学院
全国教材建设先进个人奖励（总计评出 200 名，中医类 6 名）	卢芳国，湖南中医药大学教研室主任、教授
	杜惠兰，河北中医学院原副院长、教授
	李灿东，福建中医药大学校长、教授
	陈达灿，广东省中医院院长、教授、主任医师
	赵文海，长春中医药大学中医骨科学科带头人、教授、主任医师
	秦国政，云南中医药大学学术委员会主任、第一临床医学院/第一附属医院原院长、教授、主任医师

总之，教材荣誉体系的建设，充分发挥了各项荣誉对中医教材建设激励和引导作用，提升了品牌教材的影响力。不过，中医教材荣誉体系尚没有形成制度化、常规化，也缺乏校、省、国的阶梯性，从而也影响了其权威性。

第五节 中医课程及教材体系建设的历史经验与启示

一、课程体系的确立是中医学自主知识体系构建的重要标志

在近现代院校教育出现以前，中医的传承形式主要为师承或家传，教学内容主要以经典医籍、文史知识和专科科目为主，无稳定的课程内容和教材。中医知识体系方面的自主化，是指从中国实际情况、中华文化和中国实践中产生出具有中国特色、中国气派、中国风格的中医学知识体系。新中国成立以来对中医教育的自主知识体系的构建与探索，主要体现在课程体系的确立上，这是一个曲折而伟大的历程，经历了民国时期的探索、新中国成立后的初步成型、20世纪80年代以来的稳定发展这3个阶段，期间还包括三版教材中西结合知识体系融合的尝试、中医基础课程分化的实践等，这些探索为自主知识体系的构建提供了重要的改革经验。

二、统编教材是各历史时期中医教育改革思路的重要载体

统编教材是在国家教育及卫生行政主管部门指导下，由行业参与的全国性的教材编写行为。在中医院校教育之前，教材的开发与编写处于一个各校自发、缺少计划性的状态。自1958年中医高等教育开始后，由国家层面组织开展了第一版的中医统编教材的编写工作，根据当时的中医学专业教学计划有组织、有计划地进行教材编写，此后各版均以该种模式进行新编或修订。从各版教材的前言以及相关背景文件来分析，无不是在当时最新的教育、卫生方针的指引下而进行的编修以及教材体系调整。因此，对统编教材的研究可以反映各个历史时期中医教育的改革思路与沿革。

三、教材建设与课程建设是专业建设的命运共同体

　　教材建设是出于专业建设与课程建设需求而开展，作为课程教学资源之一，教材建设与课程建设密不可分。随着近年来医学教育改革的不断深化以及中医学专业的专业建设、课程建设不断深入，新的教育教学理念及教学方法不断渗透到教学活动中，对中医学专业的教材建设产生了一定的影响。中医学专业教材建设既要考虑教材的延续性与稳定性，又不能忽视专业建设、课程建设对教材建设提出的新要求。中医学专业教材如何更好地服务于专业及课程改革，更好地切合教学实践是当前教材建设的重要任务。

第六章

中医国际教育

　　国际教育概念最早由美国国际教育局于 1919 年首次使用。在《教育大辞典》中，国际教育主要包含三层含义：一是研究跨国和跨文化教育的问题；二是使受教育者获得理解国际问题所必需的语言、能力、观念和态度的教育；三是促进国家间教育、学生和资料交流的教育计划。国际教育作为教育的一种形式，具有教育的基本属性，是思想、文化传播的重要途径，同时，其跨越地域、跨越民族沟通思想，能促进思想的融汇，推进世界文明的深入对话与交流。[①]中医国际教育是现代中医药教育的重要组成部分。通过中医国际教育，不仅可以培养更多懂得中医药理论和技能的国际专业人才，促进中医药在全球范围内的应用和发展，还为世界各国人民打开一扇了解和接触中华优秀传统文化的窗口，有助于促进不同医学文明之间的交流互鉴。

　　现代中医国际教育经历了起步（1956—1976）、恢复调整（1977—1999）和稳步发展（2000—2023）三个历史阶段。在起步阶段，中医国际教育主要采取"引进来"方式，即外国留学生来华学习中医。在恢复调整阶段，中医国际教育在采取"引进来"方式的同时，也尝试采取"走出去"的方式开展中医药教育。跨入新世纪，实行"引进来"和"走出去"并举的方式开展中医国际教育，提升了中医药的全球吸引力和影响力，增强了中国文化软实力。

第一节　中医国际教育的历史背景及政策方针

一、中医国际教育的历史背景

　　新中国成立之初，我国采取了"一边倒"的外交政策。"一边倒"是毛泽东形象地提出的新中国三条外交政策方针之一，其明确宣布新中国站在社会主义和世界和平民主阵营一边。在此方针指导下，新中国的外交原则迅速确定，并先后同十几个国家建立外交关系，迈出了外交的第一步。[②]与新中国外交政策同步，这一时期，来华中医留学生生源仅限于部分社会主义国家、周边民族独立国家。由于新中国成立初期中医高等教育刚刚起步，所以来华中医留学生教育总体而言接收院校少，规模小，专业主要集中于针灸学。1966 年至 1972 年，受"文化大革命"的影响，来华中医留学生教育一度中断。

①　程爱民.国际学生教育管理研究［M］.上海：上海外语教育出版社，2022：30
②　刘志新.百年党史关键词 1921-2021［M］.北京：人民日报出版社，2021：97

1971 年，联合国第 26 届联大会议恢复了中华人民共和国在联合国的合法席位。1972 年第 25 届世界卫生大会恢复了我国在 WHO 的合法席位[①]。同年，美国总统尼克松访华，并签署了《联合公报》，标志着两国关系正常化的开始。随着国际局势的变化，加之我国外交政策的调整，我国于 1973 年正式恢复招收来华中医留学生。1975 年 WHO 委托中国卫生部在中国中医研究院针灸研究所开办面向世界的针灸医师培训。[②]1976 年受 WHO 委托，我国在北京、南京、上海中医学院建立了三个面向世界各国医学界的中医药国际教育机构——国际针灸培训中心，开展以针灸为基础的中医国际教育。这一时期开展的来华中医留学生教育，我们视为国际主义义务。如 20 世纪 70 年初，挪威针灸学校成立并定期组织一定数量的学生到南京中医学院（现称南京中医药大学）学习针灸。[③]

1978 年，党的十一届三中全会决定把全党工作重点转移到现代化建设上来，从此我国走上了改革开放的道路。邓小平同志指出："对外开放，我们还有一些人没有弄清楚，以为只是对西方开放，其实我们是对三个方面的开放。一个是对西方发达国家的开放，我们吸收外资，引进技术等等主要从那里来。一个是对苏联和东欧国家的开放……还有一个是对第三世界发展中国家的开放，这些国家都有自己的特点和长处，这里有很多文章可以做。"[④] 因此，这一时期我国的外交工作的基本方针是要发展同各国的正常外交关系，创造有利于国家现代化建设的和平国际环境。1992 年我国与韩国建立外交关系，韩国来华中医留学生越来越多。

伴随着我国对外开放的深入，中医药教育参与全球化的程度不断提高。1983 年 8 月世界卫生组织为研究、发展、交流世界各国的传统医学，在传统医学基础较好的国家和地区设立了 20 多个"世界卫生组织传统医学合作中心"，其中设在中国的 7 个合作中心是针刺原理研究中心（上海医科大学针刺原理研究所）、临床医学和情报研究中心（中国中医研究院西苑医院、广安门医院、基础理论研究所、骨伤科研究所、医史文献研究所、图书情报研究所）、中国传统医学中心（南京中医学院）、针灸中心（中国中医研究院针灸研究所）、中药中心（中国中医研究院中药研究所）、中国传统医学中心（上海中医学院）和药用植物资源开发中心（中国医学科学院药用植物资源开发研究所）。[⑤] 与此同时，随着改革开放，中医高等院校恢复改革发展，为中医国际教育的恢复发展奠定了基础。1984 年，我国高等中医药院校增加到 25 所，另有一些高等院校也开办中医、中药专业。

1985 年中央发布《关于教育体制改革的决定》，拉开了教育体制包括高等教育体制改革的序幕。高等教育的改革从改革高等学校的招生、毕业生分配以及扩大高等学校办学自主权入手。随之而来的就是 1988 年国家中医药管理局在广州、上海、辽宁、黑龙江中医学院建立了 4 个中医人员外语培训基地，1991 年广州建立了中医药国际培训中心。1993

① 王致谱，蔡景峰.中国中医药 50 年 1949—1999［M］.福州：福建科学技术出版社.1999：67
② 郑港，李建国.我国中医药文化产业内涵辨析［J］.医学与社会，2021，34（04）：32-36
③ 张伯礼.世界中医药教育概览［M］.北京：中国中医药出版社，2019：16
④ 中共中央文献编辑委员会.邓小平文选第三卷［M］.北京：人民出版社，1993：99
⑤ 林虹.经典国粹［M］.北京：中医古籍出版社，2009：49-51

年南京中医学院与澳大利亚皇家墨尔本理工大学合作成立中医系，开设中医本科学士、硕士课程。1993—1995 年北京、上海、广州、成都、南京中医学院分别升格为中医药大学。1998 年国家开始实施高等教育扩招政策，来华中医留学生教育也进入一个全新的发展阶段。留学生教育教学和管理的体制也由单一封闭逐步走向开放和多元化，来华中医留学生规模迅速增加，生源国几乎涵盖世界的绝大多数国家和地区，学生层次均匀分布，学习专业几乎涵盖中医类所有专业。高等教育的改革推动了我国高等中医药教育的快速发展，从而为来华中医留学生教育提供了比较充分的硬件和软件条件。

1998 年，时任中共中央总书记、国家主席江泽民同志在北京大学建校一百周年会议的讲话中提出建设世界一流大学的号召。这个号召成为我国高等学校发展追求的目标。其中，发展来华留学生教育成为建设世界一流大学的重要内容。跨入 21 世纪，我国经济全球化程度不断提高。2001 年我国加入世界贸易组织。2004 年，我国国际贸易额已经居于世界第三位。2010 年我国 GDP 超越日本，成为世界第二大经济体。在国际层面，我国积极倡导和平、发展、合作、共赢的外交理念，坚持在和平共处五项原则基础上同所有国家发展友好合作，提出构建人类命运共同体、人类卫生健康共同体等。在国内层面，我国政治社会长期稳定，文化强国、教育强国、人才强国、体育强国、健康中国建设持续推进，中医药传承创新发展不断取得新的进展。2016 年《中医药发展战略规划纲要（2016—2030 年）》的出台，标志着中医药发展已上升为国家战略，该《纲要》明确要求"推进多层次的中医药国际教育交流合作，吸引更多的海外留学生来华接受学历教育、非学历教育、短期培训和临床实习，把中医药打造成中外人文交流、民心相通的亮丽名片。"同年国务院发布《中国的中医药》白皮书，进一步扩大了中医药的吸引力和影响力，2017 年《中华人民共和国中医药法》的颁布实施，2019 年全国中医药大会成功召开，这一切都为中医国际教育的发展创造了优越的外部环境。2021 年国家中医药管理局和推进"一带一路"建设工作领导小组办公室共同发布了《推进中医药高质量融入共建"一带一路"发展规划（2021—2025 年）》。该《规划》从三个方面对中医国际教育进行全面系统的规划，将对未来中医国际教育产生重大而深刻的影响。2022 年《"十四五"中医药发展规划》的制定，2023 年《中医药振兴发展重大工程实施方案》的印发，都有力推动中医国际教育事业的发展。习近平总书记曾指出："中医药振兴发展迎来天时、地利、人和的大好时机。"总之，跨入新世纪，我国参与世界经济程度的不断深入，经济文化国际地位的不断提高，均成为推动来华中医留学生教育发展的重要动力。

二、中医国际教育的政策方针

新中国成立后，国家实行积极的来华中医留学生政策，支持和争取与各种类型国家开展留学生交流，促进了中医国际教育的持续健康发展。下面主要从来华中医留学生的招生、教学质量、教育管理等方面作简要分析。

（一）招生政策

来华中医留学生的招生政策经历了三个阶段：1956—1976 年的第一阶段，来华中医留学生招生政策都是卫生部按计划制订的，并按照社会主义国家、亚非拉国家和欧美资本主义国家等区别对等；1977—1999 年的第二阶段，伴随着我国高校办学自主权的扩大，来华中医留学生招生政策有了变化，即在遵循我国的对外政策和教育制度的前提下，兼顾派遣国情况，贯彻坚持标准，择优录取；2000—2023 年的第三阶段，来华中医留学生招生采取国际通行的审核、考查、考试等相结合的灵活招生方式。这充分显示，来华中医留学生招生政策越来越规范化、制度化。

改革开放之前，来华中医留学生教育的招生分为两个时期：第一个时期是 1956—1965 年，第二时期是 1972—1976 年。因 1966 年发生"文化大革命"，高等学校随之停课，1966—1971 年间没有来华中医留学生。这两个时期中医国际教育的招生，主要是接受卫生部的安排，由卫生部制订每年接收来华中医留学生的计划，包括国家奖学金留学生和自费留学生计划；卫生部通过我国驻外使领馆或有关国家驻华使馆与有关国家商谈留学生名额、招生要求和条件；有关国家根据商定的条件确定来华中医留学生名单，并通过我驻外使领馆或有关国家驻华使领馆将名单提供给卫生部；然后，卫生部与有关高等学校联系落实留学生的接收院校，接收留学生院校必须是经卫生部批准的开放院校；最后通过我驻外使领馆或外国驻华使领馆通知学生本人。

在第一阶段，中医国际教育招生的学员更多地来自苏联、朝鲜、越南、蒙古等兄弟国家及东欧人民民主国家，也接收周边人民民主国家的留学生。同时，与民族独立国家、资本主义国家开展留学生交流。1973 年我国开始恢复接收来华中医留学生，当时规定接收来华留学生原则是"照顾重点，兼顾一般"。"对阿尔巴尼亚、越南、朝鲜、罗马尼亚等国的要求将尽量满足；对亚、非、拉已建交的友好国家有重点地、少量地赠给奖学金名额；对欧洲、北美、大洋洲、日本等国，根据对等的原则，按有关协议适量接受。"[1]

改革开放之后，我国来华中医留学生教育规模保持增长趋势。1983 年 4 月教育部发布《为外国人举办短期学习培训班的有关规定》，鼓励中国有关的高等院校直接与外国的有关院校签订举办短期学习班的双边协议，也同意它们与非营利的外国民间友好组织签订这类协议。该《规定》促进了来华中医留学生教育的发展。1985 年 5 月 27 日，中共中央发布了《关于教育体制改革的决定》。该《决定》提出对高等教育体制改革的总目标是："改革高等学校的招生计划和毕业分配制度，扩大高等学校办学自主权""在执行国家的政策、法令、计划的前提下，高等学校有权在计划外接收委托培养学生和招自费生……有权利用自筹资金，开展国际的教育和学术交流"。这不仅大大促进了我国高等教育的发展，而且为招收来华中医留学生提供了制度上的强有力支持，接受来华中医留学生当然是高等中医院校国际教育交流的一部分。

---

[1]　外交部、国务院科教组：关于 1973 年接受来华留学生计划和留学生工作若干问题的请示报告［Z］.1973-5-22

1985 年 10 月 14 日国务院发布《外国留学生管理办法》。文件指出，"接受留学生应当遵循我国的对外政策和教育制度，兼顾派遣国情况，贯彻坚持标准，择优录取""报考理、工、农、医、管理等学科的本科和报考研究生的，均需按规定参加入学考试（另有协议者除外）"。1989 年国家教委（教育部）发布了《关于招收自费外国来华留学生的有关规定》（以下简称《招收自费留学生规定》）。《招收自费留学生规定》把自费生规定为："外国留学生在华费用，包括学费、住宿费、伙食费、医疗费、教材费及教学计划之外的实验、实习、专业参观等费用均由留学生本人负担者，称为自费生（含短期来华留学人员）。根据我国接收外国留学生的类别，自费生包括学历生、进修生和短期生。"[①] 招收自费外国来华留学生政策的出台，进一步促进了我国来华中医留学生教育的发展，这一时期，来自欧美发达国家留学生显著增加，来华中医留学生教育的规模迅速扩大。

步入 21 世纪，中医国际教育的招生政策越来越规范化、制度化。2000 年教育部发布《高等学校接受外国留学生管理规定》。该《规定》第十一条指出："高等学校应当制定外国留学生招生办法，公布招生章程，按规定招收外国留学生。"2010 年 9 月 21 日教育部发布《留学中国计划》第十条明确指出："改革来华留学人员招生录取办法，采取国际通行的审核、考查、考试等相结合的灵活招生方式。"2018 年教育部印发《来华留学生高等教育质量规范（试行）》，明确要求："高等学校应当依照国家有关规定和本规范，根据学校来华留学生人才培养目标和培养能力合理规定学校的来华留学生入学标准，包括学历背景、学术水平、语言能力、身份资格、经济能力等。"这些政策制度的出台为中医国际教育的招生提供了明确的方向。

（二）教学质量管理

提升来华中医留学生的教学质量是来华中医留学生教育的生命线，主要包括两个方面，一是提高入学门槛，即制定汉语水平等级标准和入学考试制度；二是提升课堂教学质量。在汉语水平等级标准和考试制度方面，第一阶段，对汉语要求比较低，由专门学校进行基础汉语培训；第二阶段，来华中医留学生进行一年基础汉语学习，并进行汉语水平的国际化考试，对中医专业的汉语水平入学考试的标准定为 6 级；第三阶段，要求学生能够顺利使用中文完成中医药学科、专业的学习和研究任务。在课堂教学方面，在第一阶段，为来华中医留学生制订了详细的教学工作计划，通过学习，要求达到对中医理论基本上有所了解，并能初步掌握一般规律，进行临床工作；在第二阶段，课堂教学和考试逐步走向标准化和规范化，力求使他们学到真实本领；在第三阶段，构建来华中医留学教育质量评估体系，打造中医药国际教育知名品牌。

1. 汉语水平等级标准和考试制度　运用汉语进行专业学习是来华中医留学生必须具备的能力，所以制定汉语水平等级标准和考试制度是开展来华中医留学生教育的重要内容。1955 年，高等教育部在《关于各国来华留学生管理工作的注意事项》的通知中，评

---

① 国家教育委员会：关于招收自费外国来华留学生的有关规定［Z］. 1989-6-13

估留学生通过一年或两年汉语培训后的汉语水平时说，留学生"可初步具有听说、阅读中文的能力……（但在）学习专业的第一年中，（汉语）语言上困难仍大……学校必须根据实际情况，给予适当和应有的照顾，从各个方面多加辅导。有条件的学校，可为留学生专门开设语文（汉语）课，以进一步提高语文（汉语）。"[1]1963 年以前，留学生的基础汉语培训主要是由专门的学校（当时的外国留学生高等预备学校）负责。1973 年我国高等学校恢复接收外国留学生，对来华留学生的汉语培训规定："外国留学生一般先集中到北京语言学院学习一年左右汉语，然后视汉语运用能力，转入专业学习。"[2]1985 年国务院发布的《外国留学生管理办法》第十条规定："不能用汉语进行专业学习的留学生，来华后需学习一年基础汉语，经考试汉语水平达到规定标准后，方可进入专业学习。学习中医的本科生，需学习两年基础汉语。"1989 年，国家教委颁布了《汉语水平考试 HSK 大纲》，并在国内外开始实施汉语水平考试。1992 年，国家教委发布了《中国汉语水平考试（HSK）办法》。该《办法》规定："汉语水平考试（HSK）是统一的标准化考试，实行统一命题、考试、阅卷、评分，并统一颁发证书。"[3]1996 年，教育部将 HSK 确定为鉴定外国留学生汉语水平的国家级标准化考试，并制定了留学生入学汉语水平标准。根据不同学科的特点和教学要求，中医药院校将留学生本科生入学汉语水平的标准定为 6 级。[4]

2000 年教育部发布《高等学校接受外国留学生管理规定》，该《规定》第二十四条指出："汉语为高等学校培养外国留学生的基本教学语言。对汉语水平达不到专业学习要求的外国留学生，学校应当提供必要的汉语补习条件。"2018 年教育部印发《来华留学生高等教育质量规范（试行）》，该《规范》对来华留学生汉语水平作出明确规定："以中文为专业教学语言的学科、专业中，来华留学生应当能够顺利使用中文完成本学科、专业的学习和研究任务，并具备使用中文从事本专业相关工作的能力；毕业时中文能力应当达到《国际汉语能力标准》五级水平。"提高对留学生汉语培训的能力和水平，不但关系到来华中医留学生规模的扩大，更关系到中医国际教育质量的提升。因此，必须给予特别的重视。

2. 课堂教学质量管理 随着我国改革开放的深入，来华学习中医药专业的外国留学生迅猛增加，中医药教育的对外交流有了较快的发展。提高教学质量成为来华中医留学生教育的重点工作。1985 年国务院发布的《外国留学生管理办法》第九条指出："做好教学工作是培养留学生的中心环节。要根据我国的教育制度和教学计划，结合留学生的实际情况，安排好教学。要加强教学研究，改进教学方法，提高教学质量。对留学生的学习，既要严格要求，也要照顾他们的特点和困难，必要时可增减课程和内容，也可单独开班，力求使他们学到真实本领。"为保证中医国际教育健康发展，1988 年 11 月 29 日国家中医药管理局发布《关于在中医对外教育中禁止滥发证书的通知》，要求只有经过有关主管部门

[1] 高等教育部：关于各国来华留学生管理工作的注意事项［Z］.1955-8-17
[2] 外交部、国务院科教组：关于 1973 年接受来华留学生计划和留学生工作若干问题的请示报告［Z］.1973-5-22
[3] 国家教育委员会：中国汉语水平考试（HSK）办法［Z］.1992-9-2
[4] 弓家培.中医药对外教育的回顾、实践和探索［J］.中医药管理杂志，2005（02）：17-20

批准，学制在三个月以上的国际培训班方可颁发结业证书，学制短于三个月的班不得以任何名义发结业证书。对参加短期学习进修以及临时要求实习的学员，可酌情发给学习证明书。学习证明书应注明学习期限及科目。举办学制三个月以上的国际培训班，必须严格审查学员入学资格，非医务工作者不得被接受入学。

1991年国家中医药管理局成立中国国际针灸考试委员会，陈佑帮任主任委员，发布《国际针灸专业人员水平考试办法（试行）》，使针灸教育和考试逐步走向标准化和规范化，以提高国际针灸专业人员的素质。1995年国家教委、国家中医药管理局发布了《关于严格管理中医药专业来华留学生学历教育的通知》。要求"凡开办本科以上学历教育的中医药院校，必须保证留学生按规定的所学专业的学制年限在华修业期满（中医类本科专业修业年限不少于5年，其中临床实习时间不少于1年；中药类专业不少于4年，其中生产实习时间不得少于半年），学完教学大纲规定的全部课程，考试合格，符合有关文件的要求，方可发给毕业证书，非正规高等教育学习时间不能计入留学生专业学习年限"。

为进一步加强来华留学生的教学质量，1991年国务院学位委员会就部分高等院校施行《关于普通高等学校授予来华留学生我国学位试行办法》发出通知。通知对授予留学生各种不同学位作出了具体规定和要求："授予博士学位，不管来华留学生来自哪个地区的国家，都应该按照本试行办法的有关规定，严格要求，保证质量。"[①]1996年国家教委、国家中医药管理局发布了《关于加强来华接受中医药本科教育留学生教学质量宏观管理》的通知。考试内容主要包括中医学与针灸学专业知识，基础与临床部分分别命题和考试，从而对来华接受中医药本科教育的留学生的教学质量予以监控。1996年3月13日，国家中医药管理局转发《关于加强中外合作办学活动中学位授予管理的通知》，要求北京中医药大学、广州中医药大学、北京针灸骨伤学院和中国中医研究院严格执行中外合作办学中的学位授予的规定。

2010年发布的《留学中国计划》第十四条规定："构建来华留学教育质量评估体系，加强对来华留学教育条件、培养质量和管理服务水平的评估，促进学校合理定位、增强来华留学工作办学特色。"2021年国家中医药管理局和推进"一带一路"建设工作领导小组办公室共同印发了《推进中医药高质量融入共建"一带一路"发展规划（2021—2025年）》。该《规划》强调："提升中医药高等院校国际教育水平，建立中医药教材全球标准，打造中医药国际教育知名品牌，不断提升中国作为中医药学发源国学术权威性。"

（三）教育管理制度

伴随着中医国际教育规模的扩大，来华中医留学生教育管理也越来越规范化、制度化。在1956—1976年的第一阶段，在教育管理方面由对来华中医留学生的区别对待，发展到原则上应当与中国学生相同；在1977—1999年的第二阶段，由教育部管理来华中医留学生，发展到学校管理并书面通知国家留学基金管理委员会；在2000—2023年的第三

---

① 国务院学位委员会：关于普通高等学校授予来华留学生我国学位试行办法［Z］．1991-10-24

阶段，接收来华中医留学生的院校具有教育管理的完全自主权。

1962 年制定的第一个来华留学生的法规性文件《外国留学生工作试行条例（试行）》中规定："对留学生应严格要求，同时要照顾他们的特点和困难，认真帮助，加强辅导，力求使他们学到真正的本领。"[①]1973 年恢复接收外国留学生后，教育部 1974 年制定《关于外国留学生教学和管理工作的暂行规定》，对来华本科留学生的教学规定是："凡能统一计划的，均与中国学生合班上课，不能统一计划的，则可单独安排。"[②] 第一次把留学生单独教学合法化了。1979 年颁布的《外国留学生工作试行条例（修订稿）》第二十二条规定："学校应根据考勤、考绩制度对留学生进行考核，需要做休学、退学处理者，必须报教育部同意。"该《条例》第三十五条规定："对违反校纪者，要给予适当的批评和教育，情节恶劣屡教不改者应受不同的校纪处分，直至开除。开除留学生须报教育部并商外交部批准。"[③]1985 年，经国务院批准转发的国家教委等中央有关部门制定的《外国留学生管理办法》，取消了对留学生学习不及格开除学籍以及因严重违纪给予开除处分须报上级主管部门批准的规定，把这些权力归还给接收留学生的院校。其第二十四条规定："对犯错误留学生的校级处分分为警告、严重警告、记过、留校察看、勒令退学和开除学籍。"第二十五条规定："对留学生的考核，升级与留（降）级、休学与退学的管理，原则上应当与中国学生相同。"[④]1987 年，国家教委、外交部、公安部《关于加强和改进外国来华留学生管理工作的通知》中，再次强调"对留学生违反校纪事件，以学校为主按校纪处理，违反法律的事件，由当地公安、司法部门为主依法处理，有关院校予以协助"[⑤]。

2000 年教育部发布《高等学校接受外国留学生管理规定》，该《规定》第三十条要求："高等学校依照国家有关法律、法规和学校的规章制度对外国留学生进行教育和管理。"第二十八条也规定："高等学校根据国家有关规定对外国留学生进行学籍管理。高等学校对外国留学生作勒令退学或开除学籍处分时，应当报省级教育行政部门备案；如受到上述处分者为国家计划内招收的外国留学生，学校还应当书面通知国家留学基金管理委员会。"2010 年《留学中国计划》第十五条规定："积极推动来华留学人员与我国学生的管理和服务趋同化，加强中国法律法规、优秀传统文化和国情教育，帮助来华留学人员客观了解中国社会发展情况。"这些政策措施的出台，使高等中医院校具有来华中医留学生教育管理的完全自主权。

---

① 国务院外事办公室、教育部、对外经济联络总局：外国留学生工作试行条例（草案）［Z］.1962-7-20
② 国务院科教组：转发关于外国留学生教学和管理工作的暂行规定的通知［Z］.1974-12-10
③ 教育部、外交部、文化部、公安部：外国留学生工作试行条例（修订稿）［Z］.1979-5-4
④ 国务院批转国家教育委员会、外交部、文化部、公安部、财政部：外国留学生管理办法［Z］.1985-10-14
⑤ 国家教育委员会、外交部、公安部：关于加强和改进外国来华留学生管理工作的通知［Z］.1987-8-20

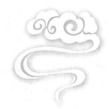

第二节 中医药院校的兴办与中医国际教育的起步（1956—1976）

1956 年，我国正式建立四所中医学院。伴随着中医学院的兴办，中医国际教育也陆续开展起来。但此时中医院校完全接受上级指示，中医院校没有形成规范的留学生招生规划、培养机制，也没有直接面向学生能够申请自费来华学习的渠道，可以说这一时期的中医国际教育刚刚起步。

一、中医药院校的兴办

1951 年 12 月，卫生部向全国颁发了《关于组织中医进修学校及进修班的通知》，各地随之建立起中医进修学校 17 处，不同名称的中医进修班 101 处，建立了最初的中医药教育机构。[①] 其中，江苏中医进修学校于 1954 年 10 月成立，后更名为江苏中医学校、南京中医学院、南京中医药大学，是全国建校最早的高等中医药院校之一，为新中国高等中医药教育培养输送了第一批师资、编撰了第一套教材、制定了第一版教学大纲，为新中国高等中医药教育模式的确立和推广作出了开创性贡献，被誉为"高等中医教育的摇篮"。1955 年 12 月 19 日，中国中医研究院在北京成立。1956 年 9 月，经国务院批准，北京、上海、广州、成都四所中医学院正式成立，当年共招生 480 人，这是我国历史上第一次正式招收的中医本科大学生（六年制），标志着高等中医药教育体系的建立[②]。

1957 年 9 月卫生部召开高等医学院党员院长座谈会讨论确定，中医专业为五年制，少数为六年制，中药、药学为四年制，少数为五年制。

1966 年，新中国经历了影响全国的"文化大革命"，教育事业遭受重创，学校教学秩序陷入混乱，高等学校暂停运作，来华留学生教育同样受到严重冲击。

1976 年动荡时期结束，国家在高等教育领域开始纠正错误做法，例如废除"文化大革命"中高等学校推荐招生办法。高等教育得到恢复，中医专业也面向国际开始招生。在经历了多年的波折之后，中医药教育事业终于得到了恢复和发展。

---

① 余永燕. 近 50 年中医教育机构发展史略［J］. 中国中医基础医学杂志，2005（12）：946
② 王致谱，蔡景峰. 中国中医药 50 年 1949—1999［M］. 福州：福建科学技术出版社. 1999：56

二、中医国际教育的起步

（一）最早来华中医药学员

1951 年《人民日报》发表推行、研究、整理针灸疗法的消息和专论后，苏联医学科学院副院长柯诺瓦洛夫教授就写信表示"苏联医学界对于中国古代医学极感兴趣"。苏联保健部部长科夫里金娜来我国访问时也曾经说："针灸疗法是中国的古代医学，它已经过了无数中国人民的考验，有其丰富的内容和治病的独特长处，这是无可置疑的。针灸疗法的祖国是中国……苏联医学界，也同样有责任学习针灸疗法，并帮助进行科学的研究。"[①]并派 17 位医师来华学习。[②]从此，新中国中医国际教育的历史拉开了序幕，但这一阶段，中医国际教育几乎完全服从和服务于中国的外交活动，跟随中国外交活动来展开。

1956 年 4 月 20 日，卫生部下达〔56〕卫厅秘字 184 号《关于分配朝鲜留学生到江苏省中医学校学习的通知》，我国首届中医外国留学生入学[③]。因此，江苏省中医学校（南京中医药大学前身）也成为我国首批接受中医留学生教育的学校。1957 年 4 月中旬卫生部介绍朝鲜民主主义人民共和国平安道保健部部长金孝善、保健省药务局指导员金声屹大夫、针灸大夫金光一来到南京学习中医。江苏省中医学校为朝鲜中医留学生制订了详细的教学工作计划。教学目的是"为了帮助兄弟国家同志更好的学习和了解中医中药，通过中医经典、针灸、诊断等各科的学习，要求达到对中医理论基本上有所了解，并能初步掌握一般规律，进行临床工作，为今后进一步研究中医中药创造条件。"学制期限为三个月（包括理论教学和部分临床实习），课程内容包括针灸、黄帝内经、难经、本草、方剂学、诊断学、伤寒论、温病学和金匮要略等课程，教学方法为各科按次学习，学完一门，再讲一门，按时上课讲解，课后自学讨论，边教学、边实习，由浅入深地进行教学等。成绩考查是"每科学程告一段落时，要求写出学习心得，或自由命题写作论文，以作学习成绩和教学效果之测定"。7 月下旬学习结束时，金孝善部长写了一篇题为《中医学的发展展望》的论文。1956 年 7 月，根据中苏科技委员会决议，苏联派遣 3 名专家组成针灸考察小组来华，在北京的中医研究院学习[④]。1957 年 11 月，缅甸侨胞卢国威来江苏省中医学校学习针灸，经过七周时间的学习，卢国威对在江苏省中医学校的学习感到非常满意。1957 年 12 月，卫生部介绍蒙古医生巴·策仁其米德、都·巴达克钦、苏联克里姆林宫保健医生西茨科娃来江苏省中医学校学习。1958 年 3 月，越南民主共和国派三名医生来江苏省中医学校学习针灸、调治医理、药材研究与中医等，为期 6 个月。1959 年，南京中医学院

① 陈岩波.针灸学传入苏联的简史及其发展现状［J］.针灸学报，1991（03）：54
② 朱建平.新中国成立以来中医外传历史、途径与海外发展［J］.中医药文化，2019，14（03）：7
③ 王宏才，郭义才.中国针灸交流通鉴 教育卷［M］.西安：西安交通大学出版社，2012：225
④ 陆莲舫.中医药对外教育的发展：高等中医教育 40 年回顾之七［J］.中医教育，1997（06）：8-10

被确定为全国中医对口接待单位。当年接待的第一批外宾为英国著名科学家李约瑟[①]。这一时期，面向苏联、朝鲜、蒙古、缅甸、印尼来华留学生，开办了针灸、内科、中药、医史课程，来华学习中医的有 24 个国家[②]。

（二）国际针灸班设立与招生

如果说乒乓外交是乒乓运动带动了外交关系的缓和，那么国际针灸热则是外交活动提升了中医的国际影响力。在国际关系产生重大转变以及国际"针灸热"的影响下，来华进行医学交流的外国卫生健康领域专家学者快速增加，中医药教育国际合作与交流逐渐开展开来。

1976 年，受世界卫生组织委托，在北京、南京、上海建立了三个面向世界各国医学界的中医药国际教育机构——"国际针灸培训中心"，开展以针灸为基础的中医国际教育，接收了来自世界上 100 多个国家和地区的进修生、留学生[③]。以南京中医学院为例，1976 年，南京中医学院接受卫生部委托，开办了国际针灸普通班和进修班，旨在让学生掌握针灸基本理论与技能。普通班每年举办两期，每期三个月，学员主要是有一定基础的医护人员；进修班则为普通班结业的学员或已有针灸基础的医生提供深造的机会，每年举办一期，每期亦为三个月。此外还举办临床短期（一个月）针灸培训班，简称临床短期班。1983 年，南京中医学院是第一批被卫生部确定的国际针灸培训中心，同年与北京中医学院、上海中医学院被世界卫生组织（WHO）确定为世界卫生组织传统医学合作中心。截至 1986 年 12 月，南京中医学院举办了十九期普通班、六期进修班和二期临床短期班，为五大洲六十四个国家和地区培训了 400 多名针灸技术人才，其中有世界卫生组织安排的来自 43 个国家的 101 位学员，其他学员为通过国与国之间文化技术交流协定互派，或个人自费前来。

其中进修班的招考条件为：①参加者应通晓中、英、法中的一种语种；②经普通班学习并取得结业证书者；③国外两年制以上针灸学院毕业者；④持有开业执照的针灸师。后二者须经考试合格。教学内容是在普通班的基础上，重点讲授舌诊、脉诊、脏腑辨证、361 个穴位、部分经外奇穴、针刺得气、单式补泻等针刺手法、特定穴应用和 40 种（含普及班的 25 种）常见病。最后进行临床实习。进修班学员通过学习，一般可以较为全面地了解中医学基础理论和经络学说，较熟练地掌握 250 个穴位及临床操作技术，进行辨证施治，处方配穴，治疗针灸临床常见病和某些疑难杂症。为保证教学质量，期中和期末进行考试，学习成绩及格者，发给结业证书。大部分来华中医留学的非学历教育主要集中在为期 3 个月的针灸培训班。例如，1988 年天津中医学院开设了为期 1 年的国际针灸学习班，专门针对针灸高级进修生[④]。针灸班的规模增长不大，多年一直保持相对稳定。

国际针灸培训中心成为外国人学习了解针灸的窗口。国际针灸班的建立意味着我国中医非学历教育出现，有了规范的短期中医国际课程。国际针灸班是科技交流活动的延伸。

① 南京中医药大学.难忘岁月：在南中医的日子里［M］.北京：中国中医药出版社，2014：26
② 朱建平.新中国成立以来中医外传历史、途径与海外发展［J］.中医药文化，2019，14（03）：8
③ 白俊杰.10 所高等中医药院校留学生生源及毕业率分析研究［D］.北京：北京中医药大学，2008：17
④ 李鼎.西江月·满庭芳：贺岁迎春词二首暨张灿教授和词［J］.中医药文化，2012，7（03）：34-36

针灸以其独特性，在中医国际教育史上留下浓厚一笔。

（三）中医国际教育的教材建设

中医留学生来华后除了使用既有的中医教材外，也使用了一些专门根据留学生实际情况编写的教材。1955 年朱琏编写了《新针灸学》，并在苏联、朝鲜出版。1959 年 9 月，卫生部中医司下达任务，由北京、南京、上海三家中医学院专家赴北京集中编写对外针灸教材，最终定名为《中国针灸学概要》，中文版于 1964 年 6 月由人民卫生出版社出版，扼要阐述针灸学的主要内容。英文版于 1975 年由外文出版社出版，作为中医国际交流和外国人学习针灸的教材。修订本《中国针灸学概要》（第二版）于 1979 年 6 月出版发行，第三版于 1987 年 9 月出版。北京、南京、上海中医学院的国际针灸班以《中国针灸学概要》为教材，第一个月学习中医基础理论和常用穴位；第二个月学习治疗总论，掌握分经辨证、特定穴位应用、基本配穴原则和处方；第三个月为临床实习。通过学习，使学员简要地了解中医学和针灸学的基本理论，初步掌握一般操作技术和 120 个常用穴位、25 种常见病的治疗。《中国针灸学概要》教材至今仍在使用。该书对针灸学的国际传播起到了积极推进作用，在针灸国际教学中影响很大。

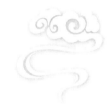

第三节 改革开放与中医国际教育的 恢复调整期（1977—1999）

"文革"后，中医药教育事业得到迅速的恢复。1977 年，全国恢复高考制度，中医药大中专院校开始正规招生，恢复学制。1978 年，中国政府实行了改革开放政策，中医药教育事业也迎来快速发展的时期。1978 年 9 月，中共中央转批了卫生部《关于认真贯彻党的中医药政策，解决中医药队伍后继乏人问题的报告》，"要求各级党委高度重视卫生部党组报告中提出的有关中医药工作中存在的问题和建议，结合当地实际有步骤地把这件大事办好"。截至 1984 年，全国高等中医药院校已由"文革"前的 21 所发展到 25 所，另有 11 所高等医学院校开办中医中药专业，中医药学专业在校生达 26 690 人[①]。

1982 年衡阳会议后，加快中医建设和加速中医药人才培养工作、建立健全符合中医发展规律和特点的规章制度成为主要努力方向。1986 年 7 月 20 日，国家中医药管理局成立，结束了多年来中医药没有国家专门机构管理的历史，为中医药高等教育事业的发展创造了

---

① 余永燕. 近 50 年中医教育机构发展史略［J］. 中国中医基础医学杂志，2005（12）：946-948

有利的条件[①]。1988 年郑州会议制定了《1988—2000 年中医药教育事业发展战略规划》，提出"建立起以政府办学为主，多种办学形式并存，规模适应，专业齐全，层次分明，结构比较合理，具有中国特色的中医药教育体系，大力培养各级各类中医药人才，适应本世纪中医药事业发展的需要"[②]。该规划还指出，要建立中医药国际交流网点，扩大中医的国际影响和服务范围，并首次明确中医药对外交流的任务和具体措施，使对外交流有了政策依据。

一、中医国际教育的恢复

这一时期，中医国际教育陆续恢复了国际针灸进修培训、中医药教育的国际合作交流以及来华中医留学生的教材建设等，促进了中医药的国际传播。

（一）恢复国际针灸进修培训

伴随着中国改革开放国策的实施，在十年"文革"时期一度中断的国际针灸培训又得以恢复。如在 1979 年 9 月，原国家卫生部把举办国际针灸班的任务划给南京中医学院承担。据当时老师回忆："当时针灸师资尚可，而英语翻译却没有着落，既无编制，又借用无门。有无翻译成为能否办班的关键。万般无奈，只好抱着一线希望，向当时的省委书记写信求助，宣传办班的意义，希望特批 10 名翻译，度过办班的难关。信还真起了作用，省里很快批下 6 名翻译，我院第一期国际针灸班得以顺利开学。"[③]1980 年《接受外国留学生的学校、专业名称》中，中医药院校只有两所，见表 6-3-1。其中广州中医学院自 1980 年起，举办国际针灸班和日本医生针灸函授班[④]。

表 6-3-1　1980 年中医药院校接受外国留学生开设专业情况

编号	学校	专业名称	学生类别	备注
31	北京中医学院	中医	大学生、进修生	无色盲、无色弱
32	广州中医学院	中医	大学生、进修生	同上

1981 年 2 月，教育部决定将 10 名朝鲜中医进修生转入南京中医学院进修中医专业，进修期限 2 年（1981 年 4 月至 1983 年 4 月）。经国务院批准，根据教育部〔79〕教外字 492 号文，南京中医学院已作为对外正式开放院校接受外国留学生[⑤]。

事实上，这一时期中医药院校招收来华留学生面临的物质困难是较大的。尽管如此，各中医药院校仍然克服困难，为中医国际教育的恢复和顺利开展创造条件。以南京中医学院为例，1982 年，学校建立第一栋留学生楼，以后每年投入一定资金进行改造、维修。

① 李新路.近代以来中医药师承教育的嬗变与发展研究［D］.南京：南京中医药大学，2017：41
② 余永燕.近 50 年中医教育机构发展史略［J］.中国中医基础医学杂志，2005（12）：946-948
③ 南京中医药大学.辉煌历程南京中医药大学大事记 1954—2014［M］.北京：中国中医药出版社，2014：26
④ 《中国卫生年鉴》编委会.中国卫生年鉴（1985）［M］.北京：人民卫生出版社，1986.03
⑤ 南京中医药大学.辉煌历程南京中医药大学大事记 1954—2014［M］.北京：中国中医药出版社，2014：26

在全校教学、生活设施仍较困难的情况下，学校坚持为中医国际教育开绿灯，抽调出专用教室，安装磁卡电话，室内安装电话分机。楼层增设专供中医留学生使用的自炊厨房，添置液化气灶具，并为学生单独开设餐厅[①]。1984 年，北京、上海、南京、广州 4 所中医学院对外开放为接收留学生的学校。南京中医学院退休教师回忆："1984 年，国家教委要求南京中医学院接受留学生，但是当时一无教学设备，二无生活设施，难以完成接收留学生的任务。最终得到了南京药学院的帮助，将第一批外国留学生安排到该院，生活由该院安排，教学与管理由南京中医学院负责，终于越过艰难的第一步。"[②] 这反映了当时我国恢复中医国际教育的不易。

（二）恢复中医药教育的国际合作

在这期间，中医药教育的国际合作和交流也快速开展，相关立法管理工作也不断调整完善。20 世纪 70 年代初，挪威针灸学校成立并定期组织一定数量的学生到南京中医学院学习针灸，南京中医学院每年选派师资赴挪威针灸学校联合举办中医药、针灸各种培训班[③]。国家中医药管理局继 1991 年在成都召开全国中医药外事工作研讨会后，起草论证了《中医药涉外工作管理办法》《关于在华举办中医药国际学术会议和展览会的若干规定》《关于外宾接待的有关规定》等多项办法规定[④]。1991 年，厦门大学设置海外函授学院。同年广州建立了中医药国际培训中心。1992 年，天津中医药大学经国家教委会批准，成为加挂中国传统医药国际学院校牌的中医高等院校。1993 年，国家公布了一批具备接受外国留学生条件的院校名单，按照省级行政单位排列的中医药院校如下：北京中医学院、北京针灸骨伤学院、北京中医研究院，天津中医学院，上海中医学院，南京中医学院，浙江中医学院，湖北中医学院，广州中医学院，山东中医学院，福建中医学院，成都中医学院，广西中医学院，辽宁中医学院，长春中医学院，黑龙江中医学院等[⑤]。

1993 年南京中医药大学与澳大利亚皇家墨尔本理工大学合作成立中医系，开设中医本科学士、硕士课程，开创了国内中医药大学与西方著名正规大学合作培养中医本科人才的先例。1996 年北京中医药大学与英国密德萨斯（Middlesex）大学、天津中医药大学与日本神户东洋医疗技术学院签订合作办学协议，标志着海外高等院校向中医药专业开放，中医药高等教育正式进入国际高等教育领域[⑥]。

（三）恢复留学生的教材建设

这一时期，中医国际教育所用教材逐步得到恢复。当时中医国际教育的教材是国际针灸班所用的英文教材，该教材后来被进一步翻译为日语、法语、西班牙语、朝鲜语等语言

① 侴永锦，谢乃康，王相宝.江苏外国留学生教育 20 年［M］.南京：南京师范大学出版社，1996：56
② 南京中医药大学.难忘岁月：在南中医的日子里［M］.中国中医药出版社，2014：26
③ 张伯礼.世界中医药教育概览［M］.北京：中国中医药出版社，2019：16
④ 《中国中医药年鉴》编辑委员会.中国中医药年鉴（1996）［M］.北京：中国中医药出版社，1996.11：116
⑤ 李斐主.武汉大学外国留学生教育发展史［M］.武汉：武汉大学出版社，2017：34-36
⑥ 朱建平.新中国成立以来中医外传历史、途径与海外发展［J］.中医药文化，2019，14（03）：7-15

以供使用。1982 年公布《针灸穴名国际化方案》，1984 年世界卫生组织西太区出版社铅印本《标准针灸穴名方案》出版①。1986 年，针灸培训提高班所用的英文版教材《中国针灸学》出版发行②。1988 年由王德深编写的《针灸穴名国际标准化手册》出版发行，针灸穴名的标准化使得针灸对世界的影响进一步提升③。

20 世纪 90 年代之前，国内基本没有正规出版的外语中医基础理论教材，这一时期中医英语教材基本是学者的个人行为，标准化的中医国际教材到 2000 年之后才大规模出版。Giovanni Maciocia 是湖南中医学院客座教授，他编写的《中医基础学》英文教材由爱思唯尔出版社出版，并在国内印刷。该书编者为中国教授或客座教授，书籍的编写根植于国内的中医学习环境，可当作中医英语教材的开端④。

这一时期还出版了一套用汉语编写的"高等中医药院校外国进修生教材"，后由中医古籍出版社陆续出版使用。1986 年 4 月，国家教委和卫生部中医司在广州召开外国进修生中医教材审定会议，会议期间审定了北京中医学院主编的《中医基础理论》《中国医学史》，上海中医学院主编的《中医内科学》《汉语》，南京中医学院主编的《中药学》《方剂学》，广州中医学院主编的《中医诊断学》《针灸学》共八门外国进修生教材⑤。教材参考了中医院校全日制统编四版、五版教材内容，并结合各中医药院校开展外国进修生教育所积累的经验，是一套比较成熟的，适用于外国进修生的教材。

1990 年左右，国内多个院校学者相互协作，编写了"英汉对照实用中医文库（A Practical English-Chinese Library of Traditional Chinese Medicine）"，由上海中医学院出版社出版。有外国学者参与到该套丛书编写和翻译工作中。1992 年，天津中华针灸进修学院编写出版了一套"国际针灸高等教育统编教材"，包括《中医学基础》《针灸学总论》《实验针灸学》《针灸医用生理学》《针灸医用病理学》《经络腧穴学》《针法灸法学》《中医诊断学》《针灸治疗学》《针刺麻醉学》《中医方剂学》《现代诊断学》等。国际教材情况参见表 6-3-2、表 6-3-3。

表 6-3-2　1990 年左右出版的中医国际教育教材

书名	编者/作者	系列	出版社	出版时间
《中医基础理论》《中国医学史》《中医内科学》《汉语》《中药学》《方剂学》《中医诊断学》《针灸学》	四所中医药院校分工编写	高等中医药院校外国进修生教材	中医古籍出版社	1987
《中医基础理论》（上下册）《中医诊断学》《中药学》《方剂学》《中医临床各科》（上下册）《中医养生康复学》《中国针灸》《中国推拿》《中国药膳》《中国气功》	张恩勤主编	英汉对照实用中医文库（A Practical English-Chinese Library of Traditional Chinese Medicine）	上海中医学院出版社	1990 开始陆续出版

① 王宏才，郭义才.中国针灸交流通鉴：教育卷［M］.西安：西安交通大学出版社，2012：236
② 《中国卫生年鉴》编委会.中国卫生年鉴（1988）［M］.北京：人民卫生出版社，1989：340
③ 王宏才，郭义才.中国针灸交流通鉴：教育卷［M］.西安：西安交通大学出版社，2012：237
④ 南京中医学院.方剂学（第 1 版）［M］.北京：中医古籍出版社.1990：7
⑤ 南京中医学院.方剂学（第 1 版）［M］.北京：中医古籍出版社.1990：7

表 6-3-3　20 世纪 90 年代末出版的中医国际教育教材

书名	编者/作者	系列	出版社	出版时间
《中医基础理论》（Basic Theory of Traditional Chinese Medicine） 《中医诊断学》（Traditional Chinese Diagnostics） 《中药学》（Chinese Materia Medica） 《方剂学》（Chinese Medical Formulae） 《中医内科学》（Traditional Chinese Internal Medicine） 《针灸学》（Acupuncture-Moxibustion） 《推拿学》（Tuinaology）	张义胜主编	全国高等中医药院校外国进修生教材（University Textbooks of Traditional Chinese Medicine for Overseas Advanced Students）	人民卫生出版社	1998 年开始陆续出版
《中医基础理论》（Basic Theory of Traditional Chinese Medicine） 《中医诊断学》（Diagnostics of Traditional Chinese Medicine） 《中药学》（The Chinese Materia Medica） 《方剂学》（Formulas of Traditional Chinese Medicine） 《中医科学学》（Traditional Chinese Internal Medicine） 《针灸学》（Acupuncture and Moxibustion）	北京中医药大学主编	普通高等中医院校英汉对照中医本科系列教材（English-Chinese Collegiate Textbooks in Traditional Chinese Medicine for Insitutiongs of Traditional Chinese Medicine of Higher Leaning）	学苑出版社	1998 年开始陆续出版

　　1995 年在全国中医药高等教育国际交流与合作年会上，21 所中医药院校发起协作编写"全国高等中医药院校外国进修生教材"。1997 年，中共中央和国务院发布了《关于卫生改革与发展的决定》，其中要求"积极创造条件，使中医药更广泛地走向世界"。同年 11 月，国家中医药管理局出台了首个专门的中医药对外交流政策性文件《中医药对外交流与合作十年规划》。随后，一系列中医药英文教材问世。

二、中医国际教育的调整

　　1993 年，中共中央和国务院发布了《中国教育改革和发展纲要》，提出要在 20 世纪末初步建立与市场经济相适应的中国特色社会主义高等教育体系[①]。该《纲要》的核心目标是解决政府与高校、中央和地方、教育部和其他政府部门之间的关系问题，逐步建立政府宏观管理和学校面向社会自主办学相结合的制度[②]。中医国际教育的体制机制也随之进行了调整。主要表现为以下几个方面：成立国家留学基金委，各高校成立国际教育学院，调整了中医国际教育的专业学制，调整完善了中医国际教育的管理制度、奖学金制度和考试制度等。

---

① 何东吕. 中华人民共和国重要教育文献（1949—1997 年）[M]. 海南：海南出版社. 1998：3467-3473
② 程家福，黄美旭. 略论来华留学生教育历史分期问题 [J]. 中国高教研究，2008（12）：19-22

（一）国家留学基金委的成立

1994 年，国务院发文提出成立国家留学基金委，将留学生教育的管理工作交给了该委员会，政府不再直接进行管理。这一举措旨在提高管理效率和服务质量，让高等院校能够更加自主地开展留学生教育工作。1996 年，教育部设立了国家留学基金管理委员会，专门负责国家计划内中国公民出国留学和外国公民来华留学的组织、资助、管理等工作[1]。基金委是直属国家教委的非营利性事业法人单位。该委员会的设立进一步加强了对留学生教育的管理和服务。它负责制定留学生教育政策，统筹留学生招生计划和资助事宜，组织留学生的培养和管理工作，并提供相关的服务和支持。

随后，为了进一步规范留学生教育，相关部门出台了一系列工作规范和政策文件。这些规范和政策文件详细规定了留学生招生、培养、管理等方面的要求和程序，为留学生教育提供了指导和支持。

（二）高校国际教育学院的成立

伴随着中国高等教育的发展，一系列中医学院升为中医药大学，并成立了单独的国际教育学院，招收留学生的工作有了更加专业的机构。1992 年，经国家教委批准，天津中医学院加挂了中国传统医药国际学院的牌子，成为我国第一所国家批准挂牌的面向国外开展中医药教育的中医药院校。1993—1996 年，北京、上海、南京、广州、成都等一批设备较为丰富、师资力量雄厚的中医学院升格为中医药大学。1994—1995 年，北京、上海、南京等中医药大学先后成立国际教育学院，各地中医学院成立国际培训部。同期，一些非学历培训机构出现，如 1987 年卫生部建立在厦门的中医药国际培训中心[2]。尽管很多中医药院校并没有升格为中医药大学，但是其招收留学生的工作也基本紧随先进学校的步伐。

（三）中医国际教育专业学制的调整

1973 年 5 月，外交部、国务院科教组向国务院提交《关于 1973 年接受来华留学生计划和留学生工作若干问题的请示报告》中附上了 1973 年拟接受来华留学生学习的专业。在拟定的 68 个专业中，理工专业为 51 个，占比 75%，其他文、史、经、医、体育等专业 17 个，其中包含中医、中药两个中医类专业。1978 年，卫生部发布《高等医药院校中医专业教学计划（试行版）》，将中医专业学制改为 5 年。课程设置上以中医类课程为主（占70.0%），西医类课程为辅。中等中医药教育以中医学校为主，学制 3 年至 4 年不等[3]。

根据 1978—1979 年度外国来华留学生专业表格显示（表 6-3-4），中医药相关专业有药学专业、中药专业和中医专业。

① 程家福，黄美旭. 略论来华留学生教育历史分期问题［J］. 中国高教研究，2008（12）：19-22
② 朱建平. 新中国成立以来中医外传历史、途径与海外发展［J］. 中医药文化，2019，14（03）：7-15
③ 井明鑫，王丽. 试述现代针灸教育模式的形成［J］. 中国针灸，2020，40（04）：429-433

表6-3-4 1978—1979年接受外国留学生中医药类专业、课程开设情况

编号	专业名称	学习年限	主要教学内容	备注
35	药学	4年	人体解剖、生理学、生物化学、微生物学、药物化学、药理学、药剂学、药物分析、中草药化学、中草药学、中医学基础等	接受进修生为期一年，无色盲
36	中药	4年	药理学、中医学基础、中药学、方剂学、药用植物学、中药化学、中药鉴定学、中药炮制学、制剂学等	接受进修生学期一年，无色盲
37	医学	5年	人体解剖学、人体生理学、生物化学、病理解剖学、药理学、微生物学、内科学、外科学、妇产科学、儿科学、五官科学、中医学（包括针灸）等	接受进修生为期一年，无色盲、耳聋
38	中医	5年	中医学基础、中药学、方剂学、古典医学著选、解剖学与组织胚胎学、生理学、病理学、药理学、诊断学、内科学、外科学、骨伤科学、儿科学、妇产科学、五官科学、针灸学等	接受进修生为期一年，无色盲、色弱

1980年6月教育部、卫生部联合召开全国高等医学教育工作会议，出台《全国高等医学教育事业发展规划（草稿）》和《关于高等医药院校专业设置和专业调整的意见（草稿）》。

1984年，北京、上海、南京、广州4所中医药院校已开设了中医、中药针灸、骨伤推拿等专业，其学制和课程设置除本科生分别为五年和六年按照全国统一的教学计划和大纲进行教学外，进修生分为：中医内科，学制二年，设现代汉语、中国医学史、中医基础理论、中医诊断学、中药学、方剂学、中医内科学等课程；针灸，学制一年，设现代汉语、中国医学史、中医基础理论、中医诊断学、针灸学等课程；中药学，学制一年，设现代汉语、中医基础理论、药用植物学、中药学、方剂学、中药鉴定学、中药炮制学、中药制剂学等课程；骨伤推拿的学制和课程设置暂不作统一规定。国际针灸培训中心的学制，分三段进行，即普及班三个月、进修班三个月、研究班四个月。凡连续进修十个月，学习结束经考试成绩及格者，承认其学历，并发给专科医师证书；进修十个月以下、三个月以上者，只发结业证书[①]。

根据《中华人民共和国接受外国留学生高等院校专业表（1986年）》，1986年医药类招收留学生的院校中，招收中医药类专业的院校只有北京中医学院、上海中医学院、南京中医学院和广州中医学院[②]。此外，天津医学院招收"中西医结合治疗急腹症"、南京药学院招收"中药"专业。1990年开始，我国开始招收自费来华留学生[③]。从此，自费留学生成为来华留学生的主要组成部分。经济因素成为影响留学生来华的最主要原因[④]。20世纪

① 《中国卫生年鉴》编委会.中国卫生年鉴（1985）[M].北京：人民卫生出版社，1986：158
② 李滔.中华留学教育史录1949年以后[M].北京：高等教育出版社.2000：841
③ 于富增.改革开放30年的来华留学生教育1978—2008[M].北京：北京语言大学出版社.2009.144
④ 程家福.新中国来华留学教育结构研究（1950—2007年）[D].上海：华东师范大学，2009

90 年代前后，留学生教育是比较混杂的，存在学制不统一、学位颁发标准不统一等现象，但这种现象很快得到了解决，并走向正轨。随后，留学生教育进入了快速发展期，许多中医药国际交流合作提上日程，如例行交换、外派老师、联合培养等。1992 年中韩建交，多批韩国留学生来华学习中医。表 6-3-5 是 1986 年中医药院校接受外国留学生开设的专业情况。

表 6-3-5 1986 年中医药院校接受外国留学生开设专业情况

编号	学校	专业名称
53	天津医学院	中西医结合治疗急腹症
61	北京中医学院	中医、针灸推拿、中药、中医内科、针灸学、中药学、中医基础理论、中国医学史
62	上海中医学院	中医学、针灸学、中药、中医内科、针灸、中药学
63	南京中医学院	中医、针灸学、针灸、中医内科、中药
64	广州中医学院	中医医疗、中医内科、中医针灸

国家教委高教二司 1986 年颁发的《全国普通高等医药本科专业目录》（审议稿），计有 9 类 49 种。其中，中医学类专业有中医学、中医养生学、中医五官科学、针灸学、推拿学、蒙医学、藏医学[1]；药学类专业有中药学、中药制剂、中药鉴定分析、中药资源；试办专业有中医基础医学、中医文献、中药药理学。在"趋同管理"的方针下，境外班的培养方案与境内班几乎完全一致，而且中医学本科课程经过一定的调整之后基本保持不变。

1995 年国家中医药管理局和国家教委联合颁布的《关于严格管理中医药专业来华留学生学历教育的通知》中规定：凡开办本科学历教育的中医药院校，必须保证留学生按规定的年限在华修业期满，中医类本科专业修业年限不得少于五年，中药类本科专业不得少于四年，非正规高等教育学习时间不得计入留学生专业学习年限；对外开办中医进修教育机构按规定条件进行资格认定。明确非医务人员来华短期学习中医药知识，不属于进修教育，并从证书上严格进行区分。根据来华接受进修教育的在职医务人员的三种不同情况，分别规定不同的最低学习时间和总学时[2]。

（四）教育管理制度的调整完善

1. 管理制度的调整 1994 年，北京中医药大学制订了留学生学籍管理规定，并首先在留学生的教学管理中实施了学分制度[3]。这一时期，高校刚刚开始自主招收外国留学生，出现了许多乱象，比如学制混乱，后来又出现了滥发学位的情况。1995 至 1996 年，国家中医药管理局与国家教委联合颁发了《关于严格管理中医药专业来华留学生学历教育的

---

① 朱潮.中外医学教育史［M］.上海：上海医科大学出版社.1988：192-193
② 国家中医药管理局.就中医药对外教育问题发布有关规定［J］.中国针灸，1996（05）：24
③ 王宏才，郭义才.中国针灸交流通鉴 教育卷［M］.西安：西安交通大学出版社，2012.12：228

通知》《关于加强来华接受中医药本科教育留学生教学质量宏观管理的通知》《关于印发〈对外开放中医进修教育管理暂行办法〉的通知》三个文件[1]，再次规范中医药院校留学生教育。

2. 奖学金制度的完善　中医国际教育的招生管理中，奖学金机制起到了重要的作用。在奖学金申请方面，留学基金委直接承担了一部分奖学金申请工作，为中医药院校的留学生提供了资金支持。除了可以申请政府奖学金外，中医药院校的留学生还可以申请其他多样化的奖学金，如"优秀生奖学金""HSK 优胜者奖学金"等。在奖学金管理方面，国家留学基金委成立于 1996 年，其下设有"来华事务部"，负责受理中国政府奖学金留学生的申请、资格审查和学校安排，并制定奖学金的管理规定。这一机制为留学生提供了更为便利和规范的申请渠道，并确保奖学金的公正分配和有效管理。1997 年，国家教委发布了《关于试行外国留学生奖学金年度评审制度》的文件，开始对获得中国政府奖学金资助的留学生进行综合评估。这一制度旨在对奖学金留学生的学术成绩、研究成果、综合素质等进行评估，以确保奖学金的使用效果和质量。

3. 考试机制的调整　1984 年，第三次全国留学生工作会议肯定了外国留学生教育的学位制度。同时，对来华留学生提出"趋同管理"，并正式推行汉语水平考试（HSK）[2]。

在世界针灸学会联合会的支持下，1989 年 4 月由 55 位中国一流针灸专家组成的国际针灸医师水平考核委员会在北京成立，该委员会将负责对世界各地针灸医师的水平进行考核。同年 9 月，国家中医药考试中心、国际针灸考试中心正式成立[3]。这些考试中心的成立旨在规范和标准化中医药和针灸领域的考试，并为留学生提供了评估和认证的依据。同年，汉语水平考试（HSK）经过专家鉴定，并于同年开始推行。HSK 是一项用于评估外国人汉语水平的标准化考试。1991 年，HSK 开始在海外推广。

1996 年，教育部将 HSK 确定为鉴定外国留学生汉语水平的国家级标准化考试，并制定了留学生入学汉语水平标准。根据不同学科的特点和教学要求，中医药院校将留学生本科生入学汉语水平的标准定为 6 级[4]。同年，国家中医药管理局和国家教委联合发布的《关于加强来华接受中医药本科教育留学生教学质量宏观管理的通知》中规定："组织实行中医药本科留学生毕业综合水平联合考试。留学生参加上述考试合格，作为获得本科毕业证书和相应学位证书的必须条件。"

这些措施的实施，使得中医药院校留学生教育的招生、选拔和管理工作逐渐走上了法治化的道路。这些考试机制的建立不仅提高了留学生教育的质量和水平，也为留学生提供了公平公正的选拔机制。通过统一的考试标准和评估体系，留学生的入学和学习过程更加规范和透明，为中医药院校留学生教育的发展奠定了坚实的基础。

---

①　国家中医药管理局. 就中医药对外教育问题发布有关规定［J］. 中国针灸，1996（05）：24
②　张伯礼. 世界中医药教育概览［M］. 北京：中国中医药出版社，2019：41
③　王宏才，郭义才. 中国针灸交流通鉴 教育卷［M］. 西安：西安交通大学出版社，2012.12：226
④　弓家培. 中医药对外教育的回顾、实践和探索［J］. 中医药管理杂志，2005（02）：17-20

三、恢复调整时期中医药院校留学生教育的规模

"文革"期间，中医研究院、广州中医学院为老挝、越南、朝鲜、阿富汗、日本、刚果、德国等培养进修生、留学生，同时接待欧、亚、美多国针灸、中医、中药访问团。受限于当时的物质条件以及我国落后的高等教育水平，所接受的留学生数量仍然很少。经过几年的发展之后，中医药教育机构才建设起来，但是中医药院校基础设施匮乏。这种情况一直持续到80年代。根据来华留学生统计年鉴，1950—1965年，我国一共接受7 250名留学生。绝大多数是来华学习汉语、工学，以满足国家之间交流往来和各国工业化建设发展的需要。7 250名留学生中，学习中医的学生无法得到确切的数字。据北京、上海、南京、广州几所老校的调查，1966年以前各院校已接受培养了大约200名来华学习中医的留学生[①]。1987到1996年，我国为130多个国家和地区培养了14 700余名来华学习中医药的人，是前30年我国培养外国留学生、进修生的36倍[②]。包括非学历教育和学历教育两个方面。

（一）非学历教育规模

非学历生是以国际针灸班为代表的各类不同学制的培训班、进修班等。仅由国内几家单位开设，规模不大，没有全国性的统计。从年鉴、报告、非正式的统计文献中，我们能够窥见这一时期非学历教育的大致规模。1975年我国政府为满足各友好国家的迫切要求，先后在上海、南京两所中医学院和北京中医研究院开办了国际针灸班。截至1982年12月，北京、上海、南京三个国际针灸班共办了32期，为世界五大洲九十多个国家和地区培训了586名针灸医生[③]。事实上，各个中医药院校的国际针灸班的招生规模从1976年开始基本保持稳定。以南京中医学院为例，1976—1994年，国际针灸基础班一共举办20期，累计招收来自波兰、冰岛、丹麦、伊拉克、日本、西班牙等56个国家和地区的116名学员。除了惯例性的国际针灸班，这一阶段部分国际针灸培训中心还开设了专门的针灸培训班，例如南京国际针灸培训中心1990年前后所开设的挪威针灸临床班。据不完全统计，1980—1985年，南京中医学院每年大约招收20名外国高级进修生，1985年开始招收中医、针灸专业外国本科生。1993年有外国留学生48人在校，国际针灸进修班学员50名[④]。到1993年为止，上海中医学院累计培养医师人数同南京中医学院相近。到1999年为止，国际针灸班共为世界各国培训了近万人次的医务工作者。

（二）学历教育规模

20世纪90年代以前，来华学习中医的学历生是非常少的，只有几所高校开设中医类

① 陆莲舫.中医药对外教育的发展：高等中医教育40年回顾之七［J］.中医教育，1997（06）：8-10
② 《中国卫生年鉴》编委会.中国卫生年鉴2000［M］.北京：人民卫生出版社，2000：8
③ 《中国卫生年鉴》编委会.中国卫生年鉴1983［M］.北京：人民卫生出版社，1983：147
④ 赵亮宏，赵学文，韩振乾.中国高校［M］.北京：中国大百科全书出版社，1993：328-329

专业。非学历教育一直是中医药院校留学生中的主要部分。1985 年的高等教育改革让中医药院校留学生学历教育步入正轨，但是受限于当时的物质条件、师资条件，其规模仍然很小。1993 年 5 月和 10 月，国家教委高教司与国家中医药管理局对全国高等中医药院校办学状态进行了两次调查。其中，北京、上海、南京、广州、天津五所中医药院校学习时间在一年以上的外国留学生在校人数分别为 187、175、104、25、184。此外，北京针灸骨伤学院还有 52 人 [①]。其他中医药院校的在校留学生人数都不超过 42 人。根据 1979 年 2 月 10 日印发的《教育部、外交部、文化部、财政部、国家计委关于扩大接受外国留学生规模等问题的请示》中显示，1979 年至 1985 年之间总共接收外国留学生一万三千人，其中医学两千人（中医学四百人）[②]。从 1990 年开始，进入了自费来华学历留学的时期，汉语言和中医两个学科的本科留学生总数 4 000 多人，占当年来华学历留学生总数的一半以上。

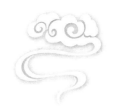

第四节　新世纪中医国际教育的稳步发展（2000—2023）

　　2000 年 1 月，教育部第 9 号令《高等学校接受外国留学生管理规定》公开出台。我国高等院校招收留学生首次有了明确规章制度。2001 年上海中医药大学张江校区破土动工，2002 年南京中医药大学仙林校区成功开辟。伴随着我国最大规模的城镇化浪潮，中医药院校的规模体量进入了快速增长阶段，其招收留学生的规模也逐渐增长，中医国际教育在 2000 年左右进入一个新的发展阶段。

　　2003 年《中华人民共和国中医药条例》出台，国家支持中医药的对外交流与合作，推进中医药的国际传播。教育领域改革深化，伴随着国家对中医药事业的大力支持，中医药院校留学生教育在相对完善的规章制度下进入稳步发展时期。2016 年，"一带一路"倡议共建国家来华学习中医的学生迅速增长，中医国际教育迎来新发展阶段。2019 年底，新型冠状病毒感染肺炎疫情对中医药院校留学生教育再次进行历练。不过，留学生教育并没有因此停滞不前，线上教育得到迅速的推广。

一、中医国际教育的稳步发展

　　进入 21 世纪，中医药院校开设专业数量逐步增长，招收留学生数量也逐步增长。我

---

① 全国高等中医药院校办学状态部分数据资料（1993）[J].中医教育，1994，（04）：2-3
② 李滔.中华留学教育史录 1949 年以后 [M].北京：高等教育出版社.2000；831

国基本建立了多形式、多层次、多专业的中医国际教育体系，初步形成了具有特色的中医国际人才培养模式，中医药教育呈现快速发展势头。2002 年，我国已有 20 多所中医药院校具有招收外国留学生的资格。

党的十八大以来，来华留学事业进入提质增效的发展阶段。2012 年，教育部在北京中医药大学专门成立"教育部来华留学英语师资培训中心（中医药学）"，专门开展国家中医类院校中医专业教师的业务和英语授课能力培训工作。2017 年，教育部会同外交部、公安部出台《学校招收和培养国际学生管理办法》；2018 年，教育部出台《来华留学生高等教育质量规范（试行）》；2021 年 9 月，"留学中国"信息服务平台正式上线，在华留学数据库同步建设中，可为海外学生提供及时、准确、权威的在华留学生服务及资讯。2021 年底，北京中医药大学、天津中医药大学、上海中医药大学等 7 所高校已分别在国外举办学历教育、非学历教育，或开设分校。

在留学教育领域，中国教育国际交流协会于 2016 年开始进行来华留学质量认证的试点工作。这一举措旨在提升来华留学教育的质量和国际认可度。试点工作从 2016 年开始，并在 2018 年完成了第三批试点认证。通过质量认证的高校数量逐渐增加，截至目前，已有 93 所高校通过了质量认证。这些通过认证的高校在留学教育方面展现出了较高的水平和质量标准，得到了国内外的认可。

（一）中医标准化工作取得重大进展

从 20 世纪 80 年代起，中医药术语英译规范的研制工作便开始进行。中医药术语英译规范经历了多年的发展后，其标志性成果——世界卫生组织西太平洋地区的《传统医学名词术语国际标准》（简称 WHO 标准）以及世界中医药学会联合会的《中医基本名词术语中英对照国际标准》（简称世中联标准）均于 2007 年底面向全球发布 [①]。

2009 年，国际标准化组织（ISO）应我国提议成立了传统中医药技术委员会（ISO/TC249）。"十一五"规划中，将"推进中医药标准化、规范化"纳为重点任务。国家中医药管理局制定了《中医药标准化发展规划（2006—2010 年）》，规划期内计划组织制定 500 项中医药标准，其中包括 50 项国家标准和 3~5 项国际标准。这为中医药标准化事业设定了阶段性目标，目前已基本实现。2014 年，国际标准化组织（ISO）正式出版了《ISO 17218：2014 一次性使用无菌针灸针》标准，这是 ISO 在世界传统医药领域发布的首个国际标准。

（二）教材建设成效明显

随着中医药院校留学生教育的发展，国际教材也取得较快发展。至今已有多个中医英语系列教材相继出版。

2000 年左右，西方中医药教育迅速发展，但由于教材品种不全，很多课程无法开

---

① 洪梅. 近 30 年中医名词术语英译标准化的历程［D］.北京：中国中医科学院，2008：1-2

展。少数教材是通过购买中国已经出版的教材的外文翻译版权，重新编排并翻译成书。到2007年，全国高等学校中医药对外教育规划教材开始出版。2011年，人民卫生出版社经过6年的走访考察后，确定了一套适应海外教学的国际标准化英文版中医教材门类——全国高等中医药院校卫生部规划汉英双语教材，共20种，其中第一批10种。人民卫生出版社还与美国国家针刺疗法及东方医学认证委员会（NCCAOM）签订协议，在北美推广这套教材[①]。

2009人民卫生出版社陆续出版了一套外销书——"国际标准化英文版中医教材"。最新已经出版25本，且大都有配套光盘学习资料，为留学生提供了更直观、互动的学习体验，2019年出版第二版。人民卫生出版社的中医药类本科英文版教材第三版于2018开始陆续出版。2019年张伯礼主编的《世界中医学专业核心课程教材》尽数出版。具体情况见表6-4-1至表6-4-4。

表6-4-1　全国高等学校中医药对外教育规划教材

书名	编者	系列	出版社	出版时间
《中医基础理论》（Basic Theory of Traditional Chinese Medicine）	刘昭纯	全国高等中医药院校汉英双语教材·供来华留学生用（Chinese-EnglishBilingualTextbooksforInternationalStudentsofChineseTCMInstitutions）	高等教育出版社	2007年开始陆续出版
《中医诊断学》（Diagnostics of Traditional Chinese Medicine）	王忆勤			
《中药学》（Chinese Materia Medica）	张廷模			
《方剂学》（Fomulas of Traditional Chinese Medical）	李冀			
《中医内科学》（Internal Medicine of Traditional Chinese Medicine）	王新月			
《针灸学》（Acupuncture and Moxibustion）	石学敏			
《中医临床基础》（Clinical Fundamentals of Traditional Chinese Medicine）	王新华			
《中医文化导读》（A Guide to Traditional Chinese Medicine Culture）	王旭东			

[①] 沈承玲，刘水.中医对外出版的方略：以人民卫生出版社国际标准化英文版中医教材为例［J］.出版广角，2011，（04）：28-29

表 6-4-2　全国高等中医药院校卫生部规划汉英双语教材（第一批）

书名	编者/译者	系列	出版社	出版时间
《中医基础理论》（Fundamental Theory of Traditional Chinese Medicine）	柴可夫编 张庆荣译	全国高等中医药院校汉英双语教材·供来华留学生用（Chinese-English Bilingual Textbooks for International Students of Chinese TCM Institutions）	人民卫生出版社	2007 年开始陆续出版
《中医诊断学》（Diagnostics of Traditional Chinese Medicine）	王天芳编 方廷珏译			
《中药学》（Chinese Materia Medica）	滕佳林编 崔洪江译			
《方剂学》（Fomulas of Traditional Chinese Medical）	陈德兴编 朱忠宝译			
《中医内科学》（Traditional Chinese Internal Medicine）	彭勃编 谢建群译			
《中医妇科学》（Gynecology of Traditional Chinese Medicine）	谈勇编 肖平译			
《针灸学》（Acupuncture and Moxibustion）	沈雪勇编 王华、赵百孝译			
《推拿学》（Science of Tuina）	金宏柱编 李照国译			
《中医养生学》（Health Perservation of Traditional Chinese Medicine）	刘占文编 刘占文、马烈光译			
《医学基础知识导读》（An Introductory Course in Medicine）	牛欣编 宋一伦译			

表 6-4-3　世界中医学专业核心课程教材

书名	编者/作者	系列	出版社	出版时间
《中医基础理论》（Fundamental Theory of Chinese Medicine）	张伯礼主编	世界中医学专业核心课程教材（World Textbook Series for Chinese Medicine Core Curriculum）	中国中医药出版社	2019 年
《中医诊断学》（Diagnostics in Chinese Medicine）				
《中药学》（Chinese Materia Medica）				
《方剂学》（Formulas of Chinese Medicine）				
《中医内科学》（Chinese Internal Medicine）				

续表

书名	编者/作者	系列	出版社	出版时间
《中医妇科学》 （Gynecology in Chinese Medicine）				
《中医儿科学》 （Pediatrics in Chinese Medicine）				
《针灸学》 （Theory and Practice of Acupuncture& Moxibustion）				
《推拿学》 （Theory and Practice of Tuina）				
《黄帝内经选读》 （Selected Readings from the Huangdi Neijing）				
《伤寒论选读》 （Selected Readings from the Shanghan Lun）				
《金匮要略选读》 （Selected Readings from the Jingui Yaolüe）				
《温病学》 （Wenbing Xue）				

表 6-4-4　国际标准化英文版中医教材

书名	编者/作者	系列	出版社	出版时间
《方剂学》 （Chinese Medicinal Formulas）	许二平、叶俏波 主编	全国高等学校中医药 类专业英文版规划教 材·供来华留学生双 语使用 （TCM Textbooks for National Colleges and Universities·For International Students and Bilingual Teaching）	人民卫生 出版社	2019 年
《中药学》 （Chinese Materia Medica）	滕佳林主编			
《名家医案选读》 （Selected Readings in Medical Reports of Famous Figures）	喻嵘主编			
《针灸学》 （Acupuncture& Moxibustion）	方剑乔、赵百孝 主编			
《中医与中国传统文化》 （Chinese Medicine and Traditional Chinese Culture）	何清湖主编			
《中西医结合医学导读》 （A Guidance to Integrated Traditional Chinese and Western Medicine）	张腾主编			
《中医养生学》 （Health Cultivation in Chinese Medicine）	张晓天主编			

（三）留学生招生和毕（结）业规模稳步增长

自 2002 年到新型冠状病毒感染肺炎疫情暴发以前，我国高等中医药院校留学生招生数、在校学生数、毕（结）业人数和授予学位数稳步增长。2002 年全国中医药院校共招收中医留学生 1 384 人。2016 年 7 月教育部发布《推进共建"一带一路"教育行动》中提出，建立"一带一路"教育共同体成为新时期我国教育对外开放的主要任务[①]。该计划推动"一带一路"国家签证便利、多边学历互认、合作办学、教育资源互通、"一带一路"专项奖学金等全方位的工作部署，极大地便利了"一带一路"倡议共建国家的学生来华学习。从 2016 年开始，中医药院校留学生的规模突破了之前的瓶颈，开始逐年增长，见表 6-4-5。在 2016 之前，大多数留学生都在东部沿海以及中部发达省会的中医药院校学习；2016 之后，更加靠近欧亚大陆中心的许多中西部地区中医药高校的留学生教育开始快速发展，甘肃中医药大学创立了"丝绸之路特设奖学金"。截至 2018 年底，全国中医药院校招收中医留学生人数增加到 2 680 名。为了推动中医药在"一带一路"沿线各国和地区深入发展，甘肃中医药大学与乌克兰等国家合作创建了 8 所岐黄中医学院，同时培训临床医生，还在吉尔吉斯斯坦等地建立了 4 个中医中心[②]。2019 年，在陕西中医药大学，有来自巴基斯坦、白俄罗斯、吉尔吉斯斯坦、韩国等 15 个国家的 120 余名留学生学习中医学、针灸推拿学等专业。表 6-4-6 显示，2002 年中医留学生毕（结）业人数是 1 457 人，2019 年增加到 2 343 人。

（四）留学生生源地不断拓展

中医药院校留学生，一方面来源国家广泛，世界上相当部分的国家派遣留学生来中国学习中医；另一方面，留学生的来源国家比较集中，主要来自我国周边国家，亚洲地区一直为我国中医药院校留学生的主要生源地，其间有增加也有减少。2002 年至 2021 年，亚洲来华留学生较为稳定，非洲来华留学生数量增加明显，且增长速度最快，由 2002 年的授予学位的 10 人增加到 2021 年的 98 人，提升了 9.8 倍。在 2008 年经济危机的影响下，欧美地区的留学生数量明显减少，经济不稳定导致家庭财务压力加大，许多学生和家长在经济考量下选择暂缓或取消留学计划。然而，随着时间的推移，经济状况逐渐稳定，留学生数量逐渐回升。美国来华留学生数量受到政治外交事件的影响较大，某些政治外交事件可能对来华留学生产生影响，导致留学生数量出现波动。不同国家之间的关系和合作协议也会对来华留学生的规模产生影响。相比之下，欧洲国家与中国在教育领域有着较为密切的合作关系，合作协议相对稳定，因此来华留学生的规模相对较为稳定。需要注意的是，留学生的来源结构是一个动态变化的过程，受到多种因素的综合影响。经济、政治和合作

① 程革，蒋继彪，王明强. "一带一路"视域下中医药高等教育国际化转型发展的战略思考［J］. 南京中医药大学学报（社会科学版），2022，23（03）：196-200
② 国家中医药管理局. 壮丽 70 年·党领导中医药发展历程⑱：坚实脚步踏出中医药国际化之路［EB/OL］. 2019-08-30［2021-11-20］. http://www.satcm.gov.cn/hudongjiaoliu/guanfangweixin/2019-09-02/10714.html

表6-4-5 2002—2021年全国高等中医药院校留学生招生分布情况

（单位：人）

洲别	2002	2003	2004	2005	2006	2007	2008	2009	2010	2011	2012	2013	2014	2015	2016	2017	2018	2019	2020	2021
亚洲	962	1 285	1 048	1 230	1 179	1 391	1 368	1 261	1 374	1 279	1 234	1 174	1 181	1 268	1 345	1 589	2 070	1 724	873	458
非洲	17	3	2	13	10	40	10	18	31	52	48	96	94	132	268	249	136	193	163	95
欧洲	207	44	84	34	40	51	158	71	119	195	111	161	156	98	191	257	265	121	63	31
北美洲	116	68	90	33	59	51	116	71	54	211	133	81	270	87	152	151	130	101	50	42
南美洲	67	10	9	7	4	7	11	15	15	87	51	30	56	42	18	27	18	60	3	2
大洋洲	15	12	12	11	27	12	30	29	45	33	13	66	50	30	26	48	19	16	12	5

注：数据来源于《全国中医药统计摘编》

表6-4-6 2002—2021年全国高等中医药院校留学生毕（结）业生情况

（单位：人）

洲别	2002	2003	2004	2005	2006	2007	2008	2009	2010	2011	2012	2013	2014	2015	2016	2017	2018	2019	2020	2021
亚洲	921	640	758	695	594	855	898	1 163	1 214	1 648	1 654	1 369	1 346	1 457	1 152	1 177	1 282	1 507	1 118	550
非洲	16	2	4	7	7	6	4	12	16	8	29	40	49	41	37	68	53	116	170	160
欧洲	311	28	67	260	26	70	156	201	148	153	159	227	168	306	158	280	294	453	245	36
北美洲	127	60	62	118	56	56	90	112	58	186	222	448	255	123	149	116	139	171	63	26
南美洲	69	2	4	8	7	6	59	11	47	106	68	42	51	64	48	10	7	37	73	3
大洋洲	13	6	17	5	10	19	24	24	24	35	47	49	35	76	70	30	18	59	33	17

注：数据来源于《全国中医药统计摘编》

关系的变化都可能对留学生数量产生影响。

亚洲国家尤其是我国周边国家，以日本、韩国为代表，自古受到传统中医的影响，且相关的立法、医疗单位、民间认同度等等都具有良好的基础。而西方国家中医渊源较浅，受到中医影响较弱，对中医的认同度、社会基础不足，传统中医对其吸引力不足。自"一带一路"倡议提出以来，中亚许多国家的留学生来到我国西部、西北地区的中医药高校进行学习，来自周边地区及"一带一路"倡议共建国家和地区学生的数量迅速上升，形成了全新的增长源泉。表 6-4-7 显示，2002 年中医留学生授予学位人数是 440 人，2017 年增加到 1 000 人。这些数据充分表明，中医国际教育招生和毕（结）业规模稳步增长。

（五）留学生学历层次不断优化

近年来我国高等中医药对外教育中，学历教育占主导地位，学历教育的结构也较为合理，已形成了以本科教育为主、研究生教育为辅的格局，并呈快速发展的态势。[①] 近二十年，以学术研究为主的研究生教育的发展速度快于以学习为主的本科教育，这说明中医药文化国际传播认同的高学历人群增长。2012 年之后针灸等短期培训逐渐被中医药本科教育取代，这体现出学历教育日益受到国外的重视，而追求短时间速成一门中医技术的培训教育将逐步让位于对中医药进行系统学习的学历教育。其中 2002 年至 2018 年的本科生年均增长率为 6.09%，本科生人数 2012 年之后逐步增加，由 2012 年的 670 人增长至 2018 年的 1 492 人，增长了 1.23 倍。与此相对应，2007 年至 2011 年培训人数增加，直至 2011 年增加至近 10 年最高值 852 人。中医药院校来华研究生数量增加，从 2002 年的 205 人增加至 2016 年的 462 人，增长了 1.25 倍，硕士研究生由 2007 年的 125 人增加至 2016 年的 300 人，增长了 1.4 倍；博士研究生由 2007 年的 56 人增加至 2016 年 162 人，增长了 1.9 倍。博士研究生虽然招生规模小于硕士研究生，但其增速高于硕士研究生。具体见表 6-4-8、表 6-4-9。

（六）自费留学生占比最多

在不同资助类型的来华中医留学生总人数的构成比中，自费最多，并占绝对优势，具体见表 6-4-10。从 2002 年至 2020 年，中国政府资助来华留学生由 71 人增加至 301 人，增加了 3.2 倍。这与国家加大对来华留学生资助力度的政策导向有关。自费留学生近年人数较为稳定，近十九年平均每年自费留学生人数为 1 508 人。2002—2020 年间，自费来华中医本科留学生教育的发展具有以下几个特点：一是自费中医本科留学生仍保持适度增长；二是中医本科留学生在来华本科留学生中所占比例呈下降趋势；三是中医本科留学生中的自费留学生比例一直保持在 97% 以上。中医本科留学生的多数是单独汉语授课，与中国同学趋同培养和全英文授课的留学生均占少数[②]。与西方国家相比，中国的教育费用相对较低。这使得许多留学生能够承受在中国学习的费用，从而增加了他们来华学习中医的意愿。

---

① 李洁. 我国高等中医药对外教育发展的现状及思考［J］. 西北医学教育，2010，（5）：857-859
② 于富增. 改革开放 30 年的来华留学生教育 1978—2008［M］. 北京：北京语言大学出版社. 2009.172-174

表 6-4-7　2002—2021 年全国高等中医药院校留学生授予学位情况

（单位：人）

年度 洲别	2002	2003	2004	2005	2006	2007	2008	2009	2010	2011	2012	2013	2014	2015	2016	2017	2018	2019	2020	2021
亚洲	397	288	418	402	377	475	545	665	682	790	984	792	863	972	596	831	689	726	635	522
非洲	10	1	3	6	5	1	1	8	12	5	18	24	12	11	23	31	28	63	83	98
欧洲	11	13	10	24	22	15	21	34	35	38	31	85	41	45	28	65	60	53	43	36
北美洲	14	7	14	27	28	25	40	32	33	63	46	30	36	49	36	43	49	57	38	28
南美洲	5	0	2	0	5	4	2	3	11	6	7	2	4	5	9	6	4	5	4	3
大洋洲	3	5	16	4	10	6	21	21	20	26	27	44	29	52	63	24	16	25	16	16

注：数据来源于《全国中医药统计摘编》

表 6-4-8　2002—2021 年全国高等中医药院校留学生分层次招生情况

（单位：人）

年度 层次	2002	2003	2004	2005	2006	2007	2008	2009	2010	2011	2012	2013	2014	2015	2016	2017	2018	2019	2020	2021
博士	62	76	77	80	75	56	105	79	102	135	104	97	124	105	162	184	151	125	23	48
硕士	143	177	136	133	144	125	262	195	214	267	261	257	263	314	300	266	268	296	753	141
本科	579	774	784	915	864	1 025	848	889	812	602	670	728	642	825	1 151	1 151	1 492	1 230	191	443
专科	1	5	6	0	4	9	9	0	19	1	0	1	9	10	9	9	15	19	77	1
培训	599	390	242	200	232	337	469	302	491	852	555	525	769	403	378	711	712	545	120	1 873

注：数据来源于《全国中医药统计摘编》

表 6-4-9 2002—2021年全国高等中医药院校留学生分层次毕（结）业生情况

（单位：人）

年度 层次	2002	2003	2004	2005	2006	2007	2008	2009	2010	2011	2012	2013	2014	2015	2016	2017	2018	2019	2020	2021
博士	41	29	30	59	89	52	65	96	81	70	82	85	86	90	71	87	71	100	13	54
硕士	95	89	101	146	132	108	107	129	143	196	172	232	196	212	180	281	242	245	660	110
本科	307	199	333	263	281	373	464	565	595	768	910	665	699	841	569	690	610	692	181	623
专科	1	4	0	3	0	4	7	0	11	6	2	6	5	5	5	10	1	8	52	5
培训	1 013	417	448	622	198	475	588	733	677	1 096	1 013	1 187	918	919	789	613	869	1 298	796	2 383

注：数据来源于《全国中医药统计摘编》

表 6-4-10 2002—2020年全国高等中医药院校留学生资助类型招生情况

（单位：人）

资助类型	2002	2003	2004	2005	2006	2007	2008	2009	2010	2011	2012	2013	2014	2015	2016	2017	2018	2019	2020
中国政府资助	71	57	45	39	36	58	68	77	68	139	109	179	195	158	229	334	351	508	301
本国政府资助	0	0	2	12	13	12	2	0	0	0	0	0	10	2	3	1	0	24	1
学校间交换	3	4	4	0	3	4	3	6	3	0	4	3	2	2	49	22	1	5	6
自费	1 310	1 361	1 194	1 277	1 267	1 478	1 620	1 382	1 567	1 716	1 477	1 426	1 600	1 492	1 719	1 964	2 286	1 678	856

注：数据来源于《全国中医药统计摘编》

二、境外中医药教育的蓬勃发展

21世纪以来，境外中医药教育开始进入规范、提高和蓬勃发展时期。中医孔子学院建设影响深远，"中医中心"成为国际合作与交流新形式，中外合作办学层次不断提高，国际中医药教育发展迅速。

（一）中医孔子学院建设影响深远

中医孔子学院是我国在海外设立的非营利性教育机构。它以中医药为切入点推广中国文化，进而推动中医药学的发展，力求在国外以汉语言学为载体，普及中医知识、中国文化。据不完全统计，截至2019年12月，我国已在全球162个国家（地区）设立了545所孔子学院和1 170个孔子课堂，遍布亚、非、欧、美、大洋洲。[①]2007年，黑龙江中医药大学、哈尔滨师范大学和伦敦南岸大学合作创办了全球第一家中医孔子学院——伦敦中医孔子学院。随后，2008年南京中医药大学与澳大利亚皇家墨尔本理工大学（RMIT）共建中医孔子学院。2009年温州医科大学与纽约州立大学眼视光学院共建孔子学院。2012年北京中医药大学与日本学校法人兵库医科大学共建中医药孔子学院。2014年上海中医药大学与美国奥古斯塔大学共建孔子学院，北京中医药大学与德国迪根道夫科技应用大学共建中医孔子学院，湖南中医药大学、湖南师范大学与韩国圆光大学共建孔子学院，华北理工大学与匈牙利佩奇大学共建中医孔子学院。2015年江西中医药大学与韩国世明大学共建中医孔子学院。2016年天津中医药大学与泰国华侨崇圣大学共建中医孔子学院，浙江中医药大学、北京第二外国语学院与葡萄牙科英布拉大学共建孔子学院。2018年浙江师范大学、浙江中医药大学与南非西开普大学共建孔子学院。2019年南京中医药大学与爱尔兰高威大学共建中医与再生医学孔子学院等。中医孔子学院将对外汉语教学与中医国际教育有机结合起来，以中医、中文为主线，中医专业、中文专业、中医药文化、中国文化为支点，为世界民众打开了一扇了解中华文化的新窗口。正如习近平同志在澳大利亚皇家墨尔本理工大学中医孔子学院揭牌仪式上的讲话指出："中澳两国虽然历史文化不同，但多年来两国在人文领域相互借鉴和交流合作取得丰硕成果。中医药学凝聚着深邃的哲学智慧和中华民族几千年的健康养生理念及其实践经验，是中国古代科学的瑰宝，也是打开中华文明宝库的钥匙。深入研究和科学总结中医药学对丰富世界医学事业、推进生命科学研究具有积极意义。中医孔子学院把传统和现代中医药科学同汉语教学相融合，必将为澳大利亚民众开启一扇了解中国文化新的窗口，为加强两国人民心灵沟通、增进传统友好搭起一座新的桥梁。"[②]

---

① 高静，郑晓红.基于海外传播平台的文明交流互鉴助推中医药国际传播与文化认同［J］.中医药导报，2020（13）：208
② 杜尚泽，李景卫.习近平出席皇家墨尔本理工大学中医孔子学院授牌仪式［N］.人民日报，2010-06-21（001版）

（二）"中医中心"成为国际合作与交流新形式

中医药海外中心作为中医国际教育平台之一，是在政府引导下，中外双方联手打造的中医药教育、医疗服务、科研合作、文化交流为一体的大型综合平台。2015 年，在"一带一路"倡议引领下，国家中医药管理局设立首批 17 个中医药国际合作专项，其中中医药海外中心 9 个，占首批立项总数的 53%。[①]截至 2019 年 12 月，我国在全球共设立 54 个中医药海外中心，分布在欧洲（26 个，占比 48%）、亚洲（15 个，占比 28%）、大洋洲（6 个，占比 11%）、非洲（5 个，占比 9%）、北美洲（2 个，占比 4%）等丝绸之路国家和地区，贯通亚欧大陆。[②]

中医药海外中心的中方承建单位在中医药领域均享有较高的知名度，办学、医疗实力雄厚，学科建设特色鲜明，国际合作交流起步早、历史悠久，与外方单位建立的合作关系长期稳定，可为海外中心建设与发展提供较为坚实的基础。如中国-德国魁茨汀中心（北京中医药大学）、中国-摩洛哥中心（上海中医药大学）、中国-澳大利亚墨尔本中心（南京中医药大学）、中国-马拉维青蒿素抗疟中心（广州中医药大学）。北京中医药大学、上海中医药大学、南京中医药大学、广州中医药大学均为一流学科建设高校，北京中医药大学1991 年在德国建立北京中医药大学魁茨汀医院，开创我国大学在海外办医院的先例。南京中医药大学 1993 年即与澳大利亚皇家墨尔本理工大学合作，开创我国与西方大学合作举办中医学历教育之先河，直接推动和促成了澳大利亚中医全国立法。广州中医药大学利用地缘优势，多年来与东南亚、非洲国家合作开展青蒿素复方抗疟研究，承担国家援外抗疟任务，为有效遏制非洲当地国家和地区疟疾流行发挥了积极作用。[③]

南京中医药大学先后在大洋洲、欧洲、美洲建立 8 个中医药海外中心，其中中国—澳大利亚（墨尔本）、中国—瑞士（苏黎世）、中国—法国（巴黎）、中国—英国（曼彻斯特）4 个中心为国家中医药管理局立项建设的中医药海外中心，江苏—维州中心为省级中医药中心，另有 3 个校级中心，分别为德国、加拿大、新加坡中医药中心，着力打造"一中心一特色，一中心一品牌"的发展模式。如中国—澳大利亚中医药中心（墨尔本）以习近平主席在 RMIT 中医孔子学院授牌仪式上的重要讲话精神为指导，打造集中医药文化、科研、教育及康复为一体的综合服务平台，将澳洲大学中医药教育教学拓展至当地社区大学教学活动中，开创"融入生命生活"的海外传播模式，为中医国际教育开辟了一条崭新的道路；江苏—维州中医药中心在两省州政府支持下，致力于科研合作和国际学术交流，合作产出高水平科研成果；中国—瑞士中医药中心（苏黎世）是全球首家通过 ISO 9001—2015

---

① 高静，郑晓红，孙志广.基于中医药海外中心建设的现状论中医药国际传播与文化认同［J］.中医杂志，2019：819

② 高静，郑晓红，孙志广."一带一路"背景下中医药海外中心建设与发展——以南京中医药大学为例［J］.南京中医药大学学报（社会科学版），2020：124

③ 高静，郑晓红，孙志广.基于中医药海外中心建设的现状论中医药国际传播与文化认同［J］.中医杂志，2019：820

认证审核的中医医疗机构，在中医诊所国际标准化建设、中医经方的特色研究和人才培养、推进中医药教育合法化等方面取得一系列成就，具有标杆意义和国际示范性；中国—法国中医药中心（巴黎）是中法中医药合作委员会框架下的首个中医药中心，申报的"黄葵胶囊治疗糖尿病肾病蛋白尿的临床研究"获得法国政府资助，为中药进入欧盟开启了一扇窗口；中国—英国中医药中心（曼彻斯特）整合英国中医从业人员资源，改变单打独斗的现状，组成中医联合舰队，开创中医医疗康复全科门诊模式，着力打造中医妇科学的国际教育与医疗健康服务品牌，并拓展发展中医药服务贸易；德国中心创建了"以科研项目为牵引，中西医联合诊疗"的临床科研诊疗模式，20年来为德国伊勒蒂森市及周边国家地区提供中医药医疗服务超过20万人次；加拿大中心致力于打造经方针术肿瘤临床治疗及科研品牌；新加坡中心与新加坡卫生部、新加坡中医研究院合作，开展新加坡中医临床诊疗指南研究，争取在中医药国际标准制订研究方面有所突破。

（三）中外合作办学层次不断提高

国内中医药院校和医疗机构相继与世界各国政府、医学院校以及相关研究机构合作办学，办学层次不断提升。如1996年北京中医药大学与英国米德萨斯大学签署的在英国开展中医本科教育合作协议。该项目学制为五年，学生第五年第一学期来北京实习，学习结束时学生除获得两校共同颁发的毕业证书外，还会分别获得北京中医药大学和米德萨斯大学的医学学位证书。这个项目是欧洲国家大学中第一个中医学士学位项目，也是我国第一个在国外独立颁发学士学位证书的项目。2003年南京中医药大学与美国俄勒冈东方医学院合作开设全美首个中医博士学位课程。[①] 中医国际合作办学比较多的高等中医药院校有北京中医药大学、上海中医药大学、南京中医药大学、天津中医药大学、黑龙江中医药大学、广州中医药大学、成都中医药大学、湖南中医药大学、江西中医药大学等。如北京中医药大学与新加坡中医学研究院、新加坡中药学院进行合作，开展中医学士、中药学士学位课程项目，并在日本东京开设北京中医药大学日本分校等。上海中医药大学与英国伦敦都市大学合作举办药学专业本科教育项目，与澳大利亚西悉尼大学开展研究生联合培养等。天津中医药大学与俄罗斯医学科学院西伯利亚分院、越南传统医药大学、意大利中意联合中医药实验室、英国诺丁汉大学等开展合作。南京中医药大学与葡萄牙里斯本中医学校、意大利罗马大学和米兰大学、墨西哥新莱昂州立大学、澳大利亚皇家墨尔本理工大学、新加坡中医学院、加拿大约翰·珍妮中医学院、马来西亚拉曼大学等开展中医药教育的国际合作。黑龙江中医药大学与马来西亚吉隆坡中医学院、俄罗斯阿穆尔国立医学院、匈牙利塞梅尔维斯大学等开展中医药教育项目的合作。此外，江西中医药大学与马来西亚东方中医药进修学院、福建中医药大学与马来西亚—马国际学院、云南中医学院与西班牙巴塞罗那等也开展卓有成效的合作，提升了中医药教育的国际影响力。

---

① 张伯礼，王启明，卢国慧.新时代中医药高等教育发展战略研究［M］.北京：人民卫生出版社，2018：389

（四）国际中医药教育发展迅速

伴随着世界各国对中医药人才需求的增长，国外中医药教育也发展迅速。据不完全统计，目前，世界上有很多国家和地区开展了中医药教育，中医药教育机构达600多个[①]。其中，亚洲中医药教育发展迅速，因为东亚、东南亚等地区属于传统的儒家文化圈，对中医药的认同度较高。韩国自1948年即开展中医药高等教育，中医学与韩国治疗方法相结合而形成的韩医学教育得到政府的认可，目前韩国有医科大学12所、药科大学3所，韩国通过韩医科大学的教育对韩医师进行培养。日本是中医药在境外开展中医药教育最早的国家之一，也是目前在境外医科、齿科、药科大学教育中开展中医药教育最为普及的国家。[②]目前，在80所日本的医科大学或大学医学部中，有72所将汉方药列入毕业前课程，其中66所将其指定为必修，6所将其定为选修课。位于东南亚的新加坡、泰国、越南、马来西亚、印度尼西亚等国，先后开展了中医药、针灸等的学校教育。如新加坡早在20世纪50年代初，就成立了中医学院，提供五年制中医专业教育。目前，新加坡共有4所中医药学校，这些学校均具有一定规模，并设有实习医院。

在欧洲，中医药教育已有近60年的历史，20世纪70年代美国总统尼克松访华后，欧洲兴起学习中国中医针灸的热潮，中医药在欧洲得到较快发展。目前欧洲已有英国、法国、德国、意大利、奥地利、瑞典、挪威、芬兰、荷兰、俄罗斯、瑞士、罗马尼亚、保加利亚、葡萄牙、西班牙、捷克、斯洛伐克、匈牙利等国与中国合作筹建中医学院、中医药培训中心或在大学开设中医、植物药与针灸专业。欧洲已有各类中医药教育机构200余所，极大地推动了中医药在欧洲的发展。目前，欧洲中医学历教育包括博士、硕士、本科及专业文凭教育等不同层次。

在北美洲，中美关系正常化之后，美国掀起"中医热""针灸热"，中医、针灸学校相继建立。美国现有80余所中医高等教育机构，其中61所获得了认证。中医药教育开始走入著名医学院课堂，如哈佛大学、耶鲁大学、斯坦福大学、康奈尔大学、加州大学等医学院均开设有中医相关课程。中医现已成为美国西医师继续教育最热门的课程。[③]加拿大承认海外正规的中医药教育学历。墨西哥中医药学院是拉美地区第一家专门培养中医针灸人才的高等学府。在南美洲，巴西、阿根廷、哥伦比亚、厄瓜多尔、玻利维亚等国已有中医药教育机构近20家。以巴西为例，目前，巴西有6所医科大学设置了针灸课程，如圣保罗医科大学、巴西利亚大学医学院开设了针灸培训班。

在大洋洲，中医药教育也有40年历史，从私人教育机构起步，20世纪90年代以来发展到政府资助的正规大学。以澳大利亚为例，澳大利亚现有15所较大的学校提供中医、针灸学历教育，其中5所为公立大学，分别为皇家墨尔本理工大学、维多利亚科技大学、悉尼科技大学、悉尼大学和西悉尼大学，10所为私立学院，其中7所学院的课程被州立

① 张伯礼，石鹏建，洪净.中医药高等教育发展战略研究［M］.北京：中国中医药出版社，2013：298
② 张伯礼.世界中医药教育概览［M］.北京：中国中医药出版社，2019：61
③ 张伯礼.世界中医药教育概览［M］.北京：中国中医药出版社，2019：24

292

教育权力机关所认可。

　　在非洲，在我国援非医疗队及华人中医生的努力下，也开始接受中医学，并不断派出留学生来中国学习。2006年南非开普敦大学在非洲建立了第一所包括中医专业在内的自然疗法学院，中医学专业学制五年，教学大纲涵盖了基础学科与临床医学。为了保证教学质量，山东中医药大学向开普敦大学派驻了老师，这是中医药高级人才第一次在非洲大陆开展本土化培养。[①]

第五节　中医国际教育的历史经验与启示

　　中医国际教育经过近70年的发展，取得了显著的成就，扩大了中医药的国际影响力，增强了中国文化软实力。归纳总结的历史经验也非常宝贵，如教育质量是中医国际教育的生命线、"引进来"与"走出去"并举是中医国际教育发展的重要途径等，值得借鉴和参考。

一、中医药国际教育标准化建设成绩显著

　　伴随着全球对中医药专业人才需求的增长，中医药国际教育正在迅速发展，中医学已经成为一门全球性的专业，由于各国、各地区文化背景、意识形态、医疗保健和健康理念等各不相同，中医药教育的办学理念、教学计划、专业课程设置、授课时数等方面差异很大，迫切需要制订完整系统的中医药国际教育标准体系，以保障中医药国际教育的健康和可持续发展，保障中医药国际教育的人才培养质量。这种保障，是通过标准体系科学而公正的约束，这种约束可以跨越国家界限从技术和管理层面进行干预的权威，不符合标准就进入不了中医药国际教育的市场门槛，拿不到市场通行证，就会被中医药国际教育市场所摈弃。同时，中医药国际教育的标准化有利于提高中医药的国际认同度，改变一些国家认为中医药教育是低层次的、没有标准和规范的错误印象。

　　为此，世界中医药学会联合会教育指导委员会（以下简称"世中联教指委"）组织专家研究起草了《世界中医学本科（CMD前）教育标准（草案）》，包括中医学本科（CMD前）教育办学基本要求和中医学本科（CMD前）教育毕业基本要求。前者规定了中医学本科教育准入的基本条件，如中医学本科办学宗旨、学时与学制、教学计划、学生考核、

---

① 张伯礼.世界中医药教育概览［M］.北京：中国中医药出版社，2019：163

学生、教师、教育资源、教育计划评估、管理和行政、发展与更新 10 个领域 49 项构成。后者用来衡量开设中医学本科专业的院校学生学习结果，既是中医学本科教育的最低标准，也是对中医学本科毕业生的最基本要求，由总体目标、职业素质目标、知识目标和技能目标 4 个领域 25 项构成。2009 年 5 月，《世界中医学本科（CMD 前）教育标准》正式发布，成为中医国际教育史上第一个国际标准，是中医国际教育发展的里程碑。[①]

有了《世界中医学本科（CMD 前）教育标准》，还必须有与之配套的《世界中医学专业核心课程》标准，以支撑中医学体系的核心理论和基本技能为内容。因此，世界中联教指委遵循"必需、适用、够用、能用"原则，组织专家研究制订了《世界中医学专业核心课程》，包括 10 门课程，分为 3 个课程平台：①中医学基础理论知识平台课程，包括中医基础理论、中医诊断学、中药学、方剂学；②中医学临床知识技能平台课程，包括中医内科学、针灸学、推拿学、中医妇科学、中医儿科学；③中医经典选读平台，包括由《黄帝内经》《伤寒论》《金匮要略》《温病学》中经典条文节选而成经典医籍选（导）读课程。2012 年 6 月，世界中医药学会联合会将其确定为国际标准正式发布。《世界中医学专业核心课程》成为继《世界中医学本科（CMD 前）教育标准》后，中医国际教育领域取得的又一阶段性成果。《世界中医学专业核心课程》为编写世界中医学专业核心课程教材奠定了基础，对推进中医国际教育发展具有重要意义。[②]

为了推动标准的落实，世中联教指委又启动了《世界中医学专业核心课程教学大纲》的编写工作。《世界中医学专业核心课程教学大纲》包括中医基础理论、中医诊断学、中药学和方剂学 4 门基础理论知识课，中医内科学、针灸学、推拿学、中医妇科学和中医儿科学 5 门临床知识技能课程，以及经典医籍选读，共 10 门课程的教学大纲。《世界中医学专业核心课程教学大纲》标准的制订，有效地规范了世界中医学专业核心课程教学内容，指导各国中医学专业的教育教学，为各国中医学专业毕业生的专业水平达到规定要求提供了保障，并有利于课堂教学质量评价和教学管理。[③]

从《世界中医学本科（CMD 前）教育标准》的制订，到《世界中医学专业核心课程》标准的发布，再到《世界中医学专业核心课程教学大纲》的起草，扎扎实实地推进中医国际教育标准化建设，成效非常显著。

二、教育质量是中医国际教育的生命线

纵观中医药国际教育的历程，我们发现，无论是起步时期（1956—1976），还是恢复调整时期（1977—1999），以及蓬勃发展时期（2000—2023），中医药专业都是来华留学生首选的极少数热门专业之一，就是因为中医药国际教育一直坚持以教学为中心，遵循中医药教学规律，遵循中医药人才成长规律，坚持理论联系实际，不断提高教学质量。这才是

① 张伯礼.世界中医药教育概览［M］.北京：中国中医药出版社，2019：189-190
② 张伯礼.世界中医药教育概览［M］.北京：中国中医药出版社，2019：190
③ 张伯礼.世界中医药教育概览［M］.北京：中国中医药出版社，2019：前言

在国际留学生教育竞争激烈的背景下中医药国际教育持续健康发展的关键。因为教育质量决定着学生在中国的学习质量，也决定着毕业生在社会上的竞争力。而来华中医留学生在社会上的竞争力不仅是在中国社会的竞争力，更是在国际社会的竞争力，这一竞争力彰显的是中医药国际教育的实力。下面以南京中医药大学为例作简要介绍。

南京中医药大学中医药国际教育长期以来坚持以教学为中心，狠抓教学管理，将提高教学质量、为世界各国和各地区培养合格的高级中医药专门人才作为学校的生命线和根本任务。坚持入学标准，严把入学审查关；改革汉语教学，为专业教学打好基础；精心组织专业教学，因材施教；加强教学基本建设，调整教材内容；积极开展教学研究，努力提高教学效果；注重临床实习，理论联系实际。以上种种措施，有力地促进了教学质量的提高。绝大多数留学生反映：这样的教学方法，我们听得懂、记得牢、学得好。国际针灸班学生阿拉伯联合酋长国卫生部次官萨利姆说："我是我们国家唯一懂得针灸的医生，这次来中国，经过系统的学习，收获很大，回国后，我一定把针灸疗法在我国开展起来。"巴西留学生马特莱蒂说："你们的教学方法由浅入深，循序渐进，每一个阶段的课程都有明确的要求，理论紧密结合实践，这样的教学方法很适合我们，学习后收获很大。"一些在本国学习中医、针灸多年后来南京中医药大学进修的留学生深有体会地说："在南京学习几个月，胜过我们在国内学习许多年。"另外，有 60 多人先后重复来学习，他们学了针灸，再学推拿，学了推拿，再学草药。这正如先后 4 次来学习的德国医师昂斯所说："每次来南京，每次有收获。"[1]

三、"引进来"与"走出去"并举是中医药国际教育发展的重要途径

回顾中医药国际教育发展的历程，我们发现，中医药国际教育"引进来"和"走出去"如同车之两轮、鸟之双翼，缺一不可，共同推动中医药国际教育的快速发展。在 20 世纪 90 年代之前，外国留学生来华学习中医，即"引进来"依然是中医药国际教育的主体。但 20 世纪 90 年代后期，特别是步入 21 世纪，伴随着教育全球化的发展，我国高等中医药院校积极走出国门开展合作办学，即"走出去"呈现蓬勃之势。北京、上海、广州、南京、成都、天津、黑龙江等中医药大学积极利用自身专业优势，抢抓机遇，走出国门，先后开展了不同层次、不同规模的境外合作办学，内容遍及中医、中药、针灸、推拿、气功等方面。中医药国际教育"走出去"过程中主要表现为以下几种形式：一是与国外公立大学合作。如 1996 年北京中医药大学与英国密德萨斯大学合作，开展中医学本科学历教育；2006 年南京中医药大学与罗马大学、米兰大学开办中西医结合硕士研究生学历教育项目。二是与国外私立大学的合作。如南京中医药大学与美国南湾大学合作办学。

---

① 　佴永锦，谢乃康，王相宝.江苏外国留学生教育 20 年［M］.南京：南京师范大学出版社，1996：53

三是与其他团体法人、商业公司、医疗机构等的合作。如南京中医药大学与意大利中医药研究所、泰国同善医院等合作培养中医药人才。[①] 四是国内中医药大学在国外建立分校。如 1991 年北京中医药大学在日本东京建立的北京中医药大学日本分校，2008 年成都中医药大学在葡萄牙里斯本建立的成都中医药大学宝德分校，2016 年厦门大学在马来西亚建立厦门大学马来西亚分校等。五是建立"海外中医中心"。如 2014 年北京中医药大学与澳大利亚西悉尼大学建立澳大利亚悉尼中医中心，2016 年南京中医药大学在瑞士建立的中国-瑞士中医药中心等。六是建立中医孔子学院。如由南京中医药大学和澳大利亚皇家墨尔本理工大学合作建立的全球第一家真正意义上以中医药为切入点推广中医药文化，进而带动中医药学自身发展的孔子学院。

通过"引进来"与"走出去"并举的办学方式，促进了中国中医药国际教育事业的发展。一方面，它突破了中医药教育地域与文化的限制，使一大批热爱中医药的国际人士接受高水平的中医药教育，扩大了中医药教育的吸引力和影响力；另一方面，促进了中医药教育的现代化水平，通过"走出去"合作办学，我们可以学习借鉴世界上最新教学手段、教学方法、教学管理等，提高中医药国际教育的现代化水平。

---

① 张伯礼，石鹏建，洪净.中医药高等教育发展战略研究［M］.北京：中国中医药出版社，2013：316

第七章

中医师承教育与继续教育

师承教育是中国传统教育的主要形式。唐代韩愈在《师说》一文中提出："古之学者必有师。师者，所以传道、授业、解惑也。"①表示古代求学的人一定要有老师，学贵师承。明代宋濂在《赠会稽韩伯时序》中说："余闻古之学者必有师，孔子之丧，弟子为之服。曾子、子夏之门人，各有师承。"②由此可见，在传统社会所有领域的知识传承，主要为"师徒相授"。近代以来，随着社会转型、现代国家建立、新式学制体系的确立，学科分化与专业教育的兴起，各学科领域的知识传承方式由"师承"转型为学校教育模式，中医药教育也随之经历了一系列的转型过程。由于中医药是中华民族传统文化的有机组成部分，中国古代科学的瑰宝，中医药的学术特点决定了师承教育是独具特色的中医药人才培养方式，为此，《中华人民共和国中医药法》明确规定"国家发展中医药师承教育"，明确了中医师承教育的法律地位。

现代中医师承教育经历了起步（1950—1976）、制度建构（1977—2011）、制度完善（2012—2023）三个历史阶段。在历史发展的进程中，不仅保留了师承学习中医的传统方式，而且中医师承制度不断完善，师承教育内涵与形式不断丰富，逐步形成了中医师承教育与院校教育、毕业后教育相结合，与继续教育深度互嵌，师承教育贯穿中医药人才培养全过程的师承教育体系。

中医药继续教育，由中医进修教育起步，逐步形成了学历教育与非学历教育并存，教育类型不断丰富，教育层次不断提高的发展趋势。

第一节 近代中医药教育嬗变及其对现代中医药教育的影响

一、近代中医师承教育嬗变的历史过程

中医师承制是古代中医人才培养的主要形式，也是中国传统教育模式的有机组成部分，体现了中国传统教育的一般特征。一是重视道德教育，把育人放在首位。孔子曰："君子怀德。""君子务本，本立而道生。"③具有高尚道德品德的人，才会产生"仁义之道"。二是重视尊师重道，突出师长在教育过程中的主体地位。《学记》曰："凡学之道，严师为

① 张济生.文言小字典［M］.四川辞书出版社，2001：135
② 朱祖延.引用语大辞典（增订本）［M］.武汉：武汉出版社，2010：195
③ 高治军.教育文化论［M］.郑州：河南人民出版社，2008：204

难。师严然后道尊，道尊然后民知敬学。"① 将尊师作为尊重学问的前提，只有尊重老师才能尊重知识、尊重教育。三是注重知识的积累，强调温故知新、由博反约教学原则。孔子讲："温故而知新，可以为师矣。②"孟子说："博学而详说之，将以反说约也。③"他们认为广泛地阅读、反复地学习，融会贯通之后，其理自明。同时，经过二千多年的不断磨砺，古代中医师承制也有自身的个性特征，即"盖师承之教，以诵、解、别、明、彰为其法，以业师或家传之学熏陶、浸润为其养，以多诊识脉、恒于临证、揣摩，领悟积其能。"④ 作为传统的教育方式，古代中医师承教育既有着鲜明的特点与优势，也有缺乏标准化、规范化、规模化等历史的局限性。

进入近代，中医教育实践是在西方话语情境下展开的。"科学"西医与传统中医面对面的对撞，促进了晚清中医教育的嬗变。1885 年，陈虬（字志三，浙江乐清人）于浙江省瑞安县开办的利济学堂，成为古代中医传统师承教育向近代学校教育转型的雏形。⑤1898 年 6 月戊戌变法，清政府建立了中国第一家近代大学堂——京师大学堂，7 月原清廷刑部主事陈日新（字铭三）受命在江西筹办医学堂。1901 年江西中医学堂建立，江西中医学堂归京师大学堂管辖，学制三年，高中程度或有科名者可入学。当时，有正取生 4 名，备取生若干名。中医课程有医宗金鉴、黄帝内经、难经、伤寒论、金匮要略、中脏病源、脉经、本草等。西医课程有化学、解剖、光学、声学、气学、热学、药理。学堂设有附属医院，医士住堂施诊，随到随治。尽管江西中医学堂于 1905 年停办，只有一班毕业生，但后续开办的中医学校在课程体系、实践教学等方面都受到它的影响。⑥ 这次官办高等中医药专业教育的尝试，可惜与晚清"新政"一样，都夭折于襁褓之中。自 1904 年李平书、张竹君在上海开办的女子中西医学堂始，到 1911 年清王朝终结，相继有绍兴医学讲习社、山西医学馆、中国医学会附设医学讲习所、函授新医学讲习所等民间中医办学机构出现，进行了中医师承教育向学校教育模式的转变的探索。

北京政府时期，尽管 1913 年出现了民国史上著名的"教育系统漏列中医案"，但是中医界探索办学的努力脚步一直没有停止。这一时期，最为著名的民办中医学校，一是1915 年由名医丁甘仁、夏应堂、谢观等人在上海发起筹建，1917 年正式开学的上海中医专门学校，其以"昌明绝学，保存国粹，融汇中西"为办学宗旨。1931 年更名为上海中医学院，抗战期间一度闭校，战后复校，1947 年 4 月被南京国民政府勒令关闭。上海中医专门学校办学 32 年，先后毕业学生 30 届，共 869 人。⑦ 二是 1916 年由杭州中药行业发起筹建的浙江中医专门学校，1917 年正式招收学生，近代著名中医学家傅嬾园（名崇黻，浙江绍兴人）为首任校长兼医务主任。浙江中医专门学校 1937 年停办，前后办学 21 年，

① 韩婴.韩诗外传［M］.谦德书院，注译.北京：团结出版社，2020：107
② 栾锦秀.咬文嚼字读〈论语〉［M］.北京：中国青年出版社，2011：31
③ 孟子.中华国学经典读本 孟子［M］.哈尔滨：北方文艺出版社，2018：112
④ 王琦.师承论［J］.中医教育，2006（3）：67
⑤ 文庫.新旧递嬗：陈虬与近代新式中医学校的雏形［J］.中医药文化，2023（1）：64-74
⑥ 文庫.新旧递嬗：陈虬与近代新式中医学校的雏形［J］.中医药文化，2023（1）：71
⑦ 邓铁涛.中医近代史［M］.广州：广东高等教育出版社，1999：196

共招生 20 班，学生共计 425 人[①]。三是 1924 年 9 月成立的广东中医药专门学校，首任校长卢乃潼（字清辉，广东顺德人），办学目标是"习中医以存中药，由中医以通西医，保存国粹，维护土货，以养成医学之人才"[②]。该校从 1924 年开办到 1955 年停办，除抗战期间一度关闭，30 年来共有毕业生 21 届 571 人。[③]

南京政府时期，1929 年召开的卫生部第一届中央卫生委员会会议通过了"规定旧医登记案"，激发了中医界办学救亡的斗志。在这一时期，比较有影响的中医学校，一是 1932 年由施今墨先生创办的华北国医学院。该院"以研究整理中国医学，应用科学方法，作新国医教育，培植医学人才，应社会之需要"为办学宗旨，学制四年。1932—1949 年北京解放初期，共招生 16 班，毕业学生达 347 人。[④] 二是 1936 年创建的四川国医学院，它的前身是 1925 年吴学海创办的"益中医学讲习所"，办学一直延续到 1949 年 12 月成都解放。据不完全统计，从 1936 年至 1949 年，累计招生 23 班，先后共培养学生近千人。[⑤] 三是 1937 年 2 月，承淡安在江苏无锡开办的中国针灸医学专门学校，其由 1929 年创办的中国针灸学研究社更名而成，在近十年的办学过程中，摸索出近代针灸学专业教学模式、课程体系与教材体系，培养了 3 000 多名针灸人才。[⑥]

从晚清到民国，近代中医进行了由传统师承教育向近代学校教育模式转型的不断探索。尽管这一转型是在西方医学冲击、近代社会转型、现代国家建构的强大压力下，中医界为求生存而进行的被动性转型，但是近代中医学校教育从开办之初就显示在人才培养方面的强大威力，逐步上升为近代中医教育的主流形式，而师承教育由传统中医的主流模式逐步转化为辅助模式。

二、近代中医师承教育嬗变对现代中医药教育的影响

由于近代中医教育未能进入"学系"，无论是师承教育还是学校教育都缺乏全面、权威的资料进行分析论证，为此，笔者对《中医年鉴》（1983—1990）"杏林人物""名老中医"等栏目刊载的名老中医进行了整理分析，剔除 1930 年以后出生的或无中医药教育背景者，共有 99 人，详见表 7-1-1。通过对表 7-1-1 现代老中医药教育背景情况的统计，形成了表 7-1-2。这批名中医出生于 1930 年以前，他们学习经历主要集中在近代和新中国初期，尝试通过对他们教育背景的分析，探讨近代中医教育嬗变对现代中医药教育的影响。

---

① 张增国. 近代中医学校教育史的研究［D］. 济南：山东中医药大学，2011
② 王月华. 1924 年中医学堂问世麻行街［N］. 广州日报，2016-6-30：A16
③ 邓铁涛. 中医近代史［M］. 广州：广东高等教育出版社，1999：212
④ 甄志亚. 中国医学史［M］. 北京：人民卫生出版社，1991：502
⑤ 邓铁涛，程芝范. 中国医学通史（近代卷）［M］. 北京：人民卫生出版社，2000：238-239
⑥ 陆翔. 名人名医与中医［M］. 北京：中国中医药出版社，2016：129

表 7-1-1 现代名中医药教育背景情况一览表

序号	姓名	生卒年	籍贯	师承或自学	学校教育经历
1	萧龙友	1870—1960	四川三台	自学	清朝丁酉科拔贡
2	袁鹤侪	1879—1958	河北雄州		京师大学堂医学馆
3	叶熙春	1881—1968	浙江杭州	师承郎柴垣	
4	施今墨	1881—1969	浙江萧山	师承舅父李可亭	
5	黄省三	1882—1965	广东番禺	家传,师承父亲	
6	孔伯华	1885—1955	山东曲阜	家传	
7	吴佩衡	1886—1971	四川会理	师承彭恩溥	
8	高凤桐	1887—1962	北京	师承吴希之、焦茂斋、杨浩如	
9	蒲浦周	1888—1975	四川梓潼	家传	
10	陈邦贤	1889—1976	江苏丹徒		江苏省简字师范、新医学函授社
11	徐汉江	1889—1987	江苏江都	师承王吟江	
12	赵树屏	1891—1957	江苏武进	家传,师承父亲、舅父、肖龙友	顺天高等师范英文系
13	徐季含	1891—1968	湖南长沙	自学	
14	郑守谦	1891—1969	湖南长沙	七代世医,师承父亲	
15	李斯炽	1892—1979	四川成都	师承董稚庵	成都府中学堂、成都高等师范学校
16	王文鼎	1894—1979	四川江津(现重庆江津区)	师承傅秋涛	
17	钱伯煊	1995—1986	江苏苏州	师承曹融甫、父亲	
18	叶橘泉	1896—1989	浙江吴兴	师承张克明	铁樵中医函授学校
19	邹云翔	1896—1988	江苏无锡	师承刘莲荪、丁仲英等	江苏省第三师范学校
20	刘赤选	1897—1979	广东顺德	自学	
21	吴香山	1898—1982	安徽定远	医学世家	
22	魏长春	1898—1987	浙江慈城	师承颜芝馨	
23	承淡安	1899—1957	江苏江阴	家传,师承瞿简庄和其父	上海中西医函授学校
24	刘惠民	1900—1977	山东沂水	师承李步鳌	上海中西医药专门学校
25	岳美中	1990—1982	河北滦县	自学	
26	秦伯未	1901—1970	上海	医学世家	上海中医专门学校

续表

序号	姓名	生卒年	籍贯	师承或自学	学校教育经历
27	赵锡武	1902—1980	河南夏邑	自学	
28	程门雪	1902—1972	江西婺源	师承汪莲石、丁甘仁	上海中医专门学校
29	黄文东	1902—1981	江苏吴江	师承丁甘仁	上海中医专门学校
30	尚启东	1902—1987	安徽全椒	师承夏葆和	
31	许玉鸣	1902—1987	江西南昌	家传，三代世家	
32	章次公	1903—1959	江苏镇江	师承丁甘仁、曹颖甫、章太炎	上海中医专门学校
33	万云程	1903—1987	四川合江	师承	
34	张赞臣	1904—1993	江苏武进	医学世家	上海中医专门学校、上海中医学院
35	石筱山	1904—1964	江苏无锡	家传，师承父亲石晓山	神州中医专门学校
36	徐湘亭	1905—1986	江苏常州	师承恽铁樵	无锡国专中文系，铁樵中医函授学校
37	潘国贤	1905—1987	浙江新昌		上海国医学院
38	李聪甫	1905—1990	湖北黄梅	师承石椿山	
39	黄寿人	1906—1978	江苏南京	师承孙少培	
40	姜春华	1908—1992	江苏南通	师承陆渊雷及其父	
41	李丹初	1908—1992	湖北汉川	医学世家	湖北省中医进修班
42	朱仁康	1908—2000	江苏无锡	师承章治康及其长兄	
43	徐南甲	1909—1987	江苏无锡	师承程宪章、华幼生、邓星伯	
44	徐克明	1910—1987	江西南昌	师承许寿仁	
45	潘澄濂	1910—1993	浙江温州		上海中医专门学校
46	刘快虹	1912—1987	辽宁辽阳	先后拜四位师父	
47	吴素行	1912—1987	安徽当涂	师承滕脉华	铁樵中医函授学校
48	王伯岳	1912—1987	四川中江	医学世家，师承廖其阶，父亲王扑诚	
49	冉品珍	1912—1987	四川遂宁	师承	
50	朱希亨	1912—？	福建泉州	女	上海新中国医学院
51	柯利民	1912—1987	黑龙江庆安	师承韩子庚等数位名医	

序号	姓名	生卒年	籍贯	师承或自学	学校教育经历
52	魏龙骧	1912—1992	河北东光	师承杨叔澄	
53	干祖望	1912—2015	上海松江	师承钟稻荪	铁樵中医函授学校
54	董德懋	1912—2002	北京房山	师承施今墨	华北国医学院
55	哈荔田	1912—1989	河北保定	回族，中医世家，师承父亲	华北国医学院
56	邱茂良	1913—2002	浙江龙游	师承张山雷、承淡安	浙江兰溪中医专门学校
57	牛东生	1913—1987	青海互助	自学	西宁简易师范学校
58	关幼波	1913—2005	北京	师承父亲关月波	
59	白清云	1913—？	辽宁阜新	蒙古族，蒙医世家	
60	袁家玑	1913—1991	贵州贵阳	医学世家	华北国医学院
61	张锡君	1913—2000	江苏无锡	医学世家	江苏省立医政学院、无锡国医专门学院
62	盛国荣	1913—2003	福建南安	八代医学世家	
63	楼百层	1913—1992	浙江诸暨		浙江中医专门学校
64	任应秋	1914—1984	四川江津（现重庆江津区）	师承刘有余	上海中国医学院
65	罗元恺	1914—1995	广东南海		广东中医药专科学校
66	杜琼书	1915—1994	四川成都	女，师承父亲杜自明	成都女子师范学校
67	黄耀燊	1915—1993	广东广州	医学世家	广东中医药专科学校
68	梁乃津	1915—1998	广东南海	医学世家	上海中国医学院
69	耿鉴庭	1915—1999	江苏扬州	六代医学世家	江苏省医政学院
70	顾伯华	1916—1993	上海	家传，师承父亲顾筱岩	上海中医学院
71	邓铁涛	1916—2019	广东开平	医学世家	广东中医药专科学校
72	石冠卿	1917—1999	河南濮阳	师承梁向荣	
73	刘渡舟	1917—2001	辽宁营口	师承王志远、谢泗泉	北京中医进修学校
74	尚天裕	1917—2002	山西万荣	师承方先之	西北医学院
75	李玉奇	1917—2011	辽宁铁岭	师承明星垣、丁乙青、姜弼臣	
76	陈孟恒	1918—1987	上海青浦	师承程门雪	上海国医学院
77	董建华	1918—2001	上海青浦	中医世家，师承严二陵	江苏省中医进修学校

序号	姓名	生卒年	籍贯	师承或自学	学校教育经历
78	米伯让	1919—2000	陕西泾阳	师承黄竹斋	
79	王玉润	1919—1991	上海	医学世家	上海新中国医学院
80	颜正华	1920—	江苏丹阳	孟河医派第四代传人，师承戴雨山、杨博良	江苏省中医进修学校
81	何任	1921—1912	浙江杭州	师承父亲	上海新中国医学院
82	程莘农	1921—2015	江苏江阴	家传，师承陆慕韩	江苏省清江市中西医进修班，江苏省中医进修学校
83	黄星垣	1921—	四川峨眉		国防医学院大学部医科，中央卫生部西医学习中医研究班
84	庞赞襄	1921—2005	河北巨鹿	医学世家，师承父亲庞信卿	
85	路志正	1921—2023	河北	家传	河北中医学校，北京中医进修学校进修西医
86	张琪	1922—2019	河北乐亭	医学世家	哈尔滨市汉医讲习所
87	高辉远	1922—2002	湖北蕲春	医学世家，师承蒲浦周	黄冈专属中医进修班，中央卫生部中医进修班
88	焦树德	1922—2008	河北辛集	师承外祖父	中央卫生部西医学习中医研究班
89	印会河	1923—2012	江苏扬州	中医世家	扬州地区中医进修班，江苏省中医学校
90	查国科	1925—1987	江西婺源	师承刘民叔	上海华阳中医专科学校
91	刘志明	1925—	湖南湘潭	师承杨香谷	北京中医进修学校
92	李振华	1925—1917	河南洛宁	中医世家	河南济汴中学
93	吴咸中	1925—	辽宁新民		沈阳医学院，天津中医学院西医离职学习中医班
94	凌一揆	1925—1992	四川永川（现重庆永川区）		四川国医学院
95	唐由之	1926—2022	浙江杭州	师承陆南山	北京医学院医疗系
96	刘弼臣	1926—2008	江苏扬州	师承孙瑾臣	上海复兴中医专校，扬州地区中医进修班，江苏省中医学校师资班
97	任继学	1926—2010	吉林扶余	师承宋景峰	吉林省中医进修学校，北京中医学院教学研究班
98	周仲瑛	1928—2023	江苏如东	师承父亲周筱斋	南通、上海中医学校，江苏省中医进修学校
99	郭维淮	1929—2016	河南孟津	平乐正骨六世传人	

资料来源：根据《中医年鉴》1983—1990年整理，以出生先后排序

表 7-1-2　按出生时段对现代名中医药教育背景情况的统计表

出生时间段	总人数/人	师承/人	占比	学校/人	占比	师承+学校/人	占比
一	23	19	82.6%	2	8.7%	2	8.7%
二	57	24	42.1%	5	8.8%	27	49.1%
三	19	2	10.5%	3	15.8%	14	73.7
合计	99	45	45.5%	10	10.1%	44	44.4%

注：第一时间段为出生于 20 世纪以前的名医；第二时间段为出生于 1900—1919 年的名医；第三时间段为出生于 1920—2029 年的名医

根据表 7-1-1 和表 7-1-2，近代中医教育的嬗变对现代中医药教育的影响主要体现在以下三个方面。

1. 学校教育形式逐步成为中医人才培养的主流模式　从以上两表可以看出，99 名现代名医中的教育背景有 45 人是单纯师承（含自学，以下同），占 45.5%；10 人是学校教育，占比 10.1%；既有师承又有学校教育背景的是 44 人，占 44.4%。总体看起来，有学校教育背景的名医共有 54 名，占比 54.5%，优势并不明显。但是从三个年龄段发展趋势看，单纯有师承教育的比例从第一时间段 82.6% 直接下降到第三时间段的 10.5%；而有学校教育背景的则从 17.4% 上升到 89.5%，此升彼降的对比十分鲜明，说明中医学校教育形式在近代逐步成为中医人才培养的主流模式。

2. 学校教育与师承教育相结合是中医人才培养的最优模式　表 7-1-2 表明，三个时间段单纯只有中医学校教育背景的名医比例较低，从 8.7%、8.8% 到 15.8%，占比一直比较稳定，合计仅有 10 人，占比 10.1%。说明近代中医人才培养不能仅仅依赖学校教育形式这条单腿，需要师承教育形式作为补充，即学生将学校系统理论学习与拜师个性化学习结合起来，形成近代师承教育的特点。表 7-1-1 中 99 位现代名师，44 人均有师承和学校教育的背景，即为例证。为此，学校教育形式与师承教育形式相结合是中医人才培养的最优模式。

3. 中医人才成长与地域中医文化底蕴高度相关　从表 7-1-3 看出，近代江浙沪皖、京冀豫、四川、广东一带中医文化底蕴深厚，良好的中医文化资源，不仅为中医师承教育，而且也为中医学校教育奠定了良好的基础，为此，这些区域成长起来的名老中医人数也就比较多，其中江苏省独占鳌头。近代上海中医专门学校、广东中医药专科学校、华北国医学院等，新中国成立后的江苏省中医进修学校是培养现代名中医的重要教育机构。为此，加强中医流派建设，保持中医地域文化特色，是名中医成长的重要载体。

表 7-1-3　现代名中医籍贯分布表

序号	籍贯	师承	学校	合计	序号	籍贯	师承	学校	合计
1	江苏	8	14	22	12	北京	2	1	3
2	四川	7	4	11	13	安徽	2	1	3
3	浙江	4	6	10	14	山东	1	1	2
4	河北	4	3	7	15	福建	1	1	2
5	广东	2	5	7	16	黑龙江	1		1
6	上海		6	6	17	青海	1		1
7	河南	3	2	5	18	贵州		1	1
8	辽宁	3	2	5	19	山西		1	1
9	江西	2	2	4	20	陕西	1		1
10	湖北	1	2	3	21	吉林		1	1
11	湖南	2	1	3					

注：按总人数多少排序，师承包括自学，学校特指有中医学校学习背景。

综上所述，古代传统中医师承制是由中国传统教育方式和传统中医学术传承特点共同孕育出来的，带有中国传统教育的一般性特征和中医师承的特殊性。进入近代，在西方文化的冲击下，在西方医学与"新式"学校体制的双重"规制"下，古代传统中医师承制逐渐由主流中医教育形式嬗变为学校教育的补充形式。近代中医教育的嬗变的历史表明，学校教育与师承教育相结合是中医人才培养的最优模式，现代中医药教育不能忽视师承教育的作用。

第二节　现代中医师承教育的起步
（1949—1976）

一、现代中医药教育初创期的师承教育背景与政策

新中国成立初期，全国的卫生状况极差。"当时全国人口约 4 亿 7 500 万，据估算每年死亡 500 多万人，并约有 1 亿人口断断续续地罹患各种轻重不同的疾病。据不完全的材料估计：中国人口死亡率高于其他国家一倍以上，约在 30% 以上，其中半数以上是死于可以预防的传染病，其中鼠疫、霍乱、麻疹、天花、伤寒、疟疾、斑疹伤寒、回归热等急

性传染病为害最烈，而黑热病、日本血吸虫病、结核、麻风、性病等慢性传染病和职业病也侵害着人民的健康。婴儿死亡率也很高"。[①] 而医务人员也极为缺乏，据估算当时全国有西医约2万人，主要集中在大城市。有中医约50万人，除约4万人在大中城市外，全国大部分中小城市及乡村的卫生服务由中医承担。[②] 中医成为国家卫生服务不可忽视的力量。

新中国成立初期，中医教育政策经历了较大的调整。1949年11月中央卫生部成立后，制定的《中央人民政府卫生部一九五〇年工作计划大纲》"加强团结与改造中医工作"项下，即提出"拟将北京国医学院改为中医进修学校，收容已开业而自愿进修之中医，授予社会科学、生理解剖学、细菌学、流行病学及防疫卫生等课程，毕业后自愿从事防疫卫生医疗工作。此外并责成各行政区、省、市卫生机关，普遍举办进修班，课程与中医进修学校同。"[③] 1950年3月13日，北京中医进修学校正式开办，直属中央卫生部。[④] 这是新中国成立后最早设立的中医教育机构。尽管从理论上说，进修学校属于成人教育，但是它标志着中医药教育正式进入了国家卫生行政体制。

1950年9月，中央卫生部组织召开了第一届全国卫生行政会议，确立了"面向工农兵、预防为主、团结中西医"三大工作方针。卫生部部长李德全在会议上做了报告，关于中医问题，她说："在今天如果没有中医参加卫生工作是不能解决当前问题的。"但是，"中医必须提高，学习政治知识和现代科学知识，将中医的经验与科学结合起来，使中医科学化"。"所谓中医科学化，主要包括下面几个含义：首先要学习医学科学的基本知识，懂得生理、解剖、细菌、病理和传染病的防治，其次与科学家配合研究中药，分析秘方，确定性能，研究中国的针灸，发掘古代的临床经验，使之科学化，这些都需要有一定的现代科学知识。我们举办中医进修学校，就是为了这个目的。"[⑤] 此次会议后，中医进修教育成为这一阶段中医教育的主流形式。

新中国成立后的最初三年，中医进修教育把"中医科学化"等同为西医化，对中医全面灌输西医学知识，这种做法在社会上和中医界陆续出现了不同的声音。1953年1月5日，中共中央开展的"新三反"运动将反官僚主义作为这些整风运动的核心，从中央卫生部到各地卫生行政部门，开始反思中医政策执行情况。1954年7月30日，毛泽东对卫生部党组《关于加强中医工作的请示报告》作了指示。同月中央文委整合了中宣部、文委和卫生部三方人员，成立中医问题临时工作组，经调查研究后于1954年10月提交了《关于改进中医工作问题给中央的报告》。报告提及解决中医进修等涉及教育的问题，在谈到西学中问题时，建议："有计划地派一些医学院校毕业生和青年西医到有基础的中医医院和著名的私人开业中医那里去学习；对于西医学习中医有优良成绩的，适当提高其待遇，加以鼓

---

①　李德全. 在第一届全国卫生会议上的报告［C］// 武衡. 东北区科学技术发展史资料5 解放战争时期和建国初期（医药卫生卷）［M］. 北京：中国学术出版社，1986：20

②　朱建平. 百年中医史［M］. 上海：上海科学技术出版社，2016：350

③　李剑. 历史与省思：中西医药与当代中国［M］. 北京：中国中医药出版社，2023：369

④　李剑. 历史与省思：中西医药与当代中国［M］. 北京：中国中医药出版社，2023：373

⑤　李德全. 在第一届全国卫生会议上的报告［C］// 武衡. 东北区科学技术发展史资料5 解放战争时期和建国初期（医药卫生卷）. 北京：中国学术出版社，1986：25-26

励等。"① 尽管这一报告并未直接说跟师学习，但是提出的到"著名的私人开业中医那里去学习"已隐含此意，特别是派"青年西医"去学习，这与传统的中医师承的培养目标已大所不同。1954 年 10 月 20 日《人民日报》发表《贯彻对待中医的正确政策》社论，与此同步，10 月 15 日江苏省中医进修学校成立，开办的中医进修班一改以往中医进修学校以传授西医知识为主，而是以系统学习中医理论为主。中医教育形势出现了转折，培养中医、提高中医，已成为当时中医教育的主旋律。

1956 年 2 月 24 日，《健康报》第一版刊载了《鼓励中医带徒》的社论，指出：要广泛地全面地继承祖国医学遗产，仅用学校方式培养中医生，无论如何也适应不了形势发展的要求。为了不断扩大卫生队伍，政府鼓励中医带徒，这是一项重要的任务。② 这是政府号召中医师带徒的强烈信号。3 月 7 日，在卫生部公布的《关于改进中医工作的报告》中就提出：对于中医带徒弟及群众自己学习中医者都该给以鼓励，而不应给以任何限制。对私人开设中医训练班，其具备一定条件的，应即许可，并由卫生行政部门加以帮助和领导。③ 显然，卫生部向私人领域开放了中医教育的权限，即中医私人带徒或者办中医训练班，不仅不受限制，而且政府部门还可以给予支持与帮助。紧接着 4 月 16 日，卫生部下达《卫生部关于中医师带徒的指示》及附件《1956—1962 年全国中医带徒弟的规划（草案）》。提出：根据 1956 年全国卫生工作会议"采取带徒弟等方式培养新中医五十万名"的精神，拟定了此规划。规划要求，七年内除院校培养新中医二万人之外，计划师带徒培养四十八万新中医。④ 这一连串的文件清晰反映了中央通过中医师带徒的方式培养新中医的决心与思路。

培养新中医不仅是卫生问题，更是政治问题。1956 年 12 月 27 日，中央宣传部在关于中医工作的报告中提出"卫生部曾提出 12 年内中医带徒弟 50 万的计划，但带徒中的许多具体问题，如师徒的标准，徒弟的报酬、来源和将来的出路等问题都还待解决。"建议"有计划地挑选一批技术高、有发展前途的年轻西医，到各名中医的门下去做'徒弟'"⑤。这里，中央再一次明确提出中医师带徒的"徒弟"不再限于中医或中医爱好者，年轻西医也可以跟师学中医。通过中央宣传部发出的这个信息，结合当时全国各地兴起的"西医学习中医"运动，可以表明，中央不仅将中医师承教育作为培养新中医的一种形式，而是把中医师承教育纳入西医学习中医，发展中国新医学的高度。

1958 年初"大跃进"运动的兴起，带动了各行各业的总动员。2 月 7 日，卫生部发出

① 中央文委党组关于改进中医工作问题给中央的报告（一九五四年十月二十六日）[C] // 卫生部. 中医工作文件汇编（1949-1983 年）[M]，内部发行，1985：49
② 汪松葆. 高等中医教育与管理 [M]. 长沙：湖南科学技术出版社，1987：9
③ 卫生部. 关于改进中医工作的报告（一九五六年三月七日）[C] // 卫生部. 中医工作文件汇编（1949-1983 年）[M]. 内部发行，1985：79
④ 卫生部中医司. 1956—1962 年全国中医带徒弟的规划（草案）[C] // 卫生部. 中医工作文件汇编（1949-1983 年）[M]. 内部发行，1985：84-85
⑤ 中央宣传部关于中医工作的报告 [C] // 卫生部. 中医工作文件汇编（1949-1983 年）[M]. 内部发行，1985：110

《关于继承老年中医学术经验的紧急通知》。针对"近年以来，国内许多知名的老年中医相继去世，他们的学术和经验并没有得到很好地继承"的情况，要求"卫生行政部门应立即着手研究各地有学术有经验的以及对某一种疾病有独特疗效的老年中医（包括参加工作和私人开业中医）的具体情况"，在摸查情况的基础上，"动员一批品质优良，能刻苦钻研的中医西医，或者具备适当条件的人，拜他们为老师，虚心学习，坚持到底，务求将老师的学术和经验继承下来"。对于已"丧失工作能力"且具有学术和经验的老年中医，要求当地卫生部门首先给予生活上的照顾，然后组织适当人员向他们请教，以期有效地迅速地把他们的经验记录下来。① 这一文件是中央关于老中医学术经验继承工作的第一个文件。这项工作的主要方式是师带徒，但是它与一般的中医师带徒工作有着较大的区别。前者的主要目标是"继承老中医学术经验"，后者的目标是"培养新中医"。为此对"徒弟"的要求也有比较大的区别，前者要求"品质优良，能刻苦钻研的中医西医，或者他具备适当条件的人"，而后者是"凡具有初中程度或高小毕业语文程度较高的青、壮年男女，身体健康，政治思想纯洁，志愿学医者均可参加学习"②。由此可见，现代中医师带徒工作，从起步期就定下基调，确立了"顶天"即传承与创新中医学术，"立地"即面向基层培养新中医人才这两个大的方向。

1962 年新中国迎来了首届中医专业本科毕业生。针对这批毕业生存在的基本功不扎实等问题，7 月 16 日北京中医学院秦伯未、丁道济、陈慎吾、任应秋、李重人等 5 人，向卫生部党组提交了《对修订中医学院教学计划的几点意见》，这就是著名的"五老上书"。在"五老上书"中，他们回忆了传统师承制的一般方法，即"过去从师学医，老师选择对象，首先要求文章要通顺，拜师以后，头两年学习内容主要是诵读，如《黄帝内经》多数读《黄帝内经》（节本）、《伤寒论》、《金匮要略》，以后《脉诀》《药性》《汤头》等书读得烂熟，甚至要求某些注解都要能记住，同时为老师抄方；第三年以后，老师重点讲解和指出必读书籍，一面钻研，一面为老师做助诊工作，一般是半天临症半天读书，五年期满，老师认为有足够自行开业的能力时，才同意出师。"③ 为回应"五老上书"，卫生部在开展教学计划调整等一系列工作的同时，1962 年 10 月，中央同意卫生部党组"关于改进祖国医学遗产的研究和继承工作的意见"。在关于祖国医学遗产的继承问题上，提出了中医学院"在教学方法上，应该适当运用老中医传统的授徒方法，不宜全盘采用一般医学院校的教学方法。学生在读了必要的基本医书之后，应着重随师临症学习中医各科治疗。"④ 这是目前查到的中央文件中提出中医院校教育提倡"师带徒"的教学方式的最早记录。至此，中医院校教育应该与师承教育相结合，不仅成为名老中医的共识，而且也被中央认同，并以

① 卫生部.关于继承老年中医学术经验的紧急通知［C］// 卫生部.中医工作文件汇编（1949-1983 年）［M］.内部发行，1985：113
② 卫生部关于中医师带徒的指示（一九五六年四月十六日）［C］// 卫生部.中医工作文件汇编（1949-1983 年）［M］.内部发行，1985：83
③ 姚魁武.薛伯寿国医大师和合思想传承心悟［M］.北京：科学技术文献出版社，2018：178
④ 卫生部.关于改进祖国医学遗产的研究和继承工作的意见［C］// 卫生部.中医工作文件汇编（1949-1983 年）［M］.内部发行，1985：192

文件形式要求各中医院校进行教学改革的探索。

二、培养新中医及"师带徒"实施的基本情况

（一）"师带徒"工作的全面铺开

1956 年 4 月 16 日《卫生部关于中医师带徒的指示》发出后，中医师带徒工作全面展开。为确保这项工作落到实处，不跑偏，文件明确了一系列问题。首先，回答了中医师带徒工作的必要性。中医师带徒的目标是：培养新中医，"壮大卫生工作的队伍，以便有效地继承、发扬祖国医学遗产，发挥中医治疗作用，全面地开展医药卫生工作"。为什么要采用"师带徒"的方式呢？是因为"祖国医学遗产不仅保存在历代文献上，还保存在老中医的经验里。现散存全国各地的为数不多的老中医正在不断地减少，迫切地需要继承他们的诊疗经验"。[①] 其次，确立了师带徒的基本原则：师徒双方自愿结合，尊师爱徒，保教保学。再次，明确了师带徒的形式。一是卫生所和联合诊所的中医带徒弟的方式。指定专人负责传授，固定师徒的密切关系，本所其他医师协助辅导，当地中医团体在教学方面亦应给予必要的帮助。二是个人带徒弟的方式。凡参加公立医疗机构工作的中医，各卫生所和联合诊所的中医及个人开业的中医都可带徒弟。三是开办训练班。由中医团体主办或协助私人开办，都须在当地卫生主管机关领导下，按本部规定的中医中级教学计划授课。[②] 最后，明确"师"与"徒"的条件。对于带徒弟的师资，要求：凡通晓中医本科业务，具有中医基本知识，有一定临床经验的各科中医师，或对某种疾病有独特的医疗经验的一技之长的中医人员均可收带徒弟。对于徒弟，要求：凡具有初中程度或高小毕业语文程度较高的青、壮年男女，身体健康，政治思想纯洁，自愿学医者均可参加学习。此外，对学习内容、学习时间、经费保障都作了明确的规定。[③]

为强调这项工作的重要性，1956 年 5 月 25 日《人民日报》发表题为《积极培养中医，壮大卫生工作队伍》的社论。文中再次回答了为什么要用带徒弟的方式作为培养新中医的主要方式。认为"这是因为祖国医药遗产目前还没有经过系统的科学的整理，祖国医学的宝贵经验不但散载在医药文献上，而且散存在数十万中医的手里。仅仅依靠学校教育，是很难完满地向学生传授中医知识的，也很难把祖国医学遗产全面承受下来。数千年来，中医流传的方式尽管很多，但是主要的方式还是带徒弟。这虽然是手工业方式的传授方法，但是它对于继承祖国医学和培养中医，在历史上确实发生过极其重要的作用，而现在我们

---

① 卫生部.关于改进中医工作的报告（一九五六年三月七日）［C］//卫生部.中医工作文件汇编（1949-1983 年）［M］.内部发行：1985：79

② 卫生部.关于改进中医工作的报告（一九五六年三月七日）［C］//卫生部.中医工作文件汇编（1949-1983 年）［M］.内部发行：1985：83

③ 卫生部.关于改进中医工作的报告（一九五六年三月七日）［C］//卫生部.中医工作文件汇编（1949-1983 年）［M］.内部发行：1985：83

仍然需要用这种方法。"① 文中明确指出：与旧社会师带徒的自发性与自流性不同，新社会的师带徒是计划培养、计划使用，给新培养的徒弟出路和前途。师带徒推进工作方式采取群众路线的工作方法，解决谁学、谁带、如何学、如何教的问题，要因地制宜，不搞一刀切。最后呼吁："培养新的中医是我们这一代人的历史任务，是各级卫生部门、全国广大中医和人民群众共同的光荣的任务，我们应当努力完成它。"②

至此，中医师带徒工作在全国各地全面展开。如，山东省下达了《关于改进中医带徒弟工作的指示》，统一布置中医师带徒工作。规定：凡具有中医基本理论和临床经验或对某种疾病有独特经验和专长的中医人员均可带徒弟，以防止要求过高或庸医误人两种偏向；带徒方式和内容则以随师传授为主；学习期限规定为 4 至 6 年，如果只学习某一专科，可为 1 至 3 年。截至 1960 年，山东全省共有中医 23 216 名，其中有 2 109 名中医带了徒弟，全省共有徒弟 5 031 名（男 3 884 名，女 1 147 名）。不过，这批徒弟普遍文化程度不高，80% 系高小文化程度。③ 天津在提高"徒弟"文化程度、提高师带徒质量方面有一定的创新举措。1959 年，天津市在全国率先出台了《天津市中医带徒工作试行管理办法》，其中对师徒条件、徒弟来源、带徒形式、师徒待遇标准、学习年限、教学计划、出师鉴定及毕业发证、分配工作办法、报批备案程序等方面均做了详细、明确的规定，规范了中医带徒工作的管理。并于当年会同教育局、人事局等招收应届初中毕业生 75 名，分配到全市 19 家医院集体拜师，集中上课、分散带徒。1961 年，天津市卫生局于又在社会招收约 130 名高中文化的学员，分配到全市各个卫生院拜师学习中医。为保证中医带徒工作质量，天津市卫生局还制定了《天津市中医带徒教学（集中理论讲授、分散经验传授）计划（草案）的若干说明》，明确了中医带徒的教学内容、教学方式、课程及进度，保证了首批政府招收学生集中上课时的统一进度和内容。成立了天津市出师鉴定委员会（后更名为中医考试委员会），对学徒进行出师考核，严把出口关。④ 随着全国各地中医师带徒工作的推进，据统计，到 1958 年 11 月"全国约有 6 万 8 千名中医徒弟在随师学习，经过三五年的时间，卫生战线上即将出现一支强有力中医队伍"⑤。到 1960 年 5 月，"中医带徒现有约八万人，前二年并已出师一万四千五百人"⑥。

---

① 人民日报社论.积极培养中医，壮大卫生工作队伍［C］// 卫生部.中医工作文件汇编（1949-1983 年）［M］.内部发行：1985：86

② 人民日报社论.积极培养中医，壮大卫生工作队伍［C］// 卫生部.中医工作文件汇编（1949-1983 年）［M］.内部发行：1985：87

③ 徐常珂.新中国成立初期山东省中医教育政策研究（1949—1959）［D］.济南：山东中医药大学，2021

④ 康瑛，刘瑞珍.天津中医师承教育发展史研究［J］.中国轻工教育，2015（1）：22

⑤ 徐运北.在全国中医中药工作会议上的报告（节选）［C］// 卫生部.中医工作文件汇编（1949-1983 年）［M］.内部发行，1985：120

⑥ 卫生部党组关于西医学习中医全国经验交流座谈会上的报告［C］// 卫生部.中医工作文件汇编（1949-1983 年）［M］.内部发行，1985：175

（二）中医师带徒工作存在的问题

随着中医师带徒工作的推进，工作中面临的问题不断暴露，主要问题体现在以下几个方面。

1. 卫生行政部门重视程度不够 "对培养中医新生力量特别是中医带徒弟缺乏计划性和有力的领导，在保质保量的方面还有问题。"[①] "我们号召中医带徒弟，但对老师、学徒的条件，师徒的关系，学习的时间，徒弟的待遇等都没有及时作出具体的规定。"[②] 有些地方对师傅的条件限制过严，"一般限于有理论的名中医，而不重视有实际经验的一技之长的中医带徒弟"；有些地方又管理过宽，或完全没有开展这项工作，"个别地区也有不具备带徒弟的条件而乱带徒弟和根本没有发动中医带徒弟"[③]。

2. 带教名中医报酬偏低 主管中医工作的卫生部副部长徐运北说，名中医报酬低是普遍现象。如中医研究院"从各地请来的中医老先生，自己开业时每月收入多则一两千元，少则数百元，到研究院后，大多每月不超过二百元。"[④] 中医研究院尚且如此，全国各地的情况就可见而知了。为此"有的地方有经验、有学问的中医因为工作较忙，多不愿带徒弟，带徒弟的大部分是只有一般中医知识的中医或因收入多想通过带徒弟增加收入。"[⑤] 这在一定程度上影响了师带徒工作的质量。

3. 名老中医存在工作量太大，负担太重问题，影响了带徒工作 "中医人员，特别是在群众中有威信的老年中医的工作比过去更为繁忙。……使某些老年中医工作负担过重。如有的老中医每日门诊 50 余人，甚至 100 余人，还要出诊和担任教学工作；有的老中医每日工作 10 小时以上，甚至不能保证按时吃饭、睡觉和必要的休息时间；有的老中医还带病工作。这样不仅影响了老年中医的身体健康，也影响了他们的医疗工作质量，和传授他们宝贵的学术经验。"[⑥]

4. 徒弟方面也存在诸多问题 主要体现在学徒文化程度不高，优质学徒数量不足。1961 年 11 月 19 日，周恩来总理参加杜自明老中医追悼会时，对中国中医研究院的中医带徒工作做了重要指示，要求该院要为每个老中医配备 5 名徒弟，为壮年中医配备 3 名徒弟。但当时由于缺乏中青年科技人员，没能落实周恩来总理指示。直到 1963 年卫生部分

---

① 徐运北.在全国中医中药工作会议上的报告（节选）[C]// 卫生部.中医工作文件汇编（1949-1983 年）[M].内部发行，1985：121

② 徐运北.在全国中医中药工作会议上的报告（节选）[C]// 卫生部.中医工作文件汇编（1949-1983 年）[M].内部发行，1985：122

③ 徐运北.在全国中医中药工作会议上的报告（节选）[C]// 卫生部.中医工作文件汇编（1949-1983 年）[M].内部发行，1985：127

④ 中央宣传部关于中医工作的报告[C]// 卫生部.中医工作文件汇编（1949-1983 年）[M].内部发行，1985：108

⑤ 徐运北.在全国中医中药工作会议上的报告（节选）[C]// 卫生部.中医工作文件汇编（1949-1983 年）[M].内部发行，1985：127

⑥ 卫生部关于适当安排老年中医工作的通知（一九五九年四月二十九日）[C]// 卫生部.中医工作文件汇编（1949-1983 年）[M].内部发行，1985：161

配该院 35 名中医学院毕业生，才完成了此项任务。^① 此外，徒弟也存在出路不畅、发展前途受限等问题。

三、继承名老中医学术经验与中医师带徒工作的调整

（一）继承名老中医学术经验工作的开展

20 世纪 50 年代末，我国科研领域出现浮夸风等现象。根据中共中央的要求和指示，1960 年冬天，时任国务院副总理、中央科学小组组长聂荣臻开始组织对科技战线较大范围的调查研究。"1961 年借毛泽东主席倡导要大力调查研究的东风，聂荣臻带领有关部门在调研的基础上起草了《自然科学研究机构当前工作的若干问题（草案）》（简称为《科研十四条》），7 月 19 日中共中央批准下发了该文件。"^②《科研十四条》纠正了"大跃进"以来科学界出现的混乱局面，强调尊重科学研究的规律，尊重科研人才成长的规律。当年在中医领域也同样存在着浮夸风。如"在贯彻执行中医政策后，医学界又出现走极端的情况。……在医学研究工作中，曾经盲目地把过多的医学科学研究力量投入祖国医学遗产的研究，而且把研究的路子弄得很狭窄；在中医疗效和中医研究成果的宣传上，也有不少浮夸和庸俗化的现象。"^③ 为贯彻落实《科研十四条》，1962 年 10 月中央同意卫生部党组"关于改进祖国医学遗产的研究和继承工作的意见"，提出："把老中医的学术经验加速接受下来，是当前一项极为迫切的重要任务"。^④1963 年 9 月，卫生部发布《关于当前中医工作中若干问题的意见》，在关于认真做好继承名老中医（包括民族医）学术经验问题上，对各省（区）市卫生行政部门提出明确的要求。^⑤1963 年 12 月中央和国务院批转的十年科学技术发展规划纲要中，把"发掘和继承中医中药的各种宝贵经验"作为中医科学研究的重要领域。与 1958 年卫生部发出《关于继承老年中医学术经验的紧急通知》文件精神相区别的是，这一系统文件精神着重从科学研究角度去关注"继承老中医学术经验"工作，而且文件对地方卫生行政部门的要求，也从一开始引导性的"鼓励"调整到行政强制性的"必须"。

（二）中医师带徒工作的政策调整的主要内容

通过一系列政策文件，中央调整了对中医师带徒工作的目标与方向，即针对中医师带

---

①　华钟甫，梁峻.中国中医研究院院史　1955-1995［M］.北京：中医古籍出版社，1995：37

②　任安波，贾宝余.〈科学十四条〉的制定过程和启示意义［J］.科技中国，2021（6）：87-89

③　卫生部.关于改进祖国医学遗产的研究和继承工作的意见［C］//卫生部.中医工作文件汇编（1949-1983 年）［M］.内部发行，1985：192

④　卫生部.关于改进祖国医学遗产的研究和继承工作的意见［C］//卫生部.中医工作文件汇编（1949-1983 年）［M］.内部发行，1985：192

⑤　卫生部.关于当前中医工作中若干问题的意见［C］//卫生部.中医工作文件汇编（1949-1983 年）［M］.内部发行，1985：211-212

徒前期工作存在的问题，面向中医事业发展形势的新需求，重点从"新中医"人才培养的单一目标，逐步调整为"继承老中医学术经验"的科学研究与"新中医"人才培养并重的双重目标，师带徒工作也上升为中医学遗产传承与创新的重要载体。具体内容主要体现在以下几个方面。

1. 加强对继承名老中医学术经验工作的行政管理工作 一是要求各级卫生行政部门对所辖地区的名老中医进行摸底调查工作，确定被继承的人员和选择适当的继承人员；二是明确名老中医的标准，要求确有较高治疗经验和信誉的老年中医，或者对某种疾病有独特的经验和一技之长的中医；三是对继承的方法提出指导性意见，根据师徒不同情况，可选择全天、半天或短期脱产等形式跟师学习，但对已丧失工作能力的名老中医，要求派专人采用座谈、笔语等方式整理其医案，总结其医疗经验；四是建立中医师带徒责任制度，中医师带徒弟的方式可以采取分散与集中相结合的方式，不强求一律，但是要加强责任制度，以免流于形式，建立继承人员和被继承人员的档案，做到有名有姓地落实。

2. 明确名老中医学术经验的内涵 关于名老中医学术经验的内涵问题，一直存在着争议。1965 年 6 月 30 日，郭子化在国家科委中医中药组成立会议上讲话说："什么样的经验算是成熟的经验？这个问题存在很久了。实际上这是一个思想方法问题。我认为能够重复的经验，就是成熟的经验。因为经过反复实践证明都有效，说明这个经验是符合客观规律的，否则就是偶然的，那就谈不上是成熟的经验。当然能够重复的经验，还要再发展。若认识上认为不能再发展了，或者不应该去再发展它，这都是不对的，这是形而上学的观点。因为事物是在发展的。这虽然是个具体问题，但实际上是思想方法问题。"[1] 这一内涵的界定，为破除迷信、传承创新中医学术提供了思想方法。

3. 针对名老中医方面存在的问题，提出解决的办法 一是鼓励并帮助老中医著书立说，总结自己的医疗经验，或者组织一些水平较高的青壮年中医，拜老中医为师，以便能够更快地学会他们的本领，使之不至于失传。[2] 二是对于已丧失工作能力的名老中医，应派专人整理其医案，或用座谈请教、笔记语录等方式，总结其医疗经验。[3] 三是对于体弱多病的名老中医，应减少其兼职工作和不必要的社会活动，并适当控制其看病人数，生活上给以适当照顾，以使其专心致志地进行整理和传授经验。[4]

4. 针对徒弟存在的问题，提出解决的思路 一是提高徒弟入门门槛。年龄在 16~25 周岁的男女青年，热爱祖国医学、志愿学习中医者，文化程度一般应具有初中毕业的水平。"最好是青壮年中医（包括学过中医的西医和中医学院的优秀毕业生），热爱祖国医

① 郭子化. 在国家科委中医中药组成立会议上的讲话［C］// 卫生部. 中医工作文件汇编（1949-1983 年）［M］. 内部发行，1985：247

② 卫生部. 关于改进祖国医学遗产的研究和继承工作的意见［C］// 卫生部. 中医工作文件汇编（1949-1983 年）［M］. 内部发行，1985：192

③ 卫生部. 关于当前中医工作中若干问题的意见［C］// 卫生部. 中医工作文件汇编（1949-1983 年）［M］. 内部发行，1985：211-212

④ 卫生部. 关于当前中医工作中若干问题的意见［C］// 卫生部. 中医工作文件汇编（1949-1983 年）［M］. 内部发行，1985：211-212

学、有培养前途者"①。特别鼓励中医多带合乎条件的自己的子女。二是明确徒弟生活待遇。学徒在学习期间的生活费，原则上自己负担，如确有困难的可按照中级卫生技术学校助学金待遇给予补助。对过去已享受生活费补助的学徒，不论是否超过上述补助标准，均一律按学员看待。其口粮可根据"国务院关于解决农村小学教职工，农村卫生人员和县镇以下中等学校来自农村的住宿学生吃粮问题的通知"结合当地具体情况妥善处理。三是明确徒弟工作待遇。对学习期满的徒弟，必须严格进行鉴定，合格者方能准予出师并由县以上卫生部门发给证书；其工作安排，可根据当地卫生工作的需要，分别由个人就业和当地卫生部门适当调配相结合的办法解决。出师后的工资待遇，可依其技术水平、文化程度、测验成绩等方面，适当评定。②

5. 正确处理好师徒关系 师徒关系是影响中医师带徒工作质量的重要因素，所以中央要求处理师徒关系遵循以下几个原则。一是择师选徒必须取得师徒双方同意，特别要反复地和名老中医商量，挑选他们喜爱而又合条件的人，学习年限可以不做硬性规定；二是学徒，特别是有医学教育背景的继承人，要放下架子虚心求教，搞好师徒关系；三是老师亦须诲人不倦，务使学有成就，在总的要求上，也应以带徒求精不求多为原则；四是师徒关系一经确定即应固定下来，不得随便调离，如有特殊情况，或个别确属学而无成，又不安心学习的人员，应报请卫生领导部门批准，及时调换，以确保学习质量。

综上所述，1949—1976年是现代中医师承教育的起步阶段。这一历史阶段，又可以分为3个时间段：1949—1955年为确立正确的中医政策阶段，为中医师承教育的开展打下了政策基础。1956—1965年这10年间，初步明确了中医师承教育的政策方针，形成了现代中医师承教育实施的路径与方向，中医师承教育两个方向基本奠定，即面向基层培养中医初级卫生人员，面向中医学术传承与创新开展科学研究、培养高层次中医人才。1966—1976年，中医师承教育与中医药教育一样处于停滞状态。总体而言，这一历史阶段中医师承教育有了初步发展，但是存在的问题依然丛丛。1965年5月28日，钱信忠在国家科委中医中药组成立会议上的讲话中说道：一九六二年后，在贯彻党的八字方针的过程中，在中医中药工作方面出现了两种情况。一种情况是不少单位总结了"大跃进"时期的经验和研究成果，坚持下来，工作做得更扎实了，这是好的方面；另一种情况是，有的单位调整"过了头"，没有把"大跃进"中好的东西抓住，对挖掘、整理中医药伟大宝库的信心削弱。③"带徒弟要总结经验。什么人带徒弟？用什么方法？既要学到本事，又不能带封建色彩。有的地方采取集体上课、个别传授的方法，认为很好。究竟还有哪些较好的方法，

---

① 卫生部.关于当前中医工作中若干问题的意见［C］∥卫生部.中医工作文件汇编（1949-1983年）［M］.内部发行，1985：211-212

② 卫生部.关于当前中医工作中若干问题的意见［C］∥卫生部.中医工作文件汇编（1949-1983年）［M］.内部发行，1985：212-213

③ 钱信忠.在国家科委中医中药组成立会议上的讲话（节录）［C］∥卫生部.中医工作文件汇编（1949-1983年）［M］.内部发行，1985：217

还需要总结。"①《1976—1985 年全国中西医结合工作十年发展规划》将中医师带徒工作纳入了发展规划，要求"一九八〇年内要把列入省、市、自治区一级的亟待抢救继承的约二千名的名老中医经验继承下来"。进一步明确学徒身份与待遇，"中医中药的学徒和招生名额要纳入全民的或集体事业的招生计划和劳动计划"。并将师带徒方式纳入西医学习中医工作中，"西医学习中医，要因地制宜，采取在职离职和带徒弟等多种方式进行培训"②。

第三节 现代中医师承教育制度的建构（1977—2011）

一、改革开放以后中医师承的背景与政策

（一）中医师承教育面临的危机

改革开放，中国迎来了重大的发展机遇，人民对卫生健康的需求不断提升，而中医队伍却面临着后继乏人的危机。据官方统计：1977 年，中医人员仅有 24 万人，占全国中、西医卫生人员的 24.5%。③ 与此同时，作为中医卫生人员培养的重要途径之一的中医师承教育工作也是危机重重。一方面，中医师带徒工作面对的是"文革"十年遗留下的大量历史问题。"文化大革命"前培养的大批中医药学徒，由于一直未纳入国家计划，不少人出师后工作得不到安排而被迫改了行；还有一些人至今不在编制，不算正式职工，生活无保证。仅山东省目前未予安排工作的学徒出身的青壮年中医就有 1 500 余人。④ 在基层卫生机构，中医药学徒由于没有学历，无法评定技术职称，缺乏提升的渠道；另外对民间中医缺乏统一的考核标准，造成一些水平较低的民间中医混入了中医队伍，影响了中医队伍整体素质，损害了患者的利益，在社会上造成了不良的影响。另一方面，老中医学术经验继承工作同样也面临着突出问题。调查发现，"具有丰富学术经验的老中医越来越少，他们

① 钱信忠. 在国家科委中医中药组成立会议上的讲话（节录）[C]// 卫生部. 中医工作文件汇编（1949-1983 年）[M]. 内部发行，1985：226
② 1976-1985 年全国中西医结合工作十年发展规划（节录）[C]// 卫生部. 中医工作文件汇编（1949-1983 年）[M]. 内部发行，1985：261-262
③ 卫生部. 中医工作文件汇编（1949-1983 年）[M]. 内部发行，1985：275
④ 卫生部. 关于认真贯彻党的中医政策，解决中医队伍后继乏人问题的报告 [C]// 卫生部. 中医工作文件汇编（1949-1983 年）[M]. 内部发行，1985：276

的学术经验多数未能得到很好地总结继承。福建省 1963 年有著名的老中医 78 人，现能坚持上半日班或全日班的仅 10 余人。上海市'文化大革命'前有 63 名著名的老中医，近年来相继逝世 33 人，现能坚持上半日班的仅 9 人。辽宁省庄河县 1958 年评定出十大名医，现在只剩下一位 85 岁高龄的老大夫仍在坚持工作。我部直属的中医研究院和北京中医学院，建院初期从全国各地聘请著名老中医 55 人，现能上半日或全日班的仅有 7 人。"[①]

（二）中医师承教育法律地位的提升

1978 年 9 月，中共中央转发中共卫生部党组《关于认真贯彻党的中医政策，解决中医队伍后继乏人问题的报告》，重申了党的中医药政策。邓小平同志对此亲自批示："特别是要为中医创造良好的发展与提高的物质条件。"[②]此后，党中央、国务院、全国人大连续采取重大措施，对中医药事业给予了特殊的关注，1982 年，"发展现代医药和我国传统医药"写入宪法；1985 年，中央书记处作出"要把中医和西医摆在同等重要的地位"的决定，卫生部据此编制《中医、中西医结合事业"七五"发展规划》，并开始组织《中医法》的起草编写工作；1991 年，第七届全国人民代表大会第四次会议将"中西医并重"列为新时期中国卫生工作五大方针之一。进入 21 世纪，2003 年，国务院颁布实施《中华人民共和国中医药条例》；2009 年 4 月，我国深化医药卫生体制改革正式启动，作为配套措施，国务院颁布实施《关于扶持和促进中医药事业发展的若干意见》，提出改革中医人才培养方式，完善中医药师承与继续教育制度，中医药的法律地位不断提升。

（三）中医师承教育管理体制的改革

中医药教育管理体制不断改革、完善。1978 年 10 月，卫生部恢复了一度被裁撤的中医局。1984 年，国务院批准中医司增加 15 人行政编制（共 30 人），下设教育处等 5 个处室，[③]中医药教育管理不断加强。1986 年 7 月 20 日，国务院正式下达了《关于成立国家中医管理局的通知》。明确规定国家中医管理局是国务院直属机构，由卫生部代管。[④]1988年 5 月，国务院常务会议决定成立国家中医药管理局。与此同时，从 1985 年 5 月发布的《关于教育体制改革的决定》，到 1995 年 7 月国务院转发的《关于深化高等教育体制改革的若干意见》，高等教育体制改革基本完成。原行业性院校由行业主管部门的具体管理权限，统一归口到教育行政部门。具体到中医药教育，中医各级各类学历教育管理归口到教育部及地方教育行政部门，而继续教育，包括师承教育，仍由国家中医药管理局及地方中医管理机构主管，中医药教育管理体制已基本定型。

---

① 卫生部. 关于认真贯彻党的中医政策，解决中医队伍后继乏人问题的报告［C］∥卫生部. 中医工作文件汇编（1949-1983 年）［M］. 内部发行，1985：276
② 《中国中医药年鉴》编辑委员会. 中国中医药年鉴（1991）［M］. 北京：中国中医药出版社，1991：5-7
③ 关于中医司调整机构设置的通知（84）卫中司字第 45 号［C］∥上海中医学院. 中医年鉴（1985）［M］. 北京：人民卫生出版社，1986：529-530
④ 王华章. 国家中医管理局及部分省中医管理局成立［C］∥上海中医学院. 中医年鉴（1987）［M］. 北京：人民卫生出版社，1988：437

（四）中医师承教育相关政策的密集出台

这一时期，卫生部遵照中央要求，从思想路线拨乱反正的高度，贯彻落实党的中医政策。1978 年 12 月 26 日卫生部、国家劳动总局联合发文，从集体所有制分散在城乡的中医中吸收一万名中医药人员充实加强全民所有制中医药机构，并给予相应的职称、工资待遇，农村户口的可以转迁为城镇户口，吃商品粮。这项举措给予中医工作极大的鼓舞。为彻底解决中医师带徒的历史遗留问题，卫生部密集出台《关于进一步解决学徒出师的中医药人员和"西学中"人员职称问题的通知》（〔83〕卫人字第 266 号）[1]、《关于对未取得学历的中医药人员聘任中医（药）师（士）职务进行统一考试的通知》（〔85〕卫中医字第 62 号）[2]、《关于对六十年代以前的中医药学徒出师人员实行专业技术职务聘任的办法》（〔85〕卫人字第 86 号）[3]、《关于中医药和中西医结合人员技术职务聘发任工作若干问题的意见》的通知（〔87〕国医人字第 27 号）[4]等文件，形成交互联动的政策体系，逐步解决了中医师带徒工作的岗位设置不高的问题，打通了岗位聘任、职称晋升的通道。同时，针对民间中医一技之长人员加强管理，出台了《关于对现有民间中医一技之长人员进行复核等有关问题的通知》（〔89〕国医医字第 5 号）[5]，对近几年各地审批的民间中医一技之长人员进行了一次全面复查审核，保证了中医队伍的质量。

针对老中医学术经验继续工作存在的问题，1980 年 3 月 13 日，在卫生部组织召开的全国中医和中西医结合工作会议上，陈慕华副总理在讲话中强调了老中医学术经验抢救与继承的必要性与迫切性。3 月 22 日《光明日报》发表题为《认真抓好中医和中西医结合队伍的建设》的社论，呼吁"要认真继承和总结名老中医的学术经验，发扬固有的理论上和实践上的一切专长"，认为"中医学术的传授方式，历来是靠师带徒、父传子，目前在大力办好中医院校的同时，应当继续坚持师带徒这种传统方式，作为解决中医队伍后继乏人的一种补充办法"[6]。3 月 27 日，《人民日报》再发《坚定不移地贯彻执行党的中医政策》社论，明确了继承老中医学术经验工作的目标，除"抓紧名医学术经验的继承，勿使失传"外，"还要组织各方面的力量，共同努力发掘包括各少数民族医药学在内的祖国医药学宝库，应用现代自然科学的知识技术和方法，研究它的内在规律，探索它的理论原理，不断提高它的科学水平"[7]。为此，1990 年 6 月 13 日，人事部、卫生部、国家中医药管理局联合发布《关于采取紧急措施做好老中医药专家学术经验继承工作的决定》（人职发

---

① 上海中医学院.中医年鉴（1984）[M].北京；人民卫生出版社，1985：496-497
② 上海中医学院.中医年鉴（1987）[M].北京：人民卫生出版社，1988：429-430
③ 上海中医学院.中医年鉴（1986）[M].北京：人民卫生出版社，1987：505-506
④ 上海中医学院.中医年鉴（1988）[M].北京：人民卫生出版社，1989：358-359
⑤ 《中国中医药年鉴》编辑委员会.中国中医药年鉴（1990）.北京：人民卫生出版社 1991：49-50
⑥ 光明日报社论.认真抓好中医和中西医结合队伍的建设 [C].卫生部.中医工作文件汇编（1949-1983 年）[M].内部发行，1985：298-299
⑦ 人民日报社论.坚定不移地贯彻执行党的中医政策 [C].卫生部.中医工作文件汇编（1949-1983 年）[M].内部发行.1985：305

〔1990〕3号）文①。8月31日，又印发了《采取紧急措施做好老中医药专家学术经验继承工作的实施细则》的通知（国中医药办秘〔1990〕49号）②。1991年，国家中医药管理局设立了"老中医药专家学术经验继承工作办公室"③。至此，老中医药专家学术经验继承工作从制度到组织都有了保障。

（五）新世纪老中医药专家学术经验继承工作的转型

进入21世纪，2003年一场非典疫情，让社会重新审视中医。面对凶险的疫情，国家中医药管理局主动请缨，发出《关于认真做好中医药防治非典型肺炎工作的通知》（国中医药发〔2003〕13号）④，要求各地积极组织中医药专家参与当地非典型肺炎的防治，做好中医药技术指导。2003年1—4月广东省中医院共收治非典型肺炎患者112例，其中大部分患者已痊愈出院。2月初，一些中医药专家和医护人员深入临床一线，参与"非典"病人和疑似病人的诊治工作。邓铁涛、焦树德、路志正、任继学、颜德馨、周仲瑛、晁恩祥等一批全国著名的中医药专家对广东的中医药治疗"非典"方案进行了咨询、指导。⑤中医药在抗击"非典"疫情中的优势，名老中医在疫情中发挥的重要作用，都加速了我国中医师承教育法治化的进程。2003年4月《中华人民共和国中医药条例》公布，作为我国第一部专门的中医药行政法规，有力促进了中医药事业发展，为《中医药法》的出台打下了良好基础。《中华人民共和国中医药条例》第十六条："国家鼓励开展中医药专家学术经验和技术专长继承工作，培养高层次的中医临床人才和中药技术人才。"这样，老中医学术经验继承工作这一形式及其培养高层次中医人才的方向被正式确立起来，老中医药学术经验继承工作形成规范化、制度化。随着老中医药专家学术经验继承工作常规化运行，2008年《全国老中医药专家学术经验继承工作管理规定（试行）》颁布后，第四批全国老中医药专家学术经验继承工作与学位衔接，这是师承教育的制度再一次创新。同年10月，卫生部、人力资源和社会保障部与国家中医药管理局联合启动了首届国医大师的评选工作，极大地调动广大中医药工作者积极性，营造了名医辈出的良好氛围。2010年，国家中医药管理局启动了全国名老中医药专家传承工作室建设工作，探索建立中医药学术传承、推广应用和中医药人才培养的有效方法和创新模式。至此，老中医药专家学术经验继承工作实现了从制度化向内涵式建设的转型。

---

① 《中国中医药年鉴》编辑委员会.中国中医药年鉴（1991）［M］.北京：中国中医药出版社，1991：99-100
② 《中国中医药年鉴》编辑委员会.中国中医药年鉴（1991）［M］.北京：中国中医药出版社，1991：100
③ 沙凤桐.1991年中医药工作概况［C］//《中国中医药年鉴》编辑委员会.中国中医药年鉴（1992）［M］.北京：中国中医药出版社，1993：42-43
④ 《中国中医药年鉴》编辑委员会.中国中医药年鉴（2004）［M］.北京：中国中医药出版社，2005：64
⑤ 《中国中医药年鉴》编辑委员会.中国中医药年鉴（2004）［M］.北京：中国中医药出版社，2005：86

二、中医药学徒历史遗留问题的解决与中医师承制度的探索

（一）解决中医药学徒历史遗留问题的历史过程

中医师带徒是培养新中医的有效方式之一。新中国成立后，党和政府十分重视中医师带徒工作，二十世纪五六十年代，由各省、自治区、直辖市培养了五万九千名中医学徒[1]，到改革开放初期已成为中医医疗、教学、科研工作的骨干，加上师承、家传等形式培养的中医药学徒，其数量已达当时中医药人员总量的65%，他们为继承发扬祖国传统医药学，保障人民身体健康做出了贡献。但是，长期以来，由于他们没有正规学历，不能享受大、中专毕业生定职、定级待遇，加之中医药人员职称评定普遍较晚，致使带徒出师的部分中医药人员工资偏低，职称没有明确。新中国成立初期已领取各级人民政府或卫生行政部门颁发的中医师证书及开业证件，行医30余年的老中医，基本上都未取得正、副主任医师职称，甚至多数人尚未取得主治医师职称。[2] 为此，中医药学徒专业技术职务聘任是改革开放初期面临的中心任务之一。

为解决好中医药学徒出师人员的历史遗留问题，卫生部根据实际情况，进行了分步实施、分批解决的办法，着力解决实际问题。1980年3月，卫生部召开了全国中医和中西医结合工作会议，总结了新中国成立以来中医和中西医结合工作的经验，确定了中医、西医、中西医三支力量都要大力发展、长期并存的原则。4月，卫生部颁发了《关于中医药人员定职晋升若干问题的补充规定（试行）》，对于中医药学徒，第四条规定："1966年底以前毕业的中医学徒班的学员和初中毕业从师学习中医（药）三年以上的出师学徒，连续从事中医工作至今，尚未明确职称者，经过考核，一般可定为中医（药）师；水平达不到中医（药）师者，定为中医（药）士；具备主治（管）中医（药）师条件者，可按《条例》规定的标准考核晋升。"第八条规定："1966年底以后，经县以上卫生行政部门批准的中医（药）学徒和中医（药）学徒班学员，高中毕业学习五年以上，经地、市以上卫生行政部门统一考试及格者定为中医（药）师，考试不合格者定为中医（药）士；学习四年以下，经地、市以上卫生行政部门统一考试及格者定为中医（药）士，考试不及格者暂缓定职。"规定以1966年为界，之前的基础教育学历为初中毕业，之后为高中毕业，且须"经县以上卫生行政部门批准"的学徒班学员，学习中医药要"五年以上"。诸多条件的叠加，加之中医药人员情况比较复杂，造成各地在执行中出现一些实际问题，难以解决。

---

[1]　朱杰.关于党的中医政策［C］//《中国中医药年鉴》编辑委员会.中国中医药年鉴（1991）［M］.北京：中国中医药出版社，1991：15

[2]　吴刚.中医药学徒出师人员专业技术职务聘任工作［C］//上海中医学院.中医年鉴（1986）［M］.北京：人民卫生出版社，1987：531

为解决实施中存在的困难，1983 年卫生部出台了《关于进一步解决学徒出师的中医药人员和"西学中"人员职称问题的通知》，侧重于对 1966 年底以前招收的中医药学徒职称聘任条件进行了细化。医士的基本条件是一条，即"凡属初中毕业从师学习中医（药）三年者，经考试合格，从出师试用一年期满即可定为中医（药）士"。医师的基本条件为三条，"初中毕业学习五年者，经考试合格，从出师试用一年期满即可定为中医（药）师"；或"高中毕业从师学习中医四年及以上者，经考试合格，从出师试用一年期满即可定为中医（药）师"；或"凡属学徒出师的中医（药）士，连续从事中医（药）工作十五年以上者，可参加中医（药）师的晋升考试"。主治医师基本条件两条，"凡属学徒出师的中医（药）师，连续从事中医（药）工作十五年以上者，可参加主治（主管）中医（药）师的晋升考核"；或"曾获得县以上人民政府或卫生行政部门颁发的中医师证书及相当资格证件后，行医二十五年以上"，水平达不到副主任医师者。副主任医师基本条件一条，"曾获得县级以上人民政府或卫生行政部门颁发的中医师证书及相当资格证件后，行医二十五年以上者，可参加副主任中医（药）师或主任中医（药）师的晋升考核"[1]。这个文件存在"天花板"低的问题，即师带徒身份的中医药人员晋升上限定在副主任医师。在老中医学术经验继承工作中，可能出现"老中医"是副主任医师，而跟师学习的"学徒"由于有本科以上学历，已晋升为主任医师的现象。

1985 年 10 月，卫生部颁发了《关于对六十年代以前的中医药学徒出师人员实行专业技术职务聘任的办法》（〔85〕卫人字第 86 号），进一步规范了专业技术职务聘任的相关条款。对于"曾获得县以上人民政府或卫生行政部门颁发的中医师证书及相当资格证件后，行医二十五年以上，经验丰富，疗效显著，在群众中享有一定信誉"[2]者，有资格被聘主任中医师。这样，对 20 世纪 60 年代以前出师的中医药学徒职称认定与岗位晋升问题基本解决。同年 12 月，卫生部制定和颁发了《关于对未取得学历的中医药人员聘任中医（药）师（士）职务进行统一考试的通知》（〔85〕卫中医字第 62 号），对于 60 年代以后没有取得大、中专学历的中医药学徒出师人员，"鼓励他们参加高等教育中医专业自学考试，或参加国家批准的函大、夜大、职大等取得学历"。"凡已取得职称并在这次聘任中经过评审委员会考试、考核合格者，予以承认。凡不能参加或未通过自学考试及函大、夜大、职大考试取得学历者，要明确为中医（药）士或拟由中医（药）士高聘为中医（药）师，均须经统一考试，方能具备受聘资格。"这样，"在职"从事中医药工作的中医药学徒的卫生技术专业职务认定与职称晋升通道完全打通。1988 年，卫生部副部长、国家中医管理局局长胡熙明在全国中医工作厅局长会议上说："三中全会以后，开始在全国范围为中医药人员评定技术职称，出现了一批中医药学教授、研究员和主任中医药师。"到一九八七年底，全国省级以上中医单位的技术职务聘任工作已经基本完成。在广东、江苏等省，历史遗留

---

① 国家卫生部，国家中医药管理局，国家医药管理局.中国医院诊疗技术标准规范与医院工作政策法规大全〔M〕.成都：成都科技大学出版社，1994：163

② 胡熙明.发展大好形势 加快改革步伐为中医事业的全面振兴而奋斗〔C〕// 上海中医学院.中医年鉴（1986）〔M〕，北京：人民卫生出版社，1987：531

的中医药学徒人员的学历和技术职称问题也得到了较好解决。[1]

（二）中医师承制度的初步探索

党的"十三大"确立了到 20 世纪末我国经济和社会发展总目标。为此，国家中医药管理局制定了《1988—2000 年中医事业发展战略规划》，明确指出"中医队伍数量严重不足，业务技术素质不高，专业知识结构不够合理"的问题。据 1990 年底统计，全国中医只有 37 万人，农村有的地方，甚至在十几个乡的范围内都找不到一名中医。广大农村看中医十分困难，群众意见很大。[2] 为此，规划提出"通过中等职业技术学校、职工中专、中医带徒和社会力量办学，培养具有中专水平的中医药人员六点五万人"[3]。

20 世纪八九十年代，国家卫生行政部门将探索中医师承制度作为工作重点之一。早在 1980 年 5 月 5 日，卫生部转发河南省关于《改善中医传统带徒、积极培养中医人才》的材料，指出河南省"在总结过去经验教训的基础上，改进了培养中医学员的办法，把培养中医学员办法纳入计划。以省、地、市有条件的中医机构为基地，集中上课学理论，分散跟师学经验，实行统一招生，统一教学计划，统一管理，统一出师考核，统一职称和工资待遇。这样做，克服了过去传统个人带徒的许多弊病，有利于提高质量。河南的经验，值得各地参考。"[4]1982 年 4 月 22 日，崔月犁同志在全国中医医院、高等中医教育工作会议闭幕式上发表了《我们要在中医事业上有所作为》的讲话，又明确提出"中医带徒采取河南招考的办法（包括老中医子女在内）前期集中上课学习基础理论，后期分散跟有经验的老中医带徒，毕业发给证书，五年制按医学院本科毕业生待遇。老中医子女个别可以照顾。"[5] 积极引导各地开展中医师承制度化探索。1991 年 1 月，国家中医药管理局副局长朱杰在全国中医工作厅局长会议上回答了为什么建立中医师承制度这一问题。他说：一是为了开展好这项工作，二是为了管理好这项工作。不可不抓，不可乱抓。要有计划，通过试点取得经验再去推广。做到决心大，步子稳。过去有些地方师承的问题主要是不配套。因此，要建立新的师承制度，做到入学有门槛，理论上有要求，定期有考试，毕业有文凭，保证师承制度规范化，政策上也不留后遗症。[6] 在国家卫生行政部门的积极推进下，各地在开展师带徒制度探索中取得了良好的成效。河南省早在 1962 年就出台了河南省中医师带徒方案，即《河南省卫生厅关于公立医疗机构中医带徒弟试行办法（草案）》。学徒实行"五统一"，即统一招收、统一教学计划、统一考试出师、统一

---

[1] 《中国中医药年鉴》编辑委员会.中国中医药年鉴（1989）[M].北京：人民卫生出版社，1990：47

[2] 邢思邵.对"八五"期间中医药事业若干问题的思考 [C] //《中国中医药年鉴》编辑委员会.中国中医药年鉴（1992）[M].北京：中国中医药出版社，1993：18-19

[3] 《中国中医药年鉴》编辑委员会.中国中医药年鉴（1989）[M].北京：人民卫生出版社 1990：84

[4] 河南省.改善中医传统带徒、积极培养中医人才 [C] // 卫生部.中医工作文件汇编（1949—1983 年）[M].内部发行，1985：366

[5] 崔月犁.我们要在中医事业上有所作为 [M] // 卫生部.中医工作文件汇编（1949-1983 年）[M].内部发行，1985：418

[6] 《中国中医药年鉴》编辑委员会.中国中医药年鉴（1991）[M].北京：中国中医药出版社，1991：64

发出师证、统一分配工作，有效地解决了中医后继乏人的问题。1978 年，河南省又从高中毕业生中录取了 500 名中医学徒，被分配给省直医疗单位和各地、市医院，接受老中医培养，学制五年，1983 年全部毕业。1980 年，河南确定招收名老中医子女为中医药学徒，共计 660 人，1981 年增加 12 人。1985 年，河南省 80 级中医学徒分级出师考试于 9 月中旬结束。在 495 名应考学徒中，达到大学本科标准的 443 名，占 89.5%；达到大专水平的 29 人，占 5.86%；达到中专水平的 21 人，占 4.24%。浙江省卫生厅、劳动人事厅给 1985 年学习期满考试合格的 175 名五年制中医学徒颁发"中医学徒出师证书"，并规定见习一年后可定为中医师，享受高等院校专科毕业生工资待遇。这批中医学徒是 1978 年由省统一从应届高中毕业生中招收的。前两年集中上课，系统学完中医学院专科教学大纲的各门课程，后三年分科定向，由主治中医师临床带教，学习期满后，省卫生厅委托浙江中医学院按大专要求命题，进行全省统一出师考试。安徽省于 1992 年开展了对全省 1989 年招收的 918 名高、中、初中医药学徒结业出师工作。协助有关部门做好全省中医药学徒技术职务评聘工作，并协助卫生厅职改办制定《安徽省中医药学徒出师人员高、中级专业技术职务评聘条件（试行）通知》，合理地解决了全省中医药学徒人员的技术职务评聘问题。[①] 一年后，安徽省为总结以往中医带徒的经验，对 1989 年招收的近千名中医药学徒就业等有关情况进行了调查。[②]

对于民间师承中医药学徒，之前主要由地方核发行医证书，对缓解群众看病难起了一定作用。但是，由于对民间中医一技之长人员缺乏统一的考核标准，致使一些水平较低的人员进入了中医队伍，影响了中医队伍素质，损害了患者的利益，在社会上造成了不良的影响。为加强对现有民间中医一技之长人员的管理，1989 年 8 月 12 日，国家中医药管理局出台了《关于对现有民间中医一技之长人员进行复核等有关问题的通知》（〔89〕国医医字第 5 号），决定对近几年各地审批的民间中医一技之长人员进行一次复查审核。通知要求，先对被审人员进行有关的中医理论和技术进行考试或答辩，合格者再进行临床考核。复审合格者，由地（市）级中医药、卫生行政部门发给《民间中医一技之长人员证书》。文件明确指出，对复审合格的民间中医一技之长人员要组织他们认真学习中医药理论，限期达到中医士水平，逐步使其纳入中医师、医士系列进行管理。总之，这一时期，中医师带徒制度探索呈现与学历教育合龙的趋势，对中医药学徒行医要求也不断提高，师带徒制度逐步与执业中医师/士制度接轨。

① 《中国中医药年鉴》编辑委员会. 中国中医药年鉴（1993）［M］. 北京：中国中医药出版社，1994：29
② 安徽省中医管理局. 1995 年安徽省中医工作概况［C］//《中国中医药年鉴》编辑委员会. 中国中医药年鉴（1996）［M］. 北京：中国中医药出版社，1996：29

三、老中医专家学术经验继承工作的规范化与制度化建设

（一）老中医专家学术经验继承工作的现状

老中医专家学术经验继承工作是师带徒培养中医人才的重要途径之一，同时又承载着传承与创新中医学术的重任。1978年3月全国科学大会召开，宣布了"科学春天"的到来。6月17日，《光明日报》的头版头条刊发了《治疟新药"青蒿素"研制成功》消息，评价为"这是我国医药卫生科技人员走中西医结合道路，发掘祖国医药学宝库所取得的一项重大科研成果"，这对中医药学术界是一个巨大的鼓舞。9月15日，卫生部遵照陈慕华副总理关于做好老中医专家继承工作的指示，派专人到部属在京单位、北京市卫生局进行了专题调查，形成《关于北京地区老中医继承工作情况的报告》。报告首先梳理了北京地区老中医继承工作的现状：北京地区共有85名老中医，年龄在55~70岁有61人，占比为71.8%，70岁以上有24人，占比为28.2%；有工作能力的有65人，占比为76.5%，失去工作能力的20人，占比为23.5%；配有助手的64人，占比为75.3%，无助手的21人，占比为24.7%。单从数据看，北京老中医继承工作问题并不突出，70%以上老中医具有工作能力、配有助手，而且这些助手大都是中医学院毕业生或是"西学中"的青年人，有医学教育学历背景。但是，通过进一步调查分析，却发现了一些深层次的问题。一是存在管理职责不落地的现象。老中医学术经验继承工作管理职责到了具体的科研机构、医院或高校，没有落实到位，出现管理真空。如中医研究院有时让科研处管，有时让医疗处管，有时又两处共管，一个领导一个主张，具体工作很难办。北京中医学院只是为了检查，临时搞了一个助手的名单，无具体计划，又无落实措施。西医单位的中医工作都无人分管，继承工作无从谈起。二是继承人员不落实的问题。名义上北京老中医有75.3%配有助手，但这些助手大多流于形式，师徒关系徒有虚名。有些虽然早就确定了继承关系，但从未在一起工作过。北京中医学院8名老中医配有12名助手，因为助手都有教课任务，根本无法跟师。另外还存在一些主客观问题，比如有的老中医热衷带自己的子女，对带徒弟不热心；有的医院成立了老大夫工作室，工作室的目的不明确，用房用人不落实[1]；有的同志错误地认为，老中医要求配备助手、著书立说，是出风头、闹名利，"有的单位不仅不认真听取老中医建设性意见，而且还泼冷水"[2]，等等。为此，老中医专家学术经验继承工作的规范化、制度化建设显得尤为重要。

---

[1] 卫生部.关于北京地区老中医继承工作情况的报告［C］//卫生部.中医工作文件汇编（1949-1983年）［M］.内部发行，1985：294-296

[2] 董建华.尊重中医科学，发展中医事业［C］//上海中医药大学.中医年鉴（1984）［M］.北京：人民卫生出版社，1985：16

（二）老中医专家学术经验继承工作制度化建设内容

20世纪80年代，面对十年"文革"对中医药教育造成的危害，中央卫生行政管理部门着力于拨乱反正、恢复发展。在中医师承教育方面着重于解决中医药学徒的历史遗留问题以及中医师承制度化的探索。进入90年代，中医师承工作的重点开始转移到老中医专家学术经验继承工作方面，通过出台一系列文件，进行了规范化与制度化的建设。具体文件详见表7-3-1。

表7-3-1　老中医药专家学术经验继承工作文件一览表（1999—2011）

发文时间	文件名	文件号
1990年6月30日	关于采取紧急措施做好老中医药专家学术经验继承工作的决定	人职发〔1990〕3号
1990年9月30日	采取紧急措施做好老中医药专家学术经验继承工作的实施细则	国中医药办秘〔1990〕49号
1991年4月1日	关于抓紧做好老中医药专家学术经验继承工作的通知	国中医药教〔1991〕27号
1991年7月5日	关于在我局设立老中医药专家学术经验继承工作办公室的通知	国中医药教〔1991〕40号
1991年7月25日	国家中医药管理局老中医药专家学术经验继承工作管理考核暂行办法	国中医药政字〔1991〕10号
1993年9月23日	全国老中医药专家学术经验继承人结业考核评估方案	国中医药教〔1993〕42号
1994年4月6日	人事部、卫生部国家中医药管理局关于全国老中医药专家学术经验继承工作出师问题的通知	人职发〔1994〕5号
1996年6月14日	全国老中医药专家学术经验继承工作管理办法	人发〔1996〕58号
1996年8月14日	全国老中医药专家学术经验继承工作管理办法实施细则	
2002年6月4日	全国老中医药专家学术经验继承工作管理暂行规定	人发〔2002〕44号
2002年	关于开展第三批全国老中医药专家学术经验继承工作的通知	国中医药发〔2002〕26号
2002年	关于开展第三批全国老中医药专家学术经验继承工作若干问题的意见的通知	国中医药发〔2002〕27号
2004年4月7日	中华人民共和国中医药条例	国务院令第374号
2004年10月28日	第三批全国老中医药专家学术经验继承工作中期检查方案	
2005年6月16日	第一、二批全国老中医药专家及各省（市）老中医药专家学术经验继承工作回顾总结工作方案	国中医药发〔2005〕31号
2006年6月13日	国家中医药管理局关于开展第三批全国老中医药专家学术经验继承人结业考核工作的通知	国中医药发〔2006〕31号

发文时间	文件名	文件号
2007 年 6 月 18 日	关于开展第三批全国老中医药专家学术经验继承等项目表彰工作的通知	国中医药办发〔2007〕34 号
2007 年 12 月 7 日	关于征求《第四批全国老中医药专家学术经验继承工作实施方案》意见的函	国中医药教函〔2007〕155 号
2008 年 3 月 13 日	全国老中医药专家学术经验继承工作管理规定（试行）	国人部发〔2008〕32 号
2008 年 5 月 16 日	关于印发第四批全国老中医药专家学术经验继承工作实施方案的通知	国中医药发〔2008〕7 号
2010 年 7 月 5 日	关于开展第四批全国老中医药专家学术经验继承工作中期检查督导的通知	国中医药人教教育便函〔2010〕112 号
2011 年 3 月 2 日	关于进一步做好第四批全国老中医药专家学术经验继承工作的通知	国中医药人教发〔2011〕6 号
2011 年 3 月 2 日	第四批全国老中医药专家学术经验继承工作结业考核及专业学位授予实施办法	

资料来源：根据《中医年鉴》、国家中医药管理局官网内容整理

　　表 7-3-1 表明，政府不断加强老中医专家学术经验继承工作的制度化管理。从 1991 年国家中医药管理局公布的《老中医药专家学术经验继承工作管理考核暂行办法》，到 2002 年人事部、卫生部、国家中医药管理局联合签发的《全国老中医药专家学术经验继承工作管理暂行规定》，再到 2003 年国务院公布《中华人民共和国中医药条例》，文件的层次不断上升，内容不断规范。为落实《中华人民共和国中医药条例》，2008 年人事部、国务院学位委员会、教育部、卫生部、国家中医药管理局等 5 个部委共同制定并公布了《全国老中医药专家学术经验继承工作管理规定（试行）》，将老中医学术继承工作与学位相衔接，完成了师承教育与学历教育的结合。以上文件不仅体现了不同阶段对老中医专家学术经验继承工作管理要求的差异性，更突出了这项工作管理的连续性与规范性。至 2011 年，老中医专家学术经验继承工件管理，基本形成了以下几个方面。

　　1. 规定了指导老师和继承人的条件　与中医师带徒要求不同，老中医学术经验指导老师要求：有正高级专业技术职务（特殊情况可以是副高）；从事中医药专业工作累计满 30 年；有丰富、独到的学术经验和技术专长，是本专业的学科带头人或专科专病的知名专家，医德高尚，在群众中享有盛誉，得到同行公认；身体健康，能够坚持临床或专业实践，完成继承带教任务。继承人则要求：有中级专业技术职务满 2 年者，本科学历以上，45 周岁以下，累计有从事本专业 8 年以上经历，与指导老师所从事的专业基本对口等。

　　2. 明确了继承工作的具体要求　继承任务为继承整理老中医药专家的学术经验和技术专长，培养造就高层次中医临床人才和中药技术人才，研究、继承与发展中医药学

术。培养周期一般为三年。培养过程中有明确的跟诊时间、理论学习内容、能反映指导老师临床经验和专长的本专科正规门诊或住院病历数量、论文发表要求及结业论文要求等。

3. 加强了继承工作的过程管理　继承工作管理办法明确了指导老师与继承人遴选的程序，教学管理明确了平时考核、阶段考核、结业考核和出师验收等环节的要求，组织管理则明确中央、地方、具体单位的管理部门与要求，对指导老师和继续人的待遇和奖励做出了具体的规定并给予经费的保障。从 2008 年起，对继续人的学位授予工作也进行了规范。

（三）老中医专家学术经验继承工作实施情况

老中医专家学术经验继承工作，通过制度化、规范化建设，形成了周期性、常态性的工作机制。从 1990 年 6 月，人事部、卫生部、国家中医药管理局联合发出《关于采取紧急措施做好老中医药专家学术经验继承工作的决定》起，至 2011 年 3 月《第四批全国老中医药专家学术经验继承工作结业考核及专业学位授予实施办法》出台，这期间，国家中医药管理局共组织了四批老中医药专家学术经验继承工作，每一批都有着鲜明的特色。

第一批继承学习时间为 1991—1994 年。1994 年 11 月至 12 月，由人事部、卫生部和国家中医药管理局及有关方面专家组成的全国老中医药专家学术经验继承工作检查验收委员会经过两次会议，对 27 个省、自治区、直辖市及有关单位报来的第一批 601 名学术继承人考评材料进行严格的评审验收，有 581 人获准出师，达标率为 96.7%。据统计，全国已出师的继承人为总结指导老师学术经验而撰写的论著总计达 5 753 万字，其中公开发表的论文 2 460 篇，出版专著 105 部。[1]1995 年 7 月 4 日，人事部、卫生部、国家中医药管理局联合在北京人民大会堂举行了全国继承老中医药专家学术经验出师大会。大会对继承工作给予了高度评价，并明确其性质属中医药继续教育范畴。其任务，一是继承整理老中医药专家的学术经验和技术专长，二是培养选拔高层次中医临床人才和中药技术人才。[2]时任国务委员兼国家计划生育委员会主任的彭珮云说："几年来的实践经验证明，老中医药专家学术经验继承工作，是培养跨世纪中医药人才的一条途径。这种源于传统又高于传统的师承教育方式，符合中医药学实践性强、学术流派多的特点，是培养中医药高级临床人才的一项重要措施。"[3]

第二批继承学习时间为 1997—2000 年。1997 年启动了第二批继承工作的老中医药专家学术经验工作，共确定指导老师 557 名，继承人 845 名。此项工作范围涉及全国 30 个省、自治区、直辖市，以及军队系统、卫生部和国家中医药管理局有关直属单位等。与

---

[1] 《中国中医药年鉴》编辑委员会.中国中医药年鉴（1995）[M].北京：中国中医药出版社，1995：84-85
[2] 《中国中医药年鉴》编辑委员会.中国中医药年鉴（1996）[M].北京：中国中医药出版社，1996：108
[3] 彭珮云.培养跨世纪中医药人才[C]//《中国中医药年鉴》编辑委员会.中国中医药年鉴（1996）[M]，北京：中国中医药出版社，1996：4

1991年进行的第一批继承抢救工作相比，第二批将中西医结合人才培养正式纳入师承教育轨道，着力培养出一批高层次的中西医结合临床人才，而继承人学历层次偏高，已获副主任医师技术职务者多达110多人。[①]

　　第三批继承学习时间为2002—2005年。各地对此项工作的热情不断高涨。原国家中医药管理局确定指导老师名额为500名，实际为586名指导老师，942名学术继续人。[②]具体情况详见表7-3-2。

表7-3-2　第三批全国老中医药专家学术经验继承工作指导老师及继承人情况表

省份或单位	老中医分配名额/人	老中医实际人数/人	继承人人数/人	省份或单位	老中医分配名额/人	老中医实际人数/人	继承人人数/人
北京	28	44	71	江西	15	23	30
天津	16	19	30	山东	23	28	47
河北	16	21	44	河南	24	25	40
山西	13	14	26	湖北	18	18	33
内蒙古	8	8	13	湖南	14	23	31
辽宁	17	17	24	广东	27	38	56
吉林	16	19	36	海南	3	5	8
黑龙江	18	21	39	广西	6	8	15
上海	20	24	46	四川	20	24	32
江苏	25	27	45	重庆	8	15	18
浙江	20	22	25	贵州	8	9	11
安徽	15	15	18	云南	13	13	26
福建	14	15	20	西藏	8	14	21
甘肃	13	15	30	陕西	19	13	18
新疆	8	9	18	青海	8	9	12
宁夏	5	5	10	中国中医研究院	13	18	35
卫生部直属单位	8	8	14	解放军总后卫生部	13		

资料来源：根据《中国中医药年鉴（2003）》第69—70页整理

① 《中国中医药年鉴》编辑委员会.中国中医药年鉴（1998）［M］.北京：中国中医药出版社，1998：129-130
② 《中国中医药年鉴》编辑委员会.中国中医药年鉴（2003）［M］.北京：中国中医药出版社，2003：66

表 7-3-2 显示，实际指导老师数量超标排在前三位的是重庆（187.5%）、西藏（175%）、北京（157.1%）；实际指导老师总人数排在前三位的是北京（44 人）、广东（38 人）、江苏（27 人）。2007 年 9 月 5 日，国家中医药管理局会同人事部、卫生部组织专家在北京召开了第三批全国老中医药专家学术经验继承结业考核工作出师检查验收会议（以下简称验收会）。根据各省结业考核结果，验收会同意 877 人出师，5 人不予出师，4 名跟师时间不足者延缓结业，出师率为 90%。[①]

2006 年上海中医药大学和上海市卫生局合作，在全国率先进行了中医师承与临床医学专业博士衔接的试点工作，采取"统一管理，集中上课，分散带教，定期考核"的教学方针，坚持理论与实践相结合，口传面授与统一讲课相结合，继承整理与研究相结合的教学原则。首批 18 位师承学员被授予临床医学专业博士学位，为在全国范围推广师承与临床医学专业学位衔接的政策制定进行了探索。[②]

第四批继承学习时间为 2008—2011 年。2008 年国家中医药管理局继续实施老中医药专家学术经验继承工作，确定了第四批指导老师 530 名，学术继承人 1 052 名。北京、天津、云南等 11 个地区还结合当地实际出台了工作方案。[③] 这批继承人结业后，考核达标即可以获得相应的专业学位。2013 年，国家中医药管理局对第四批全国老中医药专家学术经验继承工作进行了表彰：郭维琴等 62 人为第四批继承工作优秀指导老师；王亚红等 105 人为第四批继承工作优秀继承人；首都医科大学附属北京中医医院等 33 个单位为第四批继承工作先进管理单位；刘娟等 55 人为第四批继承工作优秀管理干部；朱培一等 105 人为第四批继承工作优秀结业论文获奖者。希望通过表彰工作，各地认真总结经验，努力创新中医药人才培养工作的思路和方法，共同为推动中医药学术进步和中医药事业发展做出新的更大的贡献。

为加强名老中医药专家学术思想传承工作，探索建立中医药学术传承、推广应用和中医药人才培养的有效方法和创新模式，国家中医药管理局 2010 年启动了全国名老中医药专家传承工作室建设工作。

总之，这一时期老中医药专家学术思想传承工作，形成了一整套规范的管理制度；进行了常态化、周期性、共四个批次的传承工作；开创了传承工作与学位衔接的培养方式；创新了由"老中医"个人到"传承工作室"群体的传承模式，确立了老中医药专家学术思想传承工作是继续教育的有机组成部分。

---

① 《中国中医药年鉴（行政卷）》编委会.中国中医药年鉴：行政卷（2008）［M］.北京：中国中医药出版社，2008：179

② 陈嘉晓，陈跃来，邹菁.全国第五批中医药师承班教学管理工作的设想与实践——以上海地区为例［J］.中医文献杂志，2015（3）：55-56

③ 陈伟.2008 年中医药工作综述［C］//《中国中医药年鉴（行政卷）》编委会.中国中医药年鉴：行政卷（2009）［M］.北京：中国中医药出版社，2010：4-5

第四节　新时代师承制度的丰富与发展（1912—2023）

一、新时代师承教育的历史背景与政策

2012 年，党的十八大形成了以习近平同志为核心的党中央。习近平总书记十分重视中医药的发展，把中医药工作摆在更加突出的位置。2012 年 10 月 8 日，《国务院关于印发卫生事业发展"十二五"规划的通知》（国发〔2012〕57 号），提出要"培养一批高质量中医药人才，造就一批中医药大师；加强中医药继承与创新，基本建成中医药继承与创新体系"。这样，中医师承教育在中医高层次人才培养中的地位更加突出。以此为契机，10 月 11 日，国家中医药管理局在同年 7 月开展的第五批全国老中医药专家学术经验继承工作基础上，又启动了中医学术流派传承工作室的建设工作。2013 年 10 月，人力资源和社会保障部、国家卫生和计划生育委员会和国家中医药管理局共同启动了第二届国医大师评选工作，至今已评选了四届国医大师，共 120 名。这项工作不仅提高了中医师承工作的高度，而且营造出全社会关心支持中医药事业发展的良好环境。

2016 年，中医药高等教育迎来了 60 周年。2 月 22 日，国务院印发的《中医药发展战略规划纲要（2016—2030 年）》，明确提出"强化中医药师承教育。建立中医药师承教育培养体系，将师承教育全面融入院校教育、毕业后教育和继续教育。鼓励医疗机构发展师承教育，实现师承教育常态化和制度化。"10 月 26 日，教育部举行新闻发布会，全面介绍了 60 年来中医药高等教育跨越式发展的成就。指出"充分发挥中医药师承教育特点与优势，探索实践了现代中医药师承教育新模式。""院校教育与师承教育的深度融合，遵循中医药人才成长规律，培养了一大批中医药传承创新人才。"对中医师承教育给予了充分的肯定。12 月 25 日，全国人大常委会第二十五次会议审议通过《中华人民共和国中医药法》（以下简称《中医药法》）。第三十五条："国家发展中医药师承教育，支持有丰富临床经验和技术专长的中医医师、中药专业技术人员在执业、业务活动中带徒授业，传授中医药理论和技术方法，培养中医药专业技术人员。"第一次从法律层面明确了中医药师承教育的地位。

2017 年 10 月，党的十九大报告提出：实施健康中国战略，传承发展中医药事业。始终将传承作为中医药发展的基础。2019 年 10 月，习近平总书记在全国中医药大会上强调，"要遵循中医药发展规律，传承精华，守正创新"。10 月 20 日，中共中央、国务院下发《关于促进中医药传承创新发展的意见》中，再一次明确了要"建立高年资中医医师带徒制度，与职称评审、评优评先等挂钩。制定中医师承教育管理办法。经国务院中医药主管部门认可的师承教育继承人，符合条件者可按同等学力申请中医专业学位。"从中医人才队伍建设角度，为"传承精华，守正创新"提供人才培养的制度保障。

2020年初，新型冠状病毒感染肺炎疫情进入了全球性的大流行期。在早期没有特效药、没有疫苗的情况下，我国总结中医药治疗病毒性传染病规律和经验，深入发掘古代经典名方，结合临床实践，形成了中医药和中西医结合治疗新型冠状病毒感染诊疗方案，成为中国方案的重要特色和优势。2021年1月22日国务院发布了《关于加快中医药特色发展的若干政策措施》，提出了加快培养中医高层次人才的具体指标，要求国家中医药管理局、教育部、国家卫生健康委及各省级人民政府"依托现有资源和资金渠道，用5~10年时间，评选表彰300名左右国医大师和全国名中医，培育500名左右岐黄学者、3000名左右中医药优秀人才、10万名左右中医药骨干人才"。2022年3月3日，国务院发布了《"十四五"中医药发展规划》，这是新中国成立以来首个由国务院办公厅印发的中医药五年发展规划，是"十四五"时期贯彻落实中共中央、国务院关于中医药工作的决策部署，推动中医药振兴发展的纲领性文件。为落实规划任务，10月14日，国家中医药管理局公布了《"十四五"中医药人才发展规划》。规划内容，一是深化师承制度改革。制定中医药师承教育管理办法，建立健全中医药师承教育制度。支持各地开展多层次的师承教育项目，扩大师带徒范围和数量。二是提升老中医专家学术经验继续工作水平。深入实施中医药传承与创新"百千万"人才工程（岐黄工程），遴选培养10名岐黄工程首席科学家、99名岐黄学者、100名青年岐黄学者、600名优秀人才、5000余名骨干人才，形成领军人才、优秀人才、骨干人才梯次衔接的高层次人才队伍，引领推动中医药人才素质持续提升。三是推进中医药继续教育。健全完善中医药继续教育体系和制度，修订中医药继续教育相关规定。持续推进岐黄工程国家中医药人才培训中心、中医药高层次人才培养基地、国家中医药优势特色教育培训基地建设。

2022年10月16日，党的二十大胜利召开，习近平总书记系统论述了中国式现代化的中国特色、本质要求、重大原则等重大问题，初步构建了中国式现代化的理论体系。而传承创新中医药则是中国式现代化的重要内容。2023年2月10日，国务院发布了《中医药振兴发展重大工程实施方案》的通知，提出"中医药特色人才培养工程"建设方案，目标为"培养和造就一批领军人才为引领，青年拔尖人才、基层实用人才为主体，基本满足中医药传承创新发展需求的高素质中医药人才队伍。"将中医药师承教育作为"高层次人才培养计划"和"基层人才培养计划"重要途径。

总之，进入新时代，以习近平同志为核心的党中央不断提升中医药的战略地位，使中医药师承教育的地位不断提高，形式更加多样，作用更加突出。

二、新时代中医师承教育制度的变革

（一）新时代中医师承教育制度的变革的总体思路

与《中医药法》确立的中医师承教育制度法律地位相适应，新时代中医师承教育进行了一系列的制度性变革。这一时期出台的相关文件详见表 7-4-1。

表 7-4-1　新时代中医师承制度相关文件一览表

发文时间	文件名	文件号
2013 年 4 月 24 日	传统医学师承和确有专长人员医师资格考核考试办法	国中医药医政发〔2013〕28 号
2017 年 11 月 10 日	中医医术确有专长人员医师资格考核注册管理暂行办法	卫生和计划生育委员会令第 15 号
2018 年 2 月 14 日	关于深化中医药师承教育的指导意见	国中医药人教发〔2018〕5 号
2023 年 4 月 17 日	中医药专业技术人员师承教育管理办法	国中医药人教函〔2023〕63 号

在以上文件中，2018 年 2 月 14 日，国家中医药管理局出台的《关于深化中医药师承教育的指导意见》体现了新时代中医师承教育制度性变革的总体思路。

1. 明确了中医药师承教育的内涵　即独具特色、符合中医药人才成长和学术传承规律的教育模式，是中医药人才培养的重要途径。

2. 突出了发展中医药师承教育的战略性地位　对发挥中医药特色优势、加强中医药人才队伍建设、提高中医药学术水平和服务能力具有重要意义，是传承发展中医药事业、服务健康中国建设的战略之举。

3. 构建了师承教育制度体系　构建师承教育与院校教育、毕业后教育和继续教育有机结合，贯穿中医药人才发展全过程的中医药师承教育体系，基本建立内涵清晰、模式丰富、机制健全的中医药师承教育制度。

4. 指明了中医师承教育发展总体目标　到 2025 年，师承教育在院校教育、毕业后教育和继续教育中的作用充分发挥，师承教育指导老师队伍不断壮大，以师承教育为途径的中医药人才培养模式不断丰富，基本实现师承教育常态化和制度化。

（二）新时代中医师承教育制度性变革的探索

1. 分类管理中医师承教育　随着时代的发展，中医师承教育的内涵不断丰富。早在 20 世纪五六十年代，为弥补学历教育培养中医卫生人才满足不了社会需求的情况，中医师承教育是培养"新中医"的重要途径。进入新时代，随着中医学历教育规模的不断扩大，中医师承教育不再以培养"新中医"为目标，已形成了"贯穿中医药人才发展全过程的中医药师承教育体系"。2018 年 2 月，国家中医药管理局《关于深化中医药师承教育的指导意见》"将师承教育分为与院校教育、毕业后教育、继续教育相结合的师承教育以及以师承方式学习中医的师承教育 4 类"。其中与院校教育相结合的师承教育、与毕业后教育相结合的师承教育，以师承方式学习中医的师承教育均已有具体的管理规定。为此，2023 年 4 月出台的《中医药专业技术人员师承教育管理办法》主要"适用于与继续教育相结合的师承教育，主要用于中医、中药专业技术人员开展师承教育的管理"。对中医药专业技术人员自主开展师承教育的依据、程序，对师承关系确立、跟师学习内容、职责等内容进行了规范管理。至此，中医师承教育政策体系基本形成。

2. 中医师承教育与执业医师接轨的探索 2017 年 11 月，《中医医术确有专长人员医师资格考核注册管理暂行办法》第二条明确规定了"以师承方式学习中医或者经多年实践，医术确有专长的人员参加医师资格考核和执业注册，适用本办法"。彻底解决了困扰多年中医学徒执业的合法性问题。

3. 中医师承教育与学历教育并轨的探索 在中医基层人才培养方面，2013 年，国家中医药管理局人教司与医政司积极配合，做好中医药一技之长人员纳入乡村医生管理工作，组织制定了《乡村医生（中医药一技之长人员）中等中医学专业水平考试基本要求》。这是中医师承学徒与中专学历教育并轨的新的探索。在中医高层次人才培养方面，2013 年，国家中医药管理局开展了全国中医药传承博士后进站工作，组织起草了中医药传承博士后工作管理办法，首批遴选中医药传承博士后合作导师 133 名，确定了 134 名中医药传承博士后，经过学习有 94 名传承博士后通过出站考核。

三、新时代老中医药专家学术经验继承工作的多样化发展

（一）老中医药专家学术经验继承工作实施的前期状况

自 1990 年启动第一批老中医药专家学术经验继承工作起，进入新时代，已完成了第四批验收工作，取得了良好的成效。如，江苏省于 2009 年 11 月成立了第四批全国老中医药专家学术经验继承工作领导小组及专家指导委员会，委托江苏省中医院制定了《关于"第四批全国老中医药专家学术经验继承工作"实施办法》以及经费使用、考核验收等一系列规章制度，定期开设理论学习班，强化过程管理。在国家中医药管理局组织的中期检查督导中，该省 62 名继承人中期考核合格率为 100%，优良率达到 95%。31 名第四批全国师承指导老师中有 19 位获批成立了全国名老中医药专家传承工作室，比例达到 61%。[①]福建省对第四批师承继承人采用跟师学习、独立临床实践、理论学习等三种学习形式，取得较好成绩。该批继承人共 33 人，师承前本科学历 21 人，硕士生 8 人，博士生 1 人，硕

---

① 韩旭，王大壮，徐民民.江苏省中医药特色师承工作模式的实践与探索［J］.中国中医药现代远程教育.
2013（7）：50-52

博率为 27.3%。师承结业考核结束后，硕士生达到 14 人，博士生达到 9 人，硕博率达 69.7%。[①] 当然，全国老中医药专家学术经验继承工作也存在一定的问题，特别是从第四批起继承人结业可与专业学位挂钩后，更加规范的过程管理和具体的成果要求，使这个项目本身存在的一些问题比较充分地暴露出来。比如，继承人传统文化基础较薄弱，对中医经典古籍的理解不够；大量临床工作冲击了系统学习专业理论时间；论文撰写缺乏经验，撰写硕博士学位论文困难重重等。[②]

（二）老中医药专家学术经验继承工作方式多样化的发展

针对前期实施出现的问题，2012 年 7 月，国家中医药管理局在启动第五批全国老中医药专家学术经验继承工作的同时，于 10 月开展了中医学术流派传承工作室的建设工作，2013 年 4 月开展全国名老中医药专家传承工作室建设工作，营造适宜中医药人才发展的"栖息地"。基于工作室，探索老中医学术经验继承工作新模式，将传统的"一对一"或"一对二"、一代传的师承模式扩展为"一对多"或"团队带团队"、隔代传的扩张型师承模式，促进了中医药人才传承梯队的建设。新时代老中医药专家学术经验继承工作，据不完全统计，主要做了以下几个方面的工作，详见表 7-4-2。

表 7-4-2　老中医药专家学术经验继承工作文件一览表（2012—2023）

发文时间	文件名	文件号
2012 年 7 月 12 日	第五批全国老中医药专家学术经验继承工作实施方案	国中医药办人教发〔2012〕40 号
2012 年 10 月 11 日	关于开展中医学术流派传承工作室建设项目申报工作的通知	国中医药办人教函〔2012〕170 号
2013 年 4 月 15 日	关于组织申报 2013 年全国名老中医药专家传承工作室建设项目的通知	国中医药人教教育便函〔2013〕79 号
2015 年 5 月 5 日	关于印发第五批全国老中医药专家学术经验继承工作结业考核及专业学位授予实施办法的通知	国中医药办人教发〔2015〕16 号
2015 年 7 月 28 日	关于印发第二届国医大师传承工作室建设项目实施方案的通知	国中医药办人教发〔2015〕24 号
2015 年 7 月 28 日	关于印发 2015 年全国基层名老中医药专家传承工作室建设项目实施方案的通知	国中医药办人教发〔2015〕25 号
2016 年 5 月 9 日	关于组织开展 2012 年全国名老中医药专家传承工作室建设项目验收的通知	国中医药人教教育便函〔2016〕112 号

① 王建忠，曾真，金浪. 中医师承教育模式对中医人才培养的效果研究——对福建省第四批全国老中医药学术经验师承班的实证调查［J］. 中医药管理杂志，2015（8）：14
② 陈嘉晓，陈跃来，邹菁. 全国第五批中医药师承班教学管理工作的设想与实践：以上海地区为例［J］. 中医文献杂志，2015（3）：56

续表

发文时间	文件名	文件号
2016 年 7 月 18 日	关于组织申报 2016 年全国基层名老中医药专家传承工作室建设项目的通知	国中医药人教教育便函〔2016〕166 号
2016 年 7 月 18 日	关于组织申报 2016 年全国名老中医药专家传承工作室建设项目的通知	国中医药人教教育便函〔2016〕167 号
2016 年 9 月 20 日	关于组织开展全国中医学术流派传承工作室建设项目验收工作的通知	国中医药办人教函〔2016〕227 号
2017 年 5 月 8 日	关于组织开展 2013 年全国名老中医药专家传承工作室建设项目验收的通知	国中医药人教教育便函〔2017〕134 号
2017 年 5 月 31 日	关于组织开展 2017 年全国基层名老中医药专家传承工作室建设项目的通知	国中医药人教教育便函〔2017〕156 号
2017 年 6 月 22 日	关于印发第六批全国老中医药专家学术经验继承工作实施方案的通知	国中医药办人教函〔2017〕125 号
2018 年 2 月 14 日	国医大师、全国名中医学术传承管理暂行办法	国中医药人教发〔2018〕6 号
2018 年 6 月 28 日	关于印发第三届国医大师传承工作室及全国名中医传承工作室建设项目实施方案的通知	国中医药办人教函〔2018〕119 号
2021 年 11 月 1 日	2021 年全国名老中医药专家传承工作室建设项目实施方案	国中医药办人教函〔2021〕270 号
2021 年 11 月 1 日	第七批全国老中医药专家学术经验继承工作实施方案	国中医药办人教函〔2021〕272 号
2022 年 1 月 28 日	关于做好第六批全国老中医药专家学术经验继承工作继承人以同等学力申请中医专业学位相关工作的通知	国中医药办人教函〔2022〕26 号

资料来源：国家中医药管理局官网

表 7-4-2 表明，新时代老中医药专家学术经验继承工作有以下几个特征。

1. 老中医药专家学术经验继承工作开展扎实有序 这一时期国家中医药管理局进行了第四至七批次全国老中医药专家学术经验继承工作的启动、考核、学位授予工作。第四至七批老中医药专家学术经验继承工作情况见表 7-4-3。

表7-4-3 第四至七批老中医药专家学术经验继承工作情况一览表

批次	指导老师数/人	继承人数/人	出师率	通过论文答辩人数/人	授予学位率
第四批	532	1 026	97%	593	57.8%
第五批	734	1 465	97.22%	700	47.8%
第六批	973	1 946			
第七批	1 299	2 605			

资料来源：国家中医药管理局官网、《中医年鉴》。

2. 学术传承工作呈现出多样化发展态势 2013年，国家开展了中医学术流派传承工作室建设工作。中医学术流派是中医学在长期历史发展过程中形成的具有独特学术思想或学术主张及独到临床诊疗技艺，具有清晰的学术传承脉络和一定历史影响与公认度的学术派别。历史上学术流派传承就是中医人才培养的重要载体。这批工作室经过4年建设，到2016年共有29个省、市、自治区与单位，64个流派传承工作室通过验收，分布情况详见表7-4-4。最多的是江苏省，共建成5个流派传承工作室，分别是孟河医派、龙砂医学流派、无锡黄氏喉科、吴门医派和澄江针灸学派。

表7-4-4 全国中医学术流派传承工作室验收合格分布情况表

省份或单位	通过验收数量/个	省份或单位	通过验收数量/个	省份或单位	通过验收数量/个	省份或单位	通过验收数量/个
北京	3	上海	4	湖北	3	西藏	1
天津	1	江苏	5	湖南	4	陕西	2
河北	1	浙江	4	广东	3	甘肃	2
山西	2	安徽	2	广西	2	宁夏	1
内蒙古	1	福建	2	重庆	1	中国中医研究院	2
辽宁		江西	1	四川	3		
吉林	2	山东	2	贵州	1		
黑龙江	2	河南	2	云南	3		

资料来源：根据国家中医药管理局官网资料整理。

国家中医药管理局从2013年起，按年度进行了全国名老中医传承工作室建设工作，建设周期为3年。2017年，面向基层，开展了全国基层名老中医药专家传承工作室建设项目，强化基层中医师承创新人才的培养。2018年，开展国医大师传承工作室建设，提出培养中医师承拔尖创新人才的建设目标。总之，通过学术流派工作室，以及多层次的名老中医传承工作室的建立，搭建了多样化的老中医专家学术经验传承平台，营造了中医人才成长的良好氛围。

3. 加大对名老中医专家学术传承工作社会乱象的整治力度 新时代以来，随着党和国家对中医药重视程度不断提高，名老中医的社会地位也不断提高。特别是 2008 年 10 月启动的国医大师评选工作，到 2022 年，已进行了四届评选工作，评选出 120 位国医大师。国家和社会给予了国医大师崇高的地位和优厚的待遇。一时间，社会上有些机构利用国医大师的威望，利用师承政策给予社会师承人员的机会与通道，肆意进行以牟利为目的拜师活动，严重影响了国医大师的声誉以及中医师承教育的科学性与严谨性。在此情况下，国家中医药管理局为遏制社会乱象，维护国医大师、全国名中医荣誉称号的严肃性、权威性和先进性，于 2018 年 2 月 14 日出台了《国医大师、全国名中医学术传承管理暂行办法》，明确要求国医大师、全国名中医"当珍惜荣誉，强化榜样意识，争做道德楷模，坚持正确价值观，应遵守行业规范"；在"学术传承活动不得以追求名利为目的，不得以国医大师、全国名中医的名义开展牟利性的商业活动，不得利用工作便利为本人或者他人直接或间接谋取不正当利益"；"因不当行为在行业内或社会上造成严重不良影响进行诫勉警示、责令整改"，甚至"撤销荣誉称号，并收回奖章、荣誉证书，停止享受有关待遇"等。

第五节　中医药继续教育制度化的进程

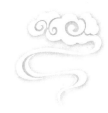

一、中医进修与中医继续教育的肇始

中医继续教育肇始于进修教育。1951 年开始，卫生部颁布了《关于组织中医进修学校和中医进修班的规定》，开展了中医进修教育。到改革开放初期我国有 313 217 名中医，其中只有 114 186 人获得中医师以上职称，约有三分之二的人员没有系统学习过中医药理论，未获得中医师职称。因此，采取各种途径，发展进修教育是提高现有中医药员素质有效途径。

卫生部在中医进修教育方面，着重加强中医进修教育基地的建设。1979 年 9 月，卫生部下发了"关于征求进修教育基地暂行管理办法"意见，提出：①进修基地的设置。部进修基地设于中国医学科学院、中医研究院、部直属高等医药院校、研究所及省（自治区、直辖市）级有专长和条件的机构。②部进修基地的主要职责包括制订招生计划、教学大纲和教材，组织教学与管理工作，学习成绩考核与鉴定工作，指导老师的选用，进修生的管理工作等。③进修工作的经费保障、进修生的公费医疗和保健津贴等保障措施。[①] 根

---

① 　国家中医药管理局科教司. 中医药教育法规全书［M］. 长春：吉林科学技术出版社，1998：1608-1610

据这一致意见，1983 年，卫生部选定了 15 个中医学院和中医科研单位的 58 个学科作为认可的进修基地。1984 年由国家和地方财政支持，选定 8 所中医学院和 2 所中医研究所建设进修教育的重点基地。卫生部从中医专款中一次性地拨出 460 多万用于基地建设。[①]据 1983 年统计，各省、自治区、直辖市举办各种中医进修班 131 个，共培训 13 186 名中医药人员。卫生部还举办了全国性中医师资班和进修提高班 22 个，包括 20 个学科，使590 多名中医业务骨干得到了培训。[②]随着各层次中医人才培养体系的不断完善，20 世纪90 年代以后进修教育纳入基本的继续教育类型管理与实施。

二、中医药成人教育的蓬勃兴起

（一）函授、夜校的兴起与光明中医函授大学

全日制高等学校和中等专业学校举办函授、夜校等形式的成人教育，是伴随着新中国共同成长的。据不完全统计，到 1961 年底，全国有 277 所高等学校设置了函授部或夜校，共有学员 26.6 万人。[③]为加强对成人教育的管理，1963 年教育部发出《关于加强全日制高等学校和中等专业学校函授、夜校教育工作的通知》，对函授、夜校的招生计划、培养目标和课程设置、教材、教学方法都有了明确的规定。由于当时中医学院建立不久，全日制教育工作尚处于探索阶段，中医院校的成人教育着重于师资培训、进修等工作。

改革开放后，随着社会发展对专业技术人员的巨大需求，成人教育也迅速发展。1980年 8 月，国务院批转教育部关于大力发展高等学校函授教育和夜大学的意见。提出：针对当时全日制高等学校招生人数有限的情况，大力发展函授教育和夜大学，并把函授教育和夜大学纳入高等教育事业计划，采取灵活多样的形式办学，注意提高教学质量。[④]紧接着，12 月，国务院批转教育部关于高等教育自学考试试行办法的报告，文中明确了医药卫生类的经费标准。[⑤]1983 年 3 月，卫生部中医司在武汉召开了中医函授教育工作座谈会。有 12所院校的代表参加了会议。会后，卫生部发出《关于加强高等中医药函授教育工作》的文件，指出：教育部审定设立函授部的中医院校已有 17 所，其中已经招生的 7 所，在校生达一万余人，建立了 289 个函授辅导站，有专职干部近 100 人，为提高在职中医人员的理论水平，做出了一定的成绩。1983 年在校函授生达 11 000 人，大专函授生占 60% 以上。[⑥]但是，在办学过程中还存在诸多问题，如各校举办的函授教育招生条件不统一，少数学校招生太多，面授工作缺乏严密的组织，教学质量难以保证。为办好中医大专函授教育，该

① 朱潮，张慰丰.新中国医学教育史［M］.北京：北京医科大学，中国协和医科大学联合出版社，1990：214
② 朱潮，张慰丰.新中国医学教育史［M］.北京：北京医科大学，中国协和医科大学联合出版社，1990：213
③ 国家中医药管理局科教司.中医药教育法规全书［M］.长春：吉林科学技术出版社，1998：1602
④ 国家中医药管理局科教司.中医药教育法规全书［M］.长春：吉林科学技术出版社，1998：1614-1616
⑤ 国家中医药管理局科教司.中医药教育法规全书［M］.长春：吉林科学技术出版社，1998：1612-1614
⑥ 田景福.贯彻"衡阳会议"精神，中医工作得到健康发展［C］// 上海中医学院.中医年鉴（1984）［M］，北京：人民卫生出版社：13-14

意见对招生对象和培养目标、学制和办学规模、入学考试、课程设置和成绩考核、组织机构和教学工作、函授教育经费等作了明确的规定。[①]到 1986 年初，据卫生部中医司统计，已有 5 000 名学员从中医药函授大学、中医药业余大学毕业，并获得大专学历。[②]中医药类最有影响力的函授大学，是由《光明日报》社主办的光明中医函授大学。其于 1985 年 5 月 21 日在北京政协礼堂举行了隆重的开学典礼。时任全国政协副主席胡子昂、卫生部部长崔月犁、国家计委顾问段云、《光明日报》副总编辑刘爱芝、国家医药管理局局长齐谋甲、全国侨联副主席连贯出席了开学典礼。参加开学典礼的还有杨放之、吕炳奎、王伯岳、董建华、王绵之、方药中、刘渡舟，以及中宣部、卫生部中医司、团中央、北京市等有关部门的领导。中共中央政治局委员、人大常委会副委员长习仲勋通过电话形式对函授大学开学表示热烈祝贺。函大名誉校长李德生、中国书法家协会名誉主席舒同给大会发来了贺信。卫生部部长、函大名誉校长崔月犁在会上阐述了发展中医药事业重要性，希望办好光明中医函大，为解决中医药队伍后继乏人、后继乏术，发展中医药事业贡献力量。函大校长吕炳奎讲话指出，光明中医函大旨在为那些热爱中医药事业而又苦于没有学习机会的自学者创造学习条件。他希望函大学员坚持振兴中医药事业的信念，为掌握祖国医药学知识而努力学习。在开学典礼上讲话的还有胡子昂、段云、杨放之、齐谋甲、刘爱之、董建华等。光明中医函授大学共设有 18 个分校。[③]2019 年 5 月 18 日，由光明中医杂志社发起举行了纪念光明函授大学成立 35 周年大会。在这所没有围墙的学校，以吕炳奎为首的老一辈中医药大家们，自发组织，自编教材，亲自授课，临床亲自带徒，开展中医药传统函授及师带徒四年制教育。从 1985 年到 2002 年，共计培养了约 3 万名合格的中医临床医生，有 10 余万学员入校学习及专科进修班学习。[④]与此同时，1990 年 4 月，《国家中医药管理局关于进一步办好中药函授教育、培养中药人才的请示的批复》中，同意光明中药学院作为中药职工在职培训的一条途径。可以设置大专班、中专班和专业班，取得结业证书者，可聘任中药初级职称。[⑤]1993 年原挂靠在中国医药报社的光明中药函授学院归属国家中医药管理局中医药培训中心管理。

为加强成人教育管理工作，1987 年 2 月国家教委印发了《普通高等学校函授教育工作条例》，对办学条件、办学任务、教学过程管理、教师与学生管理、函授辅导站管理都有明确的要求。[⑥]1988 年 11 月，国务院学位委员会发布了《关于授予成人高等教育本科毕业生学士学位暂行规定》，明确了学士学位评定的要求。[⑦]

① 卫生部.关于加强高等中医院校函授教育工作的意见［C］.// 卫生部.中医工作文件汇编（1949-1983 年）［M］.内部发行，1985：464
② 朱潮，张慰丰.新中国医学教育史［M］.北京：北京医科大学，中国协和医科大学联合出版社，1990：214-215
③ 柳时郁.光明中医函授大学举行开学典礼［J］.中医函授通讯，1985（4）；插页
④ 范竹雯，李建军.光明中医学院成立三十五周年庆典在京举行［J］.光明中医，2019，34（12）：1782
⑤ 国家中医药管理局科教司.中医药教育法规全书［M］.长春：吉林科学技术出版社，1998：1746
⑥ 国家中医药管理局科教司.中医药教育法规全书［M］.长春：吉林科学技术出版社，1998：1685
⑦ 国家中医药管理局科教司.中医药教育法规全书［M］.长春：吉林科学技术出版社，1998：1724

为进一步规范成人教育管理工作，国家中医药管理局从 1992 年起对全国高等中医药校函授、夜大办学水平进行了评估，获得首批先进单位一等奖的有江西中医学院成人教育部、黑龙江中医学院夜函教育处、湖南中医学院成人教育部、河南中医学院成人教育部；获二等奖的有安徽中医学院成人教育学院、辽宁中医学院成人教育部、厦门大学海外教育学院中医部、成都中医学院夜大函授部、河北中医学院进修函授部、陕西中医学院成人教育部。[①]

（二）中医专业自学考试工作的开展

1985 年 3 月，国家教委高等教育自学考试委员会和卫生部发了《高等教育中医专业自学考试的通知》，在五省、市进行了高等教育中医专业自学考试的试点工作。[②] 设置本科阶段与专科阶段必考课、选考课及学分，具体情况如表 7-5-1。

表 7-5-1　中医本科与专科必考、选考课及学分一览表

分类	序号		考试课程	学分	备注
	必考	选考			
专科	1		哲学	6	
	2		医古文	8	
	3		中医基础理论	7	
	4		中药学	8	
	5		方剂学	7	
	6		中医诊断学	7	
	7		中医内科学	10	
	8		正常人体解剖学	6	
	9		生理学	5	
	10		西医内科学基础	8	
	11		临床考核	未计学分	
		1	针灸学	7	本科、专科各选考两门，不少于 9 学分
		2	中医妇科学	5	
		3	中医儿科学	5	
		4	中医外科学	6	
		5	中医伤科学	5	
		6	中医眼科学	4	
		7	中医耳鼻喉科学	4	

续表

分类	序号		考试课程	学分	备注
	必考	选考			
本科	1		政治经济学	6	本科学分累计148学分以上（不考外语者145学分）
	2		中国革命史	6	
	3		黄帝内经	3	
	4		金匮要略	6	
	5		伤寒论	6	
	6		温病学	7	
	7		中医各家学说	5	
	8		外语	14	
	9		临床考核	未计学分	

在公布考试科目的同时，也公布了必读书和参考书目录，详见表7-5-2。

表7-5-2　中医专业自学考试必读书目录

序号	教材名称	主编单位	出版时间/年
1	医古文	上海中医学院	1984
2	中医基础理论	北京中医学院	1984
3	中药学	成都中医学院	1984
4	方剂学	南京中医学院	1985
5	内经讲义	北京中医学院	1984
6	伤寒论讲义	湖北中医学院	1985
7	温病讲义	南京中医学院	1985
8	中医各家学说	北京中医学院	1985
9	金匮要略讲义	成都中医学院	1985
10	中医内科学	上海中医学院	1985
11	中医妇科学	广州中医学院	1985
12	中医儿科学	南京中医学院	1985
13	针灸学	南京中医学院	1985
14	正常人体解剖学	北京中医学院	1986
15	生理学	北京中医学院	1986
16	中医诊断学	广州中医学院	1985
17	西医内科学基础	北京中医学院	1985
18	中医外科学	上海中医学院	1985
19	中医伤科学	广州中医学院	1985
20	中医眼科学	成都中医学院	1985
21	中医耳鼻喉科学	广州中医学院	1985

注：以上各教材均系上海科学技术出版社出版。

经过几个实践，到 1990 年底统计，仅北京、天津、上海、辽宁、四川五个试点省、直辖市就毕业了 1 162 名中医专科毕业生，1991 年自学考试中医本科阶段正式开考。^①到 1993 年，全国已有 25 个省、自治区、直辖市开考中医专业，4 000 余人获得专科毕业证书。为面向基层、农村培养中医药专门人才，正式颁布了《高等教育中药专业自学考试计划》，开展了中药专业自学考试工作。^②

为鼓励残疾人自强自立、自学成才，1986 年 6 月，全国高等教育自学考试指导委员会、中国残疾人福利基金会联合印发了《高等教育自学考试残疾人应考者奖励暂行办法》，对自学考试残疾人优秀者给予奖金鼓励。^③1988 年 3 月，国务院发布了《高等教育自学考试暂行条例》，对考试机构、开考专业、考试办法、考籍管理等进行了规范。^④随着社会发展，2002 年《教育部卫生部关于举办高等医学教育的若干意见》（教高〔2002〕10 号）明确规定，自学考试停止举办医学类专业（包括中医学），各省据此停考了自学考试中医专业，且严格执行相关医学类专业中对报考人员资格限制要求，仅允许已取得卫生类执业资格的人员报考，不接受非在职人员报考。

三、中医药继续教育制度化建设进程

现行中医继续教育分为学历教育和非学历教育。学历教育主要由中医院校承担，涉及中医类专业的大中专、高起本、专升本等学历层次，通过业余、函授等成人教育方式完成。非学历教育主要由国家中医药管理局、中华中医药学会、地方中医管理机构、地方中医类学会组织举办的继续教育项目。

为提高中医药队伍整体素质，中医继续教育开展了制度化建设。1987 年 12 月，国家教委、国家科委、国家经委、劳动人事部、财政部、中国科学技术协会联合发布《关于开展大学后继续教育的暂行规定》，要求"有条件的高等学校要把开展对校内人员和为社会服务的大学后继续教育作为一项重要任务，作为学校联系社会、服务社会促进教育改革的重要途径"^⑤。1991 年卫生部制定下发了《中医药继续教育暂行规定》。1997 年 10 月，卫生部组织召开了全国中医药继续教育委员会成立会议，张文康副部长担任主任委员。会议讨论并通过了中医药继续教育工作的有关文件，包括《继续教育委员会章程》《国家级继续教育项目申报、认可试行办法》《国家级继续教育项目学分授予办法》等。2002 年 9 月 25 日，发布《国家中医药管理局中医药继续教育委员会章程》，确定了国家中医药继续教育的管理体制。2006 年 11 月 6 日印发国家中医药管理局关于印发《中医药继续教育规定》《中医药继续教育登记办法》的通知（国中医药发〔2006〕63 号），加强了对中医药继续

---

① 国家中医药管理局科教司.中医药教育法规全书［M］.长春：吉林科学技术出版社，1998：1767
② 国家中医药管理局科教司.中医药教育法规全书［M］.长春：吉林科学技术出版社，1998：1812
③ 国家中医药管理局科教司.中医药教育法规全书［M］.长春：吉林科学技术出版社，1998：1618
④ 国家中医药管理局科教司.中医药教育法规全书［M］.长春：吉林科学技术出版社，1998：1711
⑤ 国家中医药管理局科教司.中医药教育法规全书［M］.长春：吉林科学技术出版社，1998：1706

教育管理，使中医药继续教育工作更好地适应新时期中医药事业发展的需要。2007 年 10 月 18 日，国家中医药管理局又相继出台了《中医药继续教育学分管理办法》《国家级中医药继续教育项目管理办法》《国家中医药管理局中医药继续教育委员会章程》等文件，要求"中医药专业技术人员接受继续教育，每年至少应取得 25 学分"，并将"中医经典著作、名家流派的学术思想传承"纳入继续教育的重要内容之一。2009 年国务院发布了《扶持和促进中医药事业的若干意见》，明确提出完善中医药师承和继续教育制度，健全继续教育网络，加快中医药基层人才和技术骨干的培养。

伴随着中医药继续教育制度化，中医继续教育向非学历教育延展。上文专门论述的老中医药专家学术经验继承工作项目，也是继续教育项目之一，此外还有优秀中医临床人才研修等项目。优秀中医临床人才研修由国家中医药管理局于 2003 年组织实施，旨在选拔一批优秀中青年临床人才，通过研修，使他们尽快成长为热爱中医药事业、全心全意为人民服务，且医德高尚、理论基础深厚、医术精湛以及享有较高知名度的优秀中医临床人才。通过公开、公平、公正的笔试和面试，来自全国各省、自治区、直辖市及中国中医研究院有关单位的 215 名候选人脱颖而出，成为国家中医药管理局实施"优秀中医临床人才研修项目"的首批学员。[①]2004 年 11 月 4 日，国家中医药管理局下达《关于加强"优秀中医临床人才研修项目"管理的通知》，进一步明确各省级中医药管理部门对"研修项目"的管理职责，对"研修项目"进行年度考核。2008 年 12 月 3 日，国家中医药管理局《关于公布第二批全国优秀中医临床人才研修项目培养对象名单的通知》，在各省、自治区、直辖市和有关单位推荐的基础上，国家中医药管理局通过组织遴选考试，确定王暴魁等 222 人为第二批全国优秀中医临床人才研修项目培养对象。该项目是中医继续教育的重要项目，培养了一大批好中医、名中医，更好地满足了人民群众健康服务需求。

四、新时代非学历中医继续教育的纵深发展

新时代，中医继续教育仍执行学历教育由教育部和地方教育行政部门主管，非学历教育主要由国家中医药管理局统筹管理，各地中医药管理部门及院校继续教育学院组织实施。这一时期，非学历中医药继续教育向纵深推进。

（一）提高继续教育项目效能

基于 2007 年出台的《国家级中医药继续教育项目管理办法》，国家中医药管理局于 2015 年发出《关于进一步加强国家级中医药继续教育项目管理的通知》，加强项目的组织实施和规范管理，提高针对性和实效性。国家级继续教育项目数量（含备案项目数）一直在高位运行，2013 年 1 145 项，2016 年 1 181 项，2019 年 1 276 项，2023 年 1 376 项。通

---

① "优秀中医临床人才研修项目"造就当代名医［N］.光明日报，2004-03-21

过组织中医药专业技术人员培训，提高了其理论素质和专业技能。同时，委托中华中医药学会建设国家级中医药继续教育项目管理系统，开展项目的在线申报及评审，推动学分授予、学分审验登记等信息的开放共享。

（二）推进全国优秀中医临床人才研修工作

这一时期国家中医药管理局进行了第二批全国优秀中医临床人才研修项目结业考核，222 名研修学员被授予"全国优秀中医临床人才"称号并颁发荣誉证书。2012 年启动了第三批全国优秀中医临床人才研修项目，通过考试选拔，511 名优秀中青年主任医师确定为第三批研修学员。2018 年，持续深入推进第四批全国中医（临床、基础）优秀人才研修工作，以及全国中医（少数民族医药）优秀人才研修项目。2021 年，第五批全国中医临床优秀人才研修项目实施方案公布。至此，项目自 2003 年实施以来，累计培养了 1 834 名中青年中医临床优秀人才，截至 2023 年底，前四批项目 1 334 余名学员中，已有 9 人成为全国名中医，13 人入选岐黄学者，500 余人成为省级以上师承指导老师。

（三）启动中医药传承与创新"百千万"人才工程

为进一步突出高层次人才培养，2016 年国家中医药管理局组织制订中医药传承与创新"百千万"人才工程（"岐黄工程"）实施方案。按照分层分类培养人才的原则，分为领军人才第一层次、优秀人才第二层次、骨干人才第三层次，以中医、中药高层次人才为重点，兼顾少数民族医药、西学中高层次人才培养。计划到 2020 年，选拔造就百名中医药领军人才，遴选培养近千名中医药优秀人才，培养培训近万名中青年中医药骨干人才，建设一批中医药传承与创新人才培养平台。相关文件详见表 7-5-3。

表 7-5-3　岐黄工程相关文件一览表

发文时间	文件名称	文件号
2017 年 3 月 10 日	中医药传承与创新"百千万"人才工程（岐黄工程）实施方案	国中医药人教发〔2017〕9 号
2018 年 6 月 4 日	中医药传承与创新"百千万"人才工程（岐黄工程）——国家中医药领军人才支持计划	国中医药人教发〔2018〕12 号
2020 年 10 月 20 日	青年岐黄学者支持项目实施方案	国中医药人教函〔2020〕218 号
2021 年 10 月 22 日	2021 年岐黄学者支持项目实施方案	国中医药人教函〔2021〕203 号
2021 年 10 月 22 日	2022 年青年岐黄学者支持项目实施方案	国中医药人教函〔2021〕204 号
2022 年 5 月 6 日	国家中医药管理局办公室关于加强岐黄学者培养的通知	国中医药办人教函〔2022〕110 号

资料来源：根据国家中医药管理局官网整理。

经过 3 年项目周期，至 2023 年 10 月，首批岐黄学者学术团队总体人数由 2 528 人增长至 3 596 人。除首批岐黄学者外，国家中医药管理局新增遴选培养 50 名岐黄学者、200 名青年岐黄学者，组建 15 个中医药多学科交叉创新团队、20 个中医药传承创新团队，遴选确定 321 个国家中医药管理局高水平中医药重点学科，推进中医药领军人才、中青年拔尖人才、骨干人才梯次衔接的高层次中医药人才队伍不断发展壮大。

（四）各类继续教育项目纷呈迭出

新时代，继续教育项目精彩纷呈。主要项目有中医适宜技术培训，根据国家中医药管理局《基层常见病多发病中医药适宜技术推广实施方案（2009—2010 年）》，各地持续开展中医适宜技术培训，提高了基层卫生医疗人员的技能，发挥中医药适宜技术在基层防治常见病、多发病中的优势和作用，保护人民群众身体健康。全国中医临床特色技术传承骨干人才培训项目，2018 年启动，2019 年共遴选了 610 名培养对象。

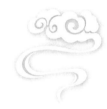

第六节　师承教育贯穿中医药人才培养全过程制度的形成

一、中医师承教育与院校教育有机结合

中医师承教育是中国古代培养中医人才的重要途径。进入近代以来，在西方医学教育模式的影响下，在近代历届政府的教育、卫生政策的规制下，中医药教育逐步向学校教育模式转型，为新中国中医院校教育打下了一定的基础。新中国成立后，在党的中医政策引导下，20 世纪 50 年代形成了师承教育与院校教育并行的"两条腿"走路的中医药教育模式。1956 年 4 月卫生部印发的《1956—1962 年全国中医带徒弟的规划（草案）》中明确提出，七年内除院校培养新中医二万人之外，计划师带徒培养四十八万新中医。[①] 从数量上来说，这一时期培养"新中医"人才的方式，以师承教育为主，院校教育为辅。1962 年，中医院校首届中医专业本科生毕业。针对这批毕业生存在的基本功不扎实等问题，7 月 16 日，北京中医学院秦伯未等 5 位老先生写信到卫生部党组，"五老"信中介绍了师承教育方式及其对中医人才培养的优势。10 月，卫生部党组在"关于改进祖国医学遗产的研究

---

① 卫生部. 1956—1962 年全国中医带徒弟的规划（草案）［C］.// 卫生部. 中医工作文件汇编（1949-1983 年）［M］. 内部发行，1985：84-85

和继承工作的意见"中提出，中医学院在教学方法上，应该适当运用老中医传统的授徒方法，不宜全盘采用一般医学院校的教学方法。[1]从政策层面提出了院校教育与师承教育结合的指导性意见。

改革开放为中医师承教育与院校教育结合的教学改革营造良好的社会氛围。从20世纪80年代到新时代，中医院校持续开展中医师承教育融入院校教育全过程的探索，形成了三个高潮期。

（一）师承教育融入院校教育的先行先试

20世纪80年代，山东中医学院敢为天下先，率先开办少年班，进行了将师承教育元素融入院校教育全过程的尝试。1985—1987年，山东中医学院连续招收三届中医专业八年制少年班，共147名学生。[2]其学生从应届初中毕业生中选拔，先上三年预科，再读五年本科。在预科阶段，除必要高中阶段的课程外，增加了中医的启蒙著作，如《汤头歌诀》《药性赋》《濒湖脉诀》《医学三字经》《医宗必读》《医学心悟》等内容的学习。本科阶段，加强中医四大经典的学习，采用师带徒的方式，要求学生跟诊学习。"先细心看老师是如何诊病和立方遣药的。继而可以协助老师问病，代写简明病历，然后由老师诊断后代写处方。有哪些不明白的地方，等病家走后再问老师。"[3]突出中医学的实践性特点，在当时社会上引起了很大的反响。1988年9月，时任南京中医学院校长的周仲瑛教授，为提高学生临床能力，探索中医师承教育方法，遴选了当时的中医86（4）班共30位同学在常州设立"中医临床教改试点班"，"上午跟师临床实习，下午课堂理论学习"，开启了理论与临床实践紧密结合的中医教学新模式。

（二）新世纪"质量工程"推动下师承教育与院校教育的融合

进入新世纪，在提高高等院校教学质量的大背景下，2007年2月，教育部公布的《关于进一步深化本科教学改革全面提高教学质量的若干意见》，提出了"人才培养模式和机制改革"的举措，要求增加学生自主学习的时间和空间，拓宽学生知识面，增强学生学习兴趣，完善学生的知识结构，促进学生个性发展。以此为契机，高等中医药院校开展了中医人才培养模式实验区探索工作，全国6所中医药院校的中医项目入选教育部2007年度首批人才培养模式创新实验区建设项目，详见表7-6-1。

---

① 卫生部.关于改进祖国医学遗产的研究和继承工作的意见［C］// 卫生部.中医工作文件汇编（1949-1983年）［M］，内部发行，1985：192
② 济南市史志办公室编.济南年鉴（1999）［M］.济南：济南出版社，1999：324
③ 张奇文.术业有专攻：就试办中医少年班谈中医高校教育改革［J］.山东中医学院学报，1985（3）：6

表 7-6-1　2007 年教育部中医人才培养模式创新实验区建设项目

序号	学校	负责人	项目名称
1	北京中医药大学	翟双庆	院校模式与传统模式相结合的新型中医人才培养实验班
2	天津中医药大学	张伯礼	中医学人才培养模式创新实验区
3	辽宁中医药大学	石岩	中医临床传承型试点教学班
4	上海中医药大学	谢建群	中医药院校个性化拔尖人才培养实验区
5	南京中医药大学	吴勉华	"精诚计划"人才培养模式实验区
6	湖北中医药大学	周安方	中医继承型人才培养模式创新实验区

以上项目均进行了师承教育与院校教育结合的教学改革。以北京中医药大学为例，为探索院校教育与传统的中医传统师承教育、家传教育有机融合的形式，提出了"院校 - 师承 - 家传"三位一体的中医临床型人才培养模式。南京中医药大学的"精诚计划"人才培养实验区，"精诚"二字源自唐代名医孙思邈的名言"大医精诚"，意在培养高尚品德与精湛医术统一的杰出的中医师，集中体现了南中医"仁德、仁术、仁人"的教育理念。该项目实行本科生导师制和拜师学习相结合的办法。即"精诚计划"的每位学生入校后即配备一名导师指导学生开展探究式学习；进入附属医院学习阶段后，每位学生通过双向选择拜一名国家级或省级名医跟师学习。[①] 湖北中医药大学针灸推拿学专业推行"双导师"等制度，将师承要素贯穿人才培养全过程。

（三）新时代师承教育与院校教育结合的新高度

进入新时代，中医师承教育与院校教育结合工作全面铺开，到 2021 年，全国 25 所中医药院校中已有 17 所中医药院校开设了近 30 个实验班、教改班，采取院校教育与师承教育相结合的方式进行中医药人才培养，创新形成了多样化的人才培养模式。

同时，教育部、国家中医药管理局共同探索将师承教育与中医专业学位研究生教育有机结合的途径。早在 2008 年启动的第四批老中医专家学术继承工作实施方案中，就明确了继承人通过考核可以取得相应的专业学位。2011 年，第四批老中医专家学术继承人通过考核验收，共有 593 人获得硕士、博士专业学位，占总继承人的 57.8%。进入新时代，这项工作一直延续推进，2020 年 12 月，教育部、国家卫生健康委、国家中医药管理局联合印发《关于深化医教协同进一步推动中医药教育改革和高质量发展的实施意见》，进一步明确具有中医专业学位授权点的高校应按照规定接受符合条件的师承教育继承人以同等学力申请中医专业学位并确保学位授予质量，支持符合条件的师承继承人以同等学力申请中医专业学位。师承教育与院校教育相结合实现了无缝衔接。

---

① 吴勉华，文庫."精诚计划"设计理念与基本框架［J］.中国高等医学教育，2008（11）：13

二、中医师承教育与毕业后教育结合的有效衔接

所谓医学毕业后教育，即医生在完成基础医学教育以后实施的，以训练独立工作能力为目标的，导师指导下的教育阶段。包括注册前培训、职业/专业培训、专科医师和亚专科医师培训，以及其他正规的培训项目，在完成正规的毕业后教育以后，通常授予学位、证明或证书。对医学生进行毕业后教育是世界通例，不过如何在毕业后教育过程中更好地体现中医学术特点则需要不断探索。

2014年6月，教育部、国家卫生和计划生育委员会、国家中医药管理局、国家发展改革委、财政部、人力资源和社会保障部等六部门印发了《关于医教协同深化临床医学人才培养改革的意见》，提出要加快构建标准化、规范化医学人才培养体系。9月，教育部、国家中医药管理局决定共同开展卓越医生（中医）教育培养计划（以下简称卓越中医计划）改革试点申报工作。积极探索如何发挥师承教育在毕业后教育中的作用，建立起符合中医药特点的毕业后教育制度，建立具有中医特色的住院医师规范化培训模式。2017年7月，教育部、国家中医药管理局在《关于医教协同深化中医药教育改革与发展的指导意见》中，推进以传承名老中医药专家学术思想与临床经验，提升中医医师专科诊疗能力与水平为主要内容的中医医师专科规范化培训试点工作，如北京中医药大学东直门医院利用名中医工作室优秀资源搭建平台、建立网络和视频教学系统，实行"名师共同带徒、弟子集体跟师"的师承教育模式，推行严格的师承综合评价模式，以加强跟师学习的实效性。[①]到2020年11月，教育部、国家卫生健康委、国家中医药管理局《关于深化医教协同进一步推动中医药教育改革与高质量发展的实施意见》更加明确了"建立早跟师、早临床学习制度"。将师承教育贯穿临床实践教学全过程，推动毕业实习与中医住院医师规范化培训的有机衔接，充分发挥名老中医药专家学术传承工作室、流派工作室作用，鼓励名老中医药专家参与在校生、中医住院医师规范化培训学员带教、授课，并将其纳入工作室建设成效考核和个人绩效考评。如浙江中医药大学附属金华中医院尝试将"丹溪学派"传承与现有中医规培模式相结合，将地方医学流派传承融入中医规培，进行了基于"丹溪学派"传承培养的中医规培模式改革与实践，取得了一定的效果。[②]

三、中医师承教育与继续教育的互嵌

中医师承教育是中医药教育的特殊形式，也是重要形式。对于一般的医学人才培养而言，院校教育、毕业后教育和继续教育是一条教育链，而在中医人才终身教育体系中，师承教育贯穿院校教育、毕业后教育和继续教育全过程。为此，在制度设计上中医师承教育与继续教

---

① 丁洋.中医规培如何遵循人才成长规律［N］.中国中医药报，2016-09-23（003）
② 潘波等.基于"丹溪学派"学术传承的中医住院医师规培模式改革与实践研究［J］，浙江中医药大学学报，2022（9）：1042

育形成了互嵌的格局。一方面，在省级及以上中医药继续教育项目中设置师承教育专项和师承教育专项学分，逐步将师承教育专项学分作为中医药人员专业技术职务评审与聘用的重要依据；另一方面，参加过省级以上老中医药专家学术经验继承工作等师承教育的中医药专业技术人员，经考核合格，符合职称晋升有关规定的，在同等条件下优先评聘高一级职称。鼓励中医药专家积极开展多形式的中医药继续教育活动。同时，将医疗机构开展继续教育和师承教育的质量评价作为医院等级评审与综合考核等的重要内容。如 2023 年国家中医药管理局公布的国家级中医药继续教育备案项目共 489 项，其中涉及国医大师、名中医、中医流派、名医工作室等学术经验传承的项目就有 64 项。老中医专家学术继承工作室、中医流派工作室、名医工作室等是师承教育的主要载体与抓手，开展了继续教育工作；而继续教育项目又包含师承教育的内容。显然，中医师承教育与继续教育已形成了互嵌的模式。

四、以师承学习中医方式得以巩固

师承方式是传统的中医人才培养的基本方式。新中国成立 70 多年来，中医药教育已形成完善的从大中专到本科、研究生各层次的教育体系，成为中医人才培养的主渠道。然而，国家为保护中医学，通过《中华人民共和国中医药法》明确了师承教育的合法性，在政策法律层面鼓励人们以师承教育方式学习中医；通过《中华人民共和国执业医师法》及其相关配套文件，支持经多年实践、确有专长的中医（专长）医师，通过师承方式传承其独特技术专长，并取得执医资格；通过中医（专长）医师按中医药继续教育相关规定，履行接受中医药继续教育的权利与义务，并获得专业职务晋升机会，形成了国家对中医师承教育扶持的政策体系。

总之，经过新中国成立以来 70 多年的探索，中医药教育基本形成了院校教育、毕业后教育、继续教育有机衔接，师承教育贯穿始终的中医药人才培养体系。面向未来，《"十四五"中医药人才发展规划》提出了"人才培养体系更加完善"的目标。

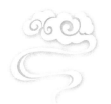

第七节　师承教育与继续教育的历史经验与启示

一、突出师承教育在中医药人才培养领域的制度优势

现代医学教育制度学校源于西方，在经历较为漫长的发展过程中积累了丰富的经验可

资借鉴。然而，这并不能成为我们放弃中医师承教育理应坚守的教育立场，中医师承制度在中医人才的培养过程中有着不可替代的作用和鲜明的特色。为此，中医药教育应该坚持以我为主，坚持将师承教育融入中医人才培养过程。同时，中医药教育也需要协调师承教育与现代医学教育制度之间的关系，不断借鉴吸收现代医学制度的有益经验，使培养的中医药人才既能够传承中医学的知识与能力，又具有更为开阔的世界性医学眼界。

二、深化中医师承制度的改革与发展

当下，中医师承教育体系已基本形成，但是中医师承制度在实践过程中仍存在着诸多问题，比如在师承教育与院校教育结合过程中存在的形式大于内容问题；在继续教育方面有关师承项目存在着过程管理不到位的情况；在名老中医学术继承工作中兴起的门户之风；"拜师"学习中医的方式被社会上一些机构所利用，成为"学中医"的捷径，影响了中医的社会声誉等。为此，现代师承教育体系只是完成了基本建设，只有实事求是，直面问题，不断深化中医师承制度的改革，师承教育才能够不断完善，为培养高质量的中医药人才提供制度保障。

三、继续教育是培养和造就高素质中医药人才的必由之路

中医药继续教育是人才强国战略和建设健康中国战略的重要组成部分。党的十九大报告指出，我国社会主要矛盾已经转化为人民日益增长的美好生活需要和不平衡不充分的发展之间的矛盾。而人民群众日益增长的中医药健康服务方面的需求，对中医药从业人员的职业素质和专业水平提出了更高、更新的要求。切实加强新时代中医药继续教育，不断提高中医药人员的整体素质和服务能力，是当代中医人的历史使命和责任担当。而中医药继续教育是保持和提升中医药队伍专业素质、执业能力和职业道德的重要途径，科学发展中医药继续教育，提高中医药队伍素质，是做强做大中医药事业的根本。

第八章

民族医药学教育

　　我国是一个统一的多民族国家，民族医药学是我国中医学必不可少的组成部分。所谓民族医药学，是我国各少数民族传统医药的统称，以区别于汉族的传统医药学。在历史发展的长河中，各个民族都必然有着自身的医药卫生需求，也都根据环境以及对疾病的认识，创造了本民族的医药卫生知识体系。据统计，除汉族之外，我国 55 个少数民族中有 39 个民族出版了本民族的医药学著作，如藏医药、蒙医药、维吾尔医药、傣医药、壮医药、瑶医药、苗医药、彝医药、侗医药、土家医药、朝鲜族医药、回医药、哈萨克医药、佤医药、畲医药、拉祜医药、水族医药、哈尼医药、基诺医药、仡佬医药、布依医药、羌医药、毛南医药、纳西医药、鄂伦春医药、满族医药、傈僳医药、阿昌医药、怒族医药、鄂温克医药、德昂医药、京族医药、布朗医药、白族医药等。[①] 基于发展本民族医药学的实际需要，自古以来，各民族医药学便以不同形式进行传承和教育活动。在新中国成立后，民族医药学拥有了良好的发展环境，民族医药学教育也蓬勃建立起来。从新中国成立后民族医药学教育的初创，到新时代民族医药学教育的全面发展，我国的民族医药学教育事业苗壮成长，不断壮大，为传承延续少数民族的传统文化精华、保障少数民族医疗卫生事业作出了重要贡献。

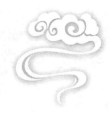

第一节　民族医药学教育的历史基础与政策背景

　　我国民族医药学教育事业发展有其自身的历史基础与政策背景。就历史发展而言，各民族创造的医学体系、积累的医学文明，成为建立与发展民族医药学教育的重要历史基础；而新中国成立后党和国家对民族医药学教育高度重视，创设出民族医药学教育事业发展的良好政治环境。

一、新中国民族医药学教育的历史基础

　　我国创造医药学的少数民族虽然为数不少，但因各个民族的生产力水平和文化程度参差不齐，自然环境和社会环境也各不相同，因此不同民族间的医药学发展水平也存在极大差异。如藏医药、蒙医药等少数民族医药学，其文明史源远流长、积淀深厚，留下了大量且丰富的医药学典籍，因此学术体系较为成熟，历史存在感较强。在当代科学话语体系中，也不容易遭受否定和淘汰，而能得到较好地传承创新。但是大多数少数民族的传统医

---

① 闫慧茜.中国民族医药高等教育发展史［D］.北京：中国中医科学院，2017：15

药学，因其民族文化仍在历史积累的过程中，没有成熟的文字，其医药学也只能成为口头的、无形的非物质文化遗产，因此其当代发展仍需提升。所以各民族医药学教育的发展也是不均衡的，如藏医药、蒙医药、维吾尔医药、傣医药、壮医药、苗医药、瑶医药、彝医药、朝医药、哈萨克医药、土家医药等，目前已进入到我国的医学教育体系之中，但也有不少民族的医药学教育只存在于民间，并未得到有体系、成规模的继承。在漫长的古代，由于藏族、蒙古族等少数民族曾建立其自身民族为主体的政权，在政策因素的主导下，曾开展过一定规模的本民族医药学教育，对本民族医药学的积累与成熟起到了重要作用。

蒙医药学具有 2 000 多年的发展史，其源头可追溯至古代蒙古高原上的游牧民族。在12 世纪末至 13 世纪初，成吉思汗统一草原上各部落，形成了统一的蒙古民族。后蒙古民族建立元朝，并采取蒙医学与汉民族医学并重的政策。此后蒙医药学发展有了显著提高，内容日趋丰富，尤其在骨伤外科方面独具特色。在 16 世纪前，受蒙古地区的政治、经济、文化、社会等多种因素影响，蒙医药学知识多以家传和师承的方式传播。由于社会生产水平的低下，面对疾病，蒙古族人只能求助于巫医。此外蒙古族有逐水草而居的风俗，蒙医常常采用巡游的方式在草原上行医，并不具有稳定的行医地点。因此，蒙医药学知识主要在师徒或亲属间进行传递。16 世纪下半叶后，藏传佛教开始传入蒙古地域，对蒙古族的历史文化产生了重大影响。清王朝建立后，在蒙古地区采取了利于传播藏传佛教黄教的宗教政策。据统计，顺治至乾隆年间，蒙古地区有大小庙宇 2 000 多座，喇嘛 30 多万人。黄教的很多著名寺院，均设有各类学部，类似于宗教高等学府。喇嘛们通过寺院教育，学到了佛学、语言、文学、天文学及医学等各类知识，蒙医药学开始初具院校教育的雏形。在当时，曼巴扎仓（医学部）是寺院各类学部中最重要、最有名的一部，有组织、系统地开展医药学教育活动，培养了诸多著名喇嘛医生，实际上成为蒙医药学的教学基地。在18—19 世纪，蒙医药学名医辈出，这些名医大部分既是佛学家，又是医药学家，推动着这一时期的蒙医药学走上了成熟之路。[①] 同时，家传或师承的形式仍是蒙医药的重要传承方式。而无论是家学传授还是喇嘛寺庙的医药学教育，均须确立符合规定的师徒关系，并举行拜师、出徒等仪式。

藏医药学发展至今已有 3000 多年历史，其起源和苯教有着密切关联。进入吐蕃王朝时期，藏医药学体系开始形成，并在 6—9 世纪快速发展。在此阶段，吐蕃王朝与唐王朝交流频繁，医药交流也十分密切，形成了多部藏医药学著作，如《敏吉村卡》《月王药诊》《四部医典》等，奠定了藏医药学的理论基础，标志着藏医药学已形成较为完善的理论体系。早期藏医药教育主要集中于两类形式：即院校教育和师承教育。师承教育最早出现，在藏医药学的形成阶段便已有之，藏医创始人协吾赤西和宇妥·东格尔托觉尖以师带徒的方式传道授业。在 8 世纪，藏医药院校教育开始出现。763 年，宇妥·宁玛元丹贡布创办"工布曼林"（工布藏医学堂），培育藏医师 300 余人，成为私人开设藏医药教育的开端。墀松德赞当政期间，9 名太医每人招收一名门生，培育出一批著名藏医，创立了官办的藏

---

① 包纳日斯.蒙医学基础理论研究［M］.呼和浩特：内蒙古科学技术出版社，2021：269

医药教育。17世纪后，藏医药院校教育得到进一步发展。1695年，五世达赖喇嘛的弟子第司·桑结嘉措创办了药王山利众医学院，这是西藏最早的医算学院。学院受到西藏地方政府的支持，学制为9年，分为初、中、高三个等级，课程为医学典籍及佛学理论，医学部分系统学习藏医的经典著作，每位学员均配有指导教师。毕业时全部考试通过者，可授予"堪布"名位。药王山利众医学院办学历史悠久，长达200多年，直至新中国成立后。而藏区的各大寺院也建立有曼巴扎仓（医明学院），由于藏传佛教影响力的提升以及得到清王朝统治者的认可，各藏传佛教寺院的香火旺盛，信徒众多。藏传佛教历来推崇培养精通"十明"的高僧，"医明"即是"十明"之一，因此各寺十分重视医学教育。如青海塔尔寺、甘肃拉卜楞寺、四川德格噶图寺、北京雍和宫等，均设立曼巴扎仓，培养医学人才。进入近代后，1916年，在原药王山利众医学院的基础上成立了"门孜康"，即医学和天文历算院。医学学制为5年，分为上、中、下三个毕业等级，等级不同，学习内容各有不同。考核包括经典背诵、理论理解和诠释、药材辨认、实践技能考试等内容，在考核完成后，学生被授予毕业证书。

整体来看，新中国成立前的各少数民族医药学教育发展极为薄弱，多数民族医药学教育几近一片空白。如藏医药、蒙医药等具有一定积淀的民族医药学，其医药学教育由于官方的支持，以及与宗教有着密切联系，取得了一定的前期发展。但是这些已有的民族医药学教育，更多是面向少数贵族、僧侣等开设的精英教育，既不能广泛培育大批医药学人才，同时其服务对象也是特定少数群体，覆盖面和影响力十分有限。因此对于新中国而言，建立民族医药学教育事业是一项重要且急切的工作，而这也在新中国成立后迅速为党和政府认识和把握。

二、新中国成立后党和政府对民族医药学高度重视

在新中国成立后，中国共产党和人民政府高度重视少数民族医药学的发展，并将其作为发展少数民族地区医药卫生工作、传承少数民族优秀传统文化的重要内容。中国共产党的领导是民族医药学发展的坚强政治保障，从新中国成立以来，中国共产党不断制定和完善相应的政策措施，推动少数民族医药学持续进步。在这一过程中，民族医药学教育也取得了长足的发展和进步，完善民族医药学教育是发展民族医药学的必然之举，不仅能够贯彻党的民族政策，同时对于提升少数民族的科技文化水平也具有十分重要的意义。党和政府对民族医药学的重视，构成了新中国民族医药学教育事业发展最为重要的政策背景。

在新中国成立之初的1951年，全国民族卫生会议召开，专门讨论和制定少数民族与民族地区卫生工作方针与措施。同年，卫生部制定了《全国少数民族卫生工作方案》，其中指出，"对于用草药土方治病之民族医，应尽量团结与提高"。这是"民族医"提法的首次出现，表明了在新中国成立伊始，党和政府就采取承认与尊重民族医药学的正确立场和态度。1952年，东北人民政府卫生部发出《关于加强少数民族卫生工作的指示》，其中要求："应开设初级卫生人员训练班，以训练卫生员、接生员等为主，训练期1~3个月毕

业，如开班困难时可以带徒弟方式培养。"[①] 提出在少数民族地区培养卫生人员的工作要求。1952 年，中央人民政府政务院发出《关于建立民族教育行政机构的决定》，从中央政府到地方各级政府的教育行政机关中，均设立民族教育部门，对于加强少数民族教育工作、促进民族教育事业发展起到了积极的领导作用。1977 年，《中华人民共和国药典》开始收录少数民族药材和成药，第一次出现"民族药"的概念。从新中国成立后到改革开放的三十年间，民族医药学教育开始起步，但因为民族地区发展基础薄弱以及受政治运动的影响，此时民族医药学教育尚未大规模展开。

党的十一届三中全会召开后，焕然一新的政治环境与社会环境，使民族医药学得到更加积极的推动和发展。1979 年，卫生部在新疆召开座谈会，起草了两个加强少数民族地区医学教育的文件。1980 年 5 月，卫生部、国家民委、教育部联合发出《关于加强少数民族地区医学教育工作的意见》和《关于内地省市对口支援少数民族地区发展医学教育试行方案》，指出要改变少数民族地区的卫生面貌，其根本措施是培养一支少数民族医药卫生技术队伍。1982 年，"发展我国传统医药"被写入《中华人民共和国宪法》。1983 年 5 月，卫生部、国家民委联合召开全国少数民族卫生工作会议，制定《关于继承发扬民族医药学的意见》，指出要努力继承、发掘、整理和提高民族医药遗产，加强民族医药机构的建设，培养一支较高水平的民族医药队伍，把民族医药学教育纳入国家教育体制之中。此后，各少数民族地区建立了一批医疗、教学和研究机构，从事民族医药学的专业人员人数也有了较大增长。1984 年，卫生部、国家民委在呼和浩特举行全国民族医药工作会议，交流了《关于继承、发扬民族医药学的意见》的贯彻执行情况。改革开放后，党和政府的大力支持和推动，标志着我国民族医药学开启了一个新的蓬勃发展的历史阶段，民族医药学教育发展也进入了快车道。

在新世纪前后，民族医药学持续稳步发展。1995 年，国家中医药管理局与国家民委联合举办的第二届全国民族医药工作会议在昆明召开。1997 年 1 月，中共中央、国务院在《关于卫生改革与发展的决定》中指出："各民族医药是中华民族传统医药的组成部分，要努力发掘、整理、总结、提高，充分发挥其保护各民族人民健康的作用。"2002 年 10月，中共中央、国务院在《关于加强农村卫生工作的决定》中强调："要认真发掘、整理和推广民族医药技术。"2006 年，第三届全国民族医药工作会议在北京召开。2007 年 10 月，国家中医药管理局、国家民委、卫生部等 11 部门联合发出《关于切实加强民族医药事业发展的指导意见》，对我国民族医药事业发展提出 21 条意见，从发展民族医药事业的指导思想、基本原则、工作目标、服务能力建设、人才队伍建设、挖掘整理、民族医药科研、资源保护、知识产权保护以及加强对民族医药的领导等作出明确规定，对我国民族医药事业发展起到重要指引作用。

进入新时代以来，中医药事业迎来天时地利人和的大好发展机遇，民族医药学也实现了跨越式发展，从既往处于"被扶持"地位向主动"传承发展"转变。党的十八大提出，

---

① 武衡. 东北区科学技术发展史资料·第 5 卷 ［M］. 北京：中国学术出版社，1988：118

"坚持中西医并重，扶持中医药和民族医药事业发展"，为新时代民族医药学发展擘画出蓝图。2017 年 7 月，《中华人民共和国中医药法》正式实施，其中明确，中医药是包括汉族和少数民族医药在内的我国各民族医药的统称，正式确立了民族医药学的法律地位，为民族医药事业发展提供了法律保证。在《"十三五"中医药发展规划》《"十四五"中医药发展规划》以及其他事关中医药发展的重大规划、重点工作、重大项目中，民族医药学也得到重点支持和关注。2017 年 11 月，第四届全国少数民族医药工作会议召开，为新时期少数民族医药发展指明了方向。面对新形势和新任务，2018 年 8 月，国家中医药管理局、国家民委等 13 部门联合发布《关于加强新时代少数民族医药工作的若干意见》，提出全面传承保护少数民族医药。至 2021 年底，已有 35 个少数民族发掘整理了本民族的医药学资料。

由上述内容可见，时至今日，民族医药学发展能够由小至大，从散在的自为状态到今天的高质量发展，并产生巨大的医学价值、社会价值和文化价值，中国共产党的坚强领导是其中最为重要的因素。从新中国成立以来，民族医药学始终得到党和政府的高度重视和长期支持，并制定了积极的政策措施保护和加速民族医药学的发展。正是得益于新中国民族医药学事业的建立，民族医药学教育也开始起步、发展并逐步完善。党和政府认识到，传承发展民族医药学，关键在于是否拥有一支能够传承其知识体系、掌握其临床技术的人才队伍。因此，在保护发展民族医药学的过程中，建设民族医药学教育成为制定政策举措中不可或缺的内容，民族医药学教育也在我国的卫生体系和教育体系中占据了一席之地。民族医药学教育的前期基础以及良好环境，从历史和现实两个维度推动着新中国的民族医药学教育事业不断前行，经历了从无到有、茁壮成长的历史过程。

第二节　新中国成立后民族医药学教育从蒙医药、藏医药起步

如前文所述，在新中国成立以前的各少数民族医药学体系中，蒙医药和藏医药起步较早、发展较快，形成了较为完整和成熟的医药学理论体系，因此我国的民族医药学教育最初也从蒙医药和藏医药起步。

一、蒙医药教育体系的初步建立

内蒙古自治区于 1947 年成立，在我国各少数民族自治区中最先成立。内蒙古自治区政府成立之初，便在其施政纲领中提出，"保障公务人员、教员、技术人员、医生、文艺工作者等的生活""增设学校，开办内蒙古军政大学及各种技术学校，培养人才""增进医疗、卫生、防疫及兽医设备，为贫苦人民免费治疗""奖励喇嘛自愿入学，参加劳动与行医"。[1]鲜明表达出支持蒙医药发展的态度，并初步提出了发展蒙医药的政策举措。在新中国成立后，蒙医药教育体系得到初步建立，开启了新中国民族医药学教育事业的发展历程。

（一）高等蒙医药教育

内蒙古地区最早的蒙医学校，可以追溯到 20 世纪 20 年代创办的库伦旗蒙医学校，其仍是借用藏传佛教的曼巴扎仓式的寺院办教育形式，但教学组织和教学实践已开始摆脱寺院式教育，向现代院校教育靠近。库伦旗蒙医学校有两名教师，学生为来自各寺庙的僧徒，其教材主要为《四部医典》，教学形式采取教师授课、学生背诵经典、集体讨论交流等，并在实践中提升临床技术水平。在新中国成立前，蒙医学校还设立有多所，如 1940 年呼和浩特市的公立厚和医院设立喇嘛医养成所，第一、二期学院共 60 名学员，全为各寺庙的喇嘛医，教授其西医知识，学习期限为 6 个月。日伪统治时期，曾在王爷庙（乌兰浩特）设立兴安医学院，张家口设立"蒙疆中央医学院"，但没有毕业一届学生，最终随抗日战争的胜利而消亡。因此，现代蒙医药院校教育实际上是自新中国成立后才开启的。

内蒙古自治区成立后的第一所蒙医学校是乌兰浩特喇嘛医学校，其前身系自治区成立后自治区民政部卫生局成立的第一所医学教育学校——医务养成所，招收学员 80 名。开学不久，因鼠疫暴发，学生停课参与防疫工作。年底，医务养成所改为喇嘛医学校，喇嘛医学校的第一任校长嘎拉僧，是一位活佛，从各寺院挑选 40 名年轻喇嘛作为学员学习。

新中国成立后，中医药高等教育开始建立，一些从事蒙医药工作的有识之士也呼吁保护、挖掘和发展蒙医药资源，以多种形式培育蒙医药人才。1958 年，内蒙古自治区党委批准内蒙古医学院成立中蒙医系，招收蒙医本科生，这成为蒙医药正式进入高等教育体系的起始。内蒙古医学院中蒙医系主要借鉴了中医学高等教育的办学模式，采用医学本科专业通行的 5 年学制，生源通过高考招生录取，绝大多数学生为蒙古族学生。当时确定的培养目标是培养系统掌握蒙医学基础理论、基本知识和基本技能，以及一定的现代医学知识和技能，同时，在德智体方面都有所发展的社会主义劳动者和医疗人才，主要是从事蒙医临床工作的蒙医师，并能从事蒙医教学和科研工作，不仅掌握蒙医学基础、蒙药、方剂基本理论和诊断技能、辨证论治等基本技能，能阅读和运用蒙医文献，还要具备现代医学一般的理论知识和主要临床学科的一般技能。在课程设置方面，早期蒙医药高等教育体现出一定的传统与现代交融，着重体现传统特色的思路，既要学习传统的蒙医药学，又要学习现代医药学知识。内蒙古医学院中蒙医系参照当时主要医学类本科专业临床医学和中医的课程体系内容，在基础医学（包括藏文、经选、蒙医基础、诊断学、治则等）、临床医

---

① 内蒙古自治区档案馆.内蒙古自治运动联合会档案史料选编［M］.北京：档案出版社，1989：232-233

学（蒙医内科、蒙医外科、皮肤科、骨伤科、五官科、儿科、妇科、温病学、五种疗法、针灸等）、药物方剂学（蒙药学、方剂学等）三方面进行协调组合，在学习传统蒙医药知识的同时，也注意教授西医的基本理论和知识。为了避免先入为主，蒙医药和西医课程穿插学习，比例约为6∶4，以便蒙医药教育和现代医学体系能够进行衔接。教学分为理论学习、课间实习、识药采药、生产实习等不同的阶段，在学习完基础知识后，学生进入各所蒙医院进行临床学习，从呼和浩特的内蒙古中蒙医院到地方蒙医医院、基层蒙医卫生机构，都是学生临床学习的基地。

在蒙医药高等教育建立之初，并无现成的教材可供参考，最早的一批教材来自于教师们的集思广益、群策群力，为手抄的蒙文版《四部医典》。在教师们的努力下，后又搜集、翻译、整理数百万字的蒙医药学术资料和文献。1964年，内蒙古人民出版社出版《蒙药学》《蒙医简明手册》等著作，后学系教师联合编写《蒙医内科学》《蒙医诊断学》《蒙医温病学》自编教材，以及《蒙医验方选集》《蒙医外科学》《蒙医药物学》等14种教学讲义，一边使用，一边修改完善，这也成为编写蒙医药专业教材的雏形。[①]

内蒙古医学院中蒙医系成立的前几年，实行的是内蒙古中蒙医院、内蒙古中蒙医研究所和内蒙古医学院中蒙医系三位一体的领导体制。所以蒙医药高等教育一开始便集中了当时全区蒙医药界几乎所有的拔尖人才，培养出一大批人才，取得了较好的成绩。从1958年成立，到1983年停止招生为止，内蒙古医学院共培养蒙医本科生700多名。

（二）中等蒙医药教育

为了尽可能多地培育蒙医药工作者，中等蒙医药教育也在内蒙古自治区建立起来。1961年，朝鲁图蒙医职业学校在哲里木盟科尔沁左翼后旗创办，这是内蒙古自治区第一所中等蒙医药教育基地。其后在巴彦淖尔及其他盟、市的卫生学校中，开设了培育蒙医药中级人才的蒙医药专业，培养出为数不少的蒙医药人才。这些人才大多数扎根牧区基层一线，为保障广大牧民健康作出了积极贡献。

进入"文革"曲折发展的岁月，蒙医药中等教育也一度中断。1971年后，一些高、中等院校先后恢复招生，原先半工半读的卫生学校也先后恢复为全日制学习，其中有些培养"赤脚医生"的班次，也教授一些蒙医药学知识和技能。但由于招收学生主要是工农兵学员，文化程度参差不齐，再加上学生入学时只凭推荐，未经过考试，所以学习成绩大多不能尽如人意。

二、藏医药教育体系的初步发展

藏医药教育的起步略晚于蒙医药，虽然藏医药发展也较有历史基础，但西藏地区在1959年才进行民主改革，于1965年成立自治区，是最晚成立的少数民族自治区，这也影

---

① 闫慧茜. 中国民族医药高等教育发展史［D］. 北京：中国中医科学院，2017：25-27

响到藏医药进入现代教育体系的时间。如前文所述，1916 年十三世达赖喇嘛令侍医青绕农布在拉萨建医学历算学院，即"门孜康"，是当时西藏地区第一流的官办学校，师资力量及各方面保障较为齐备。虽然此时"门孜康"仅是为统治阶层服务，广大藏族人民无法入学，但也培育出一批藏医药人才。1951 年西藏和平解放，特别是 1959 年民主改革之后，藏医药事业取得了巨大进步，藏医药教育也发生了根本性变化。

1959 年，为了便于群众看病和统一管理，自治区筹委会决定将药王山利众医学院和"门孜康"进行合并，设立拉萨市藏医院。院长由钦绕诺布大师担任，副院长为其弟子强巴赤列，医院内设科室为内科门诊、外科门诊、妇儿科门诊、针灸科门诊及配药室等，使拉萨市藏医院由原先承担藏医药人才培养职能改变为以教学、医疗并重的卫生机构。由于西藏地广人稀，医疗卫生人员的缺口较大，亟待培养一批医务力量，1963 年末至 1964 年初，拉萨市藏医院开办了一个培训班，共招收学员 45 名，由院内选派教师以传统方式进行培训。讲解内容包括理论基础、临床诊断、药物知识，毕业后达到中级医务人员的水平。"文革"开始后，培训班停止。[①]

1974 年，鉴于客观实际需要，拉萨市藏医院提出培养后继人才的问题。同年 6 月，拉萨市卫生学校正式开办藏医班，标志着藏医药学正式进入卫生教育体系之中。藏医班师资来自藏医院有教学经验的医务工作者，从农牧区招收学员，培养目标要求掌握藏医学基础理论和藏医临床医疗技能，并具有一定的现代医学知识，毕业后能够从事藏医药医疗卫生工作。在管理和教学方面，一方面结合现代医学教育模式，一方面吸取"门孜康"传统藏医药教育的优秀经验。藏医班设置课程有藏医基础学、生理学、诊断学、病理学、内科学、外科学、五官学、妇科学、儿科学、方剂学等。[②]而教材问题的解决有赖于藏医大师强巴列赤的辛勤付出。当时藏医班没有教材，也无人能写，强巴列赤凭借惊人记忆力与自身丰富的临床实践，根据《甘露精要八支秘诀续》，编写了《藏医基础学》《生理学》《诊断学》《病理学》《内科学》《外科学》《五官学》《妇科学》《儿科学》《方剂学》等一整套藏医药学的基础教材，共约 60 万字。强巴列赤结合藏医药学发展实际，以及学生文化知识基础薄弱的现实情况，将整套教材编写得深入浅出，通俗易懂。这是藏医药史上首次按照先进的医学分科方法写出的教材，不仅在西藏，并且在青海、甘肃、四川、云南、内蒙古等地区也成为通用教材。[③]除拉萨外，在西藏自治区还有 7 个地区（市）的卫生学校开办了藏医班。

除正规的院校教育外，短期培训仍是藏医药教育的主要形式。在改革开放之前，西藏自治区藏医院举办在职藏医进修班，并接收青海、四川、甘肃、云南和内蒙古等省区藏医药人员进修，共培训 334 人。青海、甘肃、四川、云南等省份的藏族聚居区也开展了一些藏医药教育，一般多是通过培训班、进修班培养藏医。如青海著名藏医尕布藏，1973 年

① 蔡景峰.藏医学通史［M］.西宁：青海人民出版社，2002：191
② 闫慧茜.中国民族医药高等教育发展史［D］.北京：中国中医科学院，2017：32
③ 西藏自治区藏医院，西藏自治区藏药厂.甘露藏药·国之瑰宝·药之瑰宝［M］.拉萨：西藏人民出版社，2009：97

曾为黄南藏族自治州等地举办 4 期藏医培训班，培养学员 200 名；1975 年起，每年为乡村医生培训班授课，协助地方政府培养"赤脚医生"。[①]

整体而言，新中国成立后到改革开放前的藏医药教育，仍属于中等教育水平，办学班次规模较小，规模仍有待于发展。但藏医药教育开启了现代教育模式，初步具备了现代医学教育的特征与表现，为藏医药教育的接续发展作出积极探索、奠定坚实基础，其贡献和价值都是可圈可点的。

第三节　改革开放后多个民族医药学专业相继设立

1978 年 12 月，党的十一届三中全会召开，作出了改革开放的历史性决策，党和国家事业发展也迎来了历史性转折。教育界和医疗卫生界开始全面地拨乱反正，党的中医政策得到进一步贯彻，中医队伍建设以及中医专科教育得到进一步重视。党和国家继续加强少数民族地区医药学教育，大力扶持少数民族医药学发展，将其视作中医学宝库的重要组成，使民族医药学教育走上了一条健康发展之路。

一、制定促进民族医药学教育的政策措施

新中国成立后至改革开放前的历史时期，民族医药学教育得到一定发展，但是"左"的错误的负面影响，对于民族医药工作造成了极大干扰，产生了一些对民族医药的错误观点。有些人认为，有了西医中医，就可以不要少数民族医药学了，甚至将民族医药学视为"封建医学"加以批判。特别是"文革"十年，民族医药学发展处于停滞状态，一些少数民族医药学处于濒临失传的艰难境地。因缺少大规模的民族医药从业人员的教育、教学和培训基地，缺乏有力的政策举措，民族医药学出现了后继乏人、乏术的状况。党的十一届三中全会之后，经过拨乱反正，包括民族医药学教育在内的民族医药事业也得到了恢复和发展。

发展民族医药学的首要任务，是创设良好的政策环境。改革开放之初，相关部门就出台了促进民族医药学发展的政策举措。1983 年 5 月，全国少数民族卫生工作会议出台了《关于继承发扬民族医药学的意见》，其中指出："加强民族医药机构的建设，努力培养

---

① 中国人民政治协商会议青海省委员会文史资料委员会.青海文史资料选辑·第 21 辑［M］.西宁：内部刊物，1992：90

一支有较高水平的民族医队伍。在西藏、青海、四川、甘肃、云南、内蒙古、新疆七个省、区建立民族医的医、教、研基地。根据现有布局和可能提供的人力、物力、财力，当前应该采取综合、小型、集中使用的方针，在现有的基础上先办好一所医院，兼搞教学和科研。""切实办好内蒙古民族医学院蒙医系和积极筹办西藏藏医学院。其他民族地区也要创造条件举办民族专科学校，或在医学院内设民族医学班，面向有关省、区，实行定向招生、定向分配。此外，要有计划地加强在职民族医药人员的培训工作，分别办好各种形式的民族医培训班，并注意培养民族药材专业人员，以提高现有民族医药人员的业务水平。"在1984年9月召开的第一届全国民族医药工作会议上，形成了《关于加强全国民族医药工作的几点意见》，系统地提出了发展民族医药的政策：①要充分认识民族医药在社会主义建设事业中的地位和作用。各级政府和卫生、民族部门，要把民族医药工作提到议事日程上来，从实际出发，加强领导，有计划、有步骤地发展。②加强民族医药机构的建设，努力培养一支有较高水平的民族医药队伍。内蒙古、西藏和新疆要分别建立蒙医、藏医和维医人才培训基地，逐步形成高、中级多种形式、多层次的民族医药人才教育体系。同时，办好各种民族医师资班和进修班，有条件的办职工中专或专修科，以加快民族医药队伍的成长。同时继续采取师带徒形式，加速人才培养。③加速民族医药的发掘、整理、提高工作。对具有真才实学的民族医药人员，应配备助手。做好民族医药古籍文献的搜集、整理、翻译、出版工作，加强对各民族医学理论体系的整理研究。对民族医药学校、机构的招生、带徒，和民族医药人员的工资、职称等，应适当放宽政策，采取一些特殊措施。④积极解决民族医用药问题，建立健全的民族药品管理制度。注意保护和扩大药源，合理组织采集，积极沟通渠道，保证供应。这些政策举措，较为具体地指明了在改革开放新的历史时期应当怎样发展民族医药学的问题，其中不少条文与民族医药学教育紧密相关，构成了新时期民族医药学教育发展的整体性背景。

在政策的激励下，与少数民族医药学相关的医疗卫生机构如雨后春笋纷纷设立，医疗卫生人员队伍日益壮大。1982年，卫生部召开衡阳会议，提出各省地县均要建立中医院或民族医医院的要求。此后全国各少数民族聚居区掀起了建设民族医医疗卫生机构的浪潮，其表现为：第一，建设规模大。例如藏医药领域，建立的较大型藏医院就有西藏自治区藏医院（1980年由拉萨市藏医院更名）、青海省藏医院（1983年成立）等。此外，在西藏、青海、四川、云南、甘肃等省级行政区，建立了一大批市（地区、自治州）和县级藏医院。而其他少数民族聚居区，也在市（地区、自治州、盟）、县一级建立大批民族医医院。第二，覆盖少数民族医药学种类多。如内蒙古自治区建立了鄂尔多斯市蒙医医院（1979年）、通辽市蒙医医院（1980年），新疆维吾尔自治区建立了阿勒泰地区哈萨克医医院（1985年），陕西省建立西安回民医院（1984年），吉林省建立延边民族医药研究所附属朝医医院（1988年），云南省设立西双版纳州民族医药研究所附属傣医医院（1988年）等，既保护和挖掘了当地少数民族医学遗产，又能够服务少数民族的医疗卫生需要。第三，建立民族医药研究机构。运用民族医药学治病救人，必须加强对民族医药的研究。在各地也相继成立了一批研究机构及团体，如青海省藏医药研究所（1983年）、延边民族医药研究所（1984 年成立）、广西民族医药研究所（1985 年成立）等，强化对民族医学的文献整理，以及基础理论和临床经验的研究。

二、蒙医药教育的恢复发展

1977 年，我国中断 10 年的高等学校统一招生考试制度重新恢复。在这一年，内蒙古医学院蒙医学专业也重新通过高考招生，标志着蒙医药教育的正式恢复。恢复时的蒙医学专业考试形式分为汉语考卷加试蒙语和蒙语考卷加试汉语。当年入学的学生，多是来自内蒙古、新疆及东北地区的蒙古族，他们入学后十分珍惜学习机会，毕业成绩优异。在课程设置方面，蒙医药学和现代医学课程比例为 6∶4，中医方面只学针灸学，现代医学和临床技能课程与西医专业一起学习，第五学年赴基层医院毕业实习。在改革开放初期的 1977 至 1982 年，内蒙古医学院蒙医本科专业共培养 200 多名蒙医药人才，至 1983 年停止招生。

1978 年，哲里木盟医学院正式成立，当时属于吉林省管辖，后改称哲里木医学院。1979 年区划调整后，哲里木医学院改归内蒙古自治区领导和管理。哲里木医学院前身为哲里木盟卫生学校，于 1972 年开展蒙医学中专教育，学生毕业后充实到基层医疗卫生机构工作。哲里木医学院建立时，分为大学部和中专部，大学部开设蒙医学、临床医学两个本科专业。1979 年，哲里木医学院开始招收蒙医本科专业学生，第一年招收 29 人。由于哲里木盟蒙古族人口集中，占全国蒙古族人口的四分之一，出于对民族人口分布以及均衡教育资源的考虑，1980 年底，内蒙古自治区人民政府将筹建中的内蒙古民族医学院并入哲里木医学院，1983 年哲里木医学院更名为内蒙古民族医学院，设置蒙医和医学两个专业，学制 5 年，均招收少数民族学生，这是内蒙古自治区专门培育少数民族医药学人才的高等学府。因此，内蒙古医学院蒙医学专业同年停止了招生。

1987 年 2 月，内蒙古民族医学院更名为内蒙古蒙医学院。乌兰夫同志为学校题词"继承和发扬蒙医药优秀遗产"。原卫生部部长崔月犁为学校题写校名。在内蒙古蒙医学院的办学史上，曾创立了多个蒙医药教育史上的第一。1987 年 7 月，内蒙古蒙医学院开设蒙药专业，填补高等教育史上缺少民族药专业的空白。1988 年，招收首届蒙药专业专科班。1990 年，"全国高等医药院校蒙医药专业本科用统编教材"正式出版发行，共计 25 门课程，结束了蒙医药教育使用油印讲义的历史。1993 年，为适应社会发展需要，加强继续教育力度，内蒙古蒙医学院创办了史上第一个蒙医函授教育。1995 年，又一新专业——蒙医骨伤科专业创办，并开始招生。2000 年，由于内蒙古自治区教育领域的改革，内蒙古蒙医学院、内蒙古民族师范学院、哲里木畜牧学院合组为内蒙古民族大学。在办学的 20 多年历史上，内蒙古蒙医学院在蒙医药教育的各个方面取得了令人刮目相看的成绩。

1977 年后，内蒙古的中等医学院校也恢复了招生考试，走上健康发展的轨道。在各市（地区、盟）的卫生学校中，均设置有蒙医药中等专业。1986 年，在呼伦贝尔盟民族卫生学校的基础上，呼伦贝尔盟蒙医学校在海拉尔成立。学校设蒙医士、蒙药士、蒙护士 3 个专业，学制 3 年，授课语言为蒙语。1987 年，兴安盟设立残疾人蒙医职业学校，建校初期设在扎赉特旗蒙医院，校名为"扎赉特旗卫生学校"，1989 年搬迁至乌兰浩特市内。1993 年，学校更名为"兴安盟残疾人蒙医职业学校"，专门面向农牧区蒙古族残疾人招生。

三、藏医药教育的逐步扩大

藏医药教育从中等教育起步，在改革开放后，藏医药中等教育不断扩大，并延伸至高等教育领域。1974 年拉萨卫生学校开设藏医专业，此后各地依靠本地卫生学校，相继开办藏医药中等教育。1979 年，甘肃省甘南藏族自治州卫生学校成立，同时开设首个藏医士专业班，此后不定期招生，学制为 4 年，共有 24 门课程。1980 年，四川省阿坝藏族羌族自治州、甘孜藏族自治州两地卫生学校成立藏医部，增设四年制藏医学专业。1981 年，青海省黄南藏族自治州卫生学校设立藏医专业班。1987 年，云南省德钦县开办三年制藏医中专班。1994 年，云南省迪庆藏族自治州成立藏医中专学校，学制 4 年。1983 年 8 月，西藏藏医学校正式成立，9 月开学。当时学校为中专，学制 4 年，第一年共招收藏族学生40 人。藏医药中等教育的扩大，在当时缺医少药的情况下培育出从事基层藏医药工作的大批人才，也使藏医药由传统的师承教育和寺院教育向现代教育逐步过渡，为进一步发展藏医药教育奠定了坚实基础。

此后，藏医药逐步由中等教育向高等教育体系发展。1985 年，西藏大学设立藏医系，招收高中毕业生 27 人，培养了我国的第一批藏医药高等人才。西藏大学藏医系内设图书馆、藏医及天文星算研究所，标志着藏医药教育正式进入高等教育体系之中。1989 年，西藏藏医学校和西藏大学藏医系合并，成立西藏大学藏医学院。1993 年，国家教委批准独立设置药王山藏医学院，后于 2001 年更名为西藏藏医学院，这也是当时唯一一所公办独立设置的藏医药高等学府。

在其他有藏族分布的省级行政区，也通过独立设置或依托相关高校开设藏医药高等教育。1986 年，时任卫生部部长崔月犁到青海省考察工作，与青海省政府商定建设一所藏医学院，其目的在于解决民族地区藏医药卫生高层次人才缺乏的问题。1987 年 1 月，教育部批准青海藏医学院依托青海民族学院建立，由卫生部和青海省共同出资建设。1991年，为了理顺青海藏医学院的管理体制，青海藏医学院改为依托青海医学院建设。1992 年，青海藏医学院招收藏医成人大专学生 30 名，由青海医学院、青海藏医学院和青海省藏医院共同负责教学和管理工作。1995 年，青海省人民政府决定，青海医学院挂青海藏医学院的牌子，对内称青海医学院藏医学院，隶属青海医学院领导。同年，青海藏医学院正式招收五年制藏医学专业本科生 30 人。1996 年 1 月，青海医学院正式成立藏医学系。此后，藏医学系在青海医学院的统一领导和管理下稳步发展，形成了多层次的育人体系。

甘肃省的藏医药教育始于 1989 年，当年经甘肃省人民政府批准，成立甘肃中医学院藏医系。甘肃中医学院藏医系创立时，与甘南州卫生学校联合办学，办学地设于甘南州。根据当时情况，甘肃中医学院藏医系每两年招生一次，首次招生 28 人。教学方面，选聘一批理论造诣深、临床经验丰富的藏医作为师资，以藏医经典《四部医典》《月王药珍》

《晶珠本草》为基本理论依据，广泛吸收西藏藏医学院的教材精华，结合甘肃省藏区医疗实际，编写了 17 门主干课程的教材讲义。对于培养应用型藏医人才，提高教学质量，起到关键作用。[①]

四川省藏医药学主要集中于甘孜藏族自治州和阿坝藏族羌族自治州，这些地区的藏医药学明显受到中医药学的影响。1991 年，甘孜州与英籍藏胞阿贡活佛在德格办起九年制藏医本科学校，并于当年招生。1992 年，成都中医药大学开办藏医大专班，学制 3 年，1994 年起在阿坝州招生 24 人，大部分来自阿坝卫生学校藏医班。成都中医药大学的藏医班在教育教学体系上，借鉴阿坝卫生学校模式，也借助中医药高等教育的成功经验，使藏医药教育在中等教育的层次上有所提升。

四、维吾尔医药、朝医药教育的开启

除蒙医药、藏医药等较有历史基础的民族医药学，其民族医药学教育在改革开放后得到快速进步外，得益于民族医药学良好的发展环境，其他一些民族医药学教育也开启了现代院校教育的历程。从改革开放到 20 世纪末，维吾尔医药学、朝医药学的现代院校教育开始起步，进入到我国的教育体系之中。

（一）维吾尔医药学进入中、高等教育体系

维吾尔医药学是维吾尔族人民长期以来在与疾病斗争中创造的医药学体系，具有悠久的发展历史。由于维吾尔族活动区域地处东西方文明交流的要冲之地，维吾尔医药学也吸取了东西方医药学的精华，形成了富有特色的完整的医药学理论体系。在古代，新疆地区曾建立起学堂教育，其中高级学堂（麦德力斯，阿拉伯语，为宗教学府）教授历史、天文、地理、医学、哲学等知识，培育了诸多维吾尔医药学家。近代，新疆地方政府曾开设新疆中医传习所、迪化医药速成学校、伊犁医士学校，以及其他各类药剂训练班、接生婆传习班、护士助产训练班等短训班，培养维吾尔医药人才。但整体而言，在西方医学的影响与冲击下，近代维吾尔医药学历经坎坷，面临受歧视和打压的境遇，自新中国成立之后才迎来了新的发展机遇。

在历史上，维吾尔医药学的传承主要依靠师带徒的形式，改革开放之后逐渐向现代院校教育转变。1979 年开始，喀什、和田和乌鲁木齐卫生学校等条件较好的卫生教育机构，开设三年制维医专业班，属于中专教育，由有经验的老维医编写教材，讲授课程，带教实习。1984 年又开始招收维吾尔医药剂班学员，喀什卫校也举办维医大专班。三地卫校共开设班次 14 期，相继培育维吾尔医药人才近 500 人。此外，在 1983 至 1984 年，和田维医医院举办了 3 期一年制全区维医医师进修班。1984 年，全国第二届民族医药工作会议上提议成立新疆维吾尔医学专科学校。同年 9 月，经新疆维吾尔自治区卫生厅报请自治区

---

① 郭解宁，郭华.甘肃中医学院藏医系建系 10 年回顾［J］.甘肃中医学院学报，2000（S1）：94-95

人民政府批准建校，学校初建时隶属自治区卫生厅（为主）、和田地区行署双重领导管理。1987 年 10 月，在自治区卫生厅安排下，将其他学校统一招收的 40 名维医大专学生转交该校，学校正式开班办学。同年秋，全疆在职维医师资培训班在学校开班，学员 40 人，学制 1 年。学校设有维吾尔医学系、维吾尔药学系、现代医学基础部和成人教育部。开设维吾尔医学（四年制）、维吾尔药学（四年制）两个专业；成人教育设有医疗专业和维吾尔高级护理专业。新疆维吾尔医学专科学校是中国第一所也是迄今唯一一所专门培养维吾尔医药学人才的高等学府，其建立是维吾尔医药学史上具有里程碑意义的事件，为维吾尔医药教育作出了积极探索与贡献。

（二）朝医药学教育的起步

朝鲜族医药学，简称朝医药学，是朝鲜族创造的重要医药学遗产，也是祖国医药学宝库中的重要组成之一。因历史上中国与朝鲜交往密切，朝医受中医影响，以"天、人、性、命"整体观为理论指导，以"四维之四象"结构为形式，以"辨象论治"为主要内容。19 世纪中叶，朝鲜半岛北部连年遭受自然灾害侵扰，大批灾民为谋生计，进入我国延边地区，并在此定居，朝医药也在中国逐渐开枝散叶发展起来。在 19 世纪末，朝医学家李济马，在学习中医和总结前人经验基础上，在《东医寿世保元》中，创造性地提出四象医学理论，标志着朝医药学的诞生。此后朝医药学理论不断发展，其教育事业亦随之产生。1920 年，延边和龙县成立朝医学研究会，在总结医学实践基础上，对朝医药学的理论和教育进行深入探讨，此后延边各地相继建立民间朝医组织。1938 年，延边创办汉医讲习会，主讲"汉方医学"，从另一侧面深化了朝医药学研究。1945 年朝医工作者已达300 人，为朝医药学的普及、提高创造了条件。

1978 年党的十一届三中全会召开之后，朝医药学发展得到党和政府的高度重视。1984 年全国少数民族医药工作会议上，决定将朝医药学列入我国少数民族医药学序列。同年底，延边州人民政府成立延边朝鲜族自治州民族医药研究所，设有基础理论、药物、临床诊疗等研究室，配备各类研究人员近百名，研究室还设有朝医医院。1985 至 1987 年，延边州民族医药研究所多次举办四象医学培训班和吉林省四象医学研究班，积极培训东北朝鲜族四象医百余人。1990 年，举办四象医学大专班，到 1994 年毕业 20 名。[①]1992 年，延边医学院开设中医学朝医方向专业，培养朝医专门人才，首批学员 30 人，几乎全为朝鲜族，学制 3 年。延边医学院朝医专业外聘具有经验的老朝医讲授课程，编写四象医学试用教材，西医课程、中医课程、朝医课程之间比例为 3∶6∶1，最后一年到州民族医药研究所附属朝医医院实习。1995 年，延边医学院朝医学大专班停办，共招收 3 届 94 名学生，这也是朝医药进入高等教育体系的初步探索。

---

① 徐玉锦.中国朝医学·基础理论卷［M］.延边：延边大学出版社，2015：17-18

第四节　新世纪以来民族医药学教育的发展和壮大

　　长期以来，我国的民族医药学教育虽然取得长足的发展和进步，但整体而言仍存在一定的制约因素。主要原因在于国家学科目录及专业中，民族医药学并未作为一个专门的学科。直至1998年，教育部在中医学一级学科中增设"民族医学（含：藏医学、蒙医学等）"专业，从而理顺了民族医药学的学科归属，使民族医药学具有了独立的学科属性。自21世纪以来，特别是党的十八大以来，党和国家进一步完善了民族医药学教育的政策措施，大力支持民族医药学及教育科研机构的设立，民族医药学教育事业发展进入了快车道。时至今日，进入普通高等学校本科专业目录的已有藏医学、蒙医学、维医学、壮医学、哈医学、傣医学、回医学、藏药学、蒙药学等民族医药类专业，其他如朝医药学、瑶医药学、彝医药学、苗医药学等少数民族医药学也已形成了一定的教育规模。

一、民族医药学教育政策不断完善

　　为了促进中医药学及民族医药学的传承创新，改革开放以后，党和国家高度重视民族医药学教育事业发展，一方面，在制定中医药教育相关政策措施时将民族医药学教育作为其中一项重要内容加以推进；另一方面，出台了诸多专门促进民族医药学教育发展的政策文件，使民族医药学教育得到较快发展。

　　首先，完善民族医药学教育相关法律法规。2003年，国务院颁布《中华人民共和国中医药条例》，民族医药参照该条令执行。其中提出，"国家采取措施发展中医药教育事业"。2016年，第十二届全国人大常委会第二十五次会议通过《中华人民共和国中医药法》，其目的在于继承和弘扬中医药，保障和促进中医药事业发展，保护人民健康，在我国中医药发展史上具有里程碑意义。《中医药法》中的"中医药人才培养"部分提出国家完善中医药学校教育体系，支持专门实施中医药教育的高等学校、中等职业学校和其他教育机构的发展。在国家法律层面制定和完善了支持民族医药学教育发展的内容。

　　其次，在少数民族相关发展规划中提出支持民族医药学教育。2008年，国务院办公厅印发《少数民族事业"十一五"规划》，其中提出加强民族医药基础理论和临床研究，鼓励科研院所和高等院校设立民族医药专业、开展民族医药学科建设，培养一批民族医药专业技术骨干和学术带头人。2012年，国务院办公厅发布《少数民族事业"十二五"规划》，其中提出加强民族医药基础理论和临床应用研究，推动民族医药学科和人才队伍建设，培养高层次民族医药人才。推广民族医药适宜技术，加大乡村民族医药工作者培训力度。2016年，国务院印发《"十三五"促进民族地区和人口较少民族发展规划》，其中提出推进民族医药传承发展，加强民族医药学科和人才队伍建设，建设一批民族医药重点学科，培养一批民族医药学科带头人。少数民族医药学属于少数民族优秀传统文化的组成部分，对于加强少数民族地区的医药卫生建设具有重要意义，因此在制定少数民族相关发展规划时，党和国家将其作为少数民族地区振兴的重要内容。

再次，在中医药相关发展规划中提出发展民族医学教育。2012 年，国家中医药管理局发布《中医药事业发展"十二五"规划》，其中提出鼓励民族地区举办高等民族医药教育，建立一批民族医药继续教育基地，加强高层次民族医药人才培养和基层民族医药人才队伍建设。2016 年，国家中医药管理局出台《中医药发展"十三五"规划》，提出加强民族医药人才培养，有条件的民族地区和高等院校开办民族医药专业，开展民族医药研究生教育。2022 年，国务院办公厅印发了《"十四五"中医药发展规划》，其中提出鼓励和扶持少数民族医药院校教育、师承教育和继续教育。国家中医药管理局在解读中对其进行了详细解释，表示要逐步完善少数民族医药从业人员管理制度，改革少数民族医医师资格准入及执业管理制度，探索实行分类管理；加强少数民族医药专家学术思想和临床经验继承，培养一批领军人才、技术骨干；继续加强少数民族医药重点学科建设，推进少数民族医师规范化培训工作；继续实施好少数民族专业医师资格考试；组织开展中医医术确有专长人员医师资格考核，鼓励符合条件的少数民族医术确有专长人员通过省级中医药主管部门组织的考核取得医师资格。

从上述内容可见，党和国家一以贯之地重视和支持民族医药学教育事业的发展，从不同角度提出了推动民族医药学教育发展的相关内容。从最初的鼓励少数民族地区开办民族医药学教育，建设相关学科，及培养人才等；到后来的建设民族医药学高等教育，开展研究生教育，加强重点学科建设等，政策条文内容的变化，也反映出少数民族医药学教育在新世纪以来不断发展壮大的历史进程。

二、已有民族医药学教育的新发展

对于新中国成立以及改革开放以来已有一定发展的蒙医药、藏医药、维吾尔医药、朝医药等学科，进入新世纪之后，无论是教育规模还是办学质量均有了一定提升，已成为目前发展较为成熟的民族医药学门类。

（一）蒙医药学的发展

第一，内蒙古医学院（内蒙古医科大学）蒙医药学专业的恢复发展。2003 年，内蒙古医学院恢复招收蒙医学本科生。2004 年 9 月，内蒙古医学院成立中蒙医学院。2006 年，中蒙医学院改为蒙医药学院，加挂内蒙古自治区蒙医药研究院的牌子。同年，蒙医学被评为教育部全国高等学校重点建设特色专业，并开始招收蒙药学本科生。2009 年，蒙医学被评为国家中医药管理局重点学科。2012 年蒙药学被评为国家中医药管理局重点学科。此外，在第一、第二届国医大师评选中，内蒙古医科大学的苏荣扎布教授、吉格木德教授被授予"国医大师"称号。

第二，其他院校新开设蒙医药学专业。进入新世纪后，部分内蒙古地方高校新开设蒙医药专业，包括赤峰学院、乌兰察布医学高等专科学校等。2007年，内蒙古民族大学开始招收蒙药学专业本科生。2009年经教育部批准，在乌兰察布市卫生学校的基础上成立乌兰察布医学高等专科学校，学校设有中蒙医系，设特色专业蒙医学专业，为大专层次教育。2015年，赤峰学院开设蒙医学专业，开始进行本科教育。现赤峰学院设有中医（蒙医）学院，有两所教学医院（赤峰学院附属医院、赤峰学院第二附属医院），7所实习医院。呼伦贝尔盟蒙医学校，于2001年更名为呼伦贝尔市蒙医学校，2009年与其他几所中等职业学校合并为呼伦贝尔职业技术学院，学校设有蒙医蒙药系，目前有高职、中职2个教学层次。高职开设了蒙医学、蒙药学、药学、口腔医学技术四个专业，中职开设了蒙医医疗与蒙药专业。

第三，新设立其他与蒙医药学相关的专业。在民族医药学教育的初创时期，并未对民族医药学进行分科建设，而是医药类学科一体化学习。随着民族医药学教育建设的深入，民族医与民族药专业开始分开，并且出现了其他与蒙医药学相关的新专业，如蒙西医结合、护理学（蒙医方向）等专业，极大丰富和完善了蒙医药学教育体系。

（二）藏医药学的发展

由于藏区分布较广，涉及多个省级行政区，我国的藏医药学教育也呈现在多个省区全面发展的态势。其中最为令人瞩目的成果，便是西藏藏医学院不断发展，开设了藏医药从中专、大专、成人大专、本科、硕士、博士等各层次的学历班，并与北京中医药大学、中央民族大学等建立合作关系，共同培养藏医药人才。2009年，西藏藏医学院名誉院长强巴赤列被评为首届"国医大师"。2018年西藏藏医学院更名为西藏藏医药大学，由学院升格为大学，这在藏医教育史上具有里程碑意义。此外，藏医学本科专业也在多个高校设立。2002年，中央民族大学设立藏医学本科专业，首届招生20名。而四川作为拥有藏区的教育大省，其多个高校开设有藏医药专业。2001年，成都中医药大学开始招收藏医本科专业，2003年开始招收藏药本科专业。2013年，西南民族大学借助药学院资源，开始招收藏药学本科专业。2004年，青海医学院与青海大学合为新的青海大学，青海藏医学院更名为青海大学藏医学院。由于曾经具有一定藏医药学独立教育机构的属性，青海大学藏医学院的本科专业设置较为全面，在藏医学专业下设藏医学、藏药学、藏医护理学、藏医药卫生事业管理学和藏西医结合5个方向。藏医药学本科教育在多地的建立，不仅进一步拓展了藏医药高等教育的规模，也使不同地域藏医药特色得以传承和发扬。如成都中医药大学的藏医教育，坚持"4+1"培养模式，4年在成都、1年在藏区学习，注重突出"南派藏医"的医学特色。

（三）维吾尔医药学的发展

新疆维吾尔医学专科学校虽然是一所专科层次院校，但是对维吾尔医药教育作出积极贡献，一定程度上对于维吾尔医药本科教育作出重要探索。1998 年，新疆维吾尔医学专科学校联合新疆医科大学开设维医本科班，属于成人教育本科层次，学生在新疆维吾尔医学专科学校学习，毕业后获得新疆医科大学的本科学历文凭。2005 年，新疆维吾尔医学专科学校又联合江西中医学院，开办中医学维医方向、维药方向两个本科专业。2009年，新疆维吾尔医学专科学校通过教育部人才培养水平评估。而新疆医科大学的维吾尔医药学本科教育也取得极大进展，2006 年新疆医科大学成立维吾尔医药系，当年开始招生。2012 年 4 月，维吾尔医药系更名为维吾尔医学院。2013 年开始从新疆维吾尔医学专科学校每年招收 10 名大专毕业生入校学习。目前，维吾尔医药学的院校教育已从过去的专科教育为主转向本科教育为主，极大地改善了维吾尔医药学的教育格局，进一步提升了维吾尔医药学人才培养的层次与质量。

（四）朝医药学的发展

2009 年，由延边州人大制定，吉林省人大常委会批准颁布了《延边朝鲜族自治州朝医药发展条例》，使朝医药迈入法治化建设的阶段，极大推动了朝医药教育事业的发展。2010 年，在国家教育、民族、卫生等部门和吉林省的协调下，延边大学恢复朝医学高等教育，当年开始招收中医专业（朝医学）本科生。课程设有中医基础理论、中医诊断学、中药学、方剂学、中国医学史、中医内科学、中医外科学、中医妇产科学、中医儿科学、中医伤科学、中医耳鼻喉科学、中医眼科学、中医急诊学、伤寒论、黄帝内经、金匮要略、针灸学、推拿学、医古文、中医各家学说、运气学、四象医学、中医文献检索学、朝医基础学、朝医内科学、朝医方剂学、朝医妇科学、朝医儿科学、朝药学等课程。2012 年，中国民族医药学会朝医药分会成立，朝医药有了本学科的学术团体和研究平台。整体而言，朝医药教育主要集中于延边地区，并不具有较大的规模，处于持续稳步发展之中。

三、多个新民族医药学专业的建立

新世纪以来民族医药学发展的一个鲜明特征，便是多个民族医药学门类开始进入到教育体系之中。虽然不同民族医药学教育发展仍处于不平衡的阶段，一些民族医药学教育仅仅处于起步阶段，但是进一步壮大了我国民族医药学教育的规模，使多个民族医药学作为我国民族医药学宝库的重要组成得以传承与延续。

（一）傣医药学教育情况

傣族是聚居于我国云南省的重要少数民族，据《贝叶经》记载，2500 年前傣族就发明了自己民族的医药。在傣族医药学体系中，龚麻腊别被认为是一千多年前傣族医学理论的主要传播者和编著者，他不仅在傣族地区有着极高声誉，在东南亚地区民间也有传颂。傣医药学有着悠久的发展史和传承史，它是以傣族贝叶文化为背景，以"四塔五蕴"为核心，以聚居区天然药物为资源，以适应傣民族生产生活的行医方式为医疗模式，以本民族为主要服务对象，研究人的生命规律和疾病的发生、发展以及防治规律，通过不断实践总结积累，独立创造而自成体系的传统民族医药学。

新中国成立以来，特别是改革开放以来，傣医药学教育取得极大的进步与发展。1983年，傣医药与蒙医药、藏医药、维吾尔医药被确定为我国四大民族医药。相较于其他少数民族医药学教育迅速起步，并进入到高等教育体系之中，傣医药学在党和政府的重视下，人才培养体系也开始逐步健全。1986年，西双版纳州卫生学校最先开办傣医班，属于中专教育层次，招收傣族学生43名，学制3年。1989年，学校开设傣医士专业，招生62人，学制3年。这是傣医药学进入我国教育体系的开始。2007年，西双版纳职业技术学院开设并招收傣医学专科专业，招收学生28人。其主干核心课程包括《人体解剖学》《医学微生物与免疫学》《生理学》《病理学》《药理学》《傣医基础理论》《中医基础理论》《傣药学》《中药学》《中成药学》《傣医经典医著》《西医诊断学》《西医内科学》《急救医学》《卫生保健技术》《傣医诊断学》《傣医内科学》《傣医皮外骨伤科学》《傣医妇产科学》《傣医儿科学》《傣医方剂》《傣药生产与加工》《傣医传统治疗技术》等。进入新时代后，经过多年准备，傣医药学教育正式进入到本科层次教育中。2014年，云南中医学院傣医学专业开始招生，学制5年，授予医学学士学位，其课程设有《傣医基础理论》《傣医诊断学》《傣药学》《傣医方剂学》《傣医内科学》《傣医妇科学》《傣医儿科学》《傣医外科学》《傣医治疗学》《傣医药学史》《诊断学基础》《西医内科学》等。2016年，滇西应用技术大学成立傣医药学院，2017年招收本科生，目前学院设有傣医药学、康复治疗学、中药学、护理学、中药资源与开发5个专业，形成了具有傣医药特色的本科专业群。

此外，师承教育作为傣医药教育的重要途径，得到政府部门的大力支持。1979年，西双版纳州成立民族医药研究所，1988年建立西双版纳州傣医医院，后成立康朗腊、康朗香、林艳芳3个名老中傣医药专家传承工作室，培育出一批傣医药学学科带头人。通过国家、省级"师带徒"工程，共培养8批14名"傣医徒弟"。2018年1月，西双版纳州出台《西双版纳州傣医药人才培养三年行动计划（2018—2020年）》，于2022年3月出师7名。在继续教育方面，西双版纳傣族自治州和德宏景颇族傣族自治州各级医疗机构积极开展傣医适宜技术培训，提升基层医务工作者傣医适宜技术的实践技能水平。[①]

（二）壮医药学教育情况

壮族是我国人口最多的少数民族，世代居住于岭南地区。在长期的生产生活实践中，壮族人民创造了灿烂辉煌的文化，壮医药便是其中重要的组成部分。隋唐时期壮医方剂学开始形成，至明清时期壮医药学走向成熟。壮族医药理论的基本观念是天人自然观，即"阴阳为本，天地人三气"同步。壮医认为，通过谷道、水道和气道（消化系统、泌尿系统、呼吸系统）及龙路与火路（血液循环和神经系统）的相关器官制约协调作用来实现天、人、地三气同步。在毒与人体正气斗争的过程中，正不胜邪则影响三气同步而致病；

---

① 李莉，侯胜田.世界传统医药发展报告2022［M］.北京：中国商业出版社，2022：272

或者邪毒在人体内阻滞"三道""两路"，使三气不能同步而致病。[①] 在古代，壮医药在壮族民间医疗卫生中占据重要地位，千百年来，壮医疗法、药方大多通过口耳相传的形式流传于民间，主要包括父传子、师授徒，以民族生活习惯代代相传，或在药市普及医药知识以及巫医传播等。从上可见，这种教育形式并不具有系统性，且规模十分有限，并不能完整、准确地传承壮医药知识的精华内容。

新中国成立后，壮医药的医、教、研机构建立起来，为壮医药教育事业发展提供了重要基础与条件。1984 年 11 月，广西中医学院成立壮族医药研究室，班秀文教授任主任。1985 年，该研究室招收了我国医史上第一批壮医史硕士研究生，开启了壮医药高等教育的序幕。壮医药教育从研究生开始起步，从初始便具有较高的起点。1986 年，黄瑾明、龙玉乾等专家编写《壮医药线点灸疗法》一书，这是壮医药发展史上首次以壮医命名的医学著作。随着壮医药线点灸疗法的日益成熟，后广西中医学院面向自治区各级医疗卫生单位举办"壮医药线点灸疗法"面授班，共举行 30 多期，培训了大量基层医疗卫生工作者，这是将壮医药研究成果运用于大规模人才培养的开端。在广西壮族自治区基层也开展了一定的壮医药教育，百色地区 1987 至 1988 年在各县开展壮医短训班、函授班，并在百色卫校、那坡卫校、隆林卫校增设壮医课程。1989 至 1993 年，在百色卫校、靖西壮医学校开办 4 期壮医中专班，学制 2 年，共 120 余人参加学习。[②]

广西中医药大学是壮医药高层次教育的主要阵地，进入新世纪后，壮医教育事业也掀开新的历史篇章。2002 年，广西中医学院开始招收中医学（壮医方向）本科生，学制 5 年，结束了我国高等教育没有壮医药本科教育的历史。该专业方向在完成中医学专业主干课程教学的基础上，开设壮医基础理论、壮医诊断学、壮医方药学、壮医内科学等十多门课程，实现了中医药人才培养模式的创新。2006 年，广西中医学院组织编写出版《壮医药学概论》《壮医药线点灸学》《壮医内科学》《壮医外科学》等 12 本高等院校壮医专业教材，建立了壮医药高等教育的课程体系，为壮医药专业建设与人才培养奠定了基础。由于前期壮医方向本科教育取得了优异的成绩和丰富的经验，2011 年教育部正式批准广西中医药大学增设本科壮医学专业，成为全国唯一将壮医药纳入正规本科教育的高等院校，标志着壮医药高等教育和人才培养进入了新发展阶段，壮医药高等教育已经成为中医药高等教育的重要组成部分。2019 至 2023 年，广西中医药大学陆续开设《壮医特色疗法》《壮医经筋学》《壮医针刺学》等壮医特色技法课程，丰富壮医课程内容，并出版了《壮医特色疗法》《中国壮医针刺学》《中国壮医经筋学》等专著。这些特色课程的开设及教材的编写，在突显壮医办学特色方面起着至关重要的作用。经过 20 多年探索与建设，广西中医药大学已逐渐摸索出一套适合现代壮医药发展的人才培养模式。[③]

①　洪宗国.中国民族医药思想研究［M］.武汉：湖北科学技术出版社，2016：229
②　覃文格，王国祯，杨顺发，等.百色市壮医药发掘整理及推广应用研究进展［J］.中国民族医药杂志，2011（6）：65
③　广西中医药大学壮医药学院.壮医教育历程［EB/OL］.（2023-5-17）［2024-4-9］.https：//www.gxtcmu.edu.cn/zyyxy/rcpy/content_53898

（三）瑶医药学教育情况

瑶族是我国华南地区分布最广的少数民族，在长期与疾病的斗争中，瑶族积累了丰富的防病治病与认识药物的经验，形成了独特的对疾病认识和诊病治病的经验。但由于没有本民族的文字，瑶医药经验长期靠口授心传的方式流传，加之地域、文化等各种因素限制，瑶医药经验非常零散，没有得到系统总结。新中国成立后，在民族医药政策支持下，瑶医药精华得到挖掘整理。广西金秀瑶族自治县于 1959 年成立民族医药研究所。20 世纪 80 年代以来，金秀瑶族自治县组织近百人次对民间瑶医的效方和验方展开调查，搜集和验证后，撰写成《瑶医效方选编》一书，这是瑶族历史上的首部医书。广西民族医药研究所成立后，瑶医药有了专门的科研机构以及一批高、中级科技工作者，承担国家自然科学基金等多项关于瑶医药的课题，并发表相关论文，瑶医药学发展进入到实验医药学的新阶段。借助地缘优势，广西中医学院于 2010 年成立瑶医药学院，但学院并未招收本科生，而是主要开展研究生教育以及师承教育。2012 年，广西中医药大学瑶医药学院开始招收首位民族医学（瑶医方向）硕士研究生，2012 至 2016 年，每年招生 1~3 人。2017 年，开始招收民族药学专业硕士研究生。在师承教育方面，为培养更多瑶医药传承人，从 2010 年开始，学院增加师承教育、学术继承人教育，并通过各类培训、讲座，培养更多瑶医药专业人才。至 2016 年招收师承生 4 人，专业培训 10 余次，进行瑶医学讲座 30 余次。

而在黑龙江地区，瑶医药因其独特疗法运用于临床实践，在我国东北地区开枝散叶。广西谭氏瑶医传人谭德坤与其子谭迅云于 1985 年北上，在大庆市成立第一家个体民族诊所，1998 年成立全国首家瑶医院——大庆德坤瑶医特色医院，1999 年又成立黑龙江省德坤瑶医药研究院。由于谭迅云毕业于黑龙江中医药大学，在开展瑶医临床、研究过程中又与黑龙江中医药大学展开合作。2012 年，黑龙江中医药大学开设瑶医学辅修专业，面向中医学、中药学等相关专业学生，开设瑶医史、瑶药学、瑶医辨病学概论、瑶医审病学、瑶医外病学、瑶医目诊学、瑶医蟒针学、瑶医肿瘤学等十多门课程。在办学过程中，学校聘请国内相关专家学者任教，注重瑶医药学、中医学及现代医学相互融合与多学科交叉，为培育瑶医药人才作出了贡献。

（四）苗医药学教育情况

苗族是一个分布于多个国家的少数民族，几千年来以勤劳勇敢、文化丰富、反抗性强而著称于世。苗医药学源远流长，相传起源于母系氏族社会。在长期实践中，苗医药学不仅形成了自身的理论体系，而且具有鲜明的民族特色，在医疗上取得了举世瞩目的成就。苗医的"生命第一，功能第二，肢形第三"的治疗原则不仅在理论上有很高价值，而且在实践中也有显著疗效。由于苗族只有语言而不见文字，千百年来苗医药依靠苗语世代相传，如苗族古歌、诗歌、谚语、传说、故事等多种形式。新中国成立后，苗族在政治、经济、文化上发生天翻地覆的变化，苗医药学也开始呈现出良好的发展态势，苗医药教育也改变了既往简单的继承方式。

苗医药早年间主要靠口传心授的方式传承，大多数苗医的医药知识是在跟师采药、治病的过程中口耳相传。在新中国成立后，特别是改革开放后，贵阳中医学院（现贵州中医药大学）结合地域特色，为建设苗医药教育做了大量工作。在基层医师培养方面，贵阳中医学院及其附属医院，以及黔东南苗族侗族自治州民族医药研究所、黔南布依族苗族自治州民族医药研究所等单位，对民间医师进行过多次培训，对一些老苗医的医技发掘起到过一定作用。1998年，贵阳中医学院开始培养苗医药方向的硕士研究生。2006年，开办中药学（苗药方向）本科教育。2014年，开设中医学（苗医方向）专业，学制4年，首次招生38人。至今，贵州中医药大学仍是国内唯一的苗医药本科教育基地。

（五）彝医药学教育情况

彝族是我国西南地区人口最多的少数民族之一，具有悠久的历史，创造了璀璨的文化，在与大自然和疾病作斗争的过程中，逐渐形成了具有民族特色的彝族医药学。彝医药学流行于滇、黔、川、桂等省级行政区的彝族族群中，其理论体系以八方、八角、阴阳（雌雄）观为核心内容。长期与外界地域隔绝，使彝医药学对外交流较少，至今仍保留有许多传统的民族特色。古代彝族的社会中，主要依靠"布摩"（师）来掌握与传播医学知识。《西南彝志》所记述的远古各种"天师"中，护命师、护生师、延寿师、惜生师均属于专门从事医学者。后随着社会分工的明确，又出现专门从事医药的诺谷苏（医生），彝族医师以著书立说为己任，创作了许多实用性医药文献。凡遇祭祖、丧葬等重大公开场合，必有布摩及其助手对众吟唱医书，可谓是彝族宣传和普及医药学的特有形式。[①]

改革开放之后，彝医药学传承问题得到相关部门的高度重视。1988年，玉溪彝族医药研究所成立，培育了一批彝医药传人，该所按照师带徒方式，培养出多名彝医药传承人。在院校教育方面，2014年，西南民族大学首次开设彝药班，第一批学生在彝学院招生，学制4年，培养具备彝药学学科基本理论、基本知识和实验技能，能在彝药领域从事彝药开发、生产、检验、资源管理、营销，以及临床用药监督等方面工作的科学技术专门人才。2016年，中药学（彝药学方向）并入药学院。此外，云南中医学院（现云南中医药大学）也在彝医药学人才培养方面作出积极探索。2015年，云南中医学院与北京中医药大学联合培养的彝医药专业博士研究生毕业。2017年，成立云南省傣医药与彝医药重点实验室。2020年，云南中医药大学彝医药研究院在楚雄州中医医院揭牌成立。2024年，学校已正式启动首部彝医药学本科教材《彝医基础理论》的编写工作。

（六）哈萨克医药学教育情况

哈萨克族在我国主要分布于新疆地区。哈萨克医药学是我国医药宝库中的重要组成，为哈萨克族的繁衍作出了重要贡献。千百年来，哈萨克人的祖先在天、地、日、月、水、

---

① 李培春.西南民族地区高等医学教育发展研究［M］.南宁：广西科学技术出版社，2006：59-60

火等自然现象中发现了它们之间相互滋生、相互转化和相互克制的依存关系，从而演绎出哈医药学说中最重要的阿勒吐格尔学说（即六原素学说），并用这一学说解释宇宙万物和生命起源，以及人体生理解剖，疾病的变化、转归，逐渐形成了特有的哈萨克医药理论。西方医学的奠基人希波克拉底曾在塞种人部落生活（塞种人是哈萨克人的祖先），对塞种人朴素的辩证唯物主义思想也有所吸收和借鉴。[①]

2010 年，阿勒泰地区卫生学校开设哈萨克医疗和哈萨克药中专班，发挥哈萨克医药优势，努力使哈萨克医药学更好服务社会。当年，学校开设两个班级，共招收 100 名学生，并出版中专层次哈萨克医药学专业教材 1 套，哈萨克医药学开始进入教育体系。同年，新疆医科大学开办哈医学本科班，首次招收学生 30 名，旨在培养系统掌握现代医学和哈医学的基本理论、基本知识、基本技能，具有对临床常见病、多发病的临床诊疗能力，能从事哈医学临床、教学、预防工作，符合民族区域医疗需求的实用型医学人才，至此哈萨克医药学正式进入我国高等教育体系。除院校教育以外，阿勒泰地区哈萨克医医院每年举办哈萨克医药培训班，加强人才队伍建设。发展至今，哈萨克医医师资格考试、资格认定、执业认定等已通过教育部、国家中医药管理局的审核和验收，发展呈现出良好态势。

（七）回医药学教育情况

回族在各少数民族中人数较多、分布较广，除宁夏回族自治区外，在其他省级行政区也有较多分布，散居于全国各地，与汉族杂居，且相对集中。回族医药学是中西方医学合璧的产物，其中融合有传统中医学、阿拉伯医学以及古代希腊、罗马、印度、波斯等诸多民族的医学思想及成就，以真一学说、四元理论、阴阳七行等古代辩证法思想和哲学思想为指导，阐释人的体质特征、生理、病理及疾病的本质和自然规律，探索生命活动的整体规律及其与疾病失序的关系。[②]关于回医药学的教育传承相关资料较少，长期以来回医教育发展极不完善，进入 21 世纪后也只有几位年事已高的老前辈专门从事回医药研究。面对这一情况，宁夏医科大学结合地缘优势，开启了回医药进入现代院校教育的历程。2007 年，宁夏医科大学中医学院挂牌回族医学研究所。2009 年 8 月，成立回族汤瓶八诊亚健康疗法职业培训学院。2011 年 10 月，宁夏医科大学回医学院成立，回族医学研究所更名为回医药研究院。2011 年 11 月，吴忠市中医医院整体移交宁夏医科大学，更名为宁夏医科大学附属回医中医医院。此外，宁夏医科大学还开设回医学本科专业，编写《回族医学基础理论》《回族药学》等系列讲义。但整体而言，目前回医药学虽在科研领域为学界所关注，但在教育领域仍需进一步展开。

---

① 陈士奎，蔡景峰.中国传统医药概览［M］.北京：中国中医药出版社，1997：453-454
② 崔箭，唐丽.中国少数民族传统医学概论［M］.北京：中央民族大学出版社，2016：401

四、民族医药学研究生教育的发展

进入新世纪以来，研究生教育快速发展是民族医药学取得长足进步的缩影，也是民族医药学教育取得突出成果的部分内容。在正式建立民族医药学学科之前，我国的民族医药学研究生教育就已有起步。我国最早的民族医药学研究生教育，是1980年内蒙古医学院被批准为蒙医学专业硕士学位授权点，并招收了第一名蒙医药学术型硕士研究生。1985年，广西中医学院班秀文教授招收中医医史文献（壮医方向）研究生2名。1993年，内蒙古医学院又招收3名中医医史文献（蒙医）专业硕士研究生。1994年，中国中医研究院中国医史文献研究所培育毕业一名藏医学史博士研究生，这是我国民族医药学领域的第一个博士研究生。但整体来看，此时的民族医药学研究生教育主要是借助中医医史文献学科进行培育，其规模较小、医学门类较少，主要依赖于个别医家的努力。

进入新世纪后，由于民族医药学学科的确立，以及民族医药学社会认可度及需求不断提高，民族医药学研究生教育进一步加快，在质与量两个方面均得到显著提升。就数量而言，开设民族医药学研究生专业的院校不断增多，如今已有14所高校开展民族医药学研究生教育；多个少数民族医药学门类进入到研究生教育领域，包括蒙医药、藏医药、维医药、朝医药、傣医药、壮医药、瑶医药、哈医药、苗医药、土家医药等。从质量而言，涵盖了硕士、博士等不同层次的研究生教育，教育质量与育人体系逐步完善，编写了一批民族医药学研究生教育教材。现今开展民族医药学研究生教育的院校、专业及主要研究方向如表8-4-1所示。

表8-4-1　民族医学研究生教育建设情况简表

院校	相关学科专业	主要研究方向	教育层次
北京中医药大学	民族医学（含：藏医学、蒙医学等）	蒙医药	博士
广西中医药大学	民族医学（含：藏医学、蒙医学等）	壮医药、瑶医药	博士
内蒙古医科大学	民族医学（含：藏医学、蒙医学等）、中药学	蒙医药	博士
内蒙古民族大学	民族医学（含：藏医学、蒙医学等）、中药学、中（蒙）药化学与药理学、中西医结合临床（蒙西医结合研究方向）	蒙医药	博士
成都中医药大学	民族医学（含：藏医学、蒙医学等）、民族药学	藏医药	博士
贵州中医药大学	民族医学（含：藏医学、蒙医学等）、中药学、针灸推拿学	苗医药	博士
云南中医药大学	民族医学（含：藏医学、蒙医学等）	傣医药、彝医药	博士
西藏藏医药大学	民族医学（含：藏医学、蒙医学等）、中药学	藏医药	博士
青海大学	民族医学（含：藏医学、蒙医学等）	藏医药	博士

续表

院校	相关学科专业	主要研究方向	教育层次
新疆医科大学	民族医学（含：藏医学、蒙医学等）	维吾尔医药、哈医药	博士
延边大学	民族医药理论研究	朝医药	硕士
湖北民族大学	民族医学（含：藏医学、蒙医学等）	土家医药	硕士
甘肃中医药大学	民族医学（含：藏医学、蒙医学等）	藏医药	硕士
宁夏医科大学	中医内科学	宁夏少数民族医药	硕士

第五节 民族医药学国际教育的建设情况

国际教育是我国民族医药学教育的重要内容，由于一些少数民族分布跨越国境，因此其民族医学不仅在中国，也在国外有一定传播。同时，一些少数民族文化也有不少国外学者进行研究。借助我国民族医药学的迅速发展态势，民族医药学也开始进行海外传播，进一步拓展了我国民族医药学与优秀传统文化的海外影响力。

一、民族医药学留学生教育的起步

我国的民族医药学教育是在改革开放取得长足发展，由于整体对外开放的社会环境以及民族医药学教育的不断成熟，出现了来华学习民族医药学的留学生。我国民族医药学的留学生教育也从较早发展起来的蒙医药及藏医药学科起步。

最早开始开展留学生教育的是蒙医药学。由于蒙古国与我国内蒙古地区有着深厚的文化渊源，因此其最早向中国派遣学习蒙医的留学生。1993 年，内蒙古医学院向自治区教育厅申请招收蒙古国留学生学习蒙医。同年，蒙古方面也向内蒙古医学院提出为其培养 20 名蒙医学专科学生，学制 3 年，理论学习时长两年半，临床实习半年。招收学员由蒙古方面负责，经内蒙古医学院文化考试后方可入学。培育学员目标：通过全面系统学习，掌握蒙医基本理论和技能，加强对蒙医古典医籍整理研究的训练，达到专科水平。[①] 当年 8 月，内蒙古自治区批准蒙古留学生于 10 月入学，标志着我国民族医药学教育开始走上

---

① 闫慧茜. 中国民族医药高等教育发展史［D］. 北京：中国中医科学院，2017：62

国际化的发展道路。1996 年，内蒙古医学院蒙医专业大专班顺利培养毕业 13 名外国留学生，1998 年又招收 23 名本科留学生。[①] 在蒙医药的科学研究方面，我国与俄罗斯、德国、日本、法国、韩国、蒙古、印度、新加坡等国家建立了学术联系，与俄罗斯布利亚特自然科学研究院和蒙古卫生部民间医研究院建立协作关系，共同进行科学研究。

二、民族医药学留学生教育的发展

进入新世纪以来，来华学习的留学生数量显著增长、学习层次不断提升。受此影响，民族医药学留学生教育也取得大幅进步，我国民族医药学留学生教育规模进一步壮大，形成了长期稳定的民族医药学留学生教育模式。在原有的民族医药学留学生教育基础上，以与东南亚国家的合作为契机，西南地区的少数民族医药学也开始了留学生教育。

内蒙古医科大学持续推进蒙医药学留学生教育，自 1998 年至 2015 年累计培养 200 多名留学生。以奖学金身份留学中国的蒙古国留学生，每年春在乌兰巴托组织统一入学考试进行录取。自费留学生主要委托中介机构推荐或直接报名招收。蒙医学留学生教育主要包含 8 门公共课、19 门专业基础课和 17 门专业课。其中，主干课程有蒙医基础理论、蒙药学、蒙医方剂学、蒙医诊断学、蒙医内科学、蒙医外科学、蒙医妇科学、蒙医儿科学、蒙医疗术学、蒙医温病学、人体解剖学、生理学、病理学、药理学、诊断学、内科学、外科学、妇科学、儿科学等。总学时 3 720 学时。教学模式采用蒙医学与现代医学相结合的模式，充分发挥蒙西医学的优势，学习掌握两种医学的理论和技能，培养高级适用人才。蒙医学留学生前两年主要讲授蒙医学课程，同时加强汉语训练，后两年讲授西医课程，最后一年为临床实习。留学生毕业后均回国就业，也可报考民族医药学硕士研究生继续学习，毕业留学生大部分在蒙古国医疗卫生部门和个体医疗机构工作，也有部分在其他国家开展个体诊所等。内蒙古民族大学是接收蒙古国蒙医药专业留学生的另外一所高校，从 1993 年开始接受留学生，2006 年起与蒙古国卫生科技大学联合招收蒙医学博士研究生，已培养数百名蒙医药留学生。除学历教育外，一些蒙医药医疗机构也开展了科技援外工作，如 2023 年 1 月，内蒙古国际蒙医医院、蒙古国卫生部卫生发展中心共同承办中国—蒙古国蒙医蒙药专业人才培训班，蒙古国卫生部组织近 100 名基层蒙医蒙药专业技术人员参加培训。

在藏医药方面，青海大学藏医学院自 2007 年起开始与美国象雄国际学院等海外高校建立医学教育合作关系，有来自美国、俄罗斯、西班牙等多个国家的数十名留学生获得青海大学藏医学院的结业证书。如美国留学生陶妮·泰德威经过 2 年藏医药理论和实践课程学习，已修完藏医药学经典《四部医典》所有内容并通过等同于本科毕业生水平的结业考试和论文答辩。2016 年青海大学藏医学院成功招收藏医学专业留学硕士研究生，实现我国藏医学专业留学生学历化教育零的突破，也成为青海大学留学生教育的一大亮点。

[①] 琪格其图.现代蒙医学［M］.呼和浩特：内蒙古科学技术出版社，2020：25

澜沧江-湄公河自古以来联结着中国的西南地区与东南亚，2016年，首届澜沧江-湄公河传统医药学术交流会在云南中医学院召开，会上正式揭牌成立"澜沧江-湄公河传统医药学院"。至2023年，澜沧江-湄公河传统医药学术交流会已举办四届。2023年首届澜沧江-湄公河传统医药论坛于柬埔寨首都金边召开。学术交流活动促进了民族医学的学术交流，也为民族医学留学生教育创造了契机。云南中医药大学将澜沧江-湄公河传统医药学院作为面向澜湄区域开展国际传统医药人才培养的重要平台，在云南省政府外国留学生奖学金中，即开设有傣医学专业本科层次教育。西双版纳州在制定《傣医药人才培养三年行动计划（2018—2020年）》中，也提出要通过与国外高校建立稳定的合作交流关系，开展师资互派、学生交流、冬夏令营、留学生教育、联合培养硕士/博士研究生、建设实训基地等有效的国际合作与交流，构建培养傣医药高层次国际化人才的机制。当前，滇西应用技术大学傣医药学院招收留学生的计划已提上议事日程。

三、海外民族医药学教育的开辟

相较于民族医药学留学生教育有条不紊地推进，民族医药学"走出去"仍有极大的发展空间。需要说明的是，在蒙古、朝鲜等国家也开展了相当规模的传统医学教育，虽然它们和蒙医药学、朝医药学在学术上具有较强的相似性，但这并不是我国少数民族医学的海外传播，而是其他国家保护和挖掘自身主体民族医药学遗产的实践。如此来看，藏医药学在海外传播历史悠久，传播较广，其医药学教育成就最为突出。

藏医药学早在18世纪传播到欧洲，至19世纪50年代，在沙俄的圣彼得堡与莫斯科都开设有藏医门诊和专门的藏医学校。由于西藏地区在近代曾受到英国殖民主义者的觊觎，因此与西方国家有过较多的文化交流，近代以来西方也形成了一批研究藏学的学者群体。对于藏医药学，西方藏学家的研究颇丰，如奥地利藏学家乌沙克发表《古代西藏的医疗术》（1964年），英国藏医学家布昂发表《西藏的医疗艺术》（1973年），印度学者达希撰写《西藏医学——重点为〈百方书〉》（1976年），法国藏医学家梅耶的博士论文《传统医学研究的贡献——西藏医学》（1977年）等。[①] 借由不少西方学者对于藏医药和西藏文化的浓厚兴趣，海外藏医药教育也开始萌芽。20世纪70年代，著名的藏医药学家康卡尔·洛桑卓玛、洛桑若杰、益西顿丹、丹增曲扎、巴桑云丹等人在欧美诸国开设讲座、巡诊以及开展科研活动，他们在美国、英国、瑞士、澳大利亚、意大利和荷兰等地开办藏医药实习班，开展了如藏医药学对精神病的治疗作用、传统藏药对抑制癌细胞生长等方面的实验研究，并出版了涉及藏医药各个方面的文章和著作。

在20世纪90年代，藏医药在国家层面越来越受重视。西藏藏医学院在积极对外合作和交流中，派遣专家先后赴港澳台及美国、英国、德国、瑞士、日本、巴西、意大利、俄罗斯、匈牙利等地讲学。意大利佐试协会理学中心和美国威尔康医史研究所已先后主办过

① 洪武娌，蔡景峰.国外研究西藏医学概况评述［J］.西藏研究，1990（1）：113-114

两届国际藏医学会议。1994年，英国创办了有英、美、法、德、意等八国学员就读的藏医学校。1995年，这所学校发展到有十一个国家的学员。学校先后两次聘请措如·才郎院长去讲课，并正式提出申请，要求批准为西藏藏医学院分校。[①]

2005年，在美国马萨诸塞州建立象雄国际藏医学院，这是美国公认的首个且唯一的中国西藏藏医学研究中心，学制为4年，主要教授与西藏藏医学院和青海藏医学院本科生教学方案一致的藏医理论、药材采集、临床实践等内容，学生还将到中国的医疗机构和学校实习。在欧洲，英国建有爱丁堡藏医学院；在亚洲，印度、不丹、尼泊尔等地，都有藏医诊所和藏医学校。虽然规模不大，但都为当地政府认可，被纳入国家医疗服务体系。

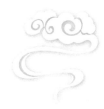

第六节　民族医药学教育的历史经验与启示

一、把握民族医药学教育的重要地位

民族医药学教育是我国中医药教育与民族教育事业的重要组成。就历史发展而言，民族医药学为维护人民健康、传承民族文化起到了重要作用。特别是进入新时代之后，不少少数民族聚居区将完善民族医药服务网络，提升民族医药的治疗、康复、药事、护理、养老服务水平等作为卫生健康领域的重要工作，对于加强少数民族医药人才队伍建设提出了较高要求。应当进一步彰显民族医药学教育在中医药教育中的重要地位，以不同层次的院校教育以及师承教育、继续教育等多种形式，培育少数民族医药卫生人才，为少数民族医药学的传承创新发展，以及服务基层健康奠定坚实的人才基础。

二、认识民族医药学教育的特色发展道路

我国少数民族医药学中包含有诸多民族医药学种类，发展民族医药学教育，应兼顾不同民族医药学发展的不平衡性，根据不同医药学学科发展的充分程度，采取适当的教育形式，对此国家及地方行政部门已有关注。同样值得注意的是，在中医药教育建设的过程中，业界提出应注重中医药学学科自身特色与内在规律的主张，这对于民族医药学教育极

---

① 何开四.藏医大师措如·才郎［M］.成都：四川民族出版社，1997：134

具启示意义。对于不同的少数民族医药学而言，其学术特征及传承规律也有所不同，在发展少数民族医药学教育时，也应注意到不同民族医药学的特殊性，充分尊重少数民族医药自身发展规律，保证其所具有的学科特色与独特优势。

三、多措并举发展民族医药学教育

进入新时代，少数民族医药事业在时代浪潮下绽放出更加夺目的光彩。振兴医药，教育为本，促进民族医药学教育建设是一项系统工程，需要一代代医药工作者与社会各界的共同努力。首先，应进一步完善民族医药学教育的法律法规和政策举措，优化民族医药学教育发展的外部环境。其次，应加强对少数民族医药学的学术研究，不断提升其临床疗效，突显少数民族医药学的宝贵价值，拓展民族医药学教育的社会需求。再次，教育工作者在实践过程中应不断实现育人理念、教学方法的创新，培育具有正确政治立场、精湛专业技能和高尚医德医风的少数民族医药工作者。通过民族医药学教育事业的高质量发展，少数民族医药学必将续写新的精彩篇章。

参考文献

一、文献汇编

1. 第一届全国卫生会议筹委会秘书处.第一届全国卫生会议筹备工作资料汇编（第1—7集）［G］.北京：第一届全国卫生会议筹委会秘书处，1950.

2. 中华人民共和国卫生部中医司.中医工作文件汇编（1949—1983年）［G］.内部发行，1985.

3. 国家中医药管理局.中医工作文件汇编（1984—1988）［G］.北京：中国医药科技出版社，1990.

4. 国家卫生部，国家中医药管理局，国家医药管理局.中国医院诊疗技术标准规范与医院工作政策法规大全［M］.成都：成都科技大学出版社，1994.

5. 国家中医药管理局教育司.中医药教育法规全书［M］.长春：吉林科学技术出版社，1998.

6. 何东吕.中华人民共和国重要教育文献（1949—1997年）［M］.海口：海南出版社，1998.

7. 上海中医学院.中医年鉴（1983—1988）［M］.北京：人民卫生出版社，1984—1989.

8.《中国中医药年鉴》编辑委员会.中国中医药年鉴（1989—2002）［M］.北京：中国中医药出版社，1990—2002.

9.《中国中医年鉴（行政卷）》编委会.中国中医药年鉴：行政卷（2003—2023）［M］.北京：中国中医药出版社，2003—2024.

二、研究书目

1. 中国大百科编写组.中国大百科全书：教育［M］.北京：中国大百科全书出版社，1985.

2. 朱潮.中外医学教育史［M］.上海：上海医科大学出版社，1988.

3. 朱潮，张慰丰.新中国医学教育史［M］.北京：北京医科大学中国协和医科大学联合出版社，1990.

4. 本书编辑委员会.新中国中医事业奠基人：吕炳奎从医六十年文集［M］.北京：华夏出版社，1993

5.《当代中国》卫生卷编委会.当代中国卫生事业大事记（1949年—1990年）［M］.北京：人民卫生出版社，1993.

6. 华仲甫，梁峻.中国中医研究院院史（1955—1995）［M］.北京：中医古籍出版社，1995.

7.《名医摇篮》编委会.名医摇篮：上海中医学院（上海中医专门学校）校史［M］.

上海：上海中医药大学出版社，1998.

8. 王致谱，蔡景峰.中国中医药 50 年［M］.福州：福建科学技术出版社，1999.

9. 邓铁涛.中医近代史［M］.广州：广东高等教育出版社，1999.

10. 邓铁涛，程之范.中国医学通史：近代卷［M］.北京：人民卫生出版社，2000.

11. 陆莲舫.高等中医药教育研究文集［M］.北京：中国中医药出版社，2002.

12. 盛亦如，吴云波.中医教育思想史［M］.北京：中国中医药出版社，2005.

13. 于富增.改革开放 30 年的来华留学生教育：1978—2008［M］.北京：北京语言大学出版社.2009.

14. 吴鸿洲.中国医学史［M］.上海：上海科学技术出版社，2010.

15. 刘小斌，郑洪.岭南医学史：中［M］.广州：广东科技出版社，2012.

16. 孟景春.孟景春医集［M］.长沙：湖南科学技术出版社，2012.

17. 王宏才，郭义.中国针灸交流通鉴：教育卷［M］.西安：西安交通大学出版社，2012.

18. 张伯礼，石鹏建，洪净.中医药高等教育发展战略研究［M］.北京：中国中医药出版社，2013.

19. 南京中医药大学.辉煌历程：南京中医药大学大事记（1954—2014）［M］.北京：中国中医药出版社，2014.

20. 南京中医药大学.难忘岁月：在南中医的日子里［M］.北京：中国中医药出版社，2014.

21. 王永炎，鲁兆麟，任廷革.任应秋医学全集：卷 10［M］.北京：中国中医药出版社，2015.

22. 朱建平.百年中医史：全 2 册［M］.上海：上海科学技术出版社，2016.

23. 张伯礼，王启明，卢国慧.新时代中医药高等教育发展战略研究［M］.北京：人民卫生出版社，2018.

24. 张伯礼.世界中医药教育概览［M］.北京：中国中医药出版社，2019.

25. 李剑.历史与省思：中西医药与当代中国［M］.北京：中国中医药出版社，2023.

三、研究论文

1. 孟昭威.关于中医进修工作一些问题［J］.中医杂志，1954（03）：44-48.

2. 第三届全国卫生行政会议决议［J］.中医杂志，1954（09）：1-5.

3. 吕炳奎.团结全省医务卫生技术人员，发挥革命热情，积极为建设社会主义而努力（草稿）［J］.江苏中医，1956（S1）：3-8.

4. 向国庆节献礼中医工作放卫星学习中医的教材"中医学概论"出版［J］.中医杂志，1958（10）：651.

5. 吕炳奎.整理提高中医教材的收获和经验——全国中医学院中医教材第二版修订审

查会议总结发言摘要［J］.中医杂志，1963（08）：1-3.

6. 华东地区中医学院协作组.关于高等中医教育中医专业知识结构设计的意见［J］.南京中医学院学报，1986（S1）：1-14.

7. 全国中医专科教材建设工作会议召开［J］.高等中医教育研究，1991（Z1）：77-78.

8. 全国中医药成人教育工作研讨会纪要［J］.中医教育，1994（01）：3-4.

9. 陆莲舫.高等中医教育的课程设置——高等中医教育四十年回顾之二［J］.中医教育，1997（01）：6-8.

10. 陆莲舫.高等中医教育的教材建设——高等中医教育四十年回顾之三［J］.中医教育，1997（02）：7-11.

11. 陆莲舫.中医药对外教育的发展——高等中医教育40年回顾之七［J］.中医教育，1997（06）：8-10.

12. 陆莲舫.中医药学科的建设与发展［J］.中医教育，1999（03）：23-24.

13. 邵湘宁，魏高文，聂绍通，等.我国中医职业教育现状分析评价［J］.中医教育，2003（03）：58-61.

14. 王琦.师承论［J］.中医教育，2006（03）：65-68.

15. 吴勉华，文庠."精诚计划"设计理念与基本框架［J］.中国高等医学教育，2008（11）：12-13.

16. 匡海学.中药学专业人才培养改革问题的思考［J］.中医杂志，2015，56（16）：1355-1358.

17. 李友白，朱亮，步达，等.中医药高等教育一至四版统编教材略探［J］.中医教育，2017，36（01）：74-76+83.

四、学位论文

1. 洪梅.近30年中医名词术语英译标准化的历程［D］.北京：中国中医科学院，2008.
2. 闫慧茜.中国民族医学高等教育发展史［D］.北京：中国中医科学院，2017.

五、报刊、档案资料

1.《人民日报》《健康报》《中国中医药报》等相关报纸。
2. 南京中医药大学档案馆相关馆藏档案。

六、网络资源

国务院、教育部、国家卫生健康委员会、国家中医药管理局等部门官方网站。

附录

附录一
全书大事记

1949 年

9 月，军委卫生部组织召开全国卫生行政会议。

1950 年

3 月 13 日，北京中医进修学校正式开办，直属中央卫生部。

5 月 30 日，北京中医学会成立。

8 月，第一届全国卫生会议召开

9 月 6 日，中央人民政府政务院通过了中央卫生部部长李德全提交的《关于全国卫生会议的报告》，正式将"团结中西医"列为新中国卫生工作三大方针之一。

1951 年

5 月，卫生部颁布《关于医药界的团结互助学习的决定》。

8 月 23 日—30 日，全国民族卫生会议召开，专门讨论和制定少数民族与民族地区卫生工作方针与措施。

12 月 1 日，政务院文教委员会批准实施《全国少数民族卫生工作方案》。

12 月，卫生部颁布《关于组织中医进修学校及进修班的规定》的通知。

1953 年

12 月，政务院组织召开了第三届全国卫生行政会议，对前一阶段的中医进修教育进行了反思，中医进修教育逐步回归到中医药教育的本原。

1954 年

6 月 5 日，毛泽东在与北京医院院长周泽昭的谈话中首次提出了西医学习中医的倡议。

7 月 3 日，卫生部提交《关于加强中医工作的请示报告》。

10 月 20 日，《人民日报》刊发《贯彻对待中医的正确政策》的社论。

10 月 26 日，《中央文委党组关于改进中医工作问题给中央的报告》。

11 月，卫生部中医司成立，吕炳奎任司长。

1956 年

2 月 20 日，卫生部提交《关于改进中医工作的报告》。

2 月 24 日，《健康报》第一版刊载了《鼓励中医带徒》的社论。

3 月 21 日，中医研究院设立中医教材编纂委员会。

4 月 16 日，卫生部下达《卫生部关于中医师带徒的指示》及附件《1956—1962 年全国中医带徒弟的规划（草案）》。

4 月 20 日，卫生部印发《关于分配朝鲜留学生到江苏省中医学校学习的通知》。

5 月 25 日，《人民日报》发表题为《积极培养中医，壮大卫生工作队伍》的社论。

7 月 23 日，江苏省中医教材编纂委员会正式成立。

8 月 6 日，国务院发布国二办周字第（19）号文，批准在北京、上海、广州和成都成立我国第一批中医学院。

9 月，新中国第一批高等中医院校建立。

1957 年

7 月，卫生部从江苏省中医学校抽调部分师资及毕业生前往北京、河北中医学院任教。

9 月，江苏省中医学校编写出全部中医教材。

1958 年

1 月，卫生部颁布《中医学院试行教学计划》。

2 月 7 日，卫生部发出《关于继承老年中医学术经验的紧急通知》。

7 月，由卫生部组织的关于中医药高等教育教材建设的座谈会在南京召开，讨论和酝酿编写全国中医学院统一教材，成为全国中医统编教材工作的开端。

10 月 1 日，《中医学概论》正式出版。本书分上编、中编和下编三个部分，由人民卫生出版社出版。该书初步构建了新中国背景下中医学理论体系的根基，是传统中医理论体系重构基本完成的一个重要标志。

10 月 11 日，毛泽东发表"一零一一"批示，明确指出中国医药学是伟大的宝库，必须努力挖掘并加以提高。

10 月，南京中医学院编写完成 15 个类别近 50 种教材。

11 月 28 日，《人民日报》发表社论《大力开展西医学习中医运动》。

1959 年

4 月，全国中医教育座谈会在成都召开，会议决定编写 15 门中医教材和教学大纲，分别由北京、南京、上海、广州、成都五所中医学院分头负责编写任务。

6 月 8 日，卫生部组织在南京召开中医教材编写座谈会，讨论修改各分工院校提出的教材编写提纲，并于会后分头开始了编写工作，开始了中医教材的统编工作。

1960 年

3月—6月，卫生部组织分别在上海、广州、青岛三地召开了中医教材审查会议，对统编一版教材进行了审定，本套教材被命名为"中医学院试用教材"。

1961 年

11月19日，周恩来总理参加杜自明老中医追悼会时，对中国中医研究院的中医带徒工作做了重要指示，要求该院要为每个老中医配备5名徒弟，为壮年中医配备3名徒弟。

1962 年

2月，中医统编一版教材完成出版。本套教材总计18门，由人民卫生出版社出版。

7月16日，北京中医学院秦伯未、于道济、陈慎吾、任应秋、李重人五位老先生给卫生部党组提交《对修订中医学院教学计划的几点意见》（即著名的"五老上书"）。

9月17日—28日，卫生部召开了中医学院教学工作座谈会，进一步研究明确了中医专业培养目标并修订教学计划。

10月12日，卫生部提交《关于改进祖国医学遗产的研究和继承工作的意见》。

10月，卫生部修订发布了针对六年制的《高等医药院校教学计划（中医学专业）》，明确了24门业务课程（专业课程），包括古文、中医课程及西医课程。

12月5日，卫生部颁布《关于中医学院教学工作的几个问题和执行1962年修订的六年制中医专业教学计划的通知》。

1963 年

5月—6月，卫生部在江西庐山召开了全国中医学院中医教材第二版修订审查会议，组织对一版教材进行修订。出席这次会议的代表有北京、上海、南京、广州、成都、湖北六所主编单位的院长、主任和各科主编教师，以及天津、山东、河南、福建、江西、辽宁等中医学院的主任和教师，此外还邀请了部分名老中医及学习中医的高级西医专家等总计71人。

1964 年

8月，中医统编二版教材完成出版。本套教材总计18门，由上海科学技术出版社出版。

1973 年

6月，全国中医学院教育革命经验交流学习班召开。会议协商确定由北京、上海、成都、广东、湖北、辽宁、江西各中医学院和江苏新医学院等22所院校分工协作，集体编写中医学院试用教材，即第三版统编教材，本套教材定位为三年制教材。

1976 年

当年，受世界卫生组织委托，在北京、南京、上海建立了三个面向世界各国医学界的中医药国际教育机构——"国际针灸培训中心"。

1977 年

9 月，中医统编三版教材完成出版。本套教材总计 15 门，由上海人民出版社出版。

1978 年

1 月，卫生部下发了高等医药院校 7 个专业教学计划，修订了中医学 5 年制专业的教学计划。本次修订，规定了中医学专业的 26 门课程。

8 月 25 日，卫生部党组在深入调研的基础上，形成《关于认真贯彻党的中医政策，解决中医队伍后继乏人问题的报告》，9 月 24 日，中共中央转发了该文件。

9 月 9 日，《高等学校培养研究生工作暂行条例（修订草案）》发布。

9 月，中共中央转发中共卫生部党组关于认真贯彻党的中医政策，解决中医队伍后继乏人问题的报告。

10 月，卫生部恢复了一度被裁撤的中医局。

12 月 26 日，卫生部、国家劳动总局联合发文，从集体所有制和散在城乡的中医中吸收一万名中医药人员充实加强全民所有制中医药机构，并给予相应的职称、工资待遇，农村户口的可以转迁为城镇户口，吃商品粮。

1980 年

2 月 12 日，第五届全国人民代表大会常务委员会第十三次会议审议通过《中华人民共和国学位条例》。

4 月，卫生部颁发了《关于中医药人员定职晋升若干问题的补充规定（试行）》。

5 月 5 日，卫生部转发河南省关于《改善中医传统带徒、积极培养中医人材》的材料。

5 月 26 日，卫生部、国家民委、教育部联合发出《关于加强少数民族地区医学教育工作的意见》和《关于内地省市对口支援少数民族地区发展医学教育试行方案》，指出要改变少数民族地区的卫生面貌，其根本措施是培养一支少数民族医药卫生技术队伍。

8 月，中医统编四版教材完成出版。本套教材总计 42 种，由上海科学技术出版社出版。

9 月 25 日，卫生部、教育部印发了《关于加强高等中医教育工作的意见》的文件。

11 月 5 日，《教育部关于确定和办好全国重点中等专业学校的意见》推动办好中等专业学校，为提高教育质量提供了重要的依据与标准。

1982 年

4 月 16 日—22 日，全国中医医院和高等中医教育工作会议在湖南省衡阳市举行。这是新中国成立以来，第一次由国家卫生部组织召开的全国性中医药工作会议，会议形成并通过了《关于加强中医医院整顿和建设的意见》《全国中医医院工作条例（试行）》和《努力提高教育质量，切实办好中医学院》等3个文件。明确提出了"突出中医药特色，发挥中医药优势，发展中医药事业"的根本指导方针，确立了中医、西医、中西医结合三支力量都要大力发展、长期并存的基本思路。史称"衡阳会议"。

4月25日—30日，教育部、卫生部在江苏镇江召开高等医学专科教育座谈会。

10月—11月，卫生部在南京组织召开了全国高等中医教材编审会议，会议成立了全国高等中医教材编审委员会，讨论了教学大纲的修订，并落实了各专业教材修订出版任务。

1983 年

3月15日，国务院学位委员会第四次会议通过《高等学校和科研机构授予博士和硕士学位的专业目录（试行草案）》并公布"试行草案"共有10个学科门类、62个一级学科、638个二级学科。

3月，卫生部中医司在武汉召开了中医函授教育工作座谈会。有12所院校的代表参加了会议，会后，卫生部发出《关于加强高等中医药函授教育工作》的文件。

5月8日—14日，全国少数民族卫生工作会议召开，制定《关于继承发扬民族医药学的意见》。

8月3日，卫生部出台了《关于进一步解决学徒出师的中医药人员和"西学中"人员职称问题的通知》。

1984 年

9月1日，卫生部和国家民委联合举办的第一届全国民族医药工作会议在呼和浩特召开，历史性地总结了我国民族医药工作的情况，明确了民族医药在卫生工作中的地位和作用。

11月23日，国务院办公厅转发卫生部、国家民族事务委员会《关于加强全国民族医药工作的几点意见》的通知中指出，"民族医药是祖国医药学宝库的重要组成部分。发展民族医药事业，不但是各族人民健康的需要，而且对增进民族团结、促进民族地区经济、文化事业的发展，建设具有中国特色的社会主义医疗卫生事业有着十分重要的意义。"

11月，张仲景国医大学开始筹办；1985年2月正式成立，9月正式开学。

1985 年

3月，国家教委高等教育自学考试委员会和卫生部发了《高等教育中医专业自学考试的通知》，在五省、市进行了高等教育中医专业自学考试的试点工作。

5月27日，《中共中央关于教育体制改革的决定》发布。

10月，卫生部颁发了《关于对六十年代以前的中医药学徒出师人员实行专业技术职务聘任的办法》，进一步规范了专业技术职务聘任的相关条款。

11 月，卫生部中医司在上海召开全国高等中医院校教育改革经验交流会，时任中医司司长田景福提出了"目前中医基础课还没有形成完整的学科系统，长期以来一部原著作为一门课程开设，学科划分不合理"等问题，由此开启了中医基础课程分化的改革探索。

1986 年

5 月，卫生部中医司在昆明召开高等中医教育中医基础学科课程建设设计方案论证会，专门研讨中医基础学科课程分化问题。之后，《中医基础学科分化方案》被列入世界银行贷款《中医教育研究》项目资助立项研究，进行中医基础学科建设及课程设置优化方案的专题研究。

7 月 20 日，国务院发文《国务院关于成立国家中医管理局的通知》，决定成立国家中医管理局，为加强对中医工作的领导，大力发展中医事业进一步提供了必要的条件，是从根本上解决中医问题的重大措施，是振兴中医的里程碑。

10 月，经国务院学位委员会、国家教委、卫生部审核并发布《临床医学研究生教育及其学位制度的改革方案》。明确提出，把医学门类博士研究生的培养规格分成两类：一类以培养科学研究能力为主；一类以培养临床实际工作能力为主。这是第一次正式提出医学研究生分两类培养，并进一步分西医、中医和中西医结合三个学科两类研究生培养提出改革试行办法。

1987 年

2 月，国家教委印发了《普通高等学校函授教育工作条例》，对办学条件、办学任务、教学过程管理、教师与学生管理、函授辅导站管理都有明确的要求。

5 月 12 日—13 日，卫生部在北京医科大学召开了关于发展医学专科教育的论证会，5 月 27 日，向国家教委报送《发展医学专科教育的论证报告》，提出把发展医学专科教育作为农村培养较高层次的医学专门人才，提高农村医疗保健水平的战略措施。

6 月，全国首次高等中医教育研讨会在广州召开，来自全国 26 所中医学院、5 所高等医学院校的院长、校长、教学管理干部、专家教授、教育研究工作者、教师和研究生等 102 名代表，交流中医药教育研究的成果和经验。

8 月 26 日，国家教委发布实施《全国普通高等学校医药本科专业目录》，修订后的目录共有 9 类，47 种正式专业和另外单列的 10 种试办专业。

1988 年

5 月 3 日，国务院决定将国家医药管理局管理的中药职能移交国家中医管理局管理。国家中医管理局改为国家中医药管理局。

9 月，为提高学生临床能力，探索中医师承教育方法，南京中医学院遴选了中医 86（4）班共 30 位同学在常州设立"中医临床教改试点班"，"上午跟师临床实习，下午课堂理论学习"。

11 月 5 日—9 日，在郑州召开了全国中医教育工作会议，制定了《1988—2000 年中医教育事业发展战略规划》，对于促进中医药教育事业长期稳定地发展，具有重要的指导作用。

11 月 29 日，国家中医药管理局发布《关于在中医对外教育中禁止滥发证书的通知》。

1989 年

8 月 12 日，国家中医药管理局出台了《关于对现有民间中医一技之长人员进行复核等有关问题的通知》。

12 月，国家中医药管理局正式发布了《高等中医院校办学水平评估方案》（试行）。

12 月 30 日，国家中医药管理局印发《关于发展高等中医药专科教育的意见》推动高等中医药专科教育事业持续、稳定、健康发展。

1990 年

1 月 5 日，国家中医药管理局关于印发《中等中医药学校中医士、中药士专业建设标准（试行）的通知》，该《标准》对中医士、中药士两个专业的培养目标、在校生规模、教学管理、师资队伍、实验室设置、教研室（组）设置及教学实习基地建设等提出了明确的要求，为中等中医药人才培养提供了重要依据。

6 月 13 日，人事部、卫生部、国家中医药管理局联合发布《关于采取紧急措施做好老中医药专家学术经验继承工作的决定》。

11 月 13 日—15 日，在上海召开"试办七年制高等中医教育论证会"，根据中医药高层次人才的需求情况，出台了高等中医院校开办七年制中医教育有关指导性教学文件。国家教委决定自 1991 年秋季开始在上海、北京、广州三所中医学院试办七年制高等中医教育，培养理论基础和实践能力达到硕士水平的高级中医专门人才。三所学校分别与复旦大学、南开大学、中山大学联合培养，自 1991 年开始招收七年制中医学专业硕士研究生，招生名额分别为，上海中医学院 25 人、北京中医学院 20 人、广州中医学院 20 人。

11 月 27 日—12 月 1 日，国家教委在广州召开全国普通高等专科教育工作座谈会基于两年多广泛深入的调研，讨论确定《关于加强普通高等专科教育工作的意见》，并于 1991 年 1 月印发实施。

11 月 28 日，国务院学位委员会、国家教委联合发布《授予博士、硕士学位和培养研究生的学科、专业目录》（简称《专业目录》），这是我国第一个正式的博士与硕士学位和研究生培养的学科、专业目录。新的《专业目录》共有 11 个学科门类，除军事学外，共设置专业 591 种，比"试行草案"减少 47 种。

1991 年

4 月 9 日，第七届全国人民代表大会第四次会议通过了《中华人民共和国国民经济和社会发展十年规划和第八个五年计划纲要》，明确了新时期的卫生方针是"预防为主、依靠科技进步、动员全社会参与、中西医并重、为人民健康服务"。

7月，国家中医药管理局人事教育司制定《国家中医药管理局局属普通中等中医药学校合格评估指标体系》。

7月1日，卫生部制定下发了《中医药继续教育暂行规定》。

1992 年

3月，国家教委发布《关于开办中医学专业第二学士学位的批复》，同意在北京中医学院、广州中医学院和上海中医学院3所中医高校中率先开办中医专业的第二学士学位。其中，上海中医学院面向全国招生。

4月，国家中医药管理局在杭州组织召开了全国中医药本科教材建设工作会议，研究中医统编六版教材的建设工作。

1993 年

2月13日，中共中央、国务院发布《中国教育改革和发展纲要》。

7月16日，国家教委印发《普通高等学校本科专业目录》《普通高等学校本科专业目录新旧专业对照表》和《普通高等学校本科专业设置规定》等文件。

本年，张仲景国医大学并入南阳理工学院。

1995 年

9月26日，国家教委、国家中医药管理局发布了《关于严格管理中医药专业来华留学生学历教育的通知》。

11月15日—17日，国家中医药管理局与国家民委联合举办的第二届全国民族医药工作会议在昆明召开。

1997 年

1月15日，《中共中央、国务院关于卫生改革与发展的决定》明确将"中西医并重"作为我国新时期卫生工作方针之一。

1月28日，国家中医药管理局与国家教委联合召开了"全国中医药教育工作座谈会"。会议全面总结了中医药高等教育40年办学经验和教训，研讨了"九五"期间及至2010年中医药教育的改革和发展，通过了《进一步加强中医药教育工作的意见》，明确中医药教育之后的工作思路、发展战略、目标任务。

2月27日，国家中医药管理局出台《关于中等中医药教育改革与发展的意见》提出深化教育改革，促进中等中医药教育持续协调地发展的思路。

6月6日，《授予博士、硕士学位和培养研究生的学科、专业目录》（1997年版）颁布。此次版本"专业目录"，增加了管理学学科门类，使学科门类增加到12个；一级学科88个，二级学科调整为386种。此次版本"专业目录"奠定了我国现代研究生教育学科、专业目录的基本框架。

10月，卫生部组织召开了全国中医药继续教育委员会成立会议，张文康副部长担任主任委员。会议讨论并通过了中医药继续教育工作的有关文件，包括《继续教育委员会章程》《国家级继续教育项目申报、认可试行办法》《国家级继续教育项目学分授予办法》等。

1998 年

7月6日，教育部颁布《普通高等学校本科专业目录》，历时一年多，与原目录相比，学科门类从10个增加到了11个，"管理学"从"经济学"中独立门户，成为新增设的"管理学门类"。修订后专业类为71个，专业种数由504种调减到249种。

12月1日—2日，国务院学位委员会、卫生部和国家中医药管理局于北京联合召开了全国临床医学（中医、中西医结合）专业学位试点工作会议。会后，成立了全国临床医学（中医、中西医结合）专业学位教育指导委员会。在首次启动的试点工作中，获批临床医学博士、硕士专业学位试点的中医药院校有5所，分别是北京、上海、南京、广州和成都中医药大学；获批临床医学硕士专业学位试点的中医药院校有5所，分别是黑龙江、山东中医药大学，以及天津、辽宁和湖北中医学院；另外，中国中医研究院获批临床医学硕士专业学位试点。

12月29日，国家中医药管理局印发《关于做好临床医学（中医、中西医结合）专业学位试点工作的意见》（国中医药教〔1998〕28号），对做好相关工作提出了具体意见。

1999 年

4月2日，卫生部国家中医药管理局发布《关于切实加强农村中医药工作的意见》（国中医药医〔1999〕19号），在中医药教育方面，对高、中等中医药教育招生、分配等制度，办好中医药职业技术学校，继续开办面向农村的中医药自学考试，农村培养中医药人才培养途径方面具有重要改革措施。

4月19日—24日，教育部组织了对上海中医药大学本科教学工作的优秀评估考察，评估组长为文历阳，副组长为赵世斌，评估结论为优秀。

5月1日，《中华人民共和国执业医师法》（中华人民共和国主席令第五号）颁布实施，不仅对医疗系统和医院从业人员产生了深远的影响，而且执业医师考试作为评价院校人才培养质量的硬核标准之一，极大地推动了医学教育的一系列改革，中医药教育的结构层次、培养模式、课程体系等均面临着挑战，对逐步规范和完善中医药教育体系起到了促进作用。

6月13日，出台《中共中央、国务院关于深化教育改革全面推进素质教育的决定》（中发〔1999〕9号）指出，要"扩大高中阶段教育和高等教育的规模""通过多种形式积极发展高等教育"，高校扩招的大幕自此拉开。

7月16日，卫生部等10个部委局印发《关于发展城市社区卫生服务的若干意见》（卫基妇发〔1999〕第326号），这是我国第一个关于社区卫生服务的全国政策指导性文件，文件中指出"社区卫生服务机构要积极采用中医药、中西医结合与民族医药的适宜技术"。

9月14日—16日，国家中医药管理局在哈尔滨召开了全国中医药重点学科建设工作会，总结和交流 10 年来重点学科建设的工作经验，对各重点学科在中医药高层次人才和学术梯队的形成、科学研究的能力和水平、学科条件的改善以及发挥示范辐射作用和扩大学术交流与合作等方面取得的成绩给予了充分肯定。

本年，黑龙江中医药大学成立高等教育研究与评价中心，是全国第一家独立设置评价中心的中医药院校。

2000 年

1 月 26 日，教育部印发《关于实施"新世纪高等教育教学改革工程"的通知》（教高〔2000〕1 号），实施"新世纪高等教育教学改革工程"，该工程旨在"对高等教育人才培养模式、教学内容、课程体系、教学方法等，进行综合的改革研究与实践"，进一步深化教学改革，强化教学建设，增强质量意识。

6 月，人民卫生出版社开始组织编写适用于五年制和七年制本科教学的"21 世纪课程教材"，本套教材共计出版 22 门。

7 月 6 日—9 日，首次全国中医药研究生教育工作会议在北京召开，来自全国 32 家高等中医药院校、主要研究单位共 88 名院校级领导和主管研究生教育工作的负责人参加了会议。本次会议全面总结了 22 年来研究生教育的成绩和办学经验，会议讨论修改《关于改进和加强中医药研究生教育工作的意见》，提出了至 2010 年中医药研究生教育改革和发展的目标和任务，并从宏观上部署了有关工作，制定了一系列针对性的改革措施。

本年，教育部下发《关于扩大七年制医学教育规模有关事宜的通知》，同意黑龙江、山东中医药大学，天津、辽宁、浙江、湖南中医学院等 6 所中医药院校设置七年制中医专业，这是继北京、上海、广州、南京和成都中医药大学之后又一批高等中医药院校开办七年制医学教育。

2001 年

8 月 21 日，教育部和国家中医药管理局于联合下发《关于开展非医学专业本科毕业生攻读中医学研究生试点工作的通知》（教学厅〔2001〕10 号），该项工作从 2002 年起在北京、上海、广州和南京 4 所中医药大学实行。为做好试点工作，国务院学位委员会办公室和教育部高校学生司、研究生工作办公室，共同组织制定并印发了《非医学专业本科毕业生攻读中医研究生指导性培养方案》。作为中医药教育长学制模式的新探索，"非医攻博"的培养模式对中医药教育学制融通作出创新尝试与改革，是继中医药高等教育开展"二学位"和"西学中"之后，培养中医药高级人才的一个里程碑。

8 月 28 日，教育部印发了《关于加强高等学校本科教学工作提高教学质量的若干意见》（教高〔2001〕4 号），就加强教学工作明确提出 12 条针对性很强的要求，对提高教学质量起到了显著的作用。

本年，浙江中医学院经教育部本科教学工作随机性水平评估结论为优秀。江西中医学院顺利通过随机性水平评估，获得良好成绩。

2002 年

1月23日，教育部发布《关于公布高等学校重点学科名单的通知》（教研函〔2002〕2号），此次评选工作共评选出高等学校重点学科点964个，覆盖了全部的12个门类，涉及9所高等中医药院校25个重点建设学科点。

3月，国家中医药管理局公布第二批局级中医药重点学科建设工作，共遴选了19个省（区、市）42个中医药医教研机构的78个学科点作为建设点。

9月25日，《国家中医药管理局中医药继续教育委员会章程》发布，确定了国家中医药继续教育的管理体制。

2003 年

4月2日，国务院第3次常务会议通过《中华人民共和国中医药条例》（中华人民共和国国务院令第374号）。这是我国政府颁布的第一部专门的中医药行政法规，全面概括了党和国家的中医药政策，对保障、规范和促进中医药事业发展作了比较全面的规划，是我国中医药事业发展的里程碑，同时也进一步强调了中医药教育在发展中医药事业中的基础性地位，强调中医药基础理论与中医药临床实践相结合，对中医药高等教育发展提出了更高的要求。要求各类中医药教育机构应当加强中医药基础理论教学，并建立符合国家规定标准的临床教学基地。中医药教育机构的设置标准，由国务院卫生行政部门会同国务院教育行政部门制定；中医药教育机构临床教学基地标准，由国务院卫生行政部门制定。

11月25日，卫生部、国家中医药管理局印发了《社区卫生服务中心中医药服务管理基本规范》，为进一步加强中医药社区卫生服务规范化管理提供依据。

2006 年

10月27日，教育部下发《教育部关于加强国家重点学科建设的意见》（教研〔2006〕2号）和《国家重点学科建设与管理暂行办法》（教研〔2006〕3号），并于2007年8月批准公布新一轮国家重点学科建设学校名单（教研函〔2007〕4号），包括国家重点学科966个，国家重点（培育）学科217个，其中中医药类重点学科建设点30个。

11月6日，印发《国家中医药管理局关于印发〈中医药继续教育规定〉〈中医药继续教育登记办法〉的通知》，加强了对中医药继续教育管理，使中医药继续教育工作更好地适应新时期中医药事业发展的需要。

12月8日—9日，由国家中医药管理局和国家民委共同组织的第三届全国民族医药工作会议在北京召开。

2007 年

2月27日，国务院办公厅关于印发《少数民族事业"十一五"规划的通知》指出，

"加强民族医药基础理论和临床研究，鼓励科研院所和高等院校设立民族医药专业、开展民族医药学科建设，培养一批民族医药专业技术骨干和学术带头人。"

2月17日，教育部公布《关于进一步深化本科教学改革全面提高教学质量的若干意见》。

3月，第一届教育部高等学校教学指导委员会成立。中医学教学指导委员会主任委员为张伯礼，副主任委员为洪净、曹洪欣、徐志伟、谢建群；中药学专业教学指导分委员会主任委员为匡海学，副主任委员为刘红宁、祝晨蔯、彭成、蔡宝昌。

3月，中医教指委会成立后，将提高中医学专业建设水平作为重点工作，着手制定本科中医学专业教育标准和认证工作相关文件，并于2007年12月24—26日对黑龙江中医药大学中医学专业进行了认证试点。

5月9日，国家中医药管理局会同卫生部组织印发《中医类别全科医师岗位培训管理办法（试行）》（国中医药发〔2007〕21号）《中医类别全科医师岗位培训大纲（试行）》。

10月18日，国家中医药管理局出台了《中医药继续教育学分管理办法》《国家级中医药继续教育项目管理办法》《国家中医药管理局中医药继续教育委员会章程》。

本年，中医教指委组织全国中医药院校专家深入研究我国经济社会、医疗卫生和科技发展对中医高等教育提出的要求，联合行业主管部门、中医执业资格认定部门、中医药高等教育学会等机构开展研究工作，并多次通过会议和函件广泛征求学校、行业、用人单位等各方面的意见和建议，完成了《本科中医学指导性专业规范》的制订。

2008 年

3月13日，人事部、国务院学位委员会、教育部、卫生部、国家中医药管理局等5个部委共同制定并公布了《全国老中医药专家学术经验继承工作管理规定（试行）》，将老中医学术继承工作与学位相衔接，完成了师承教育与学历教育的结合。

6月26日，教育部办公厅、国家中医药管理局下发了《关于印发〈高等学校本科教育中医学专业设置基本要求（试行）〉等文件的通知》（教高厅〔2008〕3号），联合发布了《高等学校本科教育中医学专业设置基本要求（试行）》《高等学校专科教育中医学专业设置基本要求（试行）》《高等学校中医临床教学基地建设基本要求（试行）》和《本科教育中医学专业中医药理论知识与技能基本标准（试行）》。教育部、国家中医药管理局将以上述文件为依据，监管中医药类专业设置、临床教学基地建设等工作，并组织研究、建立符合中医药高等教育自身发展规律的人才培养质量监控与评价体系。

10月，首届国医大师评选工作启动。

2009 年

4月21日，国务院颁布了《关于扶持和促进中医药事业发展的若干意见》（国发〔2009〕22号），提出"调整中医药高等教育结构与规模，坚持以中医药专业为主体，按照中医学人才增长规律施教，强化中医药基础理论教学和基本实践技能培养"，为中医药事业的发展指明了方向，对高等中医药教育改革和发展提出了指导性的意见。

5月,《世界中医学本科(CMD 前)教育标准》正式发布。

10 月 21 日,国家中医药管理局印发《关于加强中医药重点学科建设的指导意见》(国中医药发〔2009〕31 号)和《国家中医药管理局中医药重点学科建设与管理办法》(国中医药发〔2009〕34 号)。

10 月 30 日,国家中医药管理局公布新一轮中医药重点学科建设点名单,覆盖扩大至31 个省、自治区、直辖市,共计 323 个建设点。其中,基础类 57 个,临床类 208 个,中药类 58 个,全面启动新一轮中医药重点学科建设工作。

2011 年

10 月 13 日,为进一步切实推进高等教育质量保障体系建设,教育部下发《普通高等学校本科教学评估工作的意见》。

2012 年

5 月 7 日,教育部、卫生部联合发布《关于实施临床医学教育综合改革的若干意见》(教高〔2012〕6 号),提出了五个方面 12 大改革重点和主要任务。

5 月 7 日,教育部、卫生部继续发布《关于实施卓越医生教育培养计划的意见》(教高〔2012〕7 号)并启动第一批申报工作。11 月发布《关于批准第一批卓越医生教育培养计划项目试点高校的通知》(教高函〔2012〕20 号)。

10 月,教育部颁布新的《普通高等学校本科专业目录(2012 年)》。

12 月,教育部、国家中医药管理局联合印发《本科医学教育标准——中医学专业(暂行)》,对本科中医学专业认证的学校自评、现场考察、提出认证建议和结论发布等做出明确规定。

2013 年

3 月,教育部、国家发展改革委、财政部发布《关于深化研究生教育改革的意见》(教研〔2013〕1 号)。

5 月 6 日,教育部、国家卫生和计划生育委员会联合发布《关于批准第一批临床医学硕士专业学位研究生培养模式改革试点高校的通知》(教研函〔2013〕2 号)。

11 月 12 日,中国共产党第十八届中央委员会第三次全体会议通过《中共中央关于全面深化改革若干重大问题的决定》指出,完善中医药事业发展政策和机制。

11 月 18 日,国务院学位委员会发布《关于开展增列硕士专业学位授权点审核工作的通知》(学位〔2013〕37 号),启动了该专项工作。

12 月,教育部印发《普通高等学校本科教学工作审核评估方案》。

2014 年

1 月 29 日,国务院学位委员会、教育部联合发布《关于加强学位与研究生教育质量保证和监督体系建设的意见》（学位〔2014〕3 号）、《学位授权点合格评估办法》（学位〔2014〕4 号）。

4 月，教育部印发《关于全面深化课程改革　落实立德树人根本任务的意见》。

6 月，教育部等六部门发布《关于医教协同深化临床医学人才培养改革的意见》，

6 月，国务院印发《关于加快发展现代职业教育的决定》，明确指出"职业教育是类型教育，不是层次教育，和普通教育同等重要"。

9 月 22 日，教育部办公厅、国家中医药管理局办公室联合启动卓越医生（中医）教育培养计划改革试点高校申报工作，并于 2015 年 4 月 7 日发布《关于批准卓越医生（中医）教育培养计划改革试点高校的通知》（教高函〔2015〕3 号）。

11 月 6 日，国务院学位委员会第 31 次会议审议通过《中医专业学位设置方案》，决定在我国独立设置中医专业学位，中医专业学位分为博士、硕士两级，含中西医结合及民族医。

2015 年

1 月，国务院学位委员会办公室发布《关于调整确认临床医学、中医专业学位授权点的通知》，对已获批临床医学专业学位授权的单位开展专项确认工作。

1 月 12 日，国家中医药管理局启动了第一批全国中医药行业高等教育"十三五"规划教材，共规划出版 109 部教材。

4 月 24 日，国务院办公厅印发《中医药健康服务发展规划（2015—2020 年）》。

5 月 29 日，国务院学位委员会印发《临床医学、口腔医学和中医硕士专业学位研究生指导性培养方案》（学位〔2015〕9 号）。

6 月 11 日，国务院办公厅印发《关于促进社会办医加快发展若干政策措施》。

6 月，国务院学位委员会《关于下达调整确认后的临床医学，中医专业学位授权点名单的通知》（学位〔2015〕12 号）。

9 月 11 日，国务院办公厅印发《关于推进分级诊疗制度建设的指导意见》。

10 月 24 日，国务院印发《统筹推进世界一流大学和一流学科建设总体方案》，对新时期高等教育重点建设做出重新部署，将此前"211 工程""985 工程"及"优势学科创新平台"等重点建设项目统一纳入"双一流"建设中。

11 月 17 日，财政部、教育部印发《关于改革完善中央高校预算拨款制度的通知》，在总体目标中指出"支持世界一流大学和一流学科建设，引导中央高校提高质量、优化结构、办出特色，加快内涵式发展"。

11 月 20 日，国家中医药管理局发布《完善中医药政策体系建设规划（2015—2020 年）》。

2016 年

2 月 22 日，国务院印发《中医药发展战略规划纲要（2016—2030 年）》。

3 月 11 日，国务院办公厅印发《关于促进医药产业健康发展的指导意见》指出，推进中医药现代化。

10月25日，中共中央、国务院印发《"健康中国2030"规划纲要》指出，充分发挥中医药独特优势。

12月25日，第十二届全国人大常委会第二十五次会议表决通过了《中华人民共和国中医药法》，该法于2017年7月1日正式实施。

2017年

1月26日，教育部、财政部、国家发展改革委联合印发《统筹推进世界一流大学和一流学科建设实施办法（暂行）》。

7月3日，国务院办公厅印发《关于深化医教协同进一步推进医学教育改革与发展的意见》。

7月13日，教育部、国家中医药管理局发布《关于医教协同深化中医药教育改革与发展的指导意见》。

9月，教育部、财政部、国家发展改革委公布世界一流大学和一流学科建设高校及建设学科名单。

10月，中共十九大提出"大力弘扬劳模精神和工匠精神，加快建设制造强国"。习近平总书记在十九大报告中指出，要加快一流大学和一流学科建设。

11月21日，第四届全国少数民族医药工作会议在北京召开。

12月，各高校陆续公布"双一流"建设方案。

2018年

1月，教育部发布《普通高等学校本科专业类教学质量国家标准》。

2月14日，出台了《国医大师、全国名中医学术传承管理暂行办法》。

3月22日，国务院学位委员会公布2017年博士和硕士学位授权点名单。

5月2日，国务院学位委员会公布《2017年审核增列的博士、硕士学位授予单位及其学位授权点名单的通知》（学位〔2018〕19号）。

7月12日，国家中医药管理局等13部、委、局颁布《关于加强新时代少数民族医药工作的若干意见》。

8月，教育部、财政部、国家发展改革委印发《关于高等学校加快"双一流"建设的指导意见》。

8月，中共中央、国务院印发关于新时代教育改革发展的重要文件，首次正式提出"新医科"概念。

9月10日—11日，党中央在北京召开全国教育大会，深入分析研究教育工作面临的新形势新任务，对当前和今后一个时期教育改革发展作出战略部署，为新时代教育事业勾画了蓝图、指明了方向。

9月17日，教育部印发《关于加快建设高水平本科教育全面提高人才培养能力的意见》。

9月17日，教育部、国家卫生健康委员会、国家中医药管理局联合发布《关于加强医教协同实施卓越医生教育培养计划 2.0 的意见》（教高〔2018〕4 号）。

9 月 28 日—29 日，教育部在上海召开"双一流"建设现场推进会，开始全面建设。

10 月，教育部、国家卫生健康委员会、国家中医药管理局启动实施《卓越医生教育培养计划 2.0》，对新医科建设进行全面部署。

2019 年

2 月 13 日，国务院印发《国家职业教育改革实施方案》，提出完善学历教育与培训并重的现代职业教育体系，开展本科层次职业教育试点。

4 月 9 日，教育部办公厅《关于实施一流本科专业建设"双万计划"的通知》。

4 月，"1+X"证书制度（学历证 + 若干职业技术等级证）开始试点。

4 月 29 日，教育部"六卓越一拔尖"计划 2.0 启动大会在天津大学召开。

10 月 20 日，中共中央、国务院《关于促进中医药传承创新发展的意见》发布。其中指出，传承创新发展中医药是新时代中国特色社会主义事业的重要内容，是中华民族伟大复兴的大事。

10 月，教育部印发《关于一流本科课程建设的实施意见》。

2020 年

5 月 28 日，教育部颁布了《高等学校课程思政建设指导纲要》。

7 月 6 日，教育部高等学校中医学类专业教学指导委员会发布《关于推荐高等学校中医学类专业核心课程课程联盟理事候选人的通知》。

7 月 29 日，全国研究生教育会议在北京召开。

10 月 21 日，国家教材委员会启动了首届全国教材建设奖评选工作，本次分设全国优秀教材、全国教材建设先进集体、全国教材建设先进个人三个奖项。本次评选结果中，中医类教材获全国优秀教材（高等教育类）特等奖 1 项、二等奖 8 项；全国优秀教材（职业教育与继续教育类）/ 二等奖 1 项；全国教材建设先进集体奖励 2 个；全国教材建设先进个人奖励 6 名。

10 月 29 日，中国共产党第十九届中央委员会第五次全体会议通过《中共中央关于制定国民经济和社会发展第十四个五年规划和二〇三五年远景目标的建议》。其中指出，全面推进健康中国建设；坚持中西医并重，大力发展中医药事业。

11 月，国务院学位委员会、教育部修订印发了《学位授权点合格评估办法》（学位〔2020〕25 号）。

11 月，教育部、国家卫生健康委、国家中医药管理局《关于深化医教协同进一步推动中医药教育改革与高质量发展的实施意见》。

2021 年

1 月，教育部印发《普通高等学校本科教育教学审核评估实施方案（2021—2025 年）》，启动新一轮审核评估。

1月26日，教育部对职业教育专业目录进行全面修（制）订，优化职业教育类型定位，并印发《本科层次职业教育专业设置管理办法（试行）》的通知。

2月，国务院办公厅印发《关于加快中医药特色发展的若干政策措施》。其中提出，"推进高职中医药类高水平专业群建设"。

4月，经第十三届全国人民代表大会常务委员会第二十八次会议审议通过，《中华人民共和国教育法》第五条修改为"教育必须为社会主义现代化建设服务、为人民服务，必须与生产劳动和社会实践相结合，培养德智体美劳全面发展的社会主义建设者和接班人"，将党的教育方针落实为国家法律规范。

5月，中央教育工作领导小组印发《关于深入学习宣传贯彻党的教育方针的通知》指出，党的教育方针是党的理论和路线方针政策在教育领域的集中体现，在教育事业发展中具有根本性地位和作用。

8月23日，教育部办公厅、国家卫生健康委员会办公厅、国家中医药管理局办公室联合印发了《关于开展高校附属医院专项治理整顿工作的通知》。

10月26日，国务院学位委员会发布《关于下达2020年审核增列的博士、硕士学位授权点名单的通知》（学位〔2021〕13号）。

12月，教育部在计算机领域率先启动本科教育教学改革试点工作计划（简称"101计划"）。

12月31日，国家中医药管理局和推进"一带一路"建设工作领导小组办公室共同发布了《推进中医药高质量融入共建"一带一路"发展规划（2021—2025年）》。

本年，国家教材委员会组织开展了首届全国教材建设奖评选工作。

2022年

1月，教育部、财政部、国家发展改革委发布《关于深入推进世界一流大学和一流学科建设的若干意见》。

2月，教育部、财政部、国家发展改革委公布第二轮"双一流"建设高校及建设学科名单。

3月，国务院办公厅印发《"十四五"中医药发展规划》，明确了"十四五"时期中医药发展目标和主要任务。

6月，教育部印发《高等学校评估归口管理办法（试行）》。

10月，中共二十大提出"统筹职业教育、高等教育、继续教育协同创新，推进职普融通、产教融合、科教融汇，优化职业教育类型定位"，明确规划了职业教育的发展方向。

10月，国家中医药管理局印发《"十四五"中医药人才发展规划》。

11月，财政部、教育部对《中央高校建设世界一流大学（学科）和特色发展引导专项资金管理办法》（财科教〔2017〕126号）进行了修订，印发《中央高校建设世界一流大学（学科）和特色发展引导专项资金管理办法》（财教〔2022〕242号）。

2023 年

2 月 21 日，教育部会同国家发展改革委、工业和信息化部、财政部、人力资源和社会保障部印发《普通高等教育学科专业设置调整优化改革方案》。

2 月 28 日，国务院办公厅印发《中医药振兴发展重大工程实施方案》。

4 月，教育部启动数学、物理学、化学、生物科学、基础医学、中药学、经济学、哲学等领域的基础学科系列"101 计划"。

5 月 29 日，习近平总书记指出，"要把服务高质量发展作为建设教育强国的重要任务""提升教育对高质量发展的支撑力、贡献力"。

7 月，教育部基础学科中药学本科教育教学改革试点工作启动会在天津中医药大学召开。中药学"101 计划"启动。

12 月 14 日，教育部关于印发《服务健康事业和健康产业人才培养引导性专业指南》的通知。

2024 年

4 月 26 日，十四届全国人大常委会第九次会议表决通过《中华人民共和国学位法》，自 2025 年 1 月 1 日起施行。

本年，中医学"101 计划"启动建设。

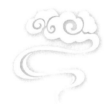

附录二
全国中医药院校获国家教学成果奖情况

序号	主要完成单位	等级	成果名称	主要完成人	年度
1	天津中医学院	特等奖	实验针灸学新学科建设	实验针灸学教研室，汤德安，徐汤苹	1989
2	辽宁中医学院	优秀奖	实验针灸学科建设及对针灸教学的贡献	刘凡	1989
3	上海中医学院	优秀奖	创立具有中医特色的新型系列解剖学科	严振国	1989
4	福建中医学院	优秀奖	我国第一个中医骨伤专业的创建与发展	张安桢，王和鸣	1989

序号	主要完成单位	等级	成果名称	主要完成人	年度
5	天津中医学院	一等奖	开辟教学新途径 培养针灸新人才	石学敏，周继曾，孙外主，武连仲，韩景献	1993
6	辽宁中医学院	二等奖	深化教育体制改革探索开办针灸专业日语班	王耀斌，裴景春，陈以国，王树栋，张鸥	1993
7	安徽中医学院	二等奖	坚持"教学，科研，推广三结合"的实践	左震东，陈多璞	1993
8	安徽中医学院	二等奖	开辟第二课堂 激发学生热情 培养学生能力	汪涛，王键，陈雪功，徐麟	1993
9	湖南中医学院	二等奖	《中医诊断》实验教学	袁肇凯，程韵梅，占芳，郑晓南	1993
10	贵阳中医学院	二等奖	"发现式教学法"在《生理学》教学中的应用研究	许红，刘启浩	1993
11	甘肃中医学院	二等奖	《敦煌中医药馆》、《中药标本馆》、《中国医史博物馆》的建设	黄祝岭，王道中，王道坤，吴正中，丛春雨	1993
12	北京中医药大学	二等奖	高等中医临床教育质量评估指标体系的研究与实践	李曰庆，秦秉锟，农孟培，陈燕华，靳振洋	1997
13	辽宁中医学院	二等奖	中医方剂课教学改革的研究与实践	刘学文，尤荣辑，刘鸿玉，尤春来，姚凯	1997
14	上海中医药大学	二等奖	中医解剖学新学科创建与发展	严振国，管雄飞，张建华，顾洪川，毛根金	1997
15	南京中医药大学	二等奖	外科临床基本技能训练与考核方法的研究和实践	潘立群，陈荣明，曾庆琪，凌立君	1997
16	广州中医药大学	二等奖	紧密结合临床、科研，创立《伤寒论》教学新模式	熊曼琪，林安钟，梁柳文，张横柳，彭万年	1997
17	成都中医药大学	二等奖	高等中医药教育按类招生、分段教学培养模式的改革与实践	万德光，杨殿兴，傅元谋，邹世凌，赵红杰	1997

序号	主要完成单位	等级	成果名称	主要完成人	年度
18	黑龙江中医药大学	一等奖	中医方剂学教学模式——多维博约，因方施教	李冀，康广盛，段富津，李敬孝，杨天仁	2001
19	辽宁中医学院	二等奖	面向21世纪的外向型中医药人才培养的研究与实践	马骥，石岩，刘景峰，周国辉，康廷国等	2001
20	上海中医药大学	二等奖	《实验中医学》课程建设	方肇勤，童瑶，张煜，吴敦序，徐品初等	2001
21	浙江中医学院	二等奖	21世纪中医药人才素质教育模式的研究与实践	徐珊，陈刚，袁强，杨季国，周庚生	2001
22	江西中医学院	二等奖	高等中医药院校实验教学改革与实践	皮持衡，韩立民，马超英，肖宏浩，熊渭平等	2001
23	广州中医药大学	二等奖	内经课程体系与教学内容的改革	区永欣，吴弥漫，王洪琦，刘焕兰，温伟强	2001
24	成都中医药大学	二等奖	面向21世纪中医药人才培养模式改革的研究与实践	万德光，王德葳，邹世凌，李勇	2001
25	贵阳中医学院	二等奖	农村中医药人才培养模式与教学改革研究	邱德文，吴元黔，翟信长，刘黔生，王念屏等	2001
26	北京中医药大学	二等奖	中医人才培养模式改革的研究与实践	郑守曾，乔旺忠，翟双庆，袁宝权，张冰	2005
27	天津中医学院	二等奖	汇通融合，创新实践——实验针灸学可持续发展的探索与实践	郭义，王秀云，徐放明，王强，周桂桐	2005
28	黑龙江中医药大学	二等奖	加强中医药重点学科建设 全面提升学校的办学水平	匡海学，李敬孝，杨天仁，石杜鹃，韩学忠	2005
29	黑龙江中医药大学	二等奖	中医药类专业实践教学改革研究与实践	曹洪欣，杨天仁，石杜鹃，王喜军，李敬孝	2005
30	黑龙江中医药大学	二等奖	坚持德育首位，以人为本 构建大德育工程体系的实践与探索	田文媛，张淑芬，郭宏伟，李和伟，郭加利	2005
31	黑龙江中医药大学	二等奖	创建"三优化"实验教学模式的研究与实践	李敬孝，周忠光，郭宏伟，陈晶，肖洪彬	2005

序号	主要完成单位	等级	成果名称	主要完成人	年度
32	上海中医药大学	二等奖	中医人才培养模式的研究与实践	严世芸，顾璜，徐竹林，胡鸿毅，李其忠	2005
33	南京中医药大学	二等奖	医哲结合，构建自然辩证法教学新模式	张宗明，王中越，张艳萍	2005
34	广州中医药大学	二等奖	中医类专业课程优化整合的研究与实践	王洪琦，彭胜权，熊曼琪，陈纪藩，黄兆胜	2005
35	天津中医药大学	一等奖	中医学实践教学模式的构建与实践	张伯礼，于越，周桂桐，张柏丽，陆小左，尹新中，王泓午，王慧生，陈爽白，张艳军，孙增涛，孟静岩，孟繁洁，曹式丽，王强	2009
36	北京中医药大学	二等奖	建立长效机制，切实推进医学生素质教育改革	乔旺忠，马燕冬，王梅红，范璐，石琳	2009
37	黑龙江中医药大学	二等奖	内部保证与外部监控相统一的中医药高等教育质量保障体系构建的研究与实践	匡海学，杨天仁，李宝琴，闫忠红，郭宏伟	2009
38	上海中医药大学	二等奖	始终坚持"以学生为中心，继承与创新并重"的高等中医药教育教学改革	严世芸，谢建群，胡鸿毅，闫晓天，徐竹林，施建蓉，李其忠，陶建生，褚立希，张伟荣，蒋健，季光，赵海磊，胡国华，彭文，夏文芳，李赣，吴志坤，陶思亮	2009
39	南京中医药大学	二等奖	仁德·仁术·仁人—高等中医人才培养模式的创新实践与探索	吴勉华，黄桂成，刘跃光，文庠，汪悦，马健，戴慎，王明艳，姚峥嵘，薛建国，董勤	2009
40	浙江中医药大学	二等奖	秉承传统，融合现代——中医人才培养模式的创新研究与实践	连建伟，来平凡，应航，朱乔青，李范珠，沈敏鹤	2009
41	浙江中医药大学	二等奖	中医经典课程传承与创新培养体系的构建与应用	范永升，温成平，郑小伟，周庚生，柴可夫，何淼泉，苏云放，何任，徐光星，曹灵勇	2009
42	安徽中医学院	二等奖	地方中医药院校高素质应用型药学类人才培养体系构建与实践	彭代银，方成武，王键，金传山，马凤余，储全根，张国升，戴敏，韩茹，吴培云，王德群，胡容峰，李家明，吕布，谢晓梅，刘金旗，桂双英，章登飞，许钒，谢冬梅	2009

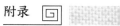

续表

序号	主要完成单位	等级	成果名称	主要完成人	年度
43	福建中医学院	二等奖	中西医临床医学人才培养体系构建的研究与实践	陈立典，杜建，刘献祥，郑兰英，杨敏，施红，王诗忠，林求诚	2009
44	江西中医学院	二等奖	产学研结合培养中药创新人才教育模式研究与实践	刘红宁，左铮云，薛铁瑛，肖宏浩，罗永明，朱卫丰，饶淑华，谢一辉，郑晴	2009
45	广州中医药大学	二等奖	"非医攻博"高层次复合型中医人才培养模式的创新与实践	徐志伟，潘华峰，邱仕君，史亚飞	2009
46	成都中医药大学	二等奖	地方高等中医药院校人才培养目标，模式和方法的研究与实践	范昕建，梁繁荣，王德葳，方晓明，张希，张庆文，江蓉星，杨川，王洪志，余曙光	2009
47	上海中医药大学	一等奖	文化引领，追求卓越——医学院校教师教学发展中心的探索与实践	谢建群，魏建平，阎晓天，郑莉，徐平，项乐源，朱慧，舒静，刘隽，晋永	2014
48	江西中医药大学	一等奖	新时期高等中医药院校"基础素质"教育理论创新与"双惟模式"实践	刘红宁，左铮云，章德林，廖东华，康胜利，吴俊，罗小亮，王锋，刘海，万泱，熊明巧，聂鹏，任淑慧，钟志兵，温泉，叶耀辉，薛晓，郑晴，程海波，肖笑飞，周翔	2014
49	北京中医药大学	二等奖	"院校教育与传统教育"相结合的中医人才培养新模式的研究与实践	高思华，谷晓红，翟双庆，刘雯华，李玮，梁军，王庆国，乔旺忠	2014
50	天津中医药大学	二等奖	中医药大学生发展能力培育体系的建设与实践	孟静岩，张伯礼，阚湘苓，王慧生，崔强，张艳军，王玉兴	2014
51	长春中医药大学	二等奖	针灸推拿学技能型人才培养体系的构建与实践	王之虹，刘明军，王富春，张欣，卓越，尚坤，王储平	2014
52	黑龙江中医药大学	二等奖	中医药类专业实验教学改革与大学生创新能力培养的研究与实践	匡海学，肖洪彬，杨炳友，李永吉，程伟，王海燕，杨天仁，都晓伟，殷越，王晓源	2014

序号	主要完成单位	等级	成果名称	主要完成人	年度
53	南京中医药大学	二等奖	传承与创新：彰显中医文化特质的院校教育模式的探索与实践	吴勉华，文庠，张宗明，陈仁寿，王明强，刘嵚，顾一煌，殷忠勇，张宏如，吴彩霞	2014
54	安徽中医药大学	二等奖	院校—师承—地域医学教育相结合，培养新安医学特色的中医学人才研究与实践	王键，彭代银，储全根，周美启，王茎，董昌武，许钒，尚莉丽，阚峻岭，周涛，黄莉，陈雪功	2014
55	山东中医药大学	二等奖	"以文化人，厚重基础"——中医学核心课程体系建设与实践	欧阳兵，石作荣，滕佳林，李茂峰，朱姝，张文玉，郭栋，刘更生，刘桂荣，张庆祥，张思超，朱晓林	2014
56	河南中医学院	二等奖	医学实验教学平台全面质量管理模式研究	朱艳琴，李伟，陈四清，王白燕，孙曙光，王蕾，李素香	2014
57	广州中医药大学	二等奖	"重经典，强临床"高素质中医人才培养模式的构建与实践	许能贵，林培政，梁沛华，樊粤光，陈达灿，王宏，陈建南，曹敏	2014
58	上海中医药大学	一等奖	"传承与发展并重，特色与引领并举"——我国推拿学教育体系的创立与改革实践	房敏，严隽陶，曹仁发，沈国权，龚利，赵毅，孙武权，张琴明，李征宇，张昊	2018
59	天津中医药大学，黑龙江中医药大学，上海中医药大学，安徽中医药大学，广州中医药大学，南京中医药大学，成都中医药大学，北京中医药大学，江西中医药大学，浙江中医药大学，辽宁中医药大学，福建中医药大学，湖北中医药大学，山东中医药大学，长春中医药大学，宁夏医科大学，南方医科大学，新疆医科大学，河北中医学院，华北理工大学，南阳理工学院	一等奖	以标准引领全球中医药教育——中医药教育标准的创建与实践	张伯礼，匡海学，郭宏伟，胡鸿毅，王键，王省良，吴勉华，余曙光，闫永红，刘红宁，范永升，石岩，李灿东，王平，高树中，宋柏林，牛阳，吕志平，安冬青，王占波，吴范武，卞华	2018

续表

序号	主要完成单位	等级	成果名称	主要完成人	年度
60	北京中医药大学	二等奖	北京中医药大学中医拔尖创新人才培养实践探索 25 年	谷晓红，翟双庆，闫永红，孙红梅，焦楠，杨承芝，刘文娜，丁治国，张立平，宋京晶	2018
61	广州中医药大学	二等奖	区域特色高素质创新型中医人才培养模式的改革与实践	王省良，许能贵，梁沛华，曾元儿，陈达灿，史亚飞，李兆燕，龙泳伶，方熙茹	2018
62	南京中医药大学	二等奖	医教协同，"三融通"中医临床教学体系创新与实践	黄桂成，汪悦，徐俊良，韩旭，文庠，唐德才，高锦飚，金桂兰，刘跃光，张晓甦，顾国龙	2018
63	河南中医药大学	二等奖	基于中医学类专业临床能力培养的实训课程体系的改革与实践	张大伟，李建生，彭新，高天旭，许国防，常征辉，马丽亚，雷洋	2018
64	广西中医药大学	二等奖	文化引领，突出特色，创新民族地区中医人才培养体系的探索与实践	唐农，罗伟生，戴铭，庞宇舟，唐梅文，王春玲，莫雪妮，区锢，林辰，罗婕，韦维，黄贵华	2018
65	陕西中医药大学	二等奖	中医研究生"院校＋分层师承"培养模式的构建与实践	闫咏梅，周永学，邢玉瑞，张慧，卫昊，陈震霖，杨景锋，王亚丽，辛静，董盛	2018
66	山东中医药大学	二等奖	以思维促能力，以传承促发展——中医人才传承培养体系创新与实践	武继彪，王世军，刘更生，朱姝，任健，王琳，郭栋，王花欣，张文玉，王媛，刘喆，王瑾，高杰，曲夷，王欣	2018
67	成都中医药大学	二等奖	中药学三类型多元化人才培养模式的构建与实践	彭成，傅超美，邓赟，裴瑾，王世宇，吕光华，任波，陈鸿平，何瑶，赵萱	2018
68	黑龙江中医药大学	二等奖	"一主线，双贯通，七结合"卓越中医药人才培养模式的研究与实践	郭宏伟，张浩，蒋希成，闫忠红，殷越，姜德友，杨炳友，陈晶，孟鑫	2018

序号	主要完成单位	等级	成果名称	主要完成人	年度
69	江西中医药大学	二等奖	教与学"同频共振"理念下中医药院校"两线五面"教学改革与实践	杜建强，朱卫丰，简晖，万红娇，钟凌云，叶青，肖笑飞，王素珍，彭琳，熊思思，周翔，路玲	2018
70	天津中医药大学，黑龙江中医药大学，国家中医药管理局中医师资格认证中心，北京中医药大学，成都中医药大学，上海中医药大学，云南中医药大学，河北中医学院，山东农业工程学院，广西中医药大学，山西大同大学，重庆中医药学院，成都体育学院，贵州中医药大学	一等奖（本科）	新时代中医药本科课堂教学设计的创新与实践	张伯礼，郭宏伟，高秀梅，匡海学，金阿宁，闫永红，余曙光，舒静，熊磊，高维娟，杨振宁，罗伟生，王自润，唐成林，胡毓诗，唐东昕	2022
71	上海中医药大学	一等奖（本科）	中医药文化教育资源贯通大中小学的创新与实践	陈凯先，曹锡康，李赣，舒静，何文忠，张彤，张亭立，洪芳，陆玲娟，侯剑伟，黄景山，丁越，罗月琴，杨柏灿	2022
72	北京中医药大学，辽宁中医药大学，成都中医药大学，天津中医药大学，山东中医药大学，国家中医药管理局中医师资格认证中心	二等奖（本科）	守正创新 联考引擎创建中医经典教育新模式	谷晓红，翟双庆，郭华，闫永红，焦楠，钱会南，赵岩松，钟相根，袁娜，石岩，余曙光，高秀梅，高树中，金阿宁	2022
73	黑龙江中医药大学	二等奖（本科）	质量文化建设推动高质量中医药人才培养的创新与实践	郭宏伟，闫忠红，张浩，傅文第，杨琳，董维，车琳琳，刘振强，崔志林，殷越	2022
74	上海中医药大学，华东师范大学，上海交通大学	二等奖（本科）	守正创新，面向未来的新时代高质量中医人才培养改革实践	陈红专，严世芸，朱惠蓉，胡鸿毅，何文忠，舒静，戴立益，雷启立，仝月荣，林勋，陶思亮，吴平	2022

续表

序号	主要完成单位	等级	成果名称	主要完成人	年度
75	南京中医药大学	二等奖（本科）	笃学经典，立足临床，融通师承，"三全程"中医思维培养体系创新与实践	吴勉华，方祝元，黄桂成，唐德才，王明强，闵文，杨帆，王亮，张犁，魏凯峰，陈理，陈明	2022
76	浙江中医药大学，杭州惠耳听力技术设备有限公司	二等奖（本科）	专业催生行业 创业促成职业——开创中国听力专业教育先河的二十年探索与实践	应航，肖永涛，李志敏，徐飞，张国军，苏俊，王永华，田成华，胡旭君，赵乌兰，张婷，王一鸣，王枫，阮心明，金丽霞	2022
77	浙江中医药大学	二等奖（本科）	弘扬"和合思想"，培养高素质中医药人才的探索与实践	范永升，陈忠，阮叶萍，方剑乔，李范珠，黄真，陈建真，熊阳，廖广辉，楼航芳，朱乔青	2022
78	福建中医药大学	二等奖（本科）	优势学科引领下康复治疗一流本科专业建设的改革与实践	何坚，陈立典，黄佳，陶静，江征，柳维林，王芗斌，张琪，罗佳，刘雪枫，曾奕，吴劲松，陈少清，杨珊莉，关君一	2022
79	成都中医药大学，四川金诚易教育科技有限公司	二等奖（本科）	中医药院校"一协同三融合"创新创业教育体系的构建与实践	王世宇，杨帆，刘贤武，马雪梅，田晓放，陈林，章津铭，吴丽娟，王海，郑勇凤，侯杰，杨峰，胡婷婷，蒋丽施，李阳倩	2022
80	上海中医药大学	二等奖（研究生）	"厚德惟新，融贯协同"的中药学高层次人才培养方式的建构与实践	王峥涛，张彤，沈岚，徐宏喜，葛芳芳，陶建生，李医明，杨莉，王长虹，郑秀棉，冯怡，吴晓俊，沈漫，丁越，鲁岚	2022
81	江西中医药大学	二等奖（研究生）	德术一体，潜明合予：中医内科专硕人才"三式融通"培养模式创新与实践	刘红宁，姚梅龄，刘英锋，石强，聂瑞华，廖东华，张光荣，袁富强，聂国林，朱卫丰，陈俊杰，郭荣传，徐道富，章新友，艾志福	2022
82	湖南中医药大学	二等奖（研究生）	"四位一体"能力导向的中医学研究生传承创新人才培养43年探索与实践	彭清华，喻嵘，胡志希，谢雪姣，刘旺华，姚小磊，陈小平，尤昭玲，周小青，袁肇凯，胡淑娟，臧家栋，孙国辉，陈青，肖碧跃	2022

序号	主要完成单位	等级	成果名称	主要完成人	年度
83	湖南中医药大学，中南大学	二等奖（研究生）	红专并进，双轨共振——护理专业学位研究生培养模式创新与实践	陈偶英，唐四元，彭清华，张静平，王红红，陈燕，罗尧岳，李东雅，秦莉花，朱海利，潘晓彦，廖若夷，朱丽辉，谌永毅，朱红英	2022
84	成都中医药大学	二等奖（研究生）	中药学"本硕博"贯通式拔尖创新人才培养模式的构建与实践	彭成，韩波，裴瑾，刘世云，胡媛，曾南，严铸云，杨敏，邓晶晶，吴小唯	2022